HORMONE UND PSYCHE

DIE ENDOKRINOLOGIE DES ALTERNDEN MENSCHEN

FÜNFTES SYMPOSION
DER DEUTSCHEN GESELLSCHAFT FÜR ENDOKRINOLOGIE
FREIBURG (BREISGAU), DEN 7. BIS 9. MÄRZ 1957

SCHRIFTLEITUNG
DOZENT DR. H. NOWAKOWSKI
II. MED. UNIV.-KLINIK UND POLIKLINIK HAMBURG-EPPENDORF

MIT 191 ABBILDUNGEN

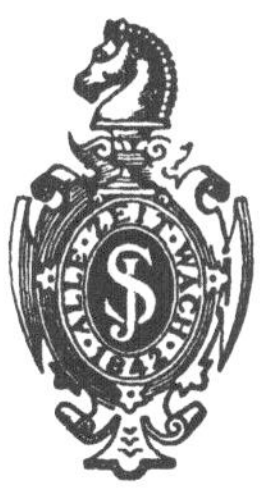

SPRINGER-VERLAG BERLIN HEIDELBERG GMBH

1958

ISBN 978-3-540-02341-8 ISBN 978-3-642-87014-9 (eBook)
DOI 10.1007/978-3-642-87014-9

Ursprünglich erschienen bei Springer-Verlag oHG. Berlin · Göttingen · Heidelberg 1958

Inhaltsverzeichnis

Hormone und Psyche

Die Endokrinologie des alternden Menschen
(Biomorphose des Endokriniums)

Freie Vorträge

Alphabetisches Verzeichnis der Referenten und Diskussionsredner

Ammon, R., Prof. Dr. med., Dr. phil., Homburg (Saar), Physiolog.-Chem. Inst. d. Universität d. Saarlandes.
Baerwolff, H., Dr. med., Hamburg 20, Klotzenmoor 58.
Bahner, F., Prof. Dr. med., Heidelberg, Med. Univ.-Poliklinik.
Bartelheimer, H., Prof. Dr. med., Berlin-Charlottenburg 9, Spandauer Damm 130, II. Med. Klinik d. Freien Univ. im Städt. Krankenhaus Westend.
Beckmann, I., Hamburg-Eppendorf, II. Med. Univ.-Klinik u. Poliklinik.
Benedetti, G., Prof. Dr. med., Zürich, Psychiatrische Univ.-Klinik.
Berblinger, W., Prof. Dr. med., Muri/Bern.
Bernhardt, H., Prof. Dr. med., Berlin-Spandau, Neuendorfer Str. 30.
Bierich, J. R., Doz. Dr. med., Hamburg-Eppendorf, Univ.-Kinderklinik.
Bleuler, M., Prof. Dr. med., Zürich, Psychiatrische Univ.-Klinik.
Bloch, S., Dr. med., Basel, Univ.-Frauenklinik.
Bürger, M., Prof. Dr. med., Leipzig, Med. Univ.-Klinik.
Bürger-Prinz, H., Prof. Dr. med., Hamburg-Eppendorf, Psychiatrische u. Nervenklinik d. Universität.
Buschbeck, H., Doz. Dr. med., Wolfsburg, Stadtkrankenhaus.
Creutzfeldt, W., Dr. med., Freiburg/ Br., Med. Univ.-Klinik.
Dieck, C., Dr. med., Hamburg-Eppendorf, Psychiatrische u. Nervenklinik d. Universität.
Diepen, R., Dr. med., Gießen, Max-Planck-Institut f. Hirnforschung.
Dirscherl, W., Prof. Dr. med., Dr. ing., Bonn, Physiolog.-Chem. Institut d. Universität.
Döring, G. K., Dr. med., München 15, I. Frauenklinik u. Hebammenschule d. Universität.
Dorfman, R. I., Ph. D. Director of Laboratories, Shrewsbury/Mass., USA, The Worcester Foundation for Experimental Biology.
Eickstedt, K. W. von, Dr. med., Göttingen, Pharmakologisches Inst. d. Universität.
Elert, R., Prof. Dr. med., Düsseldorf, Frauenklinik d. Med. Akademie.
Engelhardt, F., Dr. med., Hamburg-Eppendorf, Neurochirurgische Abt. d. Neurologischen Univ.-Klinik.
Flury, E., Dr. med., Basel, Univ.-Frauenklinik.
Gassner, F. X., Dr., Fort Collins, USA, Colorado State University.
Goslar, H. G., Dr. med., Köln-Lindenthal, Univ.-Hautklinik.
Grab, W., Prof. Dr. med., Gießen, Pharmakologisches Inst. d. Justus-Liebig-Universität.
Hasselblatt, A., Dr. med., Göttingen, Pharmakologisches Inst. d. Universität.
Hauser, G. A., Dr. med., Basel, Univ.-Frauenklinik.
Heilmeyer, L., Prof. Dr. med., Freiburg/Br., Med. Univ.-Klinik.
Hoff, F., Prof. Dr. med., Frankfurt/Main, I. Med. Univ.-Klinik.
Hohlweg, W., Prof. Dr. med., Berlin NW 7, Inst. für exp. Endokrinologie, Charité.
Igel, H., Dr. med., Berlin N 4, Univ.-Frauenklinik d. Charité.
Ijzerman, G. L., Dr., Oss/Holland, N. V. Organon.
Janssen, S., Prof. Dr. med., Freiburg/Br., Pharmakologisches Inst. d. Universität.
Jöchle, W., Dr. med. vet., München 9, Lorenzonistraße 29.
Jores, A., Prof. Dr. med., Hamburg-Eppendorf, II. Med. Univ.-Klinik und Poliklinik.
Junkmann, K., Prof. Dr. med., Berlin N 65, Schering AG.
Kaiser, R., Dr. med., München, I. Frauenklinik u. Hebammenschule d. Universität.
Kallistratos, G., Dr. med., Hamburg-Eppendorf, II. Med. Univ.-Klinik und Poliklinik.
Kind, H., Dr. med., Zürich, Psychiatrische Univ.-Klinik.
Klein, E., Dr. med., Düsseldorf, II. Med. Klinik d. Med. Akademie.
Kleinsorge, H., Prof. Dr. med., Jena, Med. Univ.-Poliklinik.
Koch, E., Doz. Dr. med., Gießen, Med. u. Nervenklinik d. Justus-Liebig-Universität.

Koch, W., Prof. Dr. med. vet., Berlin-Dahlem, Inst. f. Tierzucht u. Erbpathologie d. Freien Universität Berlin.
Korus, W., Dr. med., Bonn, Physiolog.-Chem. Institut d. Universität.
Kracht, J., Doz. Dr. med., Hamburg-Eppendorf, Pathologisches Inst. d. Universität.
Kühnau, W., Dr. med., Bingen/Rh., Marschallgasse 2.
Kurth, H., Dr. med., Rostock, Städt. Univ.-Poliklinik.
Lange-Cosack, H., Dr. med., Berlin-Charlottenburg, Preußenallee 36.
Mall, G., Medizinaldirektor, Prof. Dr. med., Dr. phil., Klingenmünster, Pfälzische Nervenklinik Landeck.
Manthey, H. G., Dr. med., Hamburg-Eppendorf, II. Med. Univ.-Klinik und Poliklinik.
Napp, J. H., Doz. Dr. med., Hamburg-Eppendorf, Univ.-Frauenklinik.
Nowakowski, H., Doz. Dr. med., Hamburg-Eppendorf, II. Med. Univ.-Klinik und Poliklinik.
Parade, G. W., Prof. Dr. med., Neustadt a. d. Haardt, Städt. Krankenhaus „Hetzelstift".
Pfeiffer, E. F., Doz. Dr. med., Frankfurt/Main, I. Med. Univ.-Klinik.
Pia, H. W., Doz. Dr. med., Gießen, Chirurg. Klinik d. Justus-Liebig-Universität.
Reifenstein, E. C., jr., Associate Medical Direktor, New Brunswick/N. J. USA., The Squibb Institute for Medical Research.
Reiss, M., M. D., D. Sc., Staten Island 14, New York (USA) Willowbrook State School, Neuro-Endocrine Research Unit.
Rockenschaub, A., Dr. med., Wien IX, Univ.-Frauenklinik.
Ruhrmann, H., Dr. med., Düsseldorf, Hautklinik d. Mediz. Akademie.
Schaumkell, K. W., Dr. med., Kiel, Univ.-Frauenklinik.
Schmidt, H., Dr. med., Hamburg-Eppendorf, II. Med. Univ.-Klinik u. Poliklinik.
Schöldgen, W., Dr. med., Düsseldorf, Hautklinik d. Med. Akademie.
Schriefers, H., Dr. med., Bonn, Physiolog.-Chem. Inst. d. Universität.
Schulten, K. H., Dr. med., Düsseldorf, Hautklinik d. Med. Akademie.
Schulz, F. H., Prof. Dr. med., Leipzig, Med. Univ.-Klinik.
Seidel, K., Dr. med., Leipzig, Med. Univ.-Klinik.
Silló, G., Dr. med., 210 East 68 Street, New York 21, N. Y.
Spatz, H., Prof. Dr. med., Gießen, Max-Planck-Institut f. Hirnforschung.
Stange, H.-H., Dr. med., Kiel, Univ.-Frauenklinik.
Stoll, W. A., Dr. med., Priv.-Dozent, Zürich, Psychiatrische Univ.-Klinik.
Suchowsky, G., Dr. med., Berlin N 65, Schering AG.
Tamm, J., Dr. med., Hamburg-Eppendorf, II. Med. Univ.-Klinik u. Poliklinik.
Tonutti, E., Prof. Dr. med., Gießen, Anatomisches Inst. d. Justus-Liebig-Universität.
Voigt, K.-D., Doz. Dr. med., Hamburg-Eppendorf, II. Med. Univ.-Klinik und Poliklinik.
Wagner, H., Doz., Dr. med. Gießen, Frauenklinik d. Justus-Liebig-Universität.
Wallis, H., Dr. med., Hamburg-Eppendorf, Univ.-Kinderklinik.
Walter, K., Dr. med., Heidelberg, Med. Univ.-Klinik.
Wenner, R., Prof. Dr. med., Basel, Univ.-Frauenklinik.
Winzenried, F. J. M., Dr. med., Hamburg-Eppendorf, Psychiatrische und Nervenklinik d. Universität.
Würterle, A., Doz. Dr. med. habil, Marburg/Lahn, Univ.-Frauenklinik.
Zeisel, H., Doz. Dr. med., Würzburg, Univ.-Kinderklinik.
Zimmermann, W., Medizinalrat, Prof. Dr. med., Dr. chem., Homburg (Saar), Hygien. Inst. d. Univ. d. Saarlandes.

Aus der II. Med. Univ.-Klinik und Poliklinik Hamburg-Eppendorf
(Direktor: Prof. Dr. A. JORES)

Hormone und Psyche

Einleitung

Von

A. JORES

Es gibt wohl wenige Gebiete in der Medizin, die wie die Endokrinologie so gut geeignet sind, die Wechselwirkungen zwischen Soma und Psyche zu studieren. Aber bei all diesen Betrachtungen kommt man in nicht zu lösende Widersprüche, wenn man nicht ganz klar von der Einheit Soma und Psyche ausgeht, bzw. von der Tatsache, daß die somatische und die psychische Betrachtungsweise nur zwei in ihren Methoden und in ihren Ansätzen zwar grundverschiedene Betrachtungsweisen sind, die aber denselben Gegenstand als Objekt haben. Von diesem Gesichtspunkt aus gibt es keine Wechselwirkungen. Es gibt auch keine ,,Nahtstelle", d. h. einen Punkt, an dem somatisches Geschehen psychisches zur Folge hätte oder umgekehrt. Zwischen Somatischem und Psychischem gibt es keine Kausalverknüpfung. Ich glaube, daß vieles von der Polemik der letzten Jahre zu diesem Thema ganz überflüssig gewesen wäre, wenn sich die verschiedenen Autoren wirklich über diesen Tatbestand klar gewesen wären.

Auch für den heutigen Tag scheint es mir sehr wesentlich, daß wir von der Einheit dieses Grundgeschehens ausgehen, eine Einheit, die uns je nach der Methode, mit der wir sie zu erfassen suchen, einen somatischen oder einen psychischen Aspekt bietet. Bei dieser Auffassung kann es zwischen einer somatischen und einer psychischen Betrachtung des Krankheitsgeschehens keinen Gegensatz geben, sondern beide sind in der Lage, sich auf das Glücklichste zu ergänzen, da die psychische Krankheitsbetrachtung gerade diejenigen Lücken zu füllen vermag, die die somatisch-biochemische Betrachtung offen läßt. Ich habe kürzlich schon einmal darauf hingewiesen, daß die somatisch-biochemische Betrachtungsweise, die wir auch als die naturwissenschaftliche bezeichnen können, im wesentlichen zwei große Gebiete der Krankheitslehre erschlossen hat. Das eine ist die sorgfältige Beschreibung und Abgrenzung der Krankheiten in ihre Symptomatologie und in ihrem Verlauf — ein Gebiet, das im wesentlichen als abgeschlossen gelten kann — und das andere ist die Pathogenese. Hierunter verstehen wir die sich im Leiblichen vollziehenden Veränderungen bei einer Krankheit. Es ist die Erforschung der unmittelbaren Ursache der sich bietenden Symptome. Gerade diese pathogenetische Forschung ist in besonders eindrucksvoller Weise in der Endokrinologie durchgeführt worden. Hier gibt es nur noch wenige Krankheitsbilder, besser sollte man sagen nur noch wenige Symptome bei einzelnen Krankheitsbildern, die in ihrem Entstehungsmechanismus noch nicht erkannt sind. Für die Mehrzahl der Krankheitszeichen haben Tierexperiment und in den letzten Jahrzehnten vor allen Dingen die Biochemie die Aufklärung der unmittelbaren Verursachung gebracht. Gerade die so erfolgreiche biochemische Forschung läßt es vielleicht manchem Endokrinologen als völlig überflüssig erscheinen, sich überhaupt den psychologischen Methoden zuzuwenden, zumal ja auch auf diese biochemische Forschung eine sehr erfolgreiche Therapie aufgebaut werden konnte. Hierbei übersieht man aber, daß die somatisch-biochemische Betrachtung des Krankheitsgeschehens bei der grundsätzlich nicht zu bestreitenden Leib-Seele-Einheit des Menschen nur einen Aspekt bietet, daß jede einseitige Betrachtung damit schon grundsätzlich falsch sein muß und notwendig der Ergänzung durch die andere Betrachtung bedarf. Aber es ist nicht nur um dieser Ergänzung willen, daß die psychologische Betrachtungsweise ein Daseinsrecht in der Endokrinologie beanspruchen kann, sondern auch deswegen, weil diese uns Einblicke in Phasen des Krankheitsgeschehens eröffnet, die der somatisch-biochemischen Betrachtung bis heute noch verschlossen sind. Es ist der französische Chirurg Lériche gewesen, der einmal den Satz ausgesprochen hat: „Die Krankheit gleicht einer Theateraufführung, bei der die ersten Akte schon vorbei sind, wenn die Bühnenbeleuchtung angeht." Gerade auch in der Endokrinologie ist das recht deutlich. Wenn das übermäßig Hormone produzierende Adenom vorhanden ist, müssen Phasen voraus gegangen sein, die mit den naturwissenschaftlichen Methoden nicht faßbar waren. Bei den Unterfunktionszuständen der innersekretorischen Drüsen wissen wir, daß im allgemeinen etwa 90% der Drüse zerstört sein müssen, bevor „die Bühnenbeleuchtung angeht". Was sich abgespielt hat, bis dieser Punkt erreicht wurde, wissen wir nicht. Es sei hier überhaupt einmal zum Ausdruck gebracht, wie verhältnismäßig grob unsere morphologisch-biochemischen Methoden sind, daß uns infolge dieser Grobheit unendlich vieles, das sich, bevor diese Methoden einen Anschlag anzeigen, abspielt uns völlig verborgen bleibt. Dies ist besonders deutlich am Ende des ganzen Geschehens im Obduktionssaal, den wir doch oft enttäuscht verlassen. Gerade in diesen Fällen habe ich es erlebt, daß eine vorher durchgeführte psychologische Betrachtung den Tod von dieser Sicht verständlich erscheinen ließ. Damit soll nicht gesagt sein, daß dieser Tod „psychogen" war, sondern nur, daß die psychologische Methode uns hier Einblicke verschafft, die den somatischen Methoden infolge ihrer Grobheit und Unzulänglichkeit einstweilen noch versperrt ist.

Ein weiterer sehr empfindlicher Mangel unserer naturwissenschaftlichen Betrachtung ist die Tatsache, daß diese Methoden uns bei vielen Krankheiten — und zu diesen gehören wiederum die innersekretorischen Erkrankungen — über die Ätiologie, d. h. die eigentliche und wirkliche Krankheitsursache — keinen Aufschluß gibt. Man muß hier schärfer als dies bisher geschehen ist einmal unterscheiden zwischen Pathogenese und Ätiologie. Das pathogenetische Moment bei der Akromegalie ist die übermäßige Bildung von Wachstumshormon. Dieses wird in dem eosinophilen Adenom der Hypophyse gebildet, aber das eigentliche ätiologische Problem ist die Frage, aus welchen Gründen es denn zu einem solchen Adenom gekommen ist. Dieses ätiologische Problem ist in der heutigen Medizin über der pathogenetischen Forschung fast vergessen worden. Man hat sich durch die Annahme angeborener Veranlagungen darüber hinweg getäuscht und dabei übersehen, daß die Krankheitsanlage doch nicht identisch ist mit der Krankheitsentstehung, sondern daß für diese die Existenz von weiteren Faktoren, die unbekannt sind, noch gefordert werden muß.

Am deutlichsten wird dieser Mangel an ätiologischen Kenntnissen in unserer Therapie, die fast nie ätiologische, sondern immer pathogenetische Therapie ist.

Die psychologische Krankheitsbetrachtung, insbesondere die mit den Methoden der sog. Tiefenpsychologie arbeitende, wird von den meisten naturwissenschaftlich arbeitenden Forschern und Ärzten mit großer Skepsis und mit großem Mißtrauen betrachtet. Selbstverständlich sind ihre Methoden grundsätzlich andere, und ebenso selbstverständlich ist es, daß es sich hier um eine noch verhältnismäßig junge Wissenschaft handelt, die sich jenseits der offiziellen Wissenschaft unserer Hochschulen entwickelt hat und daher auch in methodischer Hinsicht noch nicht auf demselben sicheren Boden steht, ja stehen kann, wie die naturwissenschaftlichen Methoden. Aber ihre bis heute schon möglichen Aussagen sind doch in vieler Hinsicht überraschend und verlangen, wie mir scheint, größere Aufmerksamkeit und Beachtung, weil sie in der Lage sind, gerade die Lücken der naturwissenschaftlichen Betrachtung auszufüllen. Bei der psychologischen Untersuchung erfahren wir häufig etwas über den zweiten, ja, auch über den ersten Akt des Krankheitsgeschehens, der nicht selten bereits in der Kindheit gespielt wird. In dem bekannten Lehrbuch der endokrinologischen Psychiatrie von BLEULER finden sich aus unserem Fachgebiet einige Beispiele für diesen Tatbestand. So berichtet BLEULER über einen Kranken mit Morbus Cushing, bei dem das endokrine Psychosyndrom bereits deutlich war zu einem Zeitpunkt, zu dem die Diagnose des Morbus Cushing vom Somatischen her noch gar nicht gestellt werden konnte. Ausdrücklich sei hier noch betont, daß solche von der Tiefenpsychologie aufgedeckten abnormen Verhaltensweisen auch bereits in der frühen Kindheit selbstverständlich ein Korrelat im Somatischen haben müssen. Aber dieses ist eben mit unseren groben somatischen Methoden einstweilen noch nicht zu fassen. Wenn ich, um in dem Vergleich von LÉRICHE zu bleiben, etwas über den ersten und zweiten Akt des Krankheitsgeschehens wissen will, gibt es zur Zeit keine andere Methode als die psychologische. Damit ist natürlich noch nicht gesagt, daß das Primo movens, d. h. die erste, das ganze Geschehen auslösende Ursache, auch im psychologischen Bereich gelegen sein muß. Auf die Schwierigkeiten, die sich hier einstweilen noch ergeben, hat auch BLEULER in seinem oben zitierten Buch hingewiesen. Es sei hier aber auch die Bemerkung eingeschaltet, daß bei der einheitlichen Betrachtung des Menschen die Frage somatogene oder psychogene Krankheitsursache keine so grundsätzliche Bedeutung hat wie es heute vielen Forschern noch scheint. Es kann also keinem Zweifel unterliegen, daß sich mit der Einführung der psychologischen Betrachtung endokrin Kranker ganz neue und sehr wichtige Aspekte eröffnen, selbst wenn es bis heute noch nicht möglich ist, die vorhandenen Abweichungen in der Bildung der Hormone mit bestimmten psychologischen Befunden zu korrelieren.

Der heutige Tag würde seinen Zweck erfüllen, wenn er Ihnen zeigte, daß die psychologische Betrachtung auch in der Endokrinologie eine sehr wichtige und wertvolle Ergänzung der bisherigen somatisch-biochemischen Betrachtung darstellt, und wir erst mit ihr wirklich etwas erfahren, wonach wir doch immer streben, nämlich vom ganzen Menschen in seiner leib-seelischen Einheit.

Aus der Psychiatrischen Univ.-Klinik Burghölzli, Zürich

Das endokrine Psychosyndrom

Von

M. Bleuler

Jeder Kliniker kennt und fürchtet in den schwersten Phasen endokriner Erkrankungen akute, dramatisch verlaufende Geistesstörungen. Typischerweise handelt es sich um Bewußtseinsstörungen, nämlich Delirien oder Dämmerzustände oder einfache Verwirrungen, die in Somnolenz und Koma übergehen können; etwas weniger charakteristisch sind Halluzinosen oder bloße Verstimmungen und Erregungen, welch letztere namentlich in den Anfangsstadien schwerer Psychosen und wieder bei beginnender Rekonvaleszenz zu beobachten sind. Oft werden im Verlaufe all dieser Psychosen amnestische Symptome, d. h. die für organische Geistesstörungen typischen Auffassungs-, Gedächtnis- und Merk-Störungen, deutlich. — Derartige Zustände sah man besonders früher häufig, z. B. beim malignen Basedow, bei der Addison-Krise, nach totaler Exstirpation von Schilddrüse oder Nebenschilddrüsen usw. Unter der modernen Therapie sind sie seltener geworden und doch sind sie auch unserer Generation noch zur Genüge bekannt, z. B. im Endstadium eines Sheehan-Syndroms und in der Agonie bei jeder endokrinen Krankheit. Diese Psychosen sind nicht endokrin bedingt im engeren Sinne des Wortes und gehören nicht in den Rahmen des endokrinen Psychosyndroms. Vielmehr sind sie unspezifische Begleiterscheinungen einer allgemeinen akuten schweren Stoffwechselkrise. Wir beobachten sie in genau derselben Art bei den verschiedensten schweren akuten Krankheiten, bei Vergiftungen, bei anderen Stoffwechselkrankheiten als endokrinen, z. B. bei der Urämie, bei akuten schweren Infektionen, nach Hirntraumen, in der Agonie aus jeder Ursache. Dank Bonhoeffer wissen wir seit einem halben Jahrhundert, daß die psychotischen Folgeerscheinungen aller schweren akuten Körperkrankheiten mit Hirnbeteiligung in einen großen erscheinungsbildlichen Rahmen gehören, den akuten exogenen Reaktionstypus. Innerhalb dieses Rahmens ist die Symptomatologie dieser Psychosen ganz unabhängig von der speziellen Art der Noxe.

Außer acht lasse ich im Folgenden auch jene chronischen schweren endokrinen Erkrankungen, die über eine diffuse Hirnschädigung eine psychische Schädigung setzen. Hier handelt es sich z. B. um schwere langdauernde Hypothyreosen oder Hypoparathyreosen, die unbehandelt geblieben sind, und hierher gehören noch Endstadien mehrerer anderer schwerer endokriner Krankheiten. Hier ist das psychopathologische Bild dasselbe wie bei diffusen Hirnatrophien anderer Ätiologie, wie z. B. bei seniler Demenz, posttraumatischer Demenz oder der Endform der progressiven Paralyse. Wenn die diffuse Hirnschädigung schon fetal oder frühinfantil einsetzte, entsteht das psychopathologische Bild des Schwachsinns; wenn sie im reifen Alter einsetzte, dasjenige der organischen Demenz.

Ganz abgesehen nun von den psychopathologischen Komplikationen endokriner Krankheiten im Zuge schwerer allgemeiner Stoffwechselkrisen oder im Zuge einer sekundären diffusen Hirnschädigung können wir bei den meisten länger dauernden endokrinen Störungen ganz gewöhnlich psychische Besonderheiten beobachten. Es gilt diese Feststellung sowohl für die großen endokrinen Krankheitsbilder, wie u. a. die Akromegalie, den hypophysären Zwergwuchs, das Cushing-Syndrom, den Morbus Addison, Hyper- und Hypothyreoidismus, Hyper- und Hypoparathyreoidismus usw., wie für leichtere endokrine Veränderungen, wie z. B. den Zustand nach Kastration. Ähnliche Veränderungen finden wir neuerdings auch häufig bei Hormonbehandelten, wenigstens wenn die Behandlung nicht bloß einen natürlichen Hormonmangel substituiert, sondern den Körper längere Zeit unphysiologisch mit Hormon überschwemmt.

Der Begriff der psychischen Veränderungen bei endokrinen Erkrankungen (immer abgesehen von solchen mit akuter schwerer allgemeiner Stoffwechselstörung oder mit diffuser Hirnatrophie) bedarf eines Namens. Derjenige des endokrinen Psychosyndroms scheint mir leicht verständlich und einprägsam. Freilich ist er nur unter zwei Voraussetzungen sinnvoll: erstens daß sich tatsächlich die psychischen Veränderungen bei endokrinen Erkrankungen in einen bestimmten symptomatologischen Rahmen, ein Syndrom, natürlich einfügen und zweitens daß sie genetisch mit der endokrinen Störung zusammenhängen und nicht etwa nur durch zufälliges Zusammentreffen einer endokrinen Körperkrankheit und einer anders bedingten psychischen Störung zustande gekommen sind. Wie ich im Folgenden noch ausführen werde, sind diese beiden Voraussetzungen erfüllt.

Was zunächst das *Erscheinungsbild* des endokrinen Psychosyndroms betrifft, so präsentiert es sich keineswegs als eine völlige Zerstörung der Persönlichkeit mit Unverständlichkeit und Uneinfühlbarkeit des Kranken, es präsentiert sich nicht als eine Psychose, als eine Verrücktheit, sondern bloß als eine leichtere Verschiebung seiner Menschlichkeit, als eine Eigenart, eine Sonderlingshaftigkeit, eine Karikierung des früheren Seins, ein Kindischer-Werden oder ein vorzeitiges Vergreisen. Man kann treffend von einer Wesensänderung sprechen, ein Ausdruck, der bisher schon für die toxische Veränderung Süchtiger gebraucht wurde.

Die Wesensänderung beim endokrin Kranken, das endokrine Psychosyndrom, wird beherrscht von Veränderungen der Stimmung, der Antriebshaftigkeit und einzelner Triebe, sowohl langdauernden wie episodischen. Langdauernd kann die Stimmung in verschiedenster Richtung verschoben sein, oft z. B. im Sinne der gehetzten Gereiztheit oder umgekehrt der ruhevollen Gelassenheit, aber auch im Sinne der Angst, der Gehässigkeit, des tändelnden Übermutes. Die Antriebshaftigkeit kann im Zusammenhang mit der Stimmung gesteigert oder vermindert sein, der Kranke wird überbetriebsam oder träge und schläfrig. Einzelne Triebe können langdauernd herabgesetzt werden und fast ganz erlöschen; seltener sind einzelne Triebe langdauernd gesteigert. Klinisch auffällig ist vor allem die Steigerung oder Verminderung elementarer Triebe: von Hunger, Durst, Wärme- und Kälte-Bedürfnis, Bewegungslust, Sexualität, Zärtlichkeitsbedürfnis, Geltungsdrang, Aggressivität u. a. Charakteristisch ist, daß diese langdauernden

Veränderungen plötzlich und unvermittelt von kurzdauernden andersartigen Verstimmungen oder erstaunlichen Veränderungen der Antriebslage oder auch von hemmungslosem Einschießen von Einzeltrieben unterbrochen werden können, Erscheinungen, die nach unberechenbarer, oft nur kurzer Dauer ebenso plötzlich und unerklärlich wieder zurückgehen, wie sie gekommen sind. Diese akuten Episoden können z. B. durch Heißhunger beherrscht sein, sie können sich als plötzliche Wandersucht äußern oder die sonst noch aktiven Kranken können in denselben in ein stumpfsinniges Brüten und völlige Apathie verfallen. — Im Gegensatz zur Emotionalität und Triebhaftigkeit zeigen die intellektuellen, geistigen Funktionen im Rahmen des endokrinen Psychosyndroms keine oder doch keine primären Veränderungen. — Alle diese Erscheinungen wirken in manchen Fällen als ein Zurückfallen in ein kindisches Wesen oder auch als eine vorzeitige psychische Vergreisung; wenn die körperliche Gestalt des endokrin Kranken oft dem Lebensalter nicht entspricht, sondern abnorm kindlich oder abnorm vergreist erscheint, so gilt dasselbe für seine Persönlichkeit.

Die Erscheinungen des endokrinen Psychosyndroms sind offensichtlich wesensähnlich mit den psychischen Besonderheiten der physiologischen endokrinen Umstellungsphasen, der Pubertät, solchen im Verlaufe des Menstruationscyclus, in der Schwangerschaft und in den Wechseljahren. Freilich darf man die Genese der letzteren nicht einseitig als endokrine ansprechen, vielmehr ist auch die veränderte soziale Stellung in diesen Umstellungsphasen in Betracht zu ziehen.

Das endokrine Psychosyndrom unterscheidet sich grundsätzlich scharf vom akuten exogenen Reaktionstypus und dem amnestischen Psychosyndrom als Folge der diffusen Hirnschädigung, wenn es naturgemäß auch Übergangsstadien gibt. Es unterscheidet sich ebenso scharf von schizophrenen Veränderungen, die die Emotionalität in ganz anderer Art ergreifen und das Geistige mitbetreffen. Leichteren manisch-depressiven Verläufen steht es vielleicht etwas näher, doch ergeben sich auch hier deutliche Unterschiede des Verlaufs und der Symptomatologie. Unter anderem treten isolierte Triebe im Rahmen manisch-depressiven Krankseins lange nicht so sehr in den Vordergrund wie beim endokrinen Psychosyndrom. Neurotische und psychopathische Entwicklungen lassen sich hingegen nicht immer rein erscheinungsbildlich von vielen Formen des endokrinen Psychosyndroms differenzieren. Eine Differentialdiagnose kann dann einzig unter Mitberücksichtigung der körperlichen endokrinen Störungen und des Vergleichs des Verlaufes körperlicher und psychischer Störungen vorgenommen werden. Grundsätzlich beschränken sich die Störungen im Rahmen des endokrinen Psychosyndroms mehr auf das Elementare, auf jene Emotionen, die eng mit den körperlich-vegetativen Funktionen zusammenhängen, die schon Tieren in ähnlicher Weise zuzusprechen sind, auf das Es, während neurotische und psychopathische Entwicklungen auf die differenzierten Persönlichkeits-Eigenschaften, das feinere Empfinden, das Geistesleben, das rein Menschliche, statt nur das Es auch das Ich und das Gewissen betreffen.

Von einer Gruppe psychischer Störungen grenzt sich aber das Erscheinungsbild des endokrinen Psychosyndroms keinesfalls ab: von jenen, die die Folge von lokalisierten chronischen Hirnschädigungen sind. Man kann sie als hirnlokales Psychosyndrom zusammenfassen. Dann kommt man zur einprägsamen Formulierung: erscheinungsbildlich ist das hirnlokale Psychosyndrom dem endokrinen identisch, — erstaunlich für das ältere, rein anatomische Denken, das sich dagegen sträubt, Veränderungen in ganz verschieden gelegenen Organen ein und dieselbe Symptomatologie zuzuteilen. Darauf komme ich sogleich zurück.

Heute gestattet eine große Kasuistik mit Sicherheit die Annahme, daß das endokrine Psychosyndrom mit der endokrinen Körperkrankheit ursächlich zusammenhängt. Dafür spricht schon die große Häufigkeit des Zusammen-Vorkommens, dafür sprechen zeitliche und graduelle Zusammenhänge, die zwar nicht in jedem Einzelfall, wohl aber massenstatistisch Gültigkeit haben. Dafür sprechen auch klar die Beobachtungen bei Hormonbehandlungen und nach Exstirpation und Bestrahlung von endokrinen Drüsen. Völlig abzulehnen ist die Ansicht einiger amerikanischer Autoren, die das endokrine Psychosyndrom ausschließlich psychoreaktiv, als psychische Folge des Erlebens der körperlichen Entstellung deuten wollen. Gewiß führen die körperlichen endokrinen Veränderungen oft zu Störungen der sexuellen Funktionen und ganz allgemein zu Veränderungen der zwischenmenschlichen Beziehungen und gewiß ergeben sich auch daraus schwerwiegende psychische Folgen. Damit ist aber das endokrine Psychosyndrom nicht erklärt. Seine Erscheinungen sind oft völlig anders, als sie bloß psychoreaktiv zu erwarten wären. Häufig kann man schon schwere Erscheinungen im Rahmen des endokrinen Psychosyndroms beobachten, bevor der endokrine Prozeß dem Kranken selbst wahrnehmbare und quälende Körperveränderungen gesetzt hat.

Die Zeit liegt nicht lange zurück, als man kurz und bündig feststellen mußte: Darüber, wie ein Hormon auf die Psyche wirkt, wissen wir gar nichts. Auch heute noch ist das Zusammenspiel zwischen Endokrinium und Psyche zur großen Hauptsache ein Rätsel. Immerhin beginnt sich der dichte Schleier, der bisher über der Genese der psychischen Begleiterscheinungen endokriner Vorgänge lag, an einigen Stellen etwas zu lüften und es können Zusammenhänge festgestellt werden, die wenigstens Vermutungen und Arbeitshypothesen gestatten. Ich glaube, daß gerade die Gleichung „endokrines Psychosyndrom ist erscheinungsbildlich dasselbe wie das hirnlokale Psychosyndrom“ auf Wesentliches hinweist. Man kann sie allgemein mit der Annahme begründen, daß Teile des Nervensystems und Teile des Endokriniums funktionelle Einheiten bildeten und daß das klinische Ergebnis dasselbe sein müsse, ob das endokrine oder das zentralnervöse Substrat dieser Funktionseinheit geschädigt sei. Wir verfügen aber bereits über viele Befunde, die eine weitergehende Vermutung gestatten. Vor allem ist auf die große, bisher noch nie zusammengestellte Kasuistik hinzuweisen über lokalisierte degenerative Erscheinungen im Nervensystem bei langdauernden endokrinen Erkrankungen. In denselben Zusammenhang gehören die Feststellungen über das häufige gemeinsame Vorkommen von Entwicklungsstörungen im Hirn und im Endokrinium, auf die Marañon eindrücklich hinweist. Es scheint, als ob funktionelles Zusammenspiel zwischen Teilen des Endokriniums und des Zentralnervensystems auch zu morphologischen Abhängigkeiten führen kann, ähnlich wie es eine sekundäre Degeneration innerhalb des Nervensystems gibt. In bezug auf die neurosekretorischen Anteile des Diencephalons sind funktionelle und morphologisch sichtbare Zusammenhänge mit den peripheren endokrinen Organen bereits tierexperimentell bewiesen. Der Nachweis der verschiedenen Konzentrationen von einzelnen Hormonen im Hirn — bisher wurde er für das 5-Hydroxytryptamin, das Pigmenthormon und das Schilddrüsenhormon von Sturm und

Wernitz im besonderen gebracht — deckt vielleicht einen Faktor auf, der im mannigfachen Geschehen, das cerebrale und endokrine Gewebe funktionell und morphologisch verbindet, eine Rolle spielen könnte.

Unsere Annahme, daß das endokrine Psychosyndrom der Ausdruck der funktionellen und morphologischen Beziehungen zwischen Teilen des Endokrinums und des Zentralnervensystems wäre, ist vorläufig erst bloße Arbeitshypothese. Sie faßt immerhin schon mannigfache Tatsachen einleuchtend zusammen und gibt Hinweise für die weitere Erforschung der so bedeutungsvollen Problematik.

Meine Damen und Herren, früher hat man jeder spezifischen endokrinen Körperkrankheit eine spezifische Psychopathologie zuteilen wollen. Es fiel einem nicht ein, nach einem bestimmten Rahmen der psychischen Störungen bei *allen* endokrinen Erkrankungen zu fragen. Demgegenüber betont der Begriff des „endokrinen Psychosyndroms" gerade die Zusammengehörigkeit der Persönlichkeitsstörungen bei verschiedenen endokrinen Erkrankungen. Tatsächlich wissen wir heute, daß die alte Erwartung, es sei jede spezifische endokrine Krankheit von spezifischen psychischen Krankheitsbildern begleitet, nur in beschränktem Maße in Erfüllung gehen kann. Viele verschiedene endokrine Krankheiten können dasselbe psychopathologische Bild zeigen. Ja es gibt sogar weitgehend gegensätzliche endokrinologische Störungen, die eine sehr ähnliche Psychopathologie aufweisen, so Morbus Addison und Cushing-Syndrom, Hyper- und Hypoparathyreose u. a. Umgekehrt kann ein und dieselbe endokrine Erkrankung, z. B. eine Hypoparathyreose, zu verschiedensten psychischen Erscheinungsbildern im Rahmen des endokrinen Psychosyndroms führen. Wohl gibt es bestimmte endokrine Funktionsstörungen, die meist zu bestimmten Einzelsymptomen oder zu bestimmten Tönungen oder Färbungen der Symptome im Rahmen des endokrinen Psychosyndroms führen. Aber selbst die allgemein bekannten Regeln darüber haben viel mehr Ausnahmen, als man früher wähnte. So gibt es hypothyreotische Zustände mit Erregungen, wie man sie bei Morbus Basedow erwartet, und Hyperthyreosen mit Passivität und Trägheit. Die Kastration führt selbst beim Manne lange nicht immer zu einer deutlichen Herabsetzung der Sexualität und bei der Frau nur in einer Minderzahl der Fälle. Überschwemmung des Körpers mit Androgenen führt nur unter ganz besonderen Umständen zu einer psychischen Sexualisierung usw.

Der Rahmen des endokrinen Psychosyndroms ist ein weiter. Er umfaßt zahlreiche Symptome, zahlreiche Tönungen von Symptomen und zahlreiche verschiedene Symptomkombinationen. Welche Faktoren gestalten das psychopathologische Bild innerhalb dieses großen Rahmens? Wie wir gesehen haben, bedeutet die Art der zu Grunde liegenden endokrinen Störung nur einen Einfluß von beschränkter Bedeutung, während sie früher als allein maßgebend betrachtet wurde. Es ist von hohem Interesse, welche weiteren Umstände die Psychopathologie endokriner Störungen bestimmen.

Bei den Untersuchungen darüber stoßen wir einmal auf das Phänomen der *Phasenspezifität*, das auch sonst in der Medizin eine immer größere Bedeutung gewinnt. Endokrine Wirkungen auf die Psyche hängen in hohem Grade davon ab, in welchem Entwicklungsstadium sie auftreten. Sexualhormone z. B. wirken sich völlig anders, ja zum Teil gegensätzlich auf die Psyche aus, ob sie den Körper im frühkindlichen, jugendlichen, reifen oder hohen Alter überschwemmen, anders, ob sie einem normal entwickelten oder einem infantilen jungen Mann verabreicht werden, anders bei einem Sexualerfahrenen oder Unerfahrenen. Derartige Beispiele ließen sich vermehren.

Von größter symptomgestaltender Bedeutung ist sodann ähnlich wie bei andern psychischen Störungen die *prämorbide Persönlichkeit:* im endokrinen Psychosyndrom können Eigenarten verstärkt werden, so daß etwas wie eine Karikatur der früheren Persönlichkeit entsteht: der Bedächtige wird träge, der wenig Verträgliche streitsüchtig, der mäßige Trinker Alkoholiker. Oder es können bisher mühsam versteckte und verdrängte Haltungen und Triebe hemmungslos zum Vorschein kommen. Oder es tritt ein Verlust der eigenen originellen Wesensart auf und statt dessen fällt der Kranke in eine kindische Abhängigkeit vom Beispiel der Eltern, des Ehepartners oder noch andern zurück.

Faszinierend ist es, während einer eingehenden Betreuung und Psychotherapie endokrin Kranker *einem weiteren Faktor* nachzugehen: *den Beziehungen der psychischen Veränderungen zur Verarbeitung des Krankheitserlebnisses.* Die psychischen Veränderungen können den Kranken einmal für körperliches Leiden unempfindlich machen. Das ist z. B. oft bei der Wesensänderung Akromegaler der Fall. Sie finden manchmal in ihrer geruhsamen Stimmung die Gelassenheit des wahren Weisen, den die eigene Häßlichkeit, ja selbst die fortschreitende Erblindung nicht mehr aus dem inneren Gleichgewicht werfen können. In andern Fällen kann der psychischen Veränderung die Bedeutung eines Ankämpfens gegen körperliches Ungenügen zukommen. Das gilt z. B. für die hastige Überbetriebsamkeit in vielen Stadien der Hyperthyreose und seltener des beginnenden Morbus Addison. In wieder andern Fällen lenkt die emotionelle Veränderung im Rahmen des endokrinen Psychosyndroms den Kranken von unerreichbar gewordenen Triebzielen ab und läßt ihn dafür Erfüllung auf anderen Gebieten finden. Das ist z. B. der Fall, wenn mit der körperlichen auch die psychische Sexualität erlöscht und dafür eine elementare Mütterlichkeit neuen Lebensinhalt schenkt. Oft führen die Entwicklungen im Rahmen des endokrinen Psychosyndroms auch zu einer Vereinheitlichung, indem körperliche und psychische Veränderung einander angepaßt werden, zu einer Harmonisierung, die das Leben des Kranken erneut erträglich, ja glücklich machen kann: der körperliche Infantilismus bedeutet kein Leiden, wenn der Kranke auch psychisch infantil bleibt und seine Gestalt seiner inneren Zurückgebliebenheit entspricht. Entstellung im Laufe eines Morbus Cushing oder einer Akromegalie bedeutet dem Kranken kein Unglück, wenn er gleichzeitig in eine Stimmung gerät, die engen Kontakt mit andern ablehnt, in der er mit innerer Befriedigung andere abschreckt und sich gerne auf sich selbst zurückzieht.

Es ist nicht anzunehmen, daß die Bedeutung der psychischen Veränderungen endokrin Kranker für ihr Krankheitserleben bloß zufällig zustande kommt. Sicher spielen hier elementar vorgebahnte Funktionszusammenhänge, die im Lichte einer Leistungsphysiologie, wie sie W. R. Hess und andere lehren, verständlich werden. Endokrinium und Nervensystem schalten gemeinsam auf bestimmte Leistungen und bestimmte Lebenshaltungen. Es kann z. B. kein Zufall sein, daß sich psychisches und körperliches Kindlichbleiben oder vorzeitiges Altern oft Hand in Hand einstellen oder daß Steigerung oder Verminderung der körperlichen und psychischen Sexualvorgänge oft gekoppelt sind. Die biologischen Beziehungen, die Körperfunktionen und Emotionalität zusammenspielen lassen, bekommen aber beim hochdifferenzierten Menschen über ihre allgemein-biologische Bedeutung heraus eine persönliche Bedeutung. Diese persönliche Bedeutung formt offensichtlich das psychische Wesen des endokrin Kranken maßgeblich.

So haben wir festgestellt, daß die spezifische Art der endokrinen Noxe nur ein Faktor unter vielen ist, die die psychischen Veränderungen im einzelnen bestimmen; ebenso bedeutungsvoll ist die Entwicklungsphase, in welcher die endokrine Noxe einwirkt, und ist die prämorbide Persönlichkeit des Kranken. Endlich äußert sich im endogrinen Psychosyndrom auch die Auseinandersetzung der Persönlichkeit mit ihrer Krankheit, ihrer ganzen Lebenssituation: die endokrine Erkrankung macht die Stimmung, die Antriebshaftigkeit, die Einzeltriebe labiler und setzt bereits Dispositionen zu Ausschlägen in der einen oder andern Richtung; welche Ausschläge aber erfolgen und wie stark sie erfolgen wird dadurch mitbestimmt, wie der Kranke sein Erleben zu verarbeiten bereit ist, wie er sich mit ihm abfinden oder es bekämpfen will. Persönliches Schicksal ist für die Krankheitsgestaltung wichtig. Die endokrinologische Psychiatrie widerspiegelt die heutige Forderung, den einzelnen Kranken in seiner Einmaligkeit ebenso ernst zu nehmen wie überpersönliche Gesetzmäßigkeiten.

Das endokrine Psychosyndrom spielt seine Rolle bei der *Behandlung*. Wenn die Berücksichtigung der persönlichen Bedeutung der ärztlichen Ratschläge bei jedem Kranken wichtig ist, ja die *gute* Behandlung kennzeichnet, so gilt das für den endokrin Kranken ganz besonders. Bei ihm ist die Gefahr groß, daß man sich Behandlungsziele setzt, die nicht dem Wesen des Kranken, sondern bloß eigenen Vorstellungen über Gesundheit entsprechen oder daß körperliche Behandlungen letzten Endes versagen, weil die veränderte Emotionalität unberücksichtigt blieb. Da ist z. B. eine Kranke mit einer Insuffizienz des Hypophysenvorderlappens, einem Sheehan-Syndrom. Sie ist unter sorgfältigster Laboratoriumskontrolle auf eine Substitutionstherapie eingestellt worden. Sie verläßt die Klinik in ausgezeichnetem körperlichen und scheinbar auch psychischem Zustand. Als einer Gesunden wird ihr zugetraut, die Substitutionstherapie fortzusetzen. Zu Hause aber, wo sie aktive Verantwortung für ihr Tun und Lassen übernehmen sollte, macht sich die Gleichgültigkeit nun doch geltend; sie hört mit der Therapie sofort auf, reagiert auf keine Einladung zur Sprechstunde und verkommt rasch wieder auf das Entsetzlichste. Geholfen hätte ihr nur eine Nachfürsorge, wie sie etwa bei Paralytikern geübt wird; wichtig wäre für sie auch die geduldige Wiedererziehung zur Arbeit und zur Aktivität gewesen. — Die Förderung der körperlichen Reifung durch Substitutionsbehandlung ist sicher oft ein erstrebenswertes Ziel; aber es gibt andere Infantile, die in ihrem kindlichen Körper den angemessenen Ausdruck ihres Wesens finden und die selbstunsicher, ängstlich, ja neurotisch werden, wenn ihr Körper, aber nicht ihr inneres Wesen, zur Reife gelangt. — Bei der Behandlung der Zwischengeschlechtlichkeit werden grobe Fehler begangen, wenn man die Behandlungsziele nach dem an den Gonaden oder gar an der Morphologie der Zellkerne bestimmten Geschlecht richtet. Hier ist die triebhafte und charakterliche Geschlechtlichkeit des Kranken mitzuberücksichtigen. — Diät bedeutet nicht bloß eine überpersönliche, in jedem Falle gleich wirkende Behandlung, sondern sie belastet die menschlichen Beziehungen des Kranken, mit seiner

Frau, seiner Mutter, seinen Versorgern stark; bei einem depressiven Diabetiker, der gleichzeitig an Libido und Potenz schwächer wird, kann eine solche Belastung besonders schwerwiegend sein.

Die Frage, ob und in welchem Maße die Psychotherapie über die psychische Wirkung hinaus auch kausal auf endokrine Grundkrankheiten einwirkt, liegt außerhalb des Themas und des zeitlichen Rahmens meines Vortrages. Entgegen vielen anderen Behauptungen bin ich überzeugt, daß wir darüber noch kaum etwas Sicheres wissen.

Aber auch dann, wenn wir hypothetische Einflüsse der Psychotherapie auf die endokrine Grundkrankheit außer acht lassen und wenn wir die emotionellen Störungen vorläufig bescheiden als Folge- oder Begleiterscheinungen der endokrinen Krankheit und nicht als Mitursache ansprechen, ergeben sich aus der Kenntnis des endokrinen Psychosyndroms hoffnungsvolle Ausblicke. Die endokrine Noxe und ihre körperlichen Folgen haben keine absolute kranheitsbestimmende Wirkung. Welcher Schaden entsteht, hängt nicht so sehr von der Noxe, sondern noch mehr von der Persönlichkeit des Kranken ab. Veränderungen im Rahmen des endokrinen Psychosyndroms können körperliche Schäden erträglich machen oder kompensieren. Emotionelle Störungen werden von der endokrinen Noxe zwar ausgelöst, im einzelnen aber von der Psyche und allem, was auf sie einwirkt, gestaltet. Zu den gestaltenden Kräften gehören die menschlichen Beziehungen und unter ihnen auch jene, die Arzt und Kranken verbinden. Im persönlichen Kontakt mit dem Arzt, in einer Psychotherapie im weitesten Sinne des Begriffes, kann das endokrine Psychosyndrom zu etwas Wohltätigem werden, das Krankheit mildert oder überwindet oder den Kranken in einer veränderten Lebensform harmonisch und lebensfähig macht.

Im Kleinen können wir solche Vorgänge während der Behandlung mit Cortison und ACTH beobachten: sie wühlen den Kranken emotionell auf, ob in glücklicher oder unglücklicher Art hängt auch vom Verhältnis zum Arzt ab. Im Großen sehen wir dasselbe in Lebensschicksalen schwer endokrin Kranker, die so oft vom Arzte geschützt und gelenkt, in seinem Verständnis geborgen, allem zum Trotz eine gute Wendung nehmen.

Im ersten Symposium Ihrer Gesellschaft in Hamburg hat Professor JORES schon 1953 betont, wie sehr der Mensch die Fähigkeit hat, sich von der körpergebundenen Sexualität zu befreien oder sie in das Höher-Geistige einzubauen. Seine Ausführungen schloß er eindrucksvoll mit der Feststellung: ,,Das Wort von den Hormonen, die unser Schicksal sein sollen, ist sicher falsch''. In der Tat: endokrine Störungen können ein Schicksal gefährden, was aber endgültig aus ihm wird, hängt vom Kranken und von seinen menschlichen Bindungen ab. Und unter diesen haben wir eine als kostbares Gut selbst zu pflegen: die Bindung des Kranken an den Arzt als Hilfe und Stütze, als Urgrund der Behandlung.

Diskussion

H. BÜRGER-PRINZ (Hamburg):

Die Ausführungen von Herrn BLEULER zeigen, daß es trotz aller individuellen Abwandlungen beim endokrinen Psychosyndrom letztlich formal auf einige wenige bestimmende Züge herausläuft. Trotz allen Nuancenreichtums, z. B. in bezug auf das Stimmungsverhalten ist doch insgesamt dieses Syndrom einförmig und wirkt wie typisiert. Dieses Verhalten der psychopathologischen Abwandlungen im Sinne von Wesensänderungen überrascht ja auch im

Umkreis der von Herrn Bleuler schon angesprochenen exogenen Psychosen. Dieses Verhalten psychopathologischer Syndrome kann man sich, glaube ich, anschaulich durch ein Bild einigermaßen klar machen. Besser als die Bilder von Schichten der Persönlichkeit oder von Schalen, die sich um den Persönlichkeitskern herumlagern, macht meines Erachtens diese Situation klar, wenn man sich vorstellt, daß die Vitalschicht des Menschen der dünne Hals einer Sanduhr ist. Nach oben bis ins Geistige hinein und nach unten in die physiologischen Mechanismen hinein besteht jeder und zwar ganz außerordentlich weit getriebene Differenzierungsgrad. Alle in der Realität in Erscheinung tretende Symptomatik muß aber seine Ausprägung und Darstellung finden in der Halszone zwischen diesen beiden Teilen der Sanduhr. Die Vitalschicht stellt also eine Art Kompression dar, eine Verdichtung und damit auch Vereinfachung. Man kann sich dies klar machen, wenn man davon ausgeht, daß z. B. die außerordentliche physiologische Differenziertheit aller Mechanismen, die die Sexualität aufbauen einerseits und die ebenso weitgetriebene Differenzierung des Sexuell-Erotischen im psychischen bzw. geistigen Bereich, doch letztlich vital ihre Ausprägung finden in dem außerordentlich vereinfachten und komprimierten, besser gesagt verdichteten Erlebnis der sexuellen Betätigung. In dieser Vitalschicht gibt es also trotz aller Ausdifferenzierungen nach oben und unten nur eine gewisse Gleichförmigkeit und Durchtypisierung aller Erscheinungsformen.

R. Elert (Düsseldorf):

Herr Prof. Bleuler hat auf die Tatsache hingewiesen, daß ein und dasselbe psychische Symptom sowohl bei Überfunktion wie bei Unterfunktion einer Drüse, z. B. der Schilddrüse, beobachtet werden kann. Es wäre interessant zu untersuchen, inwieweit die Wechselbeziehungen zwischen glandotropem HVL-Hormon und peripherem Hormon dabei eine Rolle spielen. So besteht z. B. eine *erhöhte* Thyreotropin-Ausscheidung einerseits bei der primär hypophysär bedingten *Hyper*thyreose, andererseits bei der primär schilddrüsenbedingten *Hypo*thyreose und umgekehrt eine *erniedrigte* Thyreotropinaktivität des HVL sowohl bei der primär hypophysären *Hypo*thyreose wie auch bei der primär schilddrüsenbedingten *Hyper*thyreose.

F. Bahner (Heidelberg):

Ist das endokrine Psychosyndrom auch bei Diabetes zu finden? Diese Frage ist einmal interessant, weil der Diabetes die häufigste endokrine Krankheit ist. Weiterhin ist sie interessant, weil in Hinsicht auf den Stoffwechsel Diabetes einerseits und Nebennieren- und Hypophyseninsuffizienz andererseits Gegensätze sind, und sie nach den Ausführungen von Prof. Bleuler trotzdem das gleiche Psychosyndrom haben könnten. Ich könnte mir aber auch denken, daß das endokrine Psychosyndrom bei Nebenniereninsuffizienz und bei Hypophyseninsuffizienz eine Folge hypoglykämischer Erscheinungen ist, die beide Erkrankungen häufig haben, zumal bekannt ist, daß Hypoglykämien häufig von amnestischen Störungen begleitet sind.

M. Bleuler (Zürich):

Schwere Hypoglykämie und namentlich wiederholte glykämische Komen können sicher zum amnestischen Psychosyndrom führen; jedoch gibt es bestimmt auch langdauernde und schwere endokrine und andere Stoffwechselstörungen, die ohne Hypoglykämie dasselbe Psychosyndrom setzen. — Die Tatsache, daß scheinbar gegensätzliche endokrine Störungen zu denselben psychopathologischen Bildern führen, ist meines Erachtens zur Hauptsache darauf zurückzuführen, daß die elementaren endokrinen Noxen in hohem Ausmaß durch die Persönlichkeit gestaltet werden.

Aus der Psychiatrischen Universitätsklinik Burghölzli, Zürich
(Direktor: Prof. Dr. med. M. BLEULER)

Das endokrine und das amnestische Psychosyndrom bei Morbus Addison

Von

W. A. STOLL

Zu den lange bekannten und großen endokrinen Erkrankungen zählt der Morbus Addison. Seit langem bekannt sind dabei nicht nur somatische, sondern auch psychische Erscheinungen. THOMAS ADDISON selber hat in seiner Monographie 1855 berichtet von kindischem Benehmen seiner Patienten, von Weinerlichkeit, Verwirrtheit, Benommenheit, unter anderem auch von Schlaf-, Appetit- und Durststörungen. Was ADDISON psychopathologisch beschrieben hat, würde man seit BONHOEFFER vor allem dem akuten exogenen Reaktionstyp zuordnen; aber auch Züge des endokrinen Psychosyndroms lassen sich erkennen.

Vom *akuten exogenen Reaktionstyp* bei Morbus Addison ist hier nicht weiter zu sprechen. Komatöse, deliriöse, dämmrige, amentielle Bilder, akute amnestische Störungen werden in den Addisonkrisen und letal oft beobachtet, so gut wie bei zahllosen anderen schweren akuten somatischen Erkrankungen. — Es ist auch nicht einzutreten auf die *schweren chronischen Psychosen* bei Addison, die z. B. mit periodischen Halluzinosen und Wahnsymptomen einhergehen und damit dem landläufigen Begriff der eigentlichen Geisteskrankheit entsprechen; solche Addison-Psychosen sind selten.

Dem Titel gemäß sind jedoch das endokrine und das amnestische Psychosyndrom bei Addison darzustellen. Hierzu hat schon die frühere Literatur mehrfach Beiträge geliefert, wenn auch unter anderen Bezeichnungen. Der vorliegende Bericht stützt sich auf 45 Krankengeschichten (ANTON MEYER, CHRIST, A. E. MEYER, STOLL, ferner unveröffentlichte neuere Beobachtungen). Es handelte sich nicht um Patienten in geschlossenen psychiatrischen Kliniken, sondern um solche in somatischen Spitälern. Zumal beim endokrinen Psychosyndrom (M. BLEULER, a) geht es nicht um Kranke, die aus unserer Welt völlig verrückt, eigentlich geisteskrank wären. Es geht nur um eigenartige, sonderlingshafte Menschen, um Wesensveränderungen.

Zu solchen wesensveränderten endokrin kranken Menschen nimmt die Psychiatrie keineswegs Stellung, weil sie überall Pathologisches und Minderwertiges sehen möchte, wie man das früher als Vorwurf etwa hören konnte. Wesensveränderungen sind zunächst nur Abweichungen von einer Norm, die man feststellen und beschreiben kann. Ob die Wesensveränderung „böse“ oder „gut“, dem Kranken schädlich oder nützlich sei, ist eine zweite Frage. Gerade das endokrine Psychosyndrom kann bei individuell geeigneter Ausprägung dem Kranken helfen, seine somatische Störung anzunehmen und zu tragen (M. BLEULER, b).

Das endokrine Psychosyndrom ist im übrigen ein weitgefaßter Begriff, der psychische Störungen, wie sie bei vielen endokrinen Krankheiten ganz verschieden vorkommen, zusammenfaßt und gleichzeitig abgrenzt, z. B. von schizophrenen Erscheinungen. Nach M. Bleuler (a, b) bestehen Veränderungen der Grundstimmung mit einschießenden zusätzlichen Verstimmungen, ferner Störungen der Gesamttriebhaftigkeit mit Störungen von Einzeltrieben. — Gerade beim Addisonkranken hat sich eindrücklich bewahrheitet, wie verschieden und variationenreich die Symptome beim einzelnen Patienten sind — innerhalb z. B. der Tatsache, daß die *Grundstimmung* seit der Erkrankung anders geworden ist. Lange glaubte man, der körperlich adynamische Addisonpatient müsse auch psychisch darniederliegen; er sei regelmäßig apathisch oder depressiv. In unserer Reihe finden sich viele apathische und viele depressive Kranke, aber nur zu je einem Viertel. Die andere Hälfte zeigt mehr oder weniger deutliche euphorische Tönungen! Im einzelnen lassen sich zahlreiche Varianten beschreiben: indifferent-apathisch, depressiv-empfindlich, ängstlich-mißtrauisch, stumpf-mürrisch, lebhaft-heiter, flach-euphorisch, freundlich-apathisch, gespannt-angriffig-euphorisch usw. (Die Apathisch-Heiteren sind von derselben Art, wie sie seinerzeit Frankl-Hochwart bei einer ganz anderen Dyskrinie, der Dystrophia adiposogenitalis, beschrieben hat. Von seinem Erfahrungsgut aus sprach er von Hypophysärstimmung, der man also auch z. B. bei Addison begegnen *kann.*)

Innerhalb der habituellen Grundstimmung finden sich bei zwei Dritteln der Kranken einschießende *zusätzliche Verstimmungen:* ohne erkennbaren Grund werden sie für Stunden oder Tage und länger gereizt, aufgeregt, gehässig, unverträglich, wehleidig, schreckhaft, klagsam, manchmal aus Apathie oder Depression heraus auch deutlich euphorisch.

Bei der *Gesamtantriebshaftigkeit* kommt es im ganzen zu einer Verflachung und Abstumpfung gegenüber den täglichen Pflichten und Widerfahrnissen. „Ich nehme das Leben, wie es kommt." «Je m'enfiche.» „Er hat kein Verantwortungsgefühl mehr." So sprechen die Kranken und ihre Angehörigen. Diese Abstumpfung ist von gewisser Regelmäßigkeit aber nur, wenn man die Hinwendung zur Außenwelt betrachtet. Inbezug auf das Innenleben kann es zu einer Aktivierung kommen: ein Patient trieb mehr Lektüre, ein anderer erlernte ein Musikinstrument, weitere entfalteten eine starke religiöse Haltung und kamen zu einer Verinnerlichung, worin gewisse aktive Komponenten liegen.

Zahlreich und wiederum variierend sind Störungen der *Einzeltriebe*, festzustellen bei etwa zwei Dritteln der Probanden. Man findet z. B. Schlafsucht neben Schlafstörungen; Appetitlosigkeit neben Heißhunger nach salzigen, aber auch sauren Speisen, was bei der Addisonacidose nicht mehr einfühlbar ist wie der Salzhunger; Durststeigerung; herabgesetzte, vereinzelt auch gesteigerte Sexualität; meist gesteigerte Wärmebedürftigkeit (der Patient wird ein «frileux»); geschädigte Mütterlichkeit der Frauen, und anderes. Oft besteht eine Neigung zu sinnlosem Wandern, d. h. poriomane Tendenzen. Der Kranke läuft grundlos in den Wald hinaus. Eine Patientin verabscheute früher das Motorradfahren und war seit der Erkrankung versessen darauf.

Das so umrissene endokrine Psychosyndrom findet man beim Addisonkranken sehr häufig, wobei natürlich stets mit der prädyskrinen Persönlichkeit zu vergleichen ist. Nur bei rund einem Zehntel der Probanden waren wesentliche Züge des endokrinen Psychosyndroms nicht zu finden. — Die *Ausprägung* des endokrinen Psychosyndroms geht, wie M. BLEULER (a, b) gezeigt hat, keineswegs parallel dem Grad der endokrinen Störungen. Im Verlauf des Morbus Addison ist es bald deutlicher, bald weniger deutlich und unabhängig davon geht es dem Patienten somatisch bald besser, bald schlechter.

Selbstverständlich standen die Probanden dauernd unter einer *hormonalen Therapie*: Sie waren in der Regel internistisch sogar recht gut eingestellt. Das endokrine Psychosyndrom bestand aber weiter. Freilich datieren diese Beobachtungen zur Hauptsache aus der Ära vor Einführung des Cortisons und anderer neuer Hormone gegen die Nebennierenrindeninsuffizienz. Ist seither das endokrine Psychosyndrom seltener geworden? Systematisch wurde diese Frage von uns noch nicht bearbeitet. Nach Einzelbeobachtungen hat man den Eindruck, daß sie wenigstens manchmal zu bejahen ist:

Ein besonders gründlich untersuchter Patient wies nach zehn Jahren Erkrankungsdauer ein massives endokrines Psychosyndrom auf: flach-euphorisch-apathische Grundstimmung, herabgesetzte Gesamtantriebshaftigkeit, Einzeltriebstörungen mit dysphorischen Verstimmungen. Er hatte fast alle seine Interessen abgebaut und war keineswegs mehr der frühere forsche Reiteroffizier. Seit dieser Beschreibung sind fünf Jahre unter Cortison vergangen. Der Patient kaufte sich einen Wagen, einen Volkswagen, dann gar einen Porsche — er entschloß sich zur Heirat, ist Vater geworden und bewohnt nun auch ein eigenes Haus, wozu er sich früher nie aufgerafft hätte. Hier hat sich — seit dem Cortison — das endokrine Psychosyndrom zweifellos deutlich zurückgebildet.

Im Gegensatz zum endokrinen geht nun aber das *amnestische Psychosyndrom* dem körperlichen Zustand parallel. Je schlechter es dem Kranken körperlich geht, desto offensichtlicher sind die Ausfälle des Gedächtnisses i. e. S., der Auffassung, der Merkfähigkeit. Man findet eine Bradyphrenie, auch eine Affektlabilität — kurz, alle die Symptome, die z. B. von der arteriosklerotischen oder der senilen Demenz her geläufig sind. Wohl wegen der heute regelmäßig vorhandenen Behandlung hat man bei Addison freilich nicht mit organischen Verblödungen, wohl aber mit leichten bis mittleren Graden des amnestischen Syndroms zu rechnen. Mit Recht hat man bei vielen Dyskrinien den Eindruck einer vorzeitigen Vergreisung (M. BLEULER). „Mein Bruder ist langsam geworden wie ein alter Mann", meinte ein Angehöriger. Und ein Nervenpfleger, dessen Frau an Addison litt, zog mit beruflich geschultem Blick die Parallele wie folgt: „Es ist eben, wie wenn meine Frau ein bißchen senil geworden wäre."

Bei fast allen Patienten sind amnestische Ausfälle nachweisbar, oft mehr oder weniger dauernd. Vereinzelt sind sie schon in der älteren Literatur beschrieben. Daß sie aber in Wirklichkeit so häufig sind, erhellt erst bei systematischer Befragung. Spontan rückt der Kranke mit Gedächtnisausfällen meist nicht heraus. Er ist sich seines Mangels oft bewußt und schämt sich. Wenn man aber erklärt, Vergeßlichkeit sei bei Addison häufig, besonders in schlechten Phasen, und bei Behandlung gut zu beheben, dann übersprudelt der Patient oft von konkreten Angaben, ohne daß man lange testen muß. „Ja, die Vergeßlichkeit ist schrecklich gewesen, furchtbar . . .". „Ich bin schauderhaft vergeßlich geworden."

Eindrücklich sind z. B. die Angaben des Leiters einer kleinen Bankfiliale, der vor kurzem untersucht wurde. Er war in einem schlechten körperlichen Zustand und stand gerade vor Beginn der spezifischen Therapie. Er war in organischer Weise schwer besinnlich, verlangsamt, faßte nicht oder unscharf auf, sein Denken war weitschweifig oder der Gedankengang erlosch rasch. Mit Geduld war zu erfahren, daß er selber als erstes Krankheitszeichen bemerkt hatte, wie seine

Konzentrationsfähigkeit abnahm. Er vertippte sich beim Maschinenschreiben, konnte sich in einer ihm früher geläufigen Fremdsprache nicht mehr ausdrücken, konnte nicht mehr addieren und gab — als früher sehr bewährter Bankbeamter — das Geld falsch heraus. Er vergaß die Namen alter Kunden, auch die Namen von Duzfreunden, übersah telephonische Vereinbarungen usw. Der Kranke erfand ad hoc ein besonderes Zettelsystem mit speziellen Ordnern, um seine amnestischen Ausfälle zu kompensieren. Mit schriftlicher Fixierung des jeweiligen Tagesprogrammes hielt er sich noch eine Weile in seiner Stellung, die er früher mit gewandter Routine tadellos versehen hatte.

Die allgemeine psychiatrische Erfahrung macht es wahrscheinlich, daß die Abhängigkeit des amnestischen Psychosyndroms vom körperlichen Zustand auf eine *diffuse Hirnrindenschädigung* in diesen Phasen der endokrinen Krankheit zurückzuführen ist. Auch pathologisch-anatomische Befunde sprechen dafür.

So ist die Psychopathologie des Morbus Addison ungemein vielfältig. Abgesehen vom akuten exogenen Reaktionstyp, abgesehen von seltenen schweren chronischen Psychosen, spielen die Hauptrolle das amnestische und das endokrine Psychosyndrom. Beide stehen beim gleichen Patienten meist nebeneinander, das eine schwankend je nach dem körperlichen Geschehen, das andere in einer „wilden" Periodizität. Gewiß läßt diese sich bei *vertieftem* Eindringen in den Patienten manchmal als nicht zufällig verstehen, dann nämlich, wenn man auf die ganze Lebensgeschichte, seine gegenwärtige äußere und innere Situation und seine Zukunftsstrebungen abstellt.

Hierin liegt etwas Besonderes und Wichtiges in der Konzeption des endokrinen Psychosyndroms: Es ist ein Rahmenbegriff, ein abgegrenztes, aber weites Gefäß. Wenn wir dem einzelnen Patienten gegenüberstehen, werden wir über die Diagnose des bloßen endokrinen Psychosyndroms hinausgehen und fragen, weshalb es bei diesem Patienten, mit dieser Krankheit, zu dieser Zeit, gerade so und nicht anders sei. Die Weite des Begriffes, der dort einsetzt, wo man in der endokrinologischen Psychiatrie überhaupt zusammenfassen *kann*, — seine Weite führt uns zur Auseinandersetzung mit der einmaligen *Persönlichkeit* des Kranken, mit der ganzen Fülle ihres einst gesunden und nun vielleicht kranken Daseins. Das umfassende endokrine Psychosyndrom eröffnet den Weg nicht zur Erfassung der *Krankheit*, sondern zur Erfassung des „*Menschen* und *seiner* Krankheit" (Jores).

Zusammenfassung

Das endokrine Psychosyndrom M. Bleulers wird für die Addisonsche Krankheit dargestellt, bei der daneben psychopathologisch auch amnestische Störungen wichtig sind. Beide Psychosyndrome sind ungemein häufig. Das amnestische Psychosyndrom geht in seiner Ausprägung dem Grad der endokrinen Ausfälle parallel. Die Stimmungs- und Triebhaftigkeitsveränderungen des endokrinen Psychosyndroms sind von der Schwere und dem Verlauf der somatischen Erkrankung unabhängig und nach Richtung und Ausmaß individuell sehr verschieden, da die Persönlichkeit des Kranken dabei von großer Bedeutung ist.

Literatur

BLEULER, M.: (a) Endokrinologische Psychiatrie. Stuttgart: Georg Thieme 1954.
— (b) Das endokrine Psychosyndrom. Vortrag 5. Sympos. Dtsch. Ges. Endokrinol., Freiburg, 7.—9. 3. 1957.
CHRIST, J. R.: Zur Psychopathologie des Morbus Addison. Med. Diss. Zürich 1952.
FRANKL-HOCHWART, L. VON: Med. Klin. **1912**, 1953.
JORES, A.: Der Mensch und seine Krankheit. Stuttgart: Ernst Klett 1956.
MEYER, A. E.: Psychische Störungen bei Addisonscher Krankheit. Med. Diss. Zürich 1954.
MEYER, ANTON: Med. Diss. Zürich 1951 und Schweiz. Arch. Neurol. Psychiat. **70**, 58—72 (1952).
STOLL, W. A.: Die Psychiatrie des Morbus Addison, insbesondere seiner chronischen Formen. Stuttgart: Georg Thieme 1953.

Diskussion

H. BÜRGER-PRINZ (Hamburg):

Beim amnestischen Syndrom handelt es sich um eine Leistungsstörung der hochdifferenzierten Apparatur, die man mit dem Begriff des Gedächtnisses umfaßt. Wir haben früher herauszustellen versucht, daß dieses Syndrom seine Fundierung in einer Änderung der Antriebssituation hat. Auch beim endokrinen Psychosyndrom erweist sich diese Auffassung als richtig. Bedeutsam ist der Sachverhalt, daß Herr STOLL eine Intensitätsabhängigkeit des amnestischen Syndroms in seiner Ausprägung vom Grade der endokrinen Störung aufzeigt. Das heißt doch, daß die psychopathologische Symptomatologie der endokrinen Störung mit Zunahme der Intensität der endokrinen Erkrankung immer mehr aus dem individuellen Zugriff und der individuellen Ausgestaltung herauswächst und dann psychopathologische Syndrome auftreten, die nur in der Pathologie der zentralnervösen Verfassung als solcher ihre Erklärung finden können.

Aus der Psychiatrischen Universitäts-Klinik Burghölzli, Zürich
(Direktor: Prof. Dr. M. BLEULER)

Die Psychopathologie des Sheehan-Syndroms und ihre Abgrenzung von der Anorexia nervosa

Von

H. KIND

Noch 1941 hat GLATZEL in der dritten Auflage des Handbuches der inneren Medizin die Anorexia nervosa ausdrücklich unter den hypophysär-cerebralen Magersuchtsformen abgehandelt. Er stellte dabei die Simmondssche Kachexie und die Anorexia nervosa in eine Reihe und ließ durchblicken, daß er bei beiden Krankheiten die gleichen ätiologischen Kräfte am Werke fand, nur in verschiedener Konstellation und in verschiedenem Verhältnis zueinander. Heute erkennt demgegenüber die Mehrzahl der Kliniker die grundsätzliche Verschiedenheit von Anorexia nervosa und dem Krankheitsbild der schweren Hypophysen-Insuffizienz, da inzwischen besonders SHEEHAN mit Nachdruck darauf hingewiesen hat, daß die Magersucht gar kein regelmäßiges Symptom der Hypophyseninsuffizienz ist und anderseits heute moderne Laboratoriumsuntersuchungen eine genaue Bestimmung der Hormonverhältnisse gestatten.

Seit einer Reihe von Jahren bildet die endokrinologische Psychiatrie ein wichtiges Forschungsgebiet unserer Klinik. In letzter Zeit hat uns unter anderem speziell die Psychopathologie der Hypophyseninsuffizienz beschäftigt. Wir haben uns deshalb gefragt, ob nicht die Psychiatrie in der Lage wäre, Wesentliches zum Problem der Differenzierung von Anorexia nervosa und Hypophyseninsuffizienz beizutragen.

Was wissen wir heute über die Psychopathologie der Hypophyseninsuffizienz? Seitdem dieses Krankheitsbild genauer beschrieben ist, wurde auch auf die nicht seltenen psychischen Veränderungen dieser Kranken hingewiesen. Man wußte, daß sie oft apathisch, antriebslos, stumpf, uninteressiert oder schläfrig waren; eingehende psychiatrische Untersuchungen fehlten aber. Im Laufe der letzten Jahre hatten wir nun Gelegenheit, eine Anzahl Frauen mit schwerer postpartaler Hypophyseninsuffizienz zu untersuchen. Das Leiden war bei allen im Anschluß an eine schwere Entbindung mit großem Blutverlust und Kollaps aufgetreten. Vor diesem Ereignis waren alle psychisch unauffällige, gesunde Hausfrauen gewesen, die keinerlei Symptome einer psychischen Fehlentwicklung gezeigt hatten. Im Anschluß an die jeweils letzte Entbindung entwickelte sich ein psychisches Kranksein, wobei es aber meist Jahre dauerte, bis der schwere Zustand erreicht war. 4 von unseren 6 Kranken litten zuletzt an schwersten psychischen

Abnormitäten, die in krassem Gegensatz zur früheren gesunden Wesensart standen. Man kann von einem eigentlichen Knick in der Lebenslinie im Zeitpunkt der traumatischen Entbindung sprechen. Die Kranken werden allmählich gleichgültig, apathisch, vernachlässigen ihren Haushalt, ihre Familie, ihre persönliche Hygiene und sitzen oder liegen schließlich nur stumpf und antriebslos herum. Eine dösige Schläfrigkeit beherrscht bei jahrelanger Dauer des Leidens ihren Alltag, die nur gelegentlich von plötzlich einschießenden Trieben durchbrochen wird: z. B. Durstanfälle oder Heißhunger, wobei die Kranken wahllos verschlingen, was ihnen an Eßbarem in die Hände gerät; nicht selten sind auch akute bewußtseinsgetrübte Erregungen mit Sinnestäuschungen und wahnhaftem Erleben. Dieser Zustand dauert jahrelang und führte wiederholt zu extremster Verwahrlosung und eigentlichen Familientragödien. Eine Substitutionstherapie mit Thyroxin und Cortison brachte in 2 Fällen eine deutliche Besserung, aber keine völlige Heilung der schweren Wesensveränderung. Es kommen auch chronische halluzinatorische Psychosen vor, die gelegentlich schizophrenie-ähnliches Gepräge haben. Solche wurden besonders bei der Faltaschen Blutdrüsensklerose beschrieben, die aber heute von den meisten Endokrinologen dem Panhypopituitarismus gleichgestellt wird.

Wenden wir uns nun der Anorexia nervosa zu, so finden wir dort ein vollkommen anderes Bild. Unter Anorexia nervosa wird meist jene Magersucht verstanden, die ohne andere körperliche Erkrankung vornehmlich junge Mädchen während oder nach der Pubertät befällt. Das Erscheinungsbild dieser Kranken ist in der Literatur von vielen Autoren ausführlich und einheitlich beschrieben; ich brauche darauf nicht einzugehen. Große Meinungsverschiedenheiten bestanden aber in bezug auf den Ursprung des Leidens. Bei allen Kranken, die psychiatrisch genau untersucht werden konnten, zeigte sich regelmäßig eine schwere psychische Fehlentwicklung. Nahrung, Essen und körperliche Fülle werden als unästhetisch, animalisch und ekelhaft empfunden, während rein geistige Interessen und blutleere Phantasien gepflegt werden. Die Ablehnung des Essens ist aber nur das augenfälligste Symptom einer tieferen Ablehnung des körperlichen und seelischen Reifwerdens, des Erwachsenseins und der damit verbundenen Verantwortungen und Aufgaben. In diesen Zusammenhang gehört, daß bei Mädchen als regelmäßige Erscheinung früher oder später eine Amenorrhoe eintritt, sowohl als Folge des Hungerzustandes, wie als Ausdruck der Ablehnung der mit der Menstruation in Zusammenhang stehenden weiblichen Reife. Sofern die Anorexie schwere Grade erreicht, findet sich endokrinologisch nicht selten eine Regression des Endokriniums auf eine infantile präpuberale Stufe, indem die Menstruation sistiert und die Gonadotropin- und 17-Ketosteroid-Ausscheidung häufig auf niedrige Werte absinken. Diese Regression im somatischen Bereich, auf die Jores besonders hingewiesen hat, entspricht durchaus der psychischen Fehlentwicklung und der Ablehnung des Erwachsenwerdens. In vielen Fällen sind die Zusammenhänge zwischen psychischer Fehlentwicklung und den Einflüssen, welche aus der Umgebung der Kranken auf diese einwirken, ohne weiteres zu sehen. Bei den Patienten unserer Klinik war es z. B. einmal die ambivalente Bindung an die dominierende Mutter, ein anderes Mal die sexuell triebhafte Mutter und der brutale und treulose Vater, welche eine verhängnisvolle Rolle gespielt hatten. In der Regel sind es die Eltern oder ihre Stellvertreter, welche den Anlaß zur konflikthaften Auseinandersetzung geben, selten frühe Enttäuschungen am andern Geschlecht oder Konflikte mit der weiteren Umgebung.

Schon vor Ausbruch der Anorexie waren viele dieser Mädchen psychisch auffällig, die meisten allerdings nicht in grober Weise. Sie werden als empfindsam, einzelgängerisch und zu Minderwertigkeitsgefühlen neigend beschrieben. Auffallend ist die durchschnittlich gute bis sehr gute Intelligenz, während Debilität kaum vorkommt.

Bei Knaben und jungen Männern ist diese Form der Anorexie viel seltener. In der Literatur gibt es nur vereinzelte Arbeiten darüber. BENEDETTI hat z. B. an unserer Klinik einen magersüchtigen Studenten beschrieben, bei welchem er ebenfalls die typische Ablehnung alles Triebhaften und eine verschrobene sonderlingshafte Weltanschauung fand. Dieser Kranke hatte sich das Ziel gesteckt, den Egoismus in jeder Form bei sich selbst und in der Welt zu überwinden.

Neben dieser typischen Form der Anorexia nervosa gibt es eine emotional bedingte Magersucht bei Geisteskranken oder neurotischen und psychopathischen Entwicklungen. Sie ist nicht an die Pubertät gebunden, sondern tritt auch im späteren Lebensalter auf. Unter dem Krankengut unserer Klinik und Poliklinik der letzten Jahre sind 6 solche Fälle, alles Frauen, die meisten jenseits des 30. Altersjahres. Die Abmagerung war bei diesen Kranken ein mehr oder weniger bewußt selbst gestecktes Ziel. Dahinter stand nicht selten eine ähnliche Problematik, wie bei den jungen Mädchen, z. B. die Ablehnung des Mannes und des ungeliebten Kindes bei infantilen oder zwangsneurotischen Frauen, oder die Anorexie wurde von schwer psychopathischen Naturen als verstecktes Druckmittel gegenüber den Angehörigen benützt. Auch in diesen Fällen kann die Anorexie und die daraus folgende Hungerkachexie ganz im Vordergrund des psychischen Krankheitsbildes stehen, wobei ebenfalls von den Kranken nicht selten die körperliche Natur des Leidens betont wird.

In allen Fällen einer solchen Anorexia mentalis steht also die Ablehnung des Essens im Mittelpunkt eines meist vielschichtigen emotionellen Konfliktes. Nur ist es keineswegs so, daß dieser psychische Ursprung der Appetitlosigkeit immer offen zutage liegen würde; im Gegenteil, nicht selten wird von Kranken und Angehörigen die körperliche Natur des Leidens hartnäckig verfochten und die Behandlung dadurch immer wieder sabotiert. Für die Behandlung ergibt sich ohne weiteres, daß Hormone kaum je anders denn als Suggestivmaßnahmen sinnvoll sein können. Doch gibt es kein starres Schema für die Einzelheiten der Therapie. Diese hängt immer von den Gegebenheiten beim einzelnen Kranken und namentlich vom ganzen emotionalen Klima ab, in welchem die Magersucht entstehen konnte. Wesentlich ist eine Psychotherapie im weitesten Sinne, wobei häufig die Entfernung aus dem gewohnten Milieu notwendig ist. Gelegentlich läßt sich eine eingehende analytisch orientierte Behandlung durchführen, die zu einer Nachreifung und damit zur Heilung führen kann.

Schon ein oberflächlicher Vergleich der beiden skizzierten Krankheitsbilder von postpartaler Hypophyseninsuffizienz und Anorexia nervosa zeigt die krassen Gegensätze, welche in psychopathologischer Hinsicht bestehen. Hier eine psychische Fehlentwicklung, die sich meist über den Beginn der Anorexie hinaus zurückverfolgen läßt, die Ablehnung des Essens im Mittelpunkt eines neurotischen Geschehens und ein vielschichtiger Konflikt zwischen den Kranken und ihren wichtigsten Bezugspersonen; meist keine Spur von Apathie und Stumpfheit, im Gegenteil, oft betonte Hinwendung zu geistigen Interessen und eine bis zum Hungertod erhaltene Persönlichkeit. Dort mit dem Beginn der Endokrinopathie ein Knick in der Lebenslinie, ein langsames Abgleiten von der früheren psychischen Gesundheit in schwere Antriebslosigkeit und Verwahrlosung, ein Verlust aller höheren Interessen und differenzierten Regungen, dazu nicht selten eigentliche Verwirrtheitszustände und halluzinatorische Erregungen.

Psychiatrisch besteht also ein denkbar großer Gegensatz zwischen den beiden Krankheitsbildern. Auch der Verlauf ist in der Regel ganz verschieden. Die Pubertätsmagersucht heilt in der Mehrzahl der Fälle aus und nur eine kleine Zahl aller davon Befallenen leidet während Jahren daran oder geht durch Verhungern zugrunde. Ihre Persönlichkeit verändert sich aber auch bei jahrelanger Dauer nicht entscheidend, sofern nicht die neurotische Fehlentwicklung einmal in eine endogene Psychose übergeht. Die Anorexie führt aber nicht zur schweren organischen Psychose, wie wir sie bei der Hypophyseninsuffizienz gefunden haben. Dort wird im fortgeschrittenen Stadium ein amnestisches Psychosyndrom als Ausdruck der diffusen Gehirnschädigung, die sich im Laufe der schweren Stoffwechselstörung einstellt, beobachtet. Diesen Ausgang in psychoorganische Wesensänderung finden wir bei der reinen Anorexia nervosa nie. Auch dadurch werden die beiden Krankheitsbilder als grundsätzlich verschiedener Natur gekennzeichnet.

Man könnte nun einwenden, um an der Hypothese der hypophysär-cerebralen Natur der Magersucht festzuhalten, es handle sich bei der Anorexia nervosa eben nicht um eine schwere Form der Hypophysenzerstörung, sondern um eine eher leichte Art der Hypophyseninsuffizienz, weshalb auch die katastrophalen Folgen der ersteren für die Persönlichkeit ausbleiben würden. Dem gegenüber verfügen wir aber über Krankengeschichten, bei welchen die zur Hypophysenzerstörung führende Geburtsblutung erst relativ kurze Zeit zurücklag. Von einer schweren Schädigung der Persönlichkeit konnte bei diesen Kranken noch keineswegs gesprochen werden, auch die körperlichen Störungen waren erst leicht und für den Laien waren diese Frauen psychisch noch kaum auffällig. Die genaue psychiatrische Untersuchung zeigte aber auch hier nicht etwa Anhaltspunkte für eine neurotische Fehlentwicklung, wie sie bei der Anorexie die Regel ist, sondern Symptome eines endokrinen Psychosyndroms mit Verstimmungen, Verschiebungen in den Einzeltrieben und veränderter Antriebshaftigkeit in Richtung auf Apathie, Gleichgültigkeit und Interesselosigkeit. Genau die gleichen, leichten Persönlichkeitsstörungen sahen wir auch nach gänzlicher oder teilweiser operativer Entfernung der Hypophyse auftreten, wobei eine Substitutionstherapie mit peripheren Hormonen schwere körperliche Ausfallserscheinungen verhinderte.

Man kann sich fragen, warum trotz dieser offensichtlichen und grundlegenden Unterschiede Anorexia nervosa und Hypophyseninsuffizienz so lange Zeit zusammengeworfen wurden. Schuld daran war wohl zum guten Teil, daß es eben bis vor kurzem nicht möglich war, in jedem Fall eine genaue Scheidung der körperlichen Symptome zu treffen, so daß immer wieder Fälle von Magersucht als hypophysäre Kachexie und umgekehrt verkannt wurden. Erst die Einsicht, daß die Magersucht gar kein obligates Symptom der Hypophyseninsuffizienz ist, lenkte den Blick wieder auf die besonderen Probleme der Magersüchtigen. Dazu kam, daß den Psychiatern wohl die Anorexia nervosa, nicht aber die grundsätzlich andere Psychopathologie der Hypophyseninsuffizienz allgemein bekannt war.

Die psychopathologischen Unterschiede von Anorexia nervosa und Hypophyseninsuffizienz fügen sich also in allgemeinere Erkenntnisse der endokrinologischen Psychiatrie ein, die man wie folgt formulieren kann:

Bei der überwiegenden Mehrzahl der dem Psychiater bekannten neurotischen und psychopathischen Entwicklungen, zu welchen auch die Magersüchtigen gehören, sind schwere endokrine Erkrankungen selten. Umgekehrt sind auch unter endokrin Kranken die dem Psychiater geläufigen Formen der Neurosen und Psychopathien nicht häufig. Die regelmäßigsten psychopathologischen Begleiterscheinungen von Endokrinopathien lassen sich in einem besonderen Psychosyndrom zusammenfassen, welches von M. Bleuler „das endokrine Psychosyndrom" genannt wird; oder sie gehören zum amnestischen Psychosyndrom, falls das Gehirn durch die Stoffwechselstörung diffus geschädigt wird.

Literatur

Benedetti, G.: Schweiz. med. Wschr. **1950**, 1129—1135.
Bleuler, M.: Endokrinologische Psychiatrie. Stuttgart: Georg Thieme 1954.
Glatzel, H.: Fettsucht und Magersucht. Handbuch der inneren Medizin, herausgegeben von v. Bergmann und Staehelin 6. Band/1. Teil, 562—565, 1941.
Jores, A.: Acta endocr. (Kbh.) **17**, 206—210 (1954).
Sheehan, H. L., and V. L. Summers: Quart. J. Med. **18**, 319 (1949).
Staehelin, B., u. H. Kind: Acta endocr. (Kbh.) **21**, 383—395 (1956).

Diskussion

H. Bürger-Prinz (Hamburg):

Auf die entscheidenden Unterschiede zwischen dem Syndrom der sog. Anorexia nervosa und den hypophysär bedingten Störungen haben wir schon in einem Eppendorfer Kolloquium 1937 hingewiesen. Es ist kein Zweifel, daß diese beiden Reihen nichts miteinander zu tun haben. Zu bedenken ist aber, daß es im Ablauf einer Anorexia nervosa sekundär zu schweren, nun hormonal bedingten Störungen kommen kann, daß also das vorher innerhalb des psychologischen bzw. psychopathologischen Bereichs liegende fundierende Gesetz allmählich ins Pathologisch-Biologische abgleitet. Daher sind wir bei der Anorexia nervosa unbedingt dafür, stets auch die hormonale Substitutionstherapie nicht zu versäumen. Man soll also z. B. bei einem Sistieren der Menses nicht so lange warten, bis eine Psychotherapie bzw. pädagogische Führung der Persönlichkeit eine Situation erreicht, in der die Menses wieder einsetzen, sondern man soll von vornherein unter allen Umständen auch auf hormonalem Wege gewissermaßen die Menstruation wieder erzwingen. Für die Persönlichkeitsentwicklung einer Anorexia nervosa ist entscheidend die zunehmende Egozentrizität. Die Kontakte verschieben sich also von der Objekt- zur Ichbesetzung. Häufig ist auch anstatt eines Antriebsverzichtes eine leere Agilität deutlich, d. h. eine zwar noch geordnet, aber doch in bezug auf den Erfahrungsgewinn völlig leerlaufende Aktivität, die sich bis zu einer kaum bremsbaren Agilität zu steigern vermag. Diese scheinbare Aktivitätssteigerung kann durchaus wieder sekundär als Abmagerungsmechanismus eingesetzt werden, z. B. in der Form stundenlangen Spazierenlaufens oder übereifriger hausfraulicher Tätigkeit oder auch in der Form übereifrigen Lernens. Gerade beim Lernen zeigt sich dann sehr schön der innere Leerlauf, indem es sich nicht um echte Anreicherung von Erfahrungsgut handelt, sondern um ein einfaches Stapeln von Kenntnissen.

R. Elert (Düsseldorf):

Bei der Therapie der Anorexia nervosa junger Mädchen ist die psychische Führung von besonderer Bedeutung. Sie soll der psychogen bedingten „Entweiblichung" entgegenwirken und die Patientin zu ihrer biologischen Aufgabe hinführen. Das gelingt bisweilen durch Herausnahme aus dem konfliktgeladenen Milieu, z. B. einer zerrütteten Elternehe, und Verpflanzung in ein harmonisches, familiäres Milieu (z. B. als Haustochter), in dem die Hausfrau und Mutter als Vorbild und Führerin diese Aufgabe übernimmt.

Die erstaunliche Tatsache, daß es so lange gedauert hat, bis man die Anorexia nervosa als nicht hypophysär bedingt von dem „Sheehan-Sydrom" abgrenzte, beruht auf der Suggestivwirkung des Wortes „Kachexie". SIMMONDS hat im Jahre 1914 als erster das *pathologisch-anatomische* Bild der Erkrankung beschrieben, die durch Nekrose des HVL entsteht. Die Kachexie ist ebenso wie die Atrophie der großen Parenchymdrüsen aber *End*zustand der außerordentlich chronisch verlaufenden Erkrankung und erscheint erst mehr oder weniger kurz vor dem Tode. Indem man den pathologisch-anatomischen Begriff der „hypophysären Kachexie" als *klinischen* Begriff übernahm, kam man schließlich dazu, in jedem Falle von Magersucht eine hypophysäre Genese anzunehmen. Ersetzt man die Bezeichnung „Simmondssche Kachexie" durch den Begriff „Simmondssche Krankheit", so dient man der historischen Gerechtigkeit, denn SHEEHAN selbst hat bei Beschreibung der „Post partum-Nekrose des Hypophysenvorderlappens" auf die pathologisch-anatomische Beschreibung von SIMMONDS hingewiesen.

W. BERBLINGER (Muri/Bern):

Die Anorexia nervosa ist keine primäre Hypophysenstörung. Damit stimmt auch der negative histologische Befund an der Adenohypophyse überein. Es muß aber daran festgehalten werden, daß es bei langsamer Zerstörung der Adenohypophyse durch Nekrosen, Tuberkulosen usw. zunächst auch zur Atrophie der großen Parenchyme kommt und schließlich die Kranken auch erheblich an Körpergewicht zurückgehen, so daß man doch sagen darf, daß Abmagerung auch zum Bilde des Morbus Simmonds gehört.

Aus der Neurologisch-psychiatrischen Abteilung des Städt. Krankenhauses Berlin-Neukölln
(Chefärztin: Dr. H. LANGE-COSACK)

Psychologische Befunde bei der Pubertas praecox und beim adrenogenitalen Syndrom bei kongenitaler Nebennierenrindenhyperplasie

Von

H. LANGE-COSACK

Mit 3 Abbildungen

Die Pubertas praecox gehört zu den einschneidendsten Störungen der kindlichen Entwicklung. Man spricht davon, wenn beim Mädchen vor dem Alter von 10 Jahren und beim Knaben vor dem Alter von 11 Jahren die primären und sekundären Geschlechtsmerkmale voll entwickelt sind. Neben der verfrühten genitalen Entwicklung kommt es in der Regel auch zu einer stark beschleunigten allgemeinen Körperentwicklung. Das frühreife Kind fällt also sowohl durch seine Größe als auch durch seinen Reifungszustand aus der Gruppe der gleichaltrigen Kinder heraus. Dasselbe gilt für Kinder mit adrenogenitalem Syndrom bei kongenitaler Nebennierenrindenhyperplasie (AGS). Im Gegensatz zur echten Pubertas praecox kommt es hierbei durch die Überproduktion androgener Substanzen der Nebennierenrinde beim Knaben zu einer Pseudopubertas praecox, da trotz starker Entwicklung der sekundären Geschlechtsmerkmale und des Penis die Keimdrüsen klein bleiben und eine Spermatogenese nicht einsetzt. Beim Mädchen entwickelt sich infolge der frühzeitigen Überschwemmung des Körpers mit androgenen Substanzen ein Pseudohermaphroditismus femininus mit Hypertrophie der Clitoris, früh einsetzender männlicher Behaarung, mehr oder weniger ausgeprägten männlichen Körperformen, oft auch tiefer Stimme und einem ebenfalls beschleunigten Knochenwachstum mit vorzeitigem Wachstumsstillstand um das 10. Lebensjahr herum. Diese Kinder unterscheiden sich durch ihr abweichendes und oft auch abstoßendes Aussehen in besonderem Maße von ihren Altersgenossen und befinden sich dadurch von vornherein in einer Sonderstellung innerhalb der Gemeinschaft der Gleichaltrigen und oft auch der Erwachsenen.

In der Erforschung der Symptomatik, der Ätiologie und der Pathogenese der vorzeitigen Geschlechtsreife sind in den letzten Jahren erhebliche Fortschritte gemacht worden. Verhältnismäßig wenig geklärt sind dagegen die psychischen Reifungsverhältnisse der körperlich frühreifen Kinder. Dies hat wohl verschiedene Gründe. Den verschiedenen Ursachen der vorzeitigen Geschlechtsreife entsprechend sind sowohl die körperlichen Begleitsymptome als auch die psychischen Bilder außerordentlich verschieden. BLEULER hat deshalb gemeint, daß die

Regel offensichtlich in der Regellosigkeit liege. Vielleicht werden wir über die psychischen Reifungsverhältnisse etwas mehr wissen, wenn wir erst eine größere Zahl ätiologisch geklärter und psychiatrisch gut durchuntersuchter Krankheitsfälle übersehen. Bisher verfügen wir nur über wenige wirklich ausreichende psychiatrische Beobachtungen. Alle Autoren, die sich mit der psychischen Entwicklung von Kindern mit Pubertas praecox beschäftigt haben, wissen, daß der größte Teil der in der Literatur niedergelegten Berichte psychiatrisch unbefriedigend ist. Es fehlt an einheitlichen Maßstäben und an einer einheitlichen Nomenklatur. DOE-KULMANN und STONE fanden bei 160 Pubertas praecox-Fällen in 62 Fällen Angaben über den Geisteszustand. 21,3% zeigten eine überaltersmäßige psychische Reife, 37,7% eine altersentsprechende Reife und 41% eine unteraltersgemäße Reife. Nach einer Zusammenstellung von STUTTE, der 140 Fälle aus der Literatur auswertete, waren 33,6% psychisch acceleriert, 27,9% altersentsprechend und 38,5% retardiert. Man wird diesen Zahlen nur entnehmen können, daß nur bei einer Minderzahl von Kindern mit körperlicher Frühreife auch eine Frühreife auf geistig-seelischem Gebiet gefunden worden ist. Man wird sie aber bei der mangelnden Einheitlichkeit der Maßstäbe in der Beurteilung nur mit Vorbehalt verwerten können. Oft besteht geradezu der Eindruck, daß nach Auffälligkeiten, die man als Zeichen einer psychischen Frühreife dieser körperlich sehr viel älter wirkenden Kinder deuten kann, gesucht worden ist. Die Diagnose einer Acceleration auf psychischem Gebiet scheint in der älteren Literatur oft wenig begründet zu sein. So scheint es mir z. B. nicht gerechtfertigt, in dem viel zitierten Fall von FRANKEL-HOCHWARTH, der einen $5^1/_2$jährigen Knaben mit sexueller Frühreife bei Zirbeltumor beschrieb, eine Acceleration der geistigen Interessenrichtung anzunehmen, weil sich das Kind mit dem Leben nach dem Tode beschäftigte. Auch andere 5jährige Kinder können sich Gedanken über das Leben nach dem Tode machen, wenn sie durch Gespräche Erwachsener oder durch irgendein eigenes Erlebnis darauf gebracht werden. Mir erscheint es auch bedenklich, eine Frühreife auf intellektuellem Gebiet anzunehmen, wenn ein Kind bei der Intelligenzprüfung vor dem Altersdurchschnitt einen Vorsprung von $1-1^1/_2$ Jahren hat. Um ein richtiges Urteil zu fällen, muß man sowohl die Erblage als auch den Einfluß der Umgebung genau kennen. Leider stützt sich die Annahme einer seelisch-geistigen Frühreife in vielen Arbeiten weitgehend auf die anamnestischen Angaben der Eltern. Wie wenig sachlich und wie affektbetont die Mitteilungen der Eltern gerade bei diesen Kindern oft sind, kann ich an einem eigenen Beispiel kurz darlegen.

Die Mutter eines debilen Knaben mit cerebraler Pubertas praecox berichtete uns, daß sich das Kind anfangs geistig so gut entwickelt habe, daß es den Altersgenossen voraus gewesen sei. Erst nach einem Spielunfall, der sich als belanglos herausstellte, sei es zurückgeblieben. Die tiefe Stimme hatte die Mutter erst wenige Monate vor der Aufnahme, als der Junge von einer Verschickung zurückkehrte, bemerkt und hatte diese auf eine Erkältung nach einem kalten Bade zurückgeführt. Auch die Vergrößerung des Genitales war von der Mutter erst kurze Zeit vor der Aufnahme bemerkt worden. Vom Hausarzt und vom Lehrer des Knaben erfuhren wir dagegen, daß die Debilität von Anfang an aufgefallen war, und daß auch die körperlichen Symptome schon lange Zeit bestanden hatten.

Wir stehen also mit unserer Kenntnis der psychologischen Verhältnisse bei den Kindern mit Pubertas praecox und AGS noch ziemlich am Anfang. Immerhin sind in den letzten Jahren eine Reihe wichtiger systematischer psychiatrischer

Untersuchungen durchgeführt worden. Dazu gehören die Untersuchungen von Züblin an Kranken mit kongenitalem AGS, die Arbeiten von Bormann, Stutte, Gesell u. a. über Kinder mit cerebraler Pubertas praecox, sowie die Untersuchungen von Meyer und Lutz und von Hampson und Money an Mädchen und Knaben mit idiopathischer sexueller Frühreife. Frau Dr. Schmidt-Kraepelin hat auf eine Anregung von Spatz hin den Versuch gemacht, die in den deutschen Kinderkliniken behandelten Patienten mit Pubertas praecox und Pseudohermaphroditismus femininus — soweit als möglich — zu erfassen. Auf diese Weise konnte sie 100 Fälle von Pubertas praecox und 12 Fälle von heterosexuellem adrenogenitalen Syndrom zusammenstellen. Die psychiatrischen Befunde, die allerdings auch in diesem gesammelten Krankengut häufig nicht vollständig waren, wurden uns von Frau Dr. Schmidt-Kraepelin freundlicherweise zur Auswertung überlassen. Bei 54 Fällen von Pubertas praecox und von Pseudohermaphroditismus femininus lagen ausreichende Angaben vor.

Zu der Frage, ob die *Intelligenzentwicklung* bei Kindern mit Pubertas praecox und kongenitalem AGS die körperliche Entwicklungsbeschleunigung mitmacht, finden sich in der älteren Literatur — wie schon gesagt — sehr unterschiedliche und nicht immer verwertbare Angaben. Züblin hat bei der psychiatrischen Durchuntersuchung von 12 männlichen und weiblichen *Kranken mit AGS bei kongenitaler Nebennierenhyperplasie* festgestellt, daß sich die Intelligenz stets in der altersgemäßen Norm bewegte. Die Patienten gehörten meist zu den guten Schülern. Aber von einer den Altersdurchschnitt weit überragenden Intelligenz oder von einer geistigen Frühreife konnte in keinem Falle die Rede sein. Eine Kranke, die an der Grenze des Schwachsinns stand, paßte in den Rahmen der Familie hinein. Auch im Krankengut von Frau Dr. Schmidt-Kraepelin fand sich entsprechend den Erfahrungen von Züblin bei keinem der 3 männlichen und 8 weiblichen Patienten mit AGS eine geistige Frühreife. Ein Kind war imbezill, die anderen waren durchschnittlich oder sogar gut begabt. Auch bei der *Pubertas praecox* scheint die Intelligenzentwicklung im allgemeinen ihren eigenen Gesetzen zu folgen. Gesell führte bei einem Mädchen mit Pubertas praecox bei Astrocytom des Kleinhirns eine 14jährige psychiatrische Beobachtung durch. Er fand, daß das Mädchen in seiner psychischen Entwicklung, insbesondere in seiner Intelligenzentwicklung, nicht dem biologischen Reifungsalter, sondern dem Lebensalter entsprach. Dasselbe gilt auch für die Beobachtung von Bormann bei dem von Driggs und Spatz publizierten Fall von hypothalamischer Frühreife. Auch die ausgezeichneten, über längere Zeit ausgedehnten psychologischen Beobachtungen von Hampson und Money an Kindern mit idiopathischer Pubertas praecox sprechen für eine altersgemäße Intelligenzentwicklung bei teils intelligenten, teils weniger intelligenten Kindern, die aus entsprechenden mehr oder weniger begabten Familien stammten. Interessant ist die Beobachtung von Meyer und Lutz bei einem Mädchen, das die ersten Anzeichen der Frühreife mit $2^1/_2$ Jahren und die ersten Menses mit 4 Jahren bekam. Das Kind wurde mit Beginn der ersten körperlichen Reifungssymptome geistig überdurchschnittlich regsam und interessiert, zeigte vom Beginn der Menarche an eine deutliche Regression und war mit 6 Jahren geistig altersgemäß entwickelt. In dem Krankengut von Schmidt-Kraepelin findet sich ein ähnlicher Fall eines Mädchens mit idiopathischer Pubertas praecox, bei dem mit Einsetzen der körperlichen Reifungsbeschleunigung ebenfalls eine vorübergehende Acceleration der geistigen Entwicklung beobachtet wurde. Auch dieses Kind zeigte einige Jahre später ein altersentsprechendes Intelligenzniveau. Den Zusammenhängen zwischen beginnender körperlicher Reifungsbeschleunigung und vorübergehender Stimulation der geistigen Entwicklung müßte weiter nachgegangen werden. Eine anhaltende Acceleration der geistigen Entwicklung in Übereinstimmung mit der körperlichen Reifungsbeschleunigung ist bisher nicht sicher beobachtet worden. Auch unter den 54 Fällen von Pubertas praecox im Material von SCHMIDT-KRAEPELIN befand sich kein einziges Kind mit geistiger Frühreife. 37 Kinder waren durchschnittlich oder gut begabt, 17 Kinder waren unterbegabt bzw. schwachsinnig. 7 der schwachsinnigen Kinder gehörten zu der Gruppe der cerebralen Fälle. Auch sonst scheint der Schwachsinn am häufigsten bei der cerebralen Form der Pubertas praecox aufzutreten. Dies ist verständlich, da neben der hypothalamischen Schädigung andere Veränderungen am Gehirn vorkommen können.

Von BORMANN und von STUTTE wurde darauf hingewiesen, daß Kinder mit sexueller Frühreife in ihrem *äußeren Gebaren* und in ihrer *Einstellung zur Umwelt* oft erwachsener wirken, als ihrem Alter entspricht. Manche dieser Kinder fallen durch ihre gemessene und *bedächtige Motorik* und durch das Fehlen des kindlichen Bewegungsdranges auf. Allerdings ist dies nicht die Regel. Vielfach werden gerade die besondere Aktivität, der aus der körperlichen Kraftfülle stammende Bewegungsdrang und die motorische Unruhe hervorgehoben.

Ein Teil der Kinder mit vorzeitiger Geschlechtsreifung zeigt eine deutliche *sexuelle Triebhaftigkeit*. Diese äußert sich meist in mehr oder weniger excessiver Onanie. Bei den Knaben kommen Erektionen und Pollutionen vor. Je jünger die Kinder sind, um so ratloser stehen sie dem erwachenden Sexualtrieb gegenüber. Der 3jährige von Frau BORMANN beobachtete Knabe begann laut zu schreien, wenn Erektionen auftraten. Ein von mir untersuchter schwachsinniger 4jähriger Junge mit einer hypothalamischen Frühreife wurde beim Auftreten von Erektionen ängstlich und erregt und klammerte sich hilfesuchend an die ihn betreuende Krankenschwester an. Bei älteren Kindern können sich entweder unabhängig oder im Zusammenhang mit den Erektionen Träume oder auch Tagträumereien sexuellen Inhaltes einstellen. Dies wird von HAMPSON und MONEY besonders anschaulich bei einem intelligenten 6jährigen Knaben mit idiopathischer Frühreife geschildert. Dieser Junge wurde sowohl von der Mutter als auch vom Psychiater in einer altersentsprechenden Weise aufgeklärt und pädagogisch gut geführt. Er masturbierte sehr viel und hatte eine sehr lebhafte sexuelle Phantasie; er beging aber niemals anstößige Handlungen in Gegenwart anderer Personen. Bei anderen Kindern dagegen wurden kindliche sexuelle Aggressionen gegenüber gleichaltrigen oder erwachsenen Personen des anderen Geschlechtes beobachtet. Ein 5jähriger Knabe aus dem Krankengut von SCHMIDT-KRAEPELIN zeigte fragliche homosexuelle Tendenzen; er versuchte mehrfach, die männlichen Mitpatienten zu umarmen und zu küssen. Ein knapp 11jähriger Knabe mit einer idiopathischen Frühreife aus der Berliner Univ.-Kinderklinik[1]), der auch von mir untersucht worden ist, gab Anlaß zu Beschwerden, weil er auf der Straße Mädchen

[1]) Dem Direktor der Univ.-Kinderklinik, Herrn Professor LOESCHKE, und Herrn Oberarzt Dr. WIESNER sei für die freundliche Überlassung des Nachuntersuchungsbefundes herzlich gedankt.

umarmte, streichelte und betastete und ihnen die Schlüpfer auszuziehen versuchte. Die exhibitionistische Entblößung des eigenen Genitales führte schließlich zu einer Beschwerde beim Jugendamt und zur Einweisung in die Klinik. Die Nachuntersuchung im Alter von 16 Jahren ergab, daß der Junge ganz unauffällig geworden war und keine gesteigerte sexuelle Triebhaftigkeit mehr zeigte. Er war ganz einseitig auf sein berufliches Fortkommen als Buchhalter eingestellt, hatte wenig Kontakt mit anderen Menschen und hatte kaum außerberufliche altersentsprechende Interessen. Wie die Entwicklung in anderen Fällen weiter verläuft, ist heute noch zu wenig bekannt, da noch zu wenige Längsschnittbeobachtungen vorliegen. Auch wenn sich eine auffällige sexuelle Triebhaftigkeit bei einem Teil der Knaben mit Pubertas praecox manifestiert, scheint es immer nur zu infantilen sexuellen Handlungen, aber kaum jemals zum Coitus zu kommen. Bei Mädchen dagegen sind einige Fälle von Schwängerung im Kindesalter bekannt. Das jüngste dieser Kinder stand im 6. Lebensjahr. Eine seelische Verarbeitung, Schwärmerei und seelisch-erotische Neigungen, wie sie der echten Pubertät eigen sind, findet man bei Kindern mit Pubertas praecox selten.

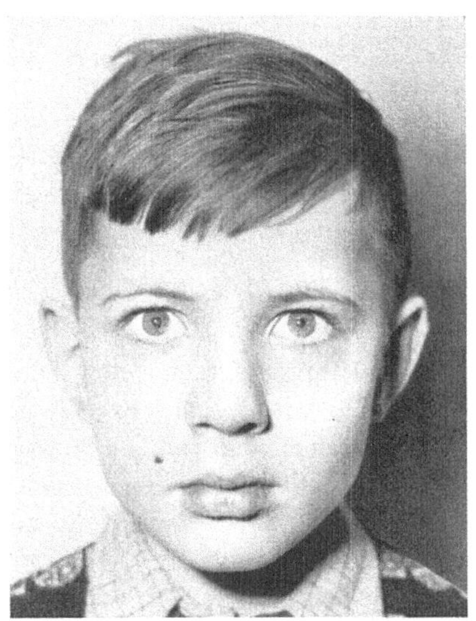

Abb. 1. Das Bild zeigt den ängstlichen, mißtrauischen Gesichtsausdruck eines schwer kontaktgestörten 10jährigen Knaben mit Pubertas praecox, der stets mit ängstlicher Scheu abwartet, wie sich die Umgebung zu ihm einstellen würde

Von STUTTE, aber auch von anderen Autoren ist bei den Kindern mit Pubertas praecox auf die *Acceleration der Interessenzuwendung*, z. B. in der Beschäftigung mit weltanschaulichen Dingen, mit religiösen Fragen und mit Problemen, die im allgemeinen nur die Erwachsenen interessieren, hingewiesen worden. In diesem Punkte scheint bei der Beurteilung besondere Vorsicht geboten zu sein. Denn man muß immer im Auge behalten, daß sich die Kinder mit sexueller Frühreife in einer besonders schwierigen Situation befinden und daß deshalb vieles an ihrem Verhalten als reaktiv bedingt angesehen werden muß. Dies hat BÜRGER-PRINZ mit Recht besonders betont. Von BLEULER wurde anschaulich geschildert, mit wieviel Ablehnung, Haß und Ekel die Kinder mit sexueller Frühreife sowohl von ihren Altersgenossen als auch nicht ganz selten von den Erwachsenen behandelt werden. Sie werden wegen ihres Aussehens und wegen ihrer tiefen Stimme gehänselt und leiden sehr darunter. Ein 10jähriger Knabe, den ich auf meiner psychiatrischen Kinderabteilung beobachten konnte, sprach in den ersten Tagen nach der Aufnahme überhaupt nicht und war scheu und verschüchtert. Erst als er merkte, daß ihm sowohl die Erwachsenen als auch die Kinder freundlich begegneten, wurde er aufgeschlossen und begann zu antworten und spontan zu sprechen. Allerdings hatte man den Eindruck, daß er sich wegen der tiefen Stimme, die ihn von den anderen Kindern unterschied, immer erst zum Sprechen überwinden mußte (Abb. 1).

Die Kinder mit Pubertas praecox werden in der Gemeinschaft von den gleichaltrigen Kindern wegen ihres Aussehens vielfach abgelehnt. Aber auch die älteren Kinder wollen mit ihnen wegen ihrer mangelnden geistigen Reife nichts zu tun haben. Die frühreifen Kinder sind infolgedessen häufig isoliert und von der Gemeinschaft mit anderen Kindern mehr oder weniger ausgeschlossen oder ziehen sich von selbst vor diesen zurück. Da sie infolgedessen auf die Gesellschaft der Erwachsenen angewiesen sind, ist das häufig sehr ernste, altkluge, erwachsen wirkende Verhalten nicht verwunderlich und kann nicht als Anzeichen einer psychischen Vorentwicklung angesehen werden. Da die Erwachsenen oft in sorgenvollem Tone vor den Kindern über deren Zustand sprechen, werden sie sich ihrer Andersartigkeit in besonderem Maße bewußt und leiden selbst sehr darunter. Man beobachtet Verstimmungen, aber auch Trotzhaltungen und aggressive Handlungen gegen die Umgebung, die als Reaktion auf die Gesamtsituation eines solchen Kindes nur zu verständlich sind. Auch bei Testuntersuchungen manifestieren sich manchmal stark aggressive Züge. Allerdings gelingt es bei verständnisvollem und pädagogisch geschicktem Verhalten der Erwachsenen nicht ganz selten, bei frühreifen Kindern eine gute soziale Anpassung zu erzielen. Ganz aber bleiben ihnen peinliche und enttäuschende Erlebnisse, mindestens in der Kindergemeinschaft, niemals erspart.

Nach den Untersuchungen von Züblin scheinen sich Kranke mit *adrenogenitalem Syndrom* bei kongenitaler Nebennierenrindenhyperplasie, die sich in einer ähnlichen äußeren Situation befinden wie die Kinder mit cerebraler oder idiopathischer Pubertas praecox, damit in anderer Weise auseinanderzusetzen. Sie sind eher scheu, zurückgezogen und gehemmt und zeigen niemals eine aktive Abwehr oder gar Aggressionen gegen die Umgebung, die bei Kindern mit Pubertas praecox nicht ganz selten sind. Züblin untersuchte 9 weibliche und 3 männliche Patienten, die sämtlich vorher an der Universitäts-Kinderklinik in Zürich von Prader körperlich genauestens durchuntersucht waren. Darunter befanden sich eine Frau von 32 und ein Mann von 36 Jahren, während die übrigen Kinder und Jugendliche im Alter zwischen 2 und 16 Jahren waren. Außer einem 2jährigen Mädchen, das die Eltern entgegen seiner anatomischen Diagnose als Knabe erzogen, wurden alle anderen Patienten ihrem anatomisch richtigen Geschlecht entsprechend getauft und erzogen. Daß die *Intelligenz* bei den Patienten altersgemäß entwickelt war, wurde schon berichtet. *Lebensstil* und *Interessenrichtung* entsprachen bei den männlichen Patienten und bei der Mehrzahl der weiblichen der genetischen Geschlechtsanlage. Nur 2 Mädchen zeigten knabenhafte Interessen, die wohl in beiden Fällen durch Umgebung und Erziehung beeinflußt waren. Eines der Mädchen war das oben erwähnte Kind, das von den Eltern als Knabe erzogen wurde. Ganz übereinstimmend damit fand sich auch in dem Krankengut von Schmidt-Kraepelin nur ein ausgesprochen jungenhaftes Mädchen, dessen Vater es ebenfalls für einen Knaben hielt. Die anderen Patienten mit AGS verhielten sich dagegen ihrem Geschlecht entsprechend. Züblin fand bei den beiden erwachsenen Patienten deutliche infantile Züge. Beide konnten sich auch im erwachsenen Alter nicht vom Elternhaus lösen. Sie zeigten keine eigenen altersgemäßen Interessen, keinen selbständigen Lebensplan usw. Bei keinem Patienten mit AGS trat nach Züblins Beobachtungen eine vorzeitige Reife des Geschlechtstriebes auf; keine der weiblichen Kranken war homosexuell. Der einzige erwachsene Mann in dem Krankengut hatte mehrmals flüchtige Beziehungen zu Frauen aufgenommen, hatte es aber niemals zu einer festeren Bindung gebracht; in den anderen Fällen bestanden überhaupt keine sexuellen Beziehungen. Dagegen hatte der von NOWAKOWSKI und PÜSCHEL beschriebene 25jährige Kranke mit isosexuellem AGS nach seiner Schilderung normale Libido und Potenz und war auch verheiratet. Während nach ZÜBLINs Erfahrungen eine sexuelle Triebschwäche vorherrscht, waren bei den von ihm beobachteten Kranken die *anderen Triebe* und die *allgemeine Antriebshaftigkeit* nicht schwer verändert. Manche Kranke wiesen typische Schwankungen auf, wie man sie auch sonst bei hormonal gestörten Patienten findet. Manche hatten Zeiten ausgesprochener Passivität und Apathie, andere berichteten von Zuständen unbeherrschter Reizbarkeit. In *affektiver Beziehung* neigten die Kranken zu leichten depressiven Verstimmungen oder zu einer leicht depressiv getönten Grundstimmung. Vielfach litten sie stark unter dem Bewußtsein ihrer Andersartigkeit. Sie waren scheu, zurückhaltend, ängstlich, im mündlichen Schulunterricht aus Furcht vor einer Blamage oft schweigsam, zeigten dagegen in den schriftlichen Aufgaben weit bessere Leistungen. Wie PRADER beobachten konnte, wurde unter Cortisonbehandlung das psychische Verhalten der Kranken ruhiger, ausgeglichener und heiterer. Dabei bleibt natürlich die Frage offen, ob es sich um eine direkte endokrine Wirkung oder um eine psychische Reaktion auf das günstig veränderte Aussehen handelt.

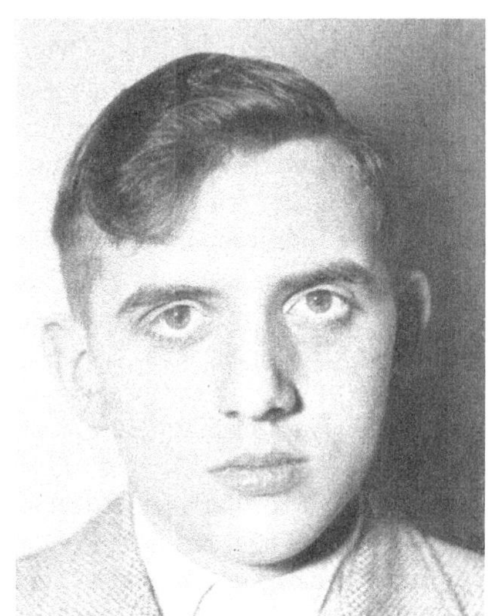

Abb. 2. 10jähriges Kind mit Pseudohermaphroditismus femininus, bei dem der ernste, versonnene, unkindliche Gesichtsausdruck auffällt

Die *zwischenmenschlichen Beziehungen waren* — abgesehen von den unter 4 Jahre alten Patienten — durchweg schwer gestört. Den Schwierigkeiten, die sich im täglichen Leben durch das auffallende Aussehen und die tiefe Stimme ergeben, begegnen die Kranken mit AGS merkwürdig einheitlich. Sie zeigen weder typische infantile neurotische Reaktionen noch ausgesprochen aggressive Züge, obgleich sie ja bei ihrer Körpergröße zu erfolgreichen handgreiflichen Auseinandersetzungen durchaus in der Lage wären. Sie wehren sich aber nicht einmal, wenn sie angegriffen werden. Sie ziehen sich häufig zurück, haben meist keine engen Freundschaften, bleiben sehr an die eigene Familie fixiert und beschäftigen sich viel allein.

Der Ansicht von ZÜBLIN, daß die Beschränkung des Kontaktes auf nur wenige Personen keineswegs einem ursprünglichen Bedürfnis entspricht, können wir nach unseren eigenen Erfahrungen durchaus zustimmen. Denn die Kranken nehmen Kontakt auf, sobald sie sicher sind, nicht abgelehnt und ausgelacht zu werden. Als Beispiel für eine anfänglich schwere Kontaktstörung bei einem Kinde mit AGS, die sich unter psychiatrischen und heilpädagogischen Maßnahmen langsam besserte, soll eine eigene Beobachtung angeführt werden.

Es handelt sich um einen $10^1/_2$jährigen „Knaben", den wir auf unserer Kinderabteilung aufnehmen und längere Zeit stationär und später ambulant beobachten konnten. Bei ihm bestand ein Pseudohermaphroditismus femininus, der erst bei der stationären Beobachtung erkannt wurde. Das Kind, das schon vom ersten Lebensjahr an eine Vergrößerung des Penis bzw. der Clitoris, verstärktes Wachstum, starke Behaarung und im 6. Lebensjahr Stimmbruch zeigte, war als Knabe getauft und erzogen worden und hatte auch ein durchaus männliches Empfinden. Genetisch handelte es sich aber sowohl nach dem endokrinologischen Befund als auch nach dem blutmorphologischen Befund um eine weibliche Person. Röntgenologisch ließen sich Uterus und Tuben nachweisen, während Testes nicht vorhanden waren.

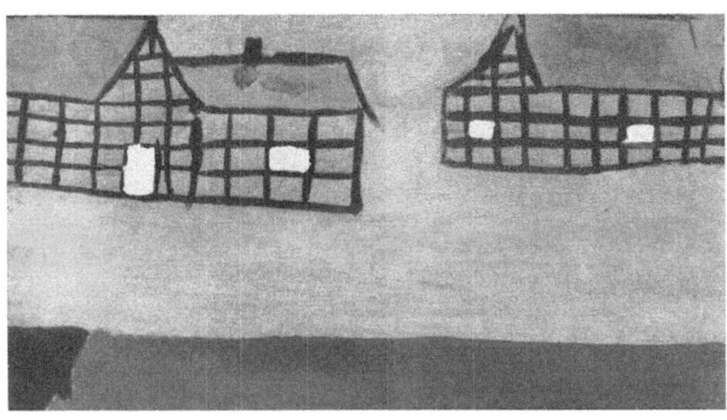

Abb. 3a—e. Chronologisch angeordnete Serie freier Malereien, die von dem 10jährigen „Knaben" mit AGS (Abb. 2) während einer mehrmonatigen Behandlungszeit angefertigt wurden. Sie lassen die allmähliche Besserung des zwischenmenschlichen Kontaktes und die langsame Aufhellung der anfänglich depressiven Grundstimmung erkennen

Abb. 3a. In Braun- und Grautönen gehaltenes trostloses Bild, das 2 alte, mit Moos bewachsene Bauernhäuser an einem Flusse zeigt

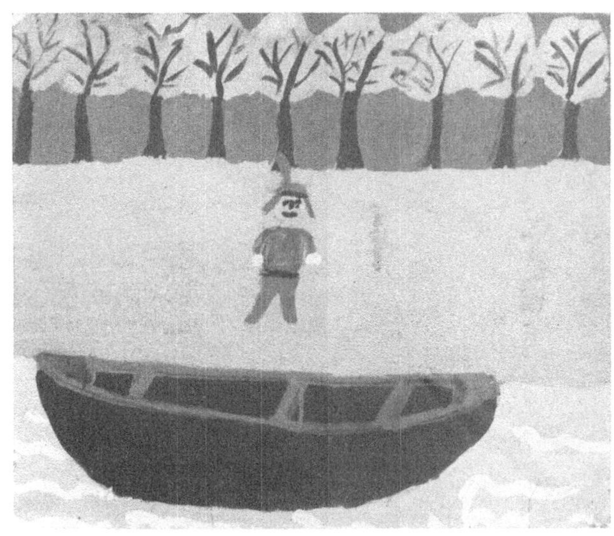

Abb. 3b. Längere Zeit nach der Aufnahme angefertigtes Bild, das den Indianerjungen „Klein-Adlerauge" darstellt. Es ist in Form- und Farbgebung viel lebendiger und fröhlicher als das erste Bild

Dieses Kind war bei der ersten Aufnahme auf unserer psychiatrischen Kinderabteilung so schwer kontaktgestört, daß es kaum sprach, lesend dabei saß, wenn die anderen Kinder fröhlich spielten und während der Visite kaum aufsah. Es ähnelte der Patientin von ZÜBLIN, die ebenso scheu und zurückgezogen war und meist eine depressiv gefärbte Stimmungslage zeigte. Nach dem Bericht der Mutter, an die das Kind stark fixiert war, war es viel gehänselt und von anderen Kindern mit dem Spitznamen „Brummbär" belegt worden. Es hatte sich infolgedessen von den anderen Kindern abgesondert und hatte sich angewöhnt, auf dem Schulweg weder nach links noch nach rechts zu sehen, in der Schule die Aufgaben zu erledigen und sich sonst um nichts zu kümmern. Alle mit dem Kinde durchgeführten Testuntersuchungen ließen die depressive Stimmungslage und die schwere Störung im zwischenmenschlichen Kontakt erkennen. Abb. 2 zeigt den ernsten, unkindlichen Gesichtsausdruck des erst 10jährigen Knaben.

Im Verlaufe der klinischen Behandlung wurde das Kind allmählich aufgeschlossener, zugänglicher und fröhlicher. Die anderen Kinder ließen es gelten, wenn sie auch nicht gerade seine Gemeinschaft suchten. Die Beziehungen zu den anderen Kindern waren oberflächlich, dabei aber freundlich. Eine gewisse Auflockerung und eine etwas größere Aufgeschlossenheit gegenüber der Gemeinschaft ließen sich im Laufe der Zeit erzielen. Der Verlauf mit der anfänglich hochgradigen Kontaktstörung und der später weit besseren Einstellung auf die anderen Menschen und einer zunehmend fröhlicheren Stimmungslage läßt sich durch mehrere Bilder, die im Laufe der Zeit gemalt wurden, anschaulich demonstrieren (Abb. 3a—e). Der Junge wurde in einem psychisch viel besser angepaßten Zustande entlassen. Als 2 Jahre später die Versetzung gefährdet war, reagierte er wieder mit depressiver Verstimmung und weitgehendem Kontaktabbruch. Er drohte der Mutter gegenüber sogar im Falle seiner Nichtversetzung mit Selbstmord, da er es nicht ertragen könnte, wenn die Kinder nicht nur „Brummbär", sondern auch noch „Sitzenbleiber" hinter ihm herrufen würden. Die depressive Reaktion klang ab, nachdem durch die verständnisvolle Einstellung der Schule die Versetzung doch noch gelang.

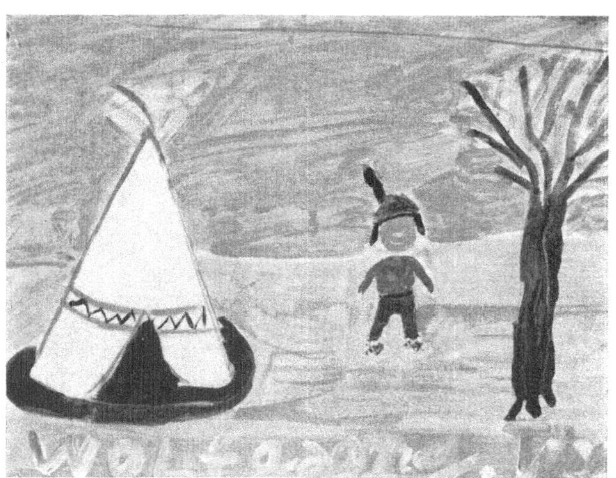

Abb. 3c. Heiter wirkendes Frühlingsbild in hellen Farben, auf dem man „Klein-Adlerauge" wieder vor seinem Zelt sieht

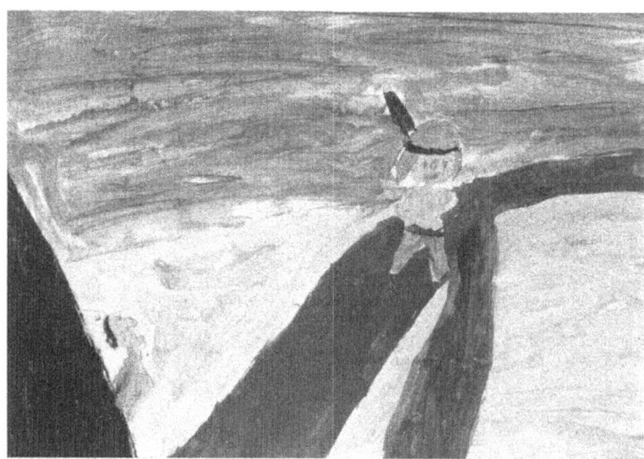

Abb. 3d. Auf diesem Bild tauchen erstmalig 2 Personen auf: „Adlerauge", der links aus seinem Zelt nach „Klein-Adlerauge" Ausschau hält; dieser kommt gerade des Wegs entlang

In diesem Falle, in dem das Wachstum schon abgeschlossen war, als das Kind in unsere Beobachtung kam, und in dem sich das Kind ganz als männliche Person fühlte, haben wir nach längerer Überlegung von einer Cortisonbehandlung Abstand genommen, ebenso auch von operativen Maßnahmen. Wir haben es bewußt vermieden, dem Kinde selbst und den Eltern die wahre Geschlechtsdiagnose mitzuteilen, um nicht eine psychische Reaktion mit unabsehbaren Folgen auszulösen. Wir haben uns auf die allgemeine Beratung und die fortlaufende psychiatrische Betreuung des Kindes beschränkt.

In diesem Zusammenhang ist die Arbeit von ELLIS zu nennen, der 84 Fälle von echten Hermaphroditen und Pseudohermaphroditen aus der Literatur zusammenstellte und dabei fand, daß die psychosexuelle Einstellung dieser Patienten stärker durch die Erziehung als durch die Gonaden bestimmt wird. Der größte Teil der Kranken behielt die Geschlechtsrolle bei, in der er erzogen worden war; ein auffallend geringer Teil war homosexuell. BLEULER hat sicher recht, wenn er hervorhebt, daß damit noch nichts über den Einfluß der Umwelt auf die normale psychosexuelle Entwicklung gesagt ist, da ja die Hermaphroditen und Pseudo-Hermaphroditen endokrin geschädigte und in ihrer ganzen Persönlichkeit oft unausgereifte, infantile Menschen sind. Es ist von größter Wichtigkeit, die Geschlechtsdiagnose möglichst frühzeitig zu stellen und die Kinder dementsprechend zu behandeln und zu erziehen. Die Verkennung des wahren Geschlechtes und die Notwendigkeit einer späteren Geschlechtskorrektur sind immer problematisch. Über Patienten, die als Mädchen erzogen wurden, in Wirklichkeit aber männliche Scheinzwitter waren, haben u. a. PARNITZKE und FINKLER berichtet. In diesen Fällen kam es nach operativer Korrektur, Hormonbehandlung und psychiatrischer Betreuung zu einer günstigen psychischen Wandlung, zu größerer Aktivität und zu Steigerung des Selbstwertgefühls. Es sind aber auch Selbstmorde nach Geschlechtskorrekturen vorgekommen. Von PARNITZKE und den meisten anderen Autoren wird deshalb der Standpunkt vertreten, daß man eine Geschlechtskorrektur hauptsächlich von der seelischen Struktur des betroffenen Menschen abhängig machen sollte.

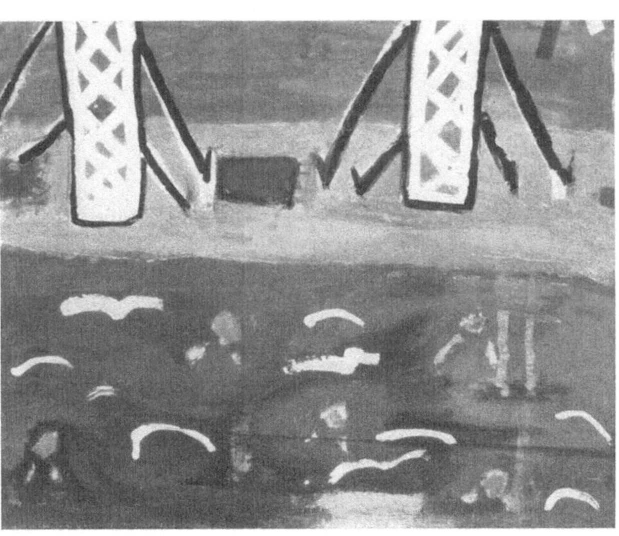

Abb. 3e. Das letzte in kräftigen Farben gehaltene Bild stammt aus der Zeit vor der Entlassung, in der sich das Kind bereits gut in der Kindergemeinschaft eingelebt hatte. Es zeigt 5 Personen, die auf einem Ausflug einen Turm besichtigt haben und nun zu einem Restaurant herüberschwimmen

Wenn wir am Schluß unsere Kenntnisse von der Psychiatrie der Pubertas praecox und des adrenogenitalen Syndroms überblicken, so müssen wir feststellen, daß viele Fragen noch offen sind und erst durch weitere eingehende und differenzierte psychiatrische Beobachtungen, die sich über längere Zeit erstrecken müßten, gelöst werden können. Alle bisher vorliegenden Erfahrungen aber weisen darauf hin, daß Kranke mit Pubertas praecox und adrenogenitalem Syndrom neben einer eventuellen chirurgischen oder medikamentösen Therapie in ganz besonderem Maße der psychiatrischen Führung bedürfen.

Literatur

BLEULER, M.: Endokrinologische Psychiatrie. S. 142. Stuttgart: Georg Thieme 1954.
BORMANN, E.: Arch. Psychiat. Nervenkr. **111**, 666 (1940).
BÜRGER-PRINZ, H.: Nervenarzt **15**, 438 (1942).

DOE-KULLMANN u. STONE: Zit. bei H. u. M. L. STUTTE, Z. Kinderheilk. **67**, 294 (1949).
DRIGGS, M., u. H. SPATZ: Virchows Arch. path. Anat. **305**, 657 (1939).
ELLIS, A.: Psychosom. Med. **7**, 108 (1945).
FRANKL-HOCHWART, L. VON: Med. Klin. **1912**, 1953.
FINKLER, R. S.: J. clin. Endocr. 8, 88 (1948).
GESELL, A., H. THOMS, F. B. HARTMANN and H. THOMPSON: Arch. Neurol. Psychiatr. (Chicago) **41**, 755 (1939).
HAMPSON, J. G., and J. MONEY: Psychosom. Med. **7**, 16 (1955).
LANGE-COSACK, H.: Dtsch. Z. Nervenheilk. **166**, 499 (1951); **168**, 237 (1952).
— 1. Symposion Dtsch. Ges. Endokrinologie 1953, S. 107.
LUTZ, J., u. A. MEYER: Z. Kinderpsychiatrie **20**, 161 (1953).
MONEY, H., and J. G. HAMPSON: Psychosom. Med. **7**, 1 (1955).
NOWAKOWSKI, H., u. L. PÜSCHEL: Acta endocr. (Kbh.) **11**, 320 (1952).
PARNITZKE, K. H.: Arch. Psychiat. Nervenkr. **187**, 441 (1952).
PRADER, A.: Schweiz. med. Wschr. **1953**, 847.
— Helvet. paediatr. Acta 8, 386 (1953).
— Acta endocr. (Kbh) **14**, 341 (1953).
— Helv. paediat. Acta **9**, 231 (1954).
STUTTE, H.: Mschr. Kinderheilk. **97**, 33 (1949).
— Dtsch. Z. Nervenheilk. **164**, 157 (1950).
— Z. Kinderpsychiat. **17**, 136 (1951).
— u. M. L.: Z. Kinderheilk. **67**, 294 (1949).
ZÜBLIN, W.: Helv. paediat. Acta **8/2**, 117 (1953).
— Schweiz. Arch. Neurol. Psychiat. **71**, 384 (1953).

Diskussion

A. JORES (Hamburg):

Das Problem der Geschlechtsumstellung hat uns kürzlich bei einem echten Hermaphroditen sehr intensiv beschäftigt. Ein 18jähriges Individuum suchte die Klinik auf mit der Bitte um eine Mammaamputation. Es berichtete uns, daß man bei ihm vor 5 Monaten eine Umregistrierung seines früher weiblichen Geschlechtes zum männlichen vorgenommen habe. Körperlich erwies er sich nach Haltung und Ausbildung seiner Muskulatur als männlich, nach Anordnung der Sekundärbehaarung und auf Grund der vorhandenen Mammae als weiblich. Die Genitalorgane zeigten eine penisartige Clitoris mit stumpf endender Vagina und Mündung der Urethra unmittelbar unterhalb des Gliedes. Wir erfuhren weiter, daß man 1953 eine Laparotomie vorgenommen habe, bei der man einen kleinen Uterus gefunden habe und eine Keimdrüse exstirpierte. Diese sei ein Hoden gewesen. Die späteren genauen Nachforschungen und die Vorweisung der Präparate zeigte, daß es sich um einen typischen Ovotestes gehandelt hat. Der Patient berichtete, daß er sich nie mit seiner weiblichen Geschlechtsrolle abgefunden hätte. Schon in früher Jugend mochte er nicht mit Puppen spielen, die er aufhängte und mit den Jungens zusammen war. Sportlich war er sehr erfolgreich insbesondere als Torwart in einer Handballmannschaft. Hier fiel er auf und wurde nach einiger Zeit wegen seines nicht klargestellten Geschlechtes disqualifiziert. Die Hormonanalysen ergaben für die 17-Ketosteroide Werte von 9,6 und 6,9 mg/24 Std. Cortinwerte von 3,0 und Gonadotropine von 52 ME. Bei oberflächlicher Betrachtung könnte es also so scheinen, als ob hier eine eindeutig hormonal und genetisch — im Leukocytentest ergab sich das männliche Geschlecht — determinierte Männlichkeit vorläge. Aber bei Betrachtung der biographischen Anamnese ergeben sich doch einige noch recht wichtige Tatsachen. Er war das uneheliche Kind einer durchaus bürgerlichen Mutter mit einem Zirkusvaganten. Sein Stiefvater heiratete seine Mutter während dieser Gravidität. Geschwister hatte er keine. Er wuchs auf dem Lande auf, aber er hatte nie eine Beziehung zu seiner Mutter, während er sich an seinen Vater anschloß. Die Ehe der Eltern war aber nicht gut. Sie ließen sich 1952 scheiden, er kam zur Mutter, die ihn in ein Internat schickte, aus dem er ausbrach, um als Mann Arbeit anzunehmen. Damals erfuhr er auch von seiner wahren Herkunft, was er vorher schon immer geahnt hatte. Psychologisch betrachtet liegt also ein schwerer Protest gegen die Mutter und eine sehr frühzeitige Bindung an den Vater vor, Vorgänge, die sicher die Umwandlung zum Männlichen hin sehr begünstigt haben. Es handelt sich hier um ein besonders gutes Beispiel, die Wichtigkeit der somatisch biochemischen und gleichzeitig auch psychologischen Betrachtung eines Krankheitsfalles zu illustrieren. Die Geschlechtsumstellung schien uns hier gerechtfertigt, wir haben dem Wunsche nach Mammaamputation entsprochen.

H. WALLIS (Hamburg):

In unserer Klinik haben wir bisher 11 Kinder mit kongenitalem AGS untersucht, bei diesen Kindern wurde auch eine eingehende psychiatrische Untersuchung durchgeführt. Mit wenigen Ausnahmen haben wir den Eindruck gewonnen, daß diese Kinder im allgemeinen in ihrer intellektuellen Entwicklung an der unteren Grenze der Norm stehen, einige Wenige müssen als debil bezeichnet werden. Auch charakterologisch ergeben sich gewisse Auffälligkeiten: Die Kinder sind im allgemeinen recht einfach strukturiert, eher derbe, dabei gutmütig und kontaktfreudig, sehr dankbar für jede Zuwendung. Sie sind sehr gutwillig in bezug auf ihre Leistungen, sind gewissenhaft, oft auch ehrgeizig, was die ausreichenden schulischen Leistungen trotz der oft nur dürftigen Intelligenz erklärt. Ihre einfache Struktur läßt diese Kinder in einem erstaunlich geringen Maß über ihr auffälliges Äußere nachdenken, so daß viele dieser Kinder kaum darunter zu leiden scheinen. Bei einigen hoben die Mütter in ihrem Bericht über die Kinder diese Tatsache besonders hervor, ebenso wie das erstaunlich geringe Schamgefühl der Kinder. In ihrem Stimmungsverhalten erscheinen sie durchweg etwas gedämpft, sie wirken mürrisch und dysphorisch, bei einigen wurden auch Verstimmungszustände von den Müttern beschrieben.

J. R. BIERICH (Hamburg):

Ich möchte Frau Dr. LANGE-COSACK fragen, welche Faktoren es nach ihrer Ansicht letztlich sind, die die psychischen Veränderungen beim AGS bewirken. In der Literatur stehen sich im wesentlichen zwei Meinungen gegenüber, einerseits die von amerikanischen Autoren vertretene Ansicht, daß die Störungen reaktiv bedingt seien (ELLIS; HAMPSON und MONEY, u. a.); andererseits die Ansicht der Bleulerschen Schule (ZÜBLIN), daß sie unmittelbare Folgen der hormonalen Stoffwechselstörungen seien. Nach den eigenen Erfahrungen an einem großen Krankengut glauben wir, daß hier keine Alternativen aufgestellt werden sollten; pathogenetisch greifen vielmehr hormonale und reaktive Wirkungen ineinander. — Es wäre merkwürdig, wenn bei der Schwere der körperlichen Veränderungen seelische Konflikte ausbleiben würden. Bemerkenswert erscheint es uns, daß sie bei einem Kinde mit Pseudohermaphroditismus fem., bei dem sowohl die Genitalien wie die Gesamterscheinungen in extremer Weise vermännlicht waren und das dementsprechend als Junge getauft und erzogen worden war, weitgehend fehlten. Das Kind hatte nie in seinem Leben an seiner Eigenschaft als Junge gezweifelt und wurde von seiner Umgebung als solcher völlig akzeptiert. Eine Konfliktsituation bestand in dieser Hinsicht daher nicht.

ZÜBLIN stellt die Kontaktschwierigkeiten und Verstimmungen in den Rahmen des endokrinen Psychosyndroms und macht dafür die Überschwemmung des Organismus mit androgenen Hormonen verantwortlich. Unseres Erachtens muß man sich jedoch vergegenwärtigen, daß die Grundstörung beim AGS in einer angeborenen NNR-Insuffizienz besteht. Man sollte über der vermehrten Sekretion von Androgenen nicht vergessen, daß die Corticosteroide im Blut beim AGS so gut wie immer erniedrigt sind. Dementsprechend sind unter Umständen ähnliche Auswirkungen auf den Stoffwechsel des Gehirns und auf die Psyche zu erwarten wie beim M. Addison. In der Tat haben BARTTER u. Mitarb., BIRKE u. Mitarb. und wir selbst deutliche EEG-Veränderungen gefunden, wie sie auch beim M. Addison beschrieben worden sind. Ich halte es daher für möglich, daß wir die dysphorischen Störungen der Kranken zum Teil als Ausdruck der NNR-Unterfunktion auffassen müssen, und daß wir hier ein Beispiel dessen sehen, wovon Herr Prof. JORES heute morgen sprach: daß sich eine endokrine Störung (d. h. die NNR-Unterfunktion) im seelischen Bereich früher und deutlicher manifestiert als im somatischen.

R. ELERT (Düsseldorf):

Das AGS muß nicht unbedingt mit Intelligenzstörungen einhergehen. Ich habe gemeinsam mit Herrn WEISSBECKER eine Medizinstudentin untersucht, die von überdurchschnittlicher Intelligenz war. Um die Patientin, die psychisch sehr unter der Erkrankung litt, über ihre Krankheit hinauswachsen zu lassen, schlug ich ihr vor, das Problem des AGS unter Darstellung des eigenen Krankheitsgeschehens in einer Doktorarbeit ausführlich zu behandeln, während Herr WEISSBECKER die Therapie mit Cortison und Prednison durchführte und die laufenden endokrinologischen Untersuchungen überwachte. Nach mehrmonatiger Behandlung kam es zur Normalisierung der Steroidausscheidung und zur ersten genitalen Blutung, dagegen blieben die Virilisierungserscheinungen und das männlich betonte Sexualempfinden unbeeinflußt. — Die Patientin hat mit ihrer Dissertation nicht nur eine ausführliche und interessante Autopathographie, sondern eine umfassende, geradezu klassisch zu nennende Monographie über das Problem des AGS geliefert, die die Weltliteratur erschöpfend berücksichtigt und eine nicht nur für eine Studentin überdurchschnittliche wissenschaftliche Leistung darstellt.

W. KOCH (Berlin-Dahlem):

Das Referat hat klar gezeigt, daß bei Pubertas praecox die Grenze zum Pathologischen nicht scharf gezogen ist und psychologische Symptome häufig durch die Erziehung ausgelöst sind. Pubertas praecox kommt auch bei Tieren vor; früheste bekannte Geschlechtsreife mit Konzeption bei Ziegen-Säuglingen im Alter von 6 Wochen. Psychische Anomalien sind bei solchen Tieren nicht bekannt.

K. WALTER (Heidelberg):

Zum Thema des heutigen Tages möchte ich in wenigen Worten über einen Patienten mit Transvestitismus, der sich augenblicklich in unserer Klinik befindet, berichten. Das heute 32jährige „Individuum" wurde entsprechend seinem Phänotypus als Knabe erzogen und lebte bis zu seinem 18. Lebensjahr in dieser männlichen Rolle. Nach einem sexuellen Erlebnis mit einem vermutlich homosexuellen Mann entstand erstmals der Wunsch, Frau zu sein. In den folgenden Jahren begann der Patient Frauenkleider zu tragen und erreichte schließlich nach mehrfacher psychiatrischer Befürwortung die standesamtliche Anerkennung als Frau. Der Patient kam nun nach einem demonstrativen Suicidversuch in unsere Klinik und bietet psychopathologisch das Vollbild eines Transvestitismus mit deutlich weiblichem Sexualempfinden, Angabe menstruationsähnlicher Blutungen aus dem After, Wunsch nach operativer Geschlechtsumwandlung des äußeren Genitales usw. Klinisch handelt es sich um einen phänotypisch eindeutigen Mann, bei dem aber interessanterweise ein Klinefelter-Syndrom besteht: Angedeutet eunuchoide Körperproportionen, fehlender Bartwuchs, Eunuchenstimme, geringgradig ausgeprägte Gynäkomastie, breite Hüften, Schambehaarung nach femininem Typ, normale Ausprägung des männlichen äußeren Genitales mit beiderseits descendierten, bohnengroßen Hoden, erhöhte Gonadotropinausscheidung im Harn. Bei einer früher durchgeführten Laparotomie wurden keinerlei weibliche innere Genitalorgane gefunden. Die Hodenbiopsie ergab den für das Syndrom typischen histologischen Befund. Nach der Beurteilung der Kernmerkmale an den neutrophilen segmentkernigen Leukocyten ist das genetische Geschlecht *weiblich*. Die Beobachtung dieses Falles erscheint uns bemerkenswert, weil alle uns aus der Literatur bekannten Transvestiten keinerlei innersekretorische Störung aufweisen. Die durch das Zusammentreffen von Klinefelter-Syndrom und Transvestitismus entstehende Problematik kann an dieser Stelle nicht näher diskutiert werden. (Projektion von drei Diapositiven).

H. LANGE (Berlin):

Zu der Bemerkung von Frau WALLIS ist zu sagen, daß die Frage, ob Patienten mit adrenogenitalem Syndrom häufiger unterbegabt sind, bei der noch relativ kleinen Zahl psychiatrisch untersuchter Fälle nicht sicher beantwortet werden kann. Auch bei dem von uns untersuchten Patienten war die Intelligenz unterdurchschnittlich; wir haben dabei an die Möglichkeit einer organischen Komponente gedacht. Die von ZÜBLIN untersuchten Kinder waren dagegen zum größten Teil gut begabt. Darin, daß eine „geistige Frühreife" zu den Seltenheiten gehört, sind sich die meisten Autoren heute einig.

Auch die von Herrn BIERICH gestellte Frage, ob die psychischen Auffälligkeiten als Ausdruck eines endokrinen Psychosyndroms oder als reaktiv aufzufassen seien, ist noch nicht völlig geklärt. Daß die Verhaltensweise wenigstens teilweise eine Reaktion auf die eigene Verunstaltung und das Verhalten der Umgebung darstellen, konnte bei der Schilderung unseres Patienten gezeigt werden; bei diesem konnte die Symptomatik, insbesondere die schwere Kontaktstörung durch psychiatrische und heilpädagogische Beeinflussung weitgehend gebessert werden. Andererseits hat es nach ZÜBLINs Untersuchung den Anschein, als ob die Patienten mit adreno-genitalem Syndrom recht einheitlich in scheuer ängstlicher Weise auf ihre Lebenssituation reagieren und sich damit von den Kindern mit Pubertas praecox, die nicht selten aggressive Reaktionen zeigen, unterscheiden. Vermutlich werden beide Faktoren für das psychische Verhalten der Patienten mit AGS verantwortlich zu machen sein. Ich habe in meinem Vortrag die reaktiven Züge deshalb besonders unterstrichen, weil sie meines Erachtens im allgemeinen zu wenig beachtet werden.

E. Tonutti (Gießen):

Verschiedene Redner sprachen heute davon, daß nach Befunden an Hautbiopsien oder Leukocyten ihre Patienten „genetisch" oder „chromosal" männliches oder weibliches Geschlecht zeigten. Ich möchte darauf hinweisen, daß das sogenannte Geschlechtschromatin ein „Anordnungsmuster des Chromatins" ist, das bei beiden Geschlechtern verschieden ist. Es ist unbewiesen, daß das Geschlechtschromatin identisch mit Geschlechtschromosomen ist. Man kann durch die von Barr angegebene Zellkernuntersuchung also lediglich feststellen, ob die Chromatinverteilung dem männlichen oder weiblichen Typus folgt, nicht aber das chromosomale Geschlecht damit erfassen. Die Geschlechtschromosomen sind das primäre Geschlechtsmerkmal schlechthin, das Geschlechtschromatin muß als sekundäres Geschlechtsmerkmal solange gelten, bis die bisher lediglich angenommene und vermutete Identität von Geschlechtschromatin und Geschlechtschromosomen *bewiesen* ist.

Aus der II. Medizinischen Universitäts- und Poliklinik Hamburg-Eppendorf
(Direktor: Prof. Dr. A. JORES).
Psychosomatische Abteilung (Leiter: Dr. MANTHEY)

Psychische Faktoren bei der männlichen Keimdrüseninsuffizienz

Von

H. G. MANTHEY

Am Beispiel der männlichen Keimdrüseninsuffizienz möchte ich versuchen, Ihnen einige Beziehungen zwischen Psyche und Sexualhormonen aufzuzeigen, die sowohl für den Endokrinologen als auch für den Psychiater interessant und bedeutsam sind.

Dabei stütze ich mich auf eigene psychiatrische und tiefenpsychologische Studien an einem Patientengut von 35 Männern im Alter von 16 bis 59 Jahren, die ich in den letzten zwei Jahren an unserer Klinik untersucht habe. 16 Patienten wurden davon auch während der Hormonbehandlung über einen längeren Zeitraum beobachtet, um über die Hormonwirkung auf dem psychischen Bereich Aussagen zu erhalten.

JORES stellte in seinem Vortrag über Psyche und Sexualhormone auf dem 1. Symposion 1953 deren Rolle und Bedeutung für die menschliche Sexualität heraus. Er wies auf die Möglichkeit psychischer Einflüsse und Steuerungen hin, die die Ansprechbarkeit der Sexualorgane für die Hormone weitgehend beeinflussen können. Er betonte, daß das Problem der Hormonwirkung sich damit verschiebt zur Frage nach den Ursachen der Empfindlichkeitsschwankungen an den Erfolgsorganen und den Einflüssen, die diese Empfindlichkeiten ändern.

Die Wirkung der Sexualhormone auf die Psyche ist besonders bei hypohormonalen Störungen deutlich und regelmäßig. Es liegt hier ein gesichertes Erfahrungsgut vor. Bei der männlichen Keimdrüseninsuffizienz kennen wir starke Wirkungen bei genügender Dosierung. Diese äußern sich im günstigen Falle in dem gewünschten Ausgleich und bringen neben der Stimulierung der Stimmung eine vermehrte Aktivität und Aggressivität. Gleichzeitig bedeuten sie eine Hilfe und einen Anstoß zur Persönlichkeitsnachreifung.

Hier läßt sich somit eine relativ eng umschriebene Beziehung herausarbeiten, auf deren Abweichungen ich zum Schluß eingehen werde.

Im umgekehrten Ansatz bei der Frage, ob der vollständige Ausfall bzw. die Verminderung der Hormonproduktion in den Gonaden ebenfalls ein fest umschriebenes psychisches Syndrom hervorruft, beginnt schon ein schwieriges Problem, das uns noch Rätsel aufgibt. Von klinischer Seite wird immer wieder eine Herabsetzung der Potenz, oft auch der Libido, einhergehend mit Aktivitätsminderung, Stimmungslabilität, Konzentrationsstörungen und allgemeiner Reduzierung sog. männlicher Verhaltensweisen beobachtet. Hinzu kommen körperliche Symptome wie vasomotorische Störungen (Hitzewallungen) bei allgemeinem Schwächegefühl. Wir fanden diese Symptome regelmäßig bei der Mehrzahl (16 von 24) unserer Pat. mit hochgradiger inkretorischer und tubulärer Insuffizienz. Die vasomotorischen Störungen konnten nur in der postpuberalen Gruppe (bei 6 von 9 Pat.) eindeutig beobachtet werden. Bei den leichten inkretorischen Schädigungen, z. B. bei der isolierten postpuberalen Leydigzellinsuffizienz war diese Symptomatik nur unvollständig und angedeutet nachweisbar (in 5 Fällen).

Dieses oben beschriebene psychische Syndrom zeigte sich nun auch bei den Fällen von rein tubulären Schädigungen (bei unseren Pat. in 3 von 6 Fällen von hochgradiger Oligospermie und einem Fall von Klinefeltersyndrom mit rein tubulärer Insuffizienz). Es besserte sich ebenfalls prompt auf Androgengaben, wie wir in 3 Fällen beobachten konnten. Ein Androgenmangelsyndrom läßt sich also nur sehr bedingt aufstellen.

Unsere Pat. mit schwerer inkretorischer und tubulärer Insuffizienz waren alle psychisch auffällig, jedoch in keinem Falle psychotisch. Die psychischen Störungen betrafen Intelligenz, Affektivität, affektive Beziehungen, Antrieb im allgemeinen Sinne und verschiedene Einzeltriebe, besonders die Sexualität. Sie gehören damit in den Rahmen des unspezifischen endokrinen Psychosyndroms (BLEULER), wie wir es bei anderen endokrinen Erkrankungen finden.

Bei den leichten, insbesondere den postpuberalen Schädigungen (Oligospermie bzw. Leydigzellinsuffizienz) fanden sich ebenfalls leichte psychische Veränderungen, die meist nur in genauer Exploration zu erfassen waren. Hier stand eine Verstimmungsneigung und Tendenz zur Introversion mit deutlicher subjektiver Ausgestaltung im Vordergrund. Die Pat. kamen entweder wegen ihrer psychischen Symptomatik oder wegen funktioneller Potenzstörungen (Erektionsschwäche in 8 von 10 unserer Fälle) zum Arzt. Bei diesen 8 Pat. war eine Abgrenzung von den sog. psychogenen Sexualstörungen nicht möglich. Sie wiesen alle die positiven Kriterien einer neurotischen Symptomatik auf. Wir konnten bei 4 dieser Pat. beobachten, daß sich ihre Potenzstörungen (Erektionshemmungen) auf alleinige Hormonbehandlung nicht besserten.

Ein weiteres schwieriges und noch ungeklärtes Problem liegt in der Auswirkung der Keimdrüseninsuffizienz auf die Sexualität. Hier muß die Hormonwirkung von reaktiven, neurotischen und soziologischen Faktoren abgegrenzt werden. Auf die bekannten Folgen eines vollständigen Keimdrüsenausfalls (Kastration) möchte ich nicht ausführlicher eingehen. Entscheidende Faktoren sind in jedem Falle das Lebensalter, die Zeitspanne seit der Erkrankung und die Stärke und Art der prämorbiden Sexualität.

Wir fanden bei 18 unserer 20 Pat. mit Schädigungen vor der Pubertät eine infantile, undifferenzierte Sexualität, die bei 14 gegenüber der Norm hochgradig herabgesetzt war. Bei den 15 Pat. mit Spätschädigungen war die Sexualität ebenfalls in 10 Fällen infantil geblieben, bei 8 Pat. war sie herabgesetzt, bei 7 zeitweilig gesteigert.

Wenn man die psychosexuelle Entwicklung durch die Kindheitsstadien hindurch verfolgt, so war sie bei 90% aller Pat. grob gestört. Auffällig war, daß fast alle Mütter selbst hochgradig infantil waren, gleich häufig stellten die Väter auf Grund ihres meist ungesteuerten, infantilen Verhaltens negative Vatervorbilder dar. 11 Pat. wuchsen überhaupt ohne Vater auf. Die Ehe der Eltern war bei 30 Pat. ebenfalls grob belastet. Es kam dadurch zu schweren Frustrierungen schon in früher Kindheit. Bei 18 Pat. bestanden in späteren Entwicklungsphasen (besonders in der Latenzzeit) massive Belastungen, bei denen Erlebnisse der Kriegs- und Nachkriegszeit im Vordergrund standen. In den einzelnen Gruppen zeigten die Pat. mit primären Hodenschädigungen durchweg schon in früher Kindheit eine neurotische Einstellung und Verarbeitung der Sexualität, wobei es meist zu asexuellen Entwicklungen kam, in denen die emotionale Bisexualität aufgehoben zu sein schien und deutliche Sexualängste und Verdrängungen vorlagen.

Dabei war in den postpuberalen Fällen die Sexualität zeitweilig ungesteuert und durchbruchsartig gesteigert. Dieses Verhalten wurde mit schweren Schuldgefühlen erlebt und stand in 4 von 5 unserer Fälle zeitlich im Zusammenhang mit den auslösenden Noxen, die dann als Selbstbestrafungen verarbeitet wurden. Es ließ sich somit verständlich machen, daß bei diesen Pat. die Sexualität nach der Erkrankung herabgesetzt war und es sich auch bei 1 Pat. trotz hoher Hormondosierung keinerlei Reaktionen zeigte. Bei den sekundären Formen lagen allgemeine Reifungs- und Entwicklungsneurosen mit ausgeprägter Furcht vor dem Erwachsensein vor. Hier wurde häufig die genitale Sphäre erst später neurotisiert.

Ich habe bewußt die Befunde der gestörten psychosexuellen Entwicklung etwas ausführlicher dargestellt, da diese für die Beurteilung der Sexualität berücksichtigt werden müssen. Inwieweit sie darüber hinaus direkt die Keimdrüsenfunktion beeinflussen können und als ätiologische Faktoren mit berücksichtigt werden müssen, ist z. Z. schwer abzuschätzen, jedoch nicht unmöglich.

Gestatten Sie mir nun noch zum Schluß auf einige psychodynamische Abläufe bei der Hormonbehandlung der männlichen Keimdrüseninsuffizienz einzugehen, die aus meinen bisherigen Ausführungen verständlich werden. Ich kann sie aus zeitlichen Gründen nur kurz aufzählen und nicht näher ausführen.

Die Besserung der Potenz ebenso wie die Hilfe und der Anstoß zur Persönlichkeitsnachreifung werden psychologisch verschieden erlebt und verarbeitet. Für eine echte körperliche und seelische Reifung müssen psychische Bereitschaften vorhanden sein. Sie können nach unseren bisherigen Erfahrungen nicht ohne weiteres vorausgesetzt werden und sind oftmals erst durch eine psychotherapeutische Behandlung zu schaffen.

Die Hormonbehandlung aktiviert die psychosexuelle Problematik, die — wenn keine spontane Anpassung möglich ist — verdrängt und abgewehrt werden muß. Wir beobachteten bei 10 unserer 16 Pat. psychische Symptome oder zunächst unklare funktionelle Beschwerden, die die Behandlung komplizierten. Sie äußerten sich entweder in vermehrter Unruhe und Getriebenheit bei gereizt-depressiver Stimmung oder in verstärkter Apathie, Schwächegefühl und völliger Indolenz. Dabei bestanden dann körperliche Beschwerden, die die ganze Skala psychosomatischer bzw. neurotischer Symptomatik umfassen konnten. Hierdurch wurde unserer Erfahrung nach die Mitarbeit des Pat. entscheidend bestimmt, die für die lange Behandlung wichtig ist.

Psychische Widerstände können außerdem die Hormonwirkung bremsen bzw. hemmen. Durch forcierte Therapie läßt sich zwar eine körperliche Reifung erzwingen, die aber zweischneidige Resultate bringt. Wir finden dann Pat., die in eine persönliche und soziale Rolle gedrängt werden, der sie nicht gewachsen sind.

Hier liegt eine entscheidende Aufgabe für die psychosomatische Medizin und Psychotherapie, die noch viel zu wenig beachtet und berücksichtigt wird. Die Zukunft der Medizin erfordert immer mehr eine verständnisvolle Teamarbeit zwischen den einzelnen Disziplinen, in der die Psychiatrie und die Tiefenpsychologie sowohl in diagnostischer als auch in therapeutischer Hinsicht wichtig werden.

Literatur

ALEXANDER, F.: Psychosomatische Medizin. Berlin: Walter de Gruyter 1951.

BENEDEK, TH., u. F. ALEXANDER: Psychosomatische Medizin. Berlin 1951.

BLEULER, M.: Endokrinologische Psychiatrie. Stuttgart: Georg Thieme 1954. Med. Klin. **1956**, 1013—1017.

CARMICHAEL, H. T.: Zit. nach TH. BENEDEK in F. ALEXANDER, Psychosomatische Medizin. Berlin 1951.

JÄNKÄÄLÄ, E. C., u. E. K. NÄÄTÄNEN: An. Med. exp. Fenn. **33**, 231 (1951).

JORES, A.: Handbuch der inneren Medizin, 7. Bd. Keimdrüsen und ihre Krankheiten; Wien. klin. Wschr. **1944** I, 1—5; Psyche and Sexualhormone, im 1. Symp. der dtsch. Ges. f. Endokrinologie, Springer-Verlag 1955.

KLEBANOW, D., u. H. HEGENAUER: Med. Klin. **1950**, 1198—1203, 1233—1240.

MANTHEY, H. G.: Psychological studies in cases of male hypogonadism. Acta endocr. (Kbh.) (z. Z. im Druck).

NOWAKOWSKI, H.: Klinik und Therapie der Hodeninsuffizienz, in Zentrale Steuerung der Sexualfunktion. Springer 1955.

PERLOFF, W. H.: Psychosom. Med. **11**, 133 (1949).

STIEVE, H.: Der Einfluß des Nervensystems auf Bau und Tätigkeit der Geschlechtsorgane des Menschen. Stuttgart: Georg Thieme 1952.

Über den Einfluß des Genitalcyclus auf die Psyche der Frau

Von

G. K. Döring

Mit 4 Abbildungen

Die wechselseitige Beeinflussung von Psyche und Genitalfunktion bei der Frau ist seit langer Zeit bekannt. Daß auf der einen Seite der Einfluß des Seelischen im Falle starker psychischer Belastungen bis zum völligen Sistieren der Ovarialfunktion führen kann, haben z. B. die sog. Lager-Amenorrhoen gezeigt. Auf der anderen Seite beweisen die Häufung krimineller Delikte oder schwerer Depressionen mit Suicid vor und während der Menses und auch die sog. „*Psychosen mit menstruellem Typus*" eine Beeinflussung psychischer Erscheinungen durch die Tätigkeit der Ovarien.

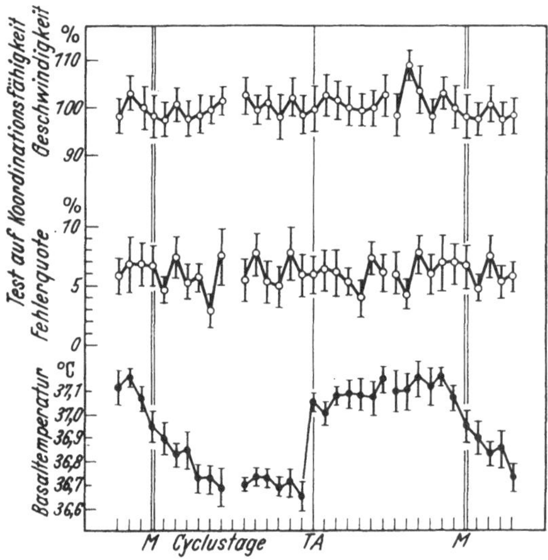

Abb. 1. Mittelwertkurven für die Koordinationsfähigkeit im Cyclus. Mit *M* ist der Tag des Menstruationsbeginnes gekennzeichnet und mit *TA* der Tag des intermenstruellen Temperaturanstieges als Zeichen der Ovulation. Für jeden Mittelwert wurde der mittlere Fehler errechnet und graphisch dargestellt. — Weder die Geschwindigkeit (oben) noch die Fehlerquote (Mitte) zeigen Veränderungen im Rhythmus des Menstruationscyclus

Wohlbekannt ist ferner das periodische Auftreten einer Vielzahl von psychischen Erscheinungen, die unterhalb der Schwelle zum Pathologischen liegen. Verstimmungen, Verdrießlichkeit, Neigung zum Weinen, Abneigung gegen die Umgebung, Furcht vor Unglück, Launen, Jähzorn, leere Vielgeschäftigkeit sowie eine Verminderung der geistigen und seelischen Leistungsfähigkeit sind insbesondere *zur Zeit der Menses* beschrieben worden.

In dem Bestreben, psychische Veränderungen im Cyclus *quantitativ* zu erfassen, haben wir zunächst nach dem 1949 von Düker beschriebenen Test die Koordinationsfähigkeit untersucht, die als Maß der psychischen Leistungsfähigkeit gilt. Wir haben den Dükerschen Test bei 8 Versuchspersonen während je dreier Cyclen *täglich* durchgeführt. Wie die Kurve der Mittelwerte zeigt (Abb. 1), besteht jedoch überraschender Weise kein Anhalt für die Annahme cyclischer Veränderungen der Koordinationsfähigkeit.

In der Folgezeit haben wir einen anderen Weg beschritten. Bei gesunden weiblichen Versuchspersonen wurden täglich von einer psychologisch geschulten Versuchsleiterin gewisse Testfragen gestellt und die Antworten systematisch registriert. Entsprechende Erhebungen ohne tägliche direkte Befragungen etwa in Form retrograd erfolgender Aufzeichnungen haben sich als unbrauchbar erwiesen. Das Material umfaßt 454 Cyclen, deren hormonale Vollwertigkeit mit Hilfe der Basaltemperaturmessung nachgewiesen worden war. Das Durchschnittsalter der Versuchspersonen betrug $24^1/_2$ Jahre.

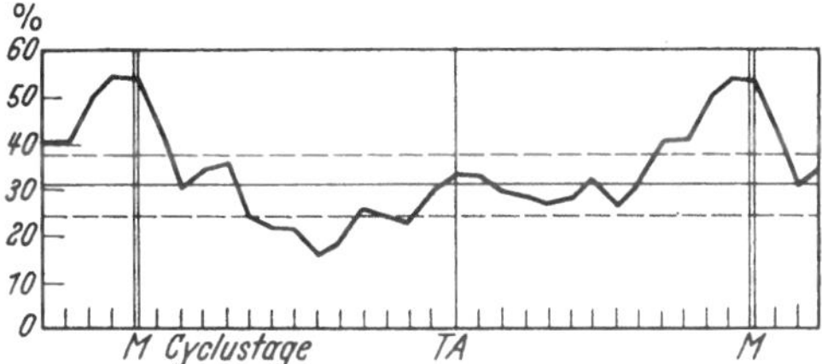

Abb. 2. Sammelkurve für die Verteilung der Eintragungen über „depressive Stimmungslage" an den einzelnen Cyclustagen. Markierung von Menstruationsbeginn (*M*) und Temperaturanstieg (*TA*). An den Tagen unmittelbar vor Menstruationsbeginn und während der ersten Menstruationstage sind die Eintragungen signifikant vermehrt. Die gestrichelten Linien markieren die Begrenzung des 3-σ-Bereiches des Mittelwertes

Die für jeden Cyclustag gewonnenen Antworten wurden fortlaufend registriert und mit dem Menstruationscyclus in Beziehung gesetzt. Später wurde für jeden Cyclustag die Summe der Eintragungen für jede Frage errechnet und diese Zahlen graphisch dargestellt. Abb. 2 zeigt eine Mittelwertkurve für die Verteilung der Eintragungen über „depressive Stimmungslage". Auf der Ordinate sind die Zahl der Eintragungen pro Cyclustag aufgetragen, auf der Abszisse die Cyclustage. Der Menstruationsbeginn wurde durch *M* markiert, der Tag, an dem die Basaltemperatur ihren typischen intermenstruellen Anstieg nimmt, wurde mit *TA* bezeichnet. Zur Auswertung der Menstruationscyclen, die ja verschieden lang sind, wurde die seit 10 Jahren angewandte Methode der „kombinierten Mittelwertkurve" benutzt. Dabei werden die einzelnen Cyclustage um 2 Gruppierungszentren geordnet, die im Cyclus faßbar sind: einmal um den Tag des Menstruationsbeginnes und zweitens um den Tag des Temperaturanstieges als Merkmal der beginnenden Corpus luteum-Funktion.

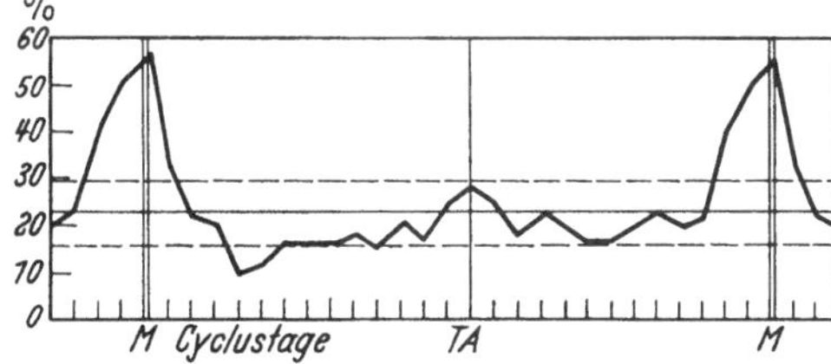

Abb. 3. Sammelkurve für die Verteilung der Eintragungen über „Reizbarkeit" an den einzelnen Tagen des Cyclus. Es zeigte sich eine signifikante Vermehrung der Eintragungen vor Eintritt der Menses, wie der Vergleich mit dem 3-σ-Bereich des Mittelwertes (gestrichelte Linien) zeigt

Sie sehen eine auffällige Vermehrung der Eintragungen für die „depressive Stimmungslage" in den Tagen vor Menstruationsbeginn und während der ersten Menstruationstage. Die Vermehrung in diesem Bereich ist *signifikant*, wie der Vergleich mit dem 3-Sigma-Bereich des Mittelwertes zeigt.

Ähnlich ist der Verlauf der graphisch dargestellten Angaben über die „Reizbarkeit" an den verschiedenen Cyclustagen (Abb. 3). Wieder ragt der prämenstruell-menstruelle Gipfel auf dem 3-Sigma-Bereich heraus. Auch hier sind nicht erst bei Menstruationsbeginn, sondern bereits einige Tage vorher die Eintragungen signifikant vermehrt. Es kann sich also nicht um einen Ausdruck der „Autosuggestion der eigenen Insuffizienz" handeln, die während der Menses bei vielen Frauen eine Rolle spielt. Man erkennt übrigens um die Zeit der Ovulation ebenfalls eine leichte Vermehrung der Eintragungen, die allerdings nicht signifikant ist.

Aus der Reihe der von uns untersuchten Faktoren möchte ich Ihnen noch ein drittes Beispiel zeigen (Abb. 4). Die Veränderungen der „Antriebshaftigkeit" sind bei einzelnen Frauen 1—2 Tage vor Menstruationsbeginn so offensichtlich, daß man daraus mit großer Wahrscheinlichkeit auf den Zeitpunkt des Menstruationseintrittes schließen kann. Solche Beobachtungen waren es, die überhaupt den Anstoß zu unserer Beschäftigung mit psychischen Veränderungen im Cyclus gegeben haben. Etwa ein Drittel aller Frauen zeigt mit mehr oder weniger Regelmäßigkeit diese unmotivierte Betriebsamkeit („Antriebshaftigkeit") vor Menstruationsbeginn, die übrigens auch bei vielen Frauen 1—2 Tage vor Geburtsbeginn sehr eindrucksvoll festzustellen ist, so daß man von einer Art „verkümmerten Nestbautriebes" sprechen könnte.

Unsere Befunde haben zu einer zahlenmäßigen Bestätigung der Vorstellung von psychischen Veränderungen im Cyclus geführt. Im Gegensatz zu der früher meist vertretenen Annahme konnten wir aber feststellen, daß die Veränderungen psychischer Erscheinungen nicht erst *während* der Menses, sondern bereits einige Tage *vor* Menstruationsbeginn eintreten.

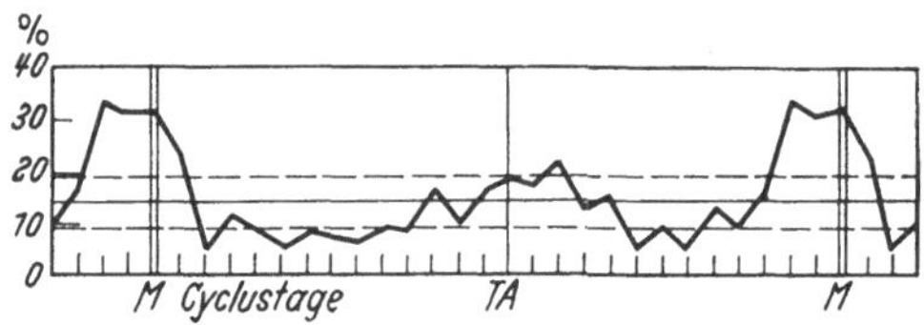

Abb. 4. Sammelkurve für die Verteilung der Eintragungen über die sog. „Antriebshaftigkeit" an den einzelnen Cyclustagen. Wieder ist ein prämenstruell-menstrueller Gipfel der Eintragungen festzustellen, der auch in diesem Fall signifikant ist (gestrichelte Linien = Grenzen des 3-σ-Bereiches des Mittelwertes)

Bei der Frage nach der Ursache dieser psychischen Veränderungen im Cyclus kommt natürlich in erster Linie eine Abhängigkeit von den periodischen Schwankungen der Sexualhormon-Konzentration im Blut in Frage. Diese Annahme wird durch eine Reihe von Beobachtungen gestützt: 1. sind entsprechende cyclisch wiederkehrende Stimmungsänderungen, Depressionen usw. vor der Menarche und nach dem Klimakterium nicht bekannt —; 2. sind ähnliche periodisch wiederkehrende Phänomene beim Manne unbekannt —; 3. wird diese Annahme gestützt durch die Beobachtung, daß man durch Zufuhr von Sexualhormonen, z. B. von Progesteron prämenstruelle Beschwerden einschließlich depressiver Verstimmungen günstig beeinflussen kann —; 4. sprechen auch die therapeutischen Erfolge, die bei schweren cyclusgebundenen Psychosen durch die Ausschaltung der Ovarialfunktion erreicht werden konnte, *für die Beeinflußbarkeit der Psyche durch die hormonale Funktion der Ovarien.* — Außerdem liegt es nahe, in diesem Zusammenhang an die Beziehungen der Schilddrüse zum Genitalcyclus zu denken.

Diskussion

A. Rockenschaub (Wien):

Wir waren beim prämenstruellen Syndrom mit keiner der Hormontherapien zufrieden. Wir haben daher auf die nicht neue Therapie mit Ammoniumchlorid zurückgegriffen. Diese Therapie ist auch nicht eine ideale, aber mindestens ebensogut wie jede Hormontherapie.

H. Kleinsorge (Jena):

Bei der laufenden Bearbeitung der Träume von Patientinnen der psychotherapeutischen Abteilung meiner Klinik fanden wir — ohne zunächst darauf besonders geachtet zu haben —, daß die Träume vor und während der Menstruation häufig besonders erregend, vielgestaltig und daher auch für die Psychodiagnostik aufschlußreich waren. Systematische Untersuchungen konnten diese empirische Feststellung untermauern. Sie ergänzen damit die Ausführungen von Herrn DÖRING. In manchen Fällen kann man aus der Traumreise einer Patientin direkt den Zeitpunkt der menstruellen Phase herauslesen.

R. WENNER (Basel):

Es ist außerordentlich interessant, daß der Autor feststellen konnte, daß auch objektiv psychische Veränderungen im Praemenstrum beobachtet werden. Die hormonale Genese scheint gesichert. Wenn wir aber diese Beobachtung in Verbindung mit den Angaben von REISS bringen, wonach etwa die Hälfte der Blutzirkulation durch das Gehirn geht und etwa die Hälfte des Stoffwechsels sich hier abspielt, so kann man doch annehmen, daß zuerst im Gehirn eine Wasserretention erfolgt und bevor andere Symptome eintreten, sich psychische Veränderungen einstellen. Ich glaube deshalb, daß statt einer Hormontherapie die Behandlung mit Diuretica sich aufdrängt und es wäre interessant zu prüfen, ob die psychischen Veränderungen nicht allein mit einem Diureticum sich beheben ließen.

W. KÜHNAU (Bingen/Rhein):

Frage an Herrn DÖRING: Wenn bei prämenstruellen psychischen Veränderungen Sexualhormone und speziell Progesteron wirksam sind, so liegt hier wohl ein Bremseffekt auf die Gonadotropine der Hypophyse vor. Läßt sich unter Umständen ein gleicher Effekt von der Epiphyse (Extrakte ?) her erzielen ?

H. BAERWOLFF (Hamburg):

Zu den erwähnten, doch sehr verschiedenen Behandlungsmethoden läßt sich noch eine weitere hinzufügen, nämlich die Psychotherapie. Über die geschilderten, im Zusammenhang mit den Menses auftretenden Beschwerden hinaus leiden fast alle wegen der verschiedensten psychogenen Störungen in unserer psychosomatischen Klinik (Elsa-Brandström-Haus, Hamburg-Blankenese) eingewiesenen Patientinnen an vielfältigen funktionellen Störungen im genitalen Bereich (Dysmenorrhoen, Fluor usw.). Ohne spezielle organische Behandlung, die oft schon jahrelang erfolglos durchgeführt wurde, verschwindet oder bessert sich diese Symptomatik im Laufe der psychotherapeutischen Behandlung. Es zeigt sich, daß — bei sehr verschiedenen neurosenpsychologischen Persönlichkeitsstrukturen — doch bestimmte Zusammenhänge bestehen, daß diese Patientinnen ihre Rolle als Frau sehr zwiespältig erleben. Bewußte und unbewußte Ängste, Abwehr und Protesthaltungen verhindern ein unbekümmertes Erleben als Frau. Die verschiedenen körperlichen, u. a. auch genitalen Störungen stellen die entsprechenden somatischen Korrelate dazu dar.

K. DÖRING (München):

Zu WENNER: Es ist bekannt, daß prämenstruelle Beschwerden mit diuretischen Mitteln günstig beeinflußt werden können. Möglicherweise gilt das auch für die prämenstruellen Depressionen und Verstimmungen. Eigene Erfahrungen darüber liegen nicht vor.

Zu KÜHNAU: Über die Anwendung von Epiphysen-Präparaten bei prämenstruellen Beschwerden ist bisher nichts bekannt.

Zu BAERWOLFF: Ich halte es durchaus für möglich, daß man prämenstruelle Verstimmungen durch Psychotherapie günstig beeinflussen kann.

Zu ROCKENSCHAUB: Wenn Ammoniumchlorid bei prämenstruellen Beschwerden günstig wirkt, was ich nicht bezweifle, so besteht doch andererseits kein Zweifel an der Wirksamkeit von Progesteron und androgenen Hormonen. — Ich wollte jedoch keineswegs über die Therapie der prämenstruellen Beschwerden vortragen, sondern lediglich den Versuch machen, die Vorstellungen von den Veränderungen psychischer Erscheinungen im Cyclus zahlenmäßig zu objektivieren.

Psychiatrische Universitätsklinik Zürich (Direktor: Prof. M. BLEULER)

Die Psychiatrie der Geschlechtshormone*

Von

G. BENEDETTI

Gleichgewichtsstörungen der Sexualhormone sind häufig mit psychischen Gleichgewichtsstörungen verbunden. Seit 1894 ARNOLD ADOLF BERTHOLD an seinen Hodenimplantationen auf Kapaune einen hormonalen Einfluß nicht nur auf den Körper, sondern auch auf das Triebverhalten feststellte, hat die endokrinologische Psychiatrie eine beinahe unübersichtliche Fülle an Zusammenhängen zwischen Tätigkeiten der Sexualdrüsen und psychischem Leben beobachtet und gesammelt. Natur und Spezifität solcher Zusammenhänge sind aber bis zum heutigen Tage zu einem wesentlichen Teil unabgeklärt geblieben. Eine Sonderwirkung der Oestrogene, des Progesterons, der follikelstimulierenden und luteinisierenden Gonadotropine ist noch nicht bekannt, währenddem eine solche den Androgenen mit Sicherheit zugesprochen werden muß. Wie M. BLEULER in seiner grundlegenden Arbeit hervorhebt, hat *„kein Sexualhormon unter allen Umständen immer dieselbe Wirkung, und niemals ist die psychische Wirkung eines Sexualhormones derart spezifisch, daß sie nicht auch durch vielerlei andere Einflüsse zustandekommen könnte". In verschiedenen Stadien der Entwicklung ist die Reaktion auf eine hormonelle Störung überaus verschieden; hormonale Einflüsse bekommen ferner ihre psychische Bedeutung erst danach, wie sie persönlich verarbeitet werden.*

Dies sei vorausgeschickt und soll das Thema meines heutigen Referates sein. Ich möchte versuchen, dieses Thema an Hand einer Reihe Einzelbefunde der jüngsten psychiatrischen Forschung auszulegen und zu verdeutlichen; die kritische Zusammenfassung der diesbezüglichen Literatur verdanken wir dem grundlegenden Werke M. BLEULERs (6).

Wir wissen heute, daß die Wirkung der Sexualhormone nicht mehr im selben Grade geschlechtsspezifisch betrachtet werden kann, wie man es früher als selbstverständlich angenommen hätte. Die modernen endokrinen Behandlungsversuche des Brustcarcinoms haben uns z. B. gezeigt, daß männliche Geschlechtshormone, in hohen Dosen verabreicht, auf die Frau oft eine stark sexualisierende Wirkung ausüben, währenddem die geschlechtsspezifischen Oestrogene dieselbe Wirkung oft vermissen lassen (*1, 2, 5, 6, 10, 11, 12, 13, 14, 17, 18, 20, 21, 22, 23, 24, 25, 26, 27, 28, 29, 30, 31, 36, 37, 38, 39, 40, 41, 42, 44, 45*). Es steht auch fest, daß psychische Begleiterscheinungen des weiblichen Klimakteriums auf die Behandlung mit männlichen Geschlechtshormonen meistens deutlicher und besser antworten als auf die Verabreichung von Oestrogenen (*15, 19, 35, 43*).

---

* Gekürzte Fassung einer in der Z. für Psychother. med. Psychol. **7** (1957) erschienenen Arbeit.

Die psychischen Wirkungen der Geschlechtshormone können ganz verschieden sein, je nach dem Alter, in dem sich der Organismus befindet: Sie sind also keine einfachen Folgen der endokrinen Stimulierung. So führt z. B. die Überschwemmung des weiblichen Organismus mit Androgenen im Kindesalter, namentlich auf Grund einer angeborenen Hyperplasie der Nebennierenrinde, keineswegs zu jener psychischen Sexualisierung, die wir bei der Verabreichung von großen Dosen Androgenen bei der reifen, erwachsenen Frau kennengelernt haben. Kleine Mädchen, die infolge einer vermehrten Produktion von Nebennierenandrogenen das somatische Bild einer Pseudopubertas praecox entwickeln, bleiben trotzdem psychosexuell infantil, unentwickelt, undifferenziert (*6*, *46*, *47*, *48*). Auch wissen wir heute, daß umgekehrt das Fehlen von Geschlechtshormonen sich je nach dem Alter verschieden auswirkt: Die Kastration vor der Pubertät zerstört beim Manne jegliche Möglichkeit einer psychosexuellen Entwicklung im Keime, vermag aber die bereits ausgereifte männliche Psychosexualität oft keineswegs gänzlich zu vernichten (*6*).

Geradezu umwälzend für unsere Denkweise ist die heutige Erkenntnis, daß *Störungen in der Produktion von Geschlechtshormonen zu ganz verschiedenen, ja sogar diametral entgegengesetzten psychischen Ergebnissen führen können, je nach der menschlichen Persönlichkeit, die sie treffen.*

Erwachsene Frauen reagieren auf die Verabreichung von Androgenen in hohen Dosen individuell ganz verschieden, indem sie dabei entweder eine glückhaft empfundene Steigerung ihres erotischen Erlebens oder, umgekehrt, eine quälende, bis zur Prostitution führende Sucht oder auch bloß dunkel wahrgenommene Drang- und Unruhezustände, Angst und Schuldgefühle erfahren. Diese verschiedenen Auswirkungen lassen sich von stoffwechselpathologischen Gesichtspunkten aus niemals erklären; sie hängen vielmehr mit der Persönlichkeit der Patientinnen, deren Situation und Disposition eng zusammen. Ja, manche Frauen, deren Psychosexualität weitgehend verkümmert oder neurotisch verdrängt war, reagieren auf das Hormon lediglich durch ein rein somatisches Symptom, z. B. einen lästigen Pruritus vulvae. Nur bei Frauen, die von vornherein offen waren für die Möglichkeit bewußten und befriedigenden erotischen Erlebens, führte die Verabreichung des Geschlechtshormones zu einer positiven Steigerung der Psychosexualität (*6*).

So wie ein hormoneller Überfluß sich je nach der Persönlichkeit des Patienten ganz verschieden auswirken kann, so werden umgekehrt auch die psychischen Folgen eines Hormonmangels ebenfalls durch Persönlichkeitsfaktoren und mitmenschliche Situationen oft entscheidend mitgestaltet. Wir wissen heute z. B., daß die operative Entfernung bzw. die Röntgenkastration der Ovarien die Psychosexualität der Frau einmal völlig unberührt läßt und ein anderes Mal gänzlich auslöscht. Solange man sich bemühte, solche verschiedenen Ergebnisse in einer rein biologischen Sicht zu erfassen, kam man bei der Beurteilung der endokrinen Einflüsse auf das Sexualleben der Frau zu den widerspruchvollsten Schlüssen. Adäquatere Persönlichkeitsstudien zeigten uns aber schließlich, daß Frauen, deren Sexualleben befriedigend und relativ konfliktlos lief, durch die Kastration in ihrer erotischen Erlebnisfähigkeit und Tätigkeit kaum wesentlich geschädigt wurden; derselbe Eingriff wirkte sich dagegen zerstörend aus, wenn schwere neurotische Schuldgefühle, Ängste, Enttäuschungen usw. das Sexualleben zu einem Fluch, zu einer ganzen Kette demütigender und angsterregender Ereignisse gestaltet hatten. Solche Frauen erlebten dann das Erlöschen sexueller Spannung nach der Kastration beinahe als eine Wohltat (*6*).

Die überragende Bedeutung der menschlichen Persönlichkeit und der mitmenschlichen Situation bei der Gestaltung endokriner Einflüsse wird uns ferner durch tagtägliche klinische Erfahrungen in der Therapie vor Augen geführt. Nur 2 neuere Erkenntnisse auf diesem Gebiete mögen hier ganz kurz erwähnt werden. Auf der einen Seite wissen wir heute, daß die Verabreichung von Geschlechtshormonen an psychosexuell mangelhaft differenzierte Pseudohermaphroditen, Hermaphroditen oder auch nur einfach Infantile unabhängig von einer psychologischen Analyse der Lebenssituation und von einer psychotherapeutischen Führung oft keineswegs zu der erwarteten psychischen Sexualisierung und charakterlichen Reifung führt; im Gegenteil läuft man Risiko — wenn eine Wirkung sich überhaupt ergibt —, dem psychosexuell noch völlig unreifen Menschen eine biologische Reife aufzudrängen, die er nicht zu tragen, nicht auszuwerten und zu verarbeiten vermag und die ihn nur ängstigt. Eine Therapie mit Geschlechtshormonen bei solchen Patienten ist erst im Rahmen einer gleichzeitig die Anwendungsmöglichkeit sorgfältig prüfenden und die Persönlichkeitsreifung erschließenden Psychotherapie sinnvoll (*6*). Dieselben Bedenken, welche gegen eine undifferenzierte Verabreichung von Geschlechtshormonen bei Hyposexuellen sprechen, gelten auch beim umgekehrten Versuch, schwerste Sexualperversionen wahllos durch Kastration zu behandeln (schon ganz abgesehen von den ethischen Bedenken). Die klinische Erfahrung zeigt uns nämlich, daß nicht alle Perversionen auf eine solche Therapie gleich ansprechen; daß grundsätzlich die therapeutische Wirkung der Kastration um so geringer ausfällt, je mehr das abnorme sexuelle Verhalten sich vom körperlichen Erleben des Orgasmus entfernt und mit der gesamten Persönlichkeitshaltung wie bei Homosexuellen und Transvestiten verwoben ist (*6, 7, 8, 9*).

Auf dem Hintergrund dieser notwendigerweise gedrungenen und unvollständigen Übersicht unserer heutigen Kenntnisse auf dem Gebiet der Psychiatrie der Geschlechtshormone möchte ich noch einen persönlichen Forschungsbeitrag mitteilen. Im Verlaufe der letzten 3 Jahre habe ich mich mit dem Problem der Beziehungen zwischen Endokrinium und Psychosexualität im Rahmen einer bestimmten klinischen Fragestellung befaßt: *die psychopathologische und psychosomatische Erforschung der Hyperplasia cystica des Endometriums*, einer bekanntlich hormonell bedingten Blutungsanomalie, welche durch Ausbleiben des Follikelsprunges und der Bildung des Corpus luteum gekennzeichnet ist. Durch Follikelpersistenz kommt es zu einer zeitlich verlängerten, gesteigerten Follikelhormonproduktion und damit zu einer protrahierten Ausscheidung von oestrogenen Stoffen im Harn (*4*). Relative oder absolute Hyperfollikulinämie einerseits, mangelhafte Bildung des Gelbkörperhormones und des luteotropen Hormones andererseits stellen die 2 endokrinpathologischen Grundlagen der Krankheit dar und bieten uns Gelegenheit, Sekretionsstörungen dieser Geschlechtshormone in ihren psychischen Auswirkungen und Zusammenhängen zu erforschen. An Hand von 50 Fällen bin ich u. a. folgenden 2 Fragestellungen nachgegangen (*4*):

Kommt der für die Hyperplasia cystica des Endometriums charakteristischen Oestrogenüberproduktion eine sexualisierende Wirkung zu? Ist die Krankheit namentlich Ursache von hypersexuellen Zuständen?

Wir fanden:

a) *Daß triebhafte Sexualität in Zusammenhang mit verlängerter Produktion von Follikelhormon sich nur bei 4 Kranken, d. h. bei weniger als einem Zehntel der Fälle, entwickelte.* Selbst bei diesen Frauen dürfte man nicht ohne weiteres von einer einseitig endokrin bedingten Steigerung der Psychosexualität sprechen. Vielmehr scheinen soziale Momente, wie Mangel an mitmenschlicher Geborgenheit, Loslösung von der Familientradition, Vereinsamung in der Gesellschaft und im Beruf, beim Verhalten der Kranken eine wichtige Rolle mitzuspielen.

b) *Daß bei vielen Fällen die Sexualität im Gegenteil verkümmert war.* Mehr als die Hälfte unserer Patientinnen waren frigid, gehemmt, unreif und in ihrem Sexualleben zwiespältig. Bei den juvenilen Fällen überwog die infantile Unreife, Angst- und Ekelreaktionen vor der eigenen Menstruation, der eigenen Geschlechtsreifung, dem männlichen Partner, währenddem klimakterische Frauen eher durch einfache Frigidität und sexuelle Gleichgültigkeit charakterisiert waren. *Wir müssen hier also zu dem eindeutigen Schluß kommen, daß eine Überproduktion des Geschlechtshormons keineswegs zu jenen psychischen Veränderungen führt, die ein traditionelles endokrinologisches Denken erwartet hätte. Wer im Sinne einfacher, physiologischer Kausalzusammenhänge denkt, wird von der Tatsache überrascht, daß zwischen Sexualität und Sekretion des Geschlechtshormones keine regelmäßigen quantitativen Beziehungen bestehen.*

Unsere 2. Fragestellung lautet:

Entspricht der mangelhaften Bildung des luteotropen und Gelbkörperhormons eine Störung der vitalen, primär biologischen Muttertriebe, ein Verlust der elementaren Mütterlichkeit auf der psychischen Ebene?

Enge Beziehungen zwischen dem aller Wahrscheinlichkeit nach mit dem Gelbkörperhormon identischen laktogenen Hormon und Mutterinstinkt sind von Blickenstorfer (*50*) nachgewiesen worden. Überproduktion von laktogenem Hormon bei akromegalen Kranken verband sich mit einer triebhaften Steigerung der Mutterinstinkte und der mütterlichen Verhaltensweisen. Es drängt sich hier die Frage auf: Sind unsere Patientinnen in mancher Hinsicht sozusagen ein Gegenstück zu den ausgesprochen mütterlichen Konstitutionen?

Unsere Ergebnisse lauteten:

Eine einfache, von Alter und Persönlichkeit der Kranken unabhängige Beziehung zwischen endokrinem und psychopathologischem Geschehen läßt sich nicht nachweisen. Die Verbiegung und Verkümmerung mütterlicher Verhaltensweisen kommt wohl vor, aber bei weitem nicht regelmäßig; sie scheint ferner bei jugendlichen Patientinnen viel deutlicher geprägt und viel häufiger als bei älteren Frauen. Fast alle unsere juvenilen Fälle entwickelten nur mangelhaft jene frühmütterlichen Verhaltensweisen, die für die gesunde Trieb- und Persönlichkeitsentwicklung junger Mädchen kennzeichnend sind. Unter ihnen waren z. B. Mädchen, die nie mit der Puppe gespielt, nie der Mutter im Haushalt geholfen, sich im kindlichen Spielen und Phantasieren nie mit der Mutter identifiziert hatten. Jüngeren Kindern standen sie kalt und phantasielos gegenüber, zu kleineren Tieren hatten sie oft keine emotionelle Beziehung, eine künftige Mutterschaft lehnten sie rein affektiv ab. Bei jüngeren Kranken, die bereits Mütter waren, fanden wir nicht selten eine ambivalente Einstellung zum Kinde, die sich sowohl im subjektiven Erleben wie auch im konkreten Verhalten spiegelte (Mißhandlungen des Kindes kamen allerdings nie vor). Anders war das Bild bei den klimakterischen Frauen. Unter ihnen fanden sich erstens zahlreiche Patientinnen mit breitem Becken und starken Brüsten, Frauen, die ihre Kinder lange gestillt und dabei viel Milch sezerniert hatten. Unsere 22 klimakterischen Kranken hatten im ganzen 57 Kinder geboren. Unter unseren klimakterischen Frauen fanden wir eigentlich keine einzige mit deutlich unmütterlichen Zügen. *Dieser faßbare Unterschied zwischen den Altersgruppen bei ein und derselben endokrinen Störung deckt sich mit der eingangs unseres Referates erwähnten klinischen Erfahrung, daß ein und dieselbe hormonelle Störung ganz verschiedene psychische Auswirkungen zur Folge haben kann, je nach dem Alter, in dem sie einsetzt.*

Alter meint aber nicht nur biologischen Zustand, sondern auch Lebensstufe, Persönlichkeitsreife. Juvenile Fälle erscheinen durch die so früh einsetzende, sich oft direkt an die Menarche anschließende endokrine Störung in der Entfaltung ihrer natürlichen Mutterinstinkte irgendwie gehemmt, retadiert zu werden; ausgereifte mütterliche Persönlichkeiten aber, welche *ihre bereits gelebte Mütterlichkeit als geschichtliches Erfahrungsgut* in sich selber tragen, werden durch die endokrine Störung nicht mehr wesentlich geschädigt.

Immer wieder drängt sich beim Studium solcher Verhältnisse die Erkenntnis auf, daß *die Persönlichkeit des Kranken* — als Summe und Synthese ihrer mitmenschlichen Beziehungen und lebensgeschichtlichen Erfahrungen — sich als wesentlicher Faktor *nicht nur an der psychischen Auswirkung, sondern auch an der ursprünglichen Gestaltung, ja an der Genese einer endokrinen Störung beteiligt*. Unsere trockene Statistik kann niemals wiedergeben, was sich dem Forscher als wichtige Einsicht und eindrucksvolles Erleben bei der Untersuchung solcher Krankheitssituationen offenbart: die tiefe, einmalige Verwobenheit von körperlichem, endokrinem Geschehen und persönlichem Erleben, als wären diese 2 gleiche ursprüngliche Seiten eines Lebensschicksals. Die genaue Untersuchung enthüllte bei der Mehrzahl der Fälle und insbesondere bei den juvenilen, Kindheitsgeschichten voll furchtbaren Elends; die Ehen der Eltern waren oft zerrüttet, die Kranken waren verschüchtert, vergrämt und freudelos. Viele von unseren Patientinnen wurden metrorrhagisch in deutlichem zeitlichem Zusammenhang mit schweren Lebenskonflikten, wie z. B.: Vergewaltigung durch den Pflegevater, Scheidung der Eltern, erste Liebesbeziehung bei innerer Ambivalenz und Infantilismus, Geburt des 1. Kindes in ungünstigen Familienverhältnissen, Verheiratung mit paranoidem Manne, Untreue des Mannes, Abort durch Mißhandlung des Mannes, außereheliche Beziehung bei unglücklicher Ehe usw. So wüßte ich keinen besseren Schluß und Kompendium dieser meiner Erfahrungen als das Wort M. Bleulers: „Hat ein Hormon, irgendein endokrines Geschehen einen Einfluß auf die Psyche, so hängt seine Auswirkung niemals vorwiegend oder ausschließlich von diesem Hormon, diesem endokrinen Geschehen ab; vielmehr ist die psychische Wirkung eines Hormones und eines endokrinen Geschehens eher weitgehend davon abhängig, welche Persönlichkeit getroffen wird, von ihrer Konstitution, ihrer Disposition, ihrer Situation.“

Literatur

1. Allen, C.: Diskussionsbemerkungen zu R. B. Greenblatt. J. Amer. Med. Ass. **121**, 17 (1943).
2. Altschule, M. D., and K. J. Tillotson: N. Engl. J. Med. **239**, 1036—1038 (1948).

3. BENEDETTI, G.: Behandlung anorexischer Kleinkinder durch Psychotherapie der Mütter (in Vorbereitung).
4. — Beziehungen zwischen endokrinem und psychopathologischem Geschehen bei der glandulär cystischen Hyperplasie des Endometriums (wird bald erscheinen).
5. BERLIND, M.: J. clin. Endocr. **1**, 986 (1941).
6. BLEULER, M., u. W. ZUEBLIN: Wien. med. Wschr. **1950**, 229.
7. BOSS, M.: Psyche **4**, 394—400 (1950).
8. — Psyche **4**, 635—640 (1951).
9. BÜRGER-PRINZ, H., H. ALBRECHT u. H. GIESE: Beitr. Sexualforsch. **1953**, H. 3.
10. CARTER, A. C., E. J. COHEN and E. SHORR: Women, Vitamins a. Horm. N. Y. **5**, 317 (1947).
11. DANZIGER, L., H. T. SCHROEDER and A. A. UNGER: Arch. Neurol. Psychiat. (Chicago) **51**, 457 (1944).
12. ESCHER, G. G., and J. H. FARROW: A study of 42 cases of advanced mammary carcinoma treated with Androstandolone (Stalone) therapy. Presented at American Federation for Clinical Research, Southern Section, New Orleans, La., Jan. 30th 1953 (in Press).
13. FARBER, E. P.: West. J. Surg. Portland **58**, 693—695 (1950).
14. FOSS, G. L.: Lancet **260**, 6656, 667—669 (1951).
15. GLASS, S. J.: J. clin. Endocr. **10**, 1616 (1950).
16. GOTTFRIED, S. P., and H. H. WILLNER: Arch. Neurol. Psychiat. (Chicago) **62**, 809 (1949).
17. GREENBLATT, R. B.: J. Amer. Med. Ass. **121**, 17 (1943).
18. — Autorenref. in J. clin. Endocr. **3**, 305 (1943).
19. —, W. E. BARFIELD, J. F. GARNER, G. L. CALK and J. P. HARROD: J. clin. Endocr. **10**, 1547 (1950).
20. —, F. MORTARA and R. TORPIN: Amer. J. Obstet. Gynec. **44**, 658 (1942).
21. GRUBER, E.: Schweiz. med. Wschr. **1951**, 75—80.
22. GRUENIG, J.: Diss. Bern 1952.
23. HAUSER, E. H.: Diss. Z. 1951.
24. — Schweiz. Arch. Neurol. Psychiat. **71**, 374—377 (1953).
25. HAWKINSON, L. F.: Diskussionsbemerkung zu R. B. GREENBLATT. J. Amer. Med. Ass. **121**, 17 (1943).
26. HOHLWEG, W.: Dtsch. Gesundh.-Wes. **7**, 521—533 (1952).
27. KASDON, S. C., W. H. FISHMAN, R. M. DART, C. D. BONNER and F. HOMBURGER: J. Amer. Med. Ass. **148**, 121—1216 (1952).
28. KLEIN, M.: Symposium on steroid hormones. Ciba Research Foundation. London 1950.
29. LAMAR, C. A. P.: Diskussionsbemerkung zu R. B. GREENBLATT. J. Amer. Med. Ass. **121**, 17 (1943).
30. LIEBHART, ST.: Rola androgenow w leczeniu schorzen gynecologycnych. Endocrinologia polska **3**, 269 (1952).
31. LUIN, J. J. VAN: Ned. T. Geneesk. **1946**, 2834.
32. PEDERSEN, A. L.: Nord. Med. **44**, 1895 (1950).
33. PRADER, A.: Helv. paediat. Acta **8**, 386—423 (1925).
34. RAK, K.: Wien. med. Wschr. **1953**, 794—796.
35. Redaktionelle Notiz in J. Amer. Med. Ass. **147**, 707 (1951).
36. RUBINSTEIN, H. S., H. D. SHAPIORE and W. FREEMAN: Amer. J. Psychiat. **97**, 703 (1940).
37. SACKLER, M. D., R. R. SACKLER, A. M. SACKLER, Co TUI and J. H. W. VAN OPHUIJSEN: Acta psychiat. (Kbh.) **26**, 415 (1951).
38. SALMON, J. U.: J. clin. Endocr. **1**, 162 (1941).
39. — Diskussionsbemerkung zu R. B. GREENBLATT. J. Amer. Med. Ass. **121**, 17 (1943).
40. —, and S. H. GEIST: J. clin. Endocr. **3**, 235 (1943).
41. VALLE, G.: Folia endocr. (Pisa) **2**, 149—162 (1949).
42. VOSS, H. E.: Therapiewoche **1952**, H. 20/21, 645—648.
43. WATTEVILLE, H., et B. DE LUNENFELD: Schweiz. med. Wschr. **1953**, 14.
44. WENNER, R.: Grundriß der gynäkologischen Endokrinologie. Basel: Benno Schwabe 1952.
45. ZEIFERT, M.: Psychiatr. Quart (Utica) **16**, 319—332 (1942).
46. ZUEBLIN, W.: Helv. paediatr. Acta **8**, 2, 117—135 (1953).
47. — Schweiz. Arch. Neurol. Psychiat. **71**, 384—386 (1953).
48. FRIES, K., u. G. BENEDETTI: Schweiz. med. Wschr. (Im Druck).

49. WAHLEN, TORE: Act. obstet. gynec. scand. **29**, Suppl. 6 (1950).
50. BLICKENSTORFER, E.: Acta endocr. (Kbh.) **13**, 123—137 (1953).
51. ABÉLY, P.: Introduction à l'étude de l'endocrinopsychiatrie. Société d'édition d'enseignement supérieur. Paris 1949, 190 p.

Diskussion

H. BÜRGER-PRINZ (Hamburg):

Mit der grundsätzlichen Annahme, daß abnorme Verhaltensweisen auf das Innigste mit der Persönlichkeit verwoben seien, ja sogar, daß die Persönlichkeit selbst genetisch bei der Ausfaltung psychopathologisch relevanter sexueller Verhaltensweisen beteiligt sei, kann ich mich nicht ganz einverstanden erklären. Studien über den Transvestitismus haben uns gezeigt, daß die Genese dieser Verhaltensweisen gerade nicht aus der Persönlichkeit herausholbar sind und auch nicht aus ihrer Lebensgeschichte; ebensowenig ist die weitere Ausfaltung dieses bemerkenswerten menschlichen Verhaltens durch die Persönlichkeit selbst bedingt. Gerade innerhalb dieses Syndroms läßt sich herausstellen, daß überindividuelle formal wirkende Gesetze hier wirksam werden. In der Meinung von Herrn BENEDETTI tritt eine Position zutage, die im übrigen auch bei allen existenz- oder daseinsanalytischen Ansätzen deutlich wird, nämlich, daß aus der individuellen Lebensgeschichte eines Menschen, die dann zurückverfolgt wird bis in die Kindheit, oder sogar dem Erlebnisfelde des Menschen die Besonderheit seines Schicksals herausholbar wäre. Man vergißt hierbei, daß man gerade bei der Analyse der individuellen Lebensgeschichte eines Menschen sich weitgehend auf dem Gebiet dessen bewegt, was wir die sekundären Motivationsreihen nennen. Das heißt entweder biologisch oder auch sozialpsychologisch bzw. soziologisch bedingte Verhaltensweisen und Erlebnisformen werden individuell sekundär motivisch in die Lebensgeschichte eingebaut und so kontinuiert. Wesentlich ist aber die Auswirkung über individueller, sozialpsychologisch-soziologisch fundierter Gesetzmäßigkeiten. So zeigen denn auch neuere Nachuntersuchungen bei Kastrierten von LANGELÜDDECKE in Hamburg, daß der Erfolg der Kastration keineswegs durch die Primärpersönlichkeit bedingt ist oder davon abhängt, sondern unberechenbar streut. Innerhalb des wissenschaftlichen Bereiches müssen wir uns davor hüten, selbst in den Trend des sekundären Motivierens hineinzugeraten, d. h. so lange uns Ansätze für Verstehensmotive zu suchen, bis wir glauben verstanden zu haben.

Aus dem Balassa J. Krankenhaus, Budapest

Komplexhormon bei Menopause und Hypertonie

Von

G. Silló

Nach internen und gynäkologischen Beobachtungen wächst von Jahr zu Jahr die Zahl der Patientinnen, die einerseits mit klimakterischen Beschwerden, anderseits mit Hypertonie zu ambulanten Untersuchungen gelangen.

Im Jahre 1955 kamen 7 Patientinnen zwischen 40 und 52 Jahren wegen präklimakterischer und klimakterischer Metrorrhagie zur Aufnahme. Bei sämtlichen Patientinnen wurde ein normaler gynäkologischer Befund erhoben. Das durch Curettage gewonnene Material war histologisch unauffällig. Die Ausfallerscheinungen hörten bei sämtlichen Patientinnen sofort nach Beginn der Blutung auf. Die Zahl der zur Beobachtung gelangten Fälle stieg im folgenden Jahr auf 18. Wir konnten beobachten, daß die Aufnahme solcher Fälle immer periodisch erfolgte, was wir mit den Wetterverhältnissen in Zusammenhang brachten. Diese Tatsache ist schon seit langem (z. B. bei Geburten, Apoplexien usw.) bekannt. Die Blutungen waren auch immer durch den Wetterumschwung bedingt.

Bei der Untersuchung der Patientinnen legten wir besonderen Wert auf die Erhebung der Familienanamnese, die uns Auskunft geben sollte, ob in der Familie gehäuft Hochdruckerkrankungen beobachtet werden konnten. Natürlich wurden bei diesen Patientinnen auch Körpergewicht und Größe bestimmt und interne, neurologische und ophthalmologische Untersuchungen besonders sorgfältig durchgeführt. Das Ergebnis der Untersuchungen geht aus Tab. 1 hervor.

Aus dieser Tabelle ist zu ersehen, daß das durchschnittliche Alter der Patientinnen 48 Jahre ist. Schwanger waren 5 Patientinnen, davon haben 4 ausgetragen und eine abortiert. 4 waren Virgines intactae. Die ophthalmologischen Untersuchungen zeigten in 6 Fällen im Fundus Veränderungen, bei 6 konnte eine familiäre Hypertoniedisposition nachgewiesen werden. Die interne bzw. neurologische Begutachtung brachte bei je 9 Patientinnen pathologische Befunde.

Alle untersuchten Patientinnen haben bis zu unserer Untersuchung nichts von ihrem Hochdruck gewußt und waren daher auch in keiner Weise vorbehandelt. Da unsere Untersuchungen in keinem Falle Anhaltspunkte für das Bestehen einer Hypertonie gebracht haben, muß ein kausaler Zusammenhang zwischen Klimax und Hochdruck in Betracht gezogen werden.

Schuman und andere haben auf diese Tatsache schon hingewiesen und dabei die Häufigkeit der Blutungen betont.

Die hormonelle Situation der Klimax ist durch ein Absinken des Sexualhormonspiegels gekennzeichnet, wodurch auch ein Ausfall der hyperämisierenden und stimulierenden Wirkung dieser Stoffe eintritt. Ratschow schreibt den Sexualhormonen einen vasodilatatorischen Effekt zu. Mastboom und Horstein haben bei längerer Sexualhormontherapie eine Senkung des Blutdruckes nach-

Tabelle 1

Nr.	Name	Alter Jahre	P.	Ab.	Familienanamnese	1. Messung in Hg mm	Gewicht kg	Größe cm	Untersuchungen Interne	neurologische	ophthalmologische
1	B. S.	44	—	—	—	200/135	84,—	163	—	—	Deg. pig. ret. inc.
2	K. J.	46	—	—	Bruder Hypertonie	190/120	92,50	160	Cor 1.2 Fb. ausladend	Arterioscl. gen.	Salus Zeichen +
3	Gy. Gy.	52	—	—	Mutter + an Apopl.	195/110	81,40	157	Cor 1.1 Fb ausladend	—	—
4	K. Gy.	50	2	1	—	180/120	87,80	157	Emph. pulm.	Discus hernia	Myopta
5	B. J.	47	—	—	—	160/100	94,40	154	—	—	—
6	M. M.	49	—	—	2 Schwestern Hypertonie	175/110	88,70	164	—	—	—
7	Sz. R.	50	—	1	—	160/ 95	93,50	158	—	Arterioscl. cer.	Salus Zeichen +
8	S. B.	49	—	—	Vater Hypertonie	175/100	90,—	161	—	—	—
9	N. B.	48	1	1	—	230/140	82,40	163	Cor l. 1/2 Fb ausladend	Ischias l. d.	Salus Zeichen +
10	P. A.	52	—	—	—	210/140	80,30	167	—	Paresis n. VIII.	—
11	A. K.	47	—	—	—	205/115	84,70	159	Cor l. 1/2 Fb ausladend	Scler. multiplex	Abl. ret. incip.
12	C. I.	40	—	—	—	160/ 90	91,20	154	—	—	—
13	L. Z.	51	2	—	—	190/ 95	82,50	162	Myodeg. c.	—	—
14	D. Z.	47	—	—	—	205/155	90,—	164	—	Arterioscl. g.	Deg. mac. luteae
15	M. N.	48	—	—	Mutter arterioskl.	190/115	104,50	158	Myopathia	Arterioscl. g.	—
16	A. T.	46	—	—	Schwest. arterioskl.	170/110	85,50	160	—	—	—
17	P. M.	48	1	—	—	195/100	83,70	156	St. p. pleur.	Dementia	—
18	K. Cs.	49	—	—	—	180/100	78,70	152	St. p. endoc.	Arterioscl. cer.	—

weisen können, die sie einer spezifischen, dilatatorischen Wirkung der Sexualhormone zuschreiben. Die Anwendung von Sexualhormonkombinationen in der Therapie der Klimax ist seit längerer Zeit bekannt (Greenblatt usw., Glass und Shapiro, Watteville und Lunenfeld, Geese und Wied, Paschau und Pummer, Froewis usw.). Die Internisten geben häufig bei leichteren Kreislaufstörungen, wie Herzmuskelschädigung und leichten Fällen von Angina pectoris Sexualhormonkombinationen (Bubenheim). Borgström hat auf Grund der Untersuchungen von Selye sogar damit begonnen, essentielle Hypertonie ohne Rücksicht auf das Alter mit Hormonkombinationen zu behandeln. Er hat allerdings dazu noch Barbiturate und Calcium — letzteres in der Absicht eine Vasodilatation zu erzielen — gegeben.

Nachdem wir in jedem Falle eine Curettage aus diagnostischen und therapeutischen Gründen ausgeführt hatten, wollten wir aus den oben angeführten Überlegungen das klimakterische Syndrom auch hormonell und somit kausal behandeln.

Verwendet wurde Progestandron der Firma Organon in Injektionsform. Eine Ampulle zu 1 cm^3 enthält 20 mg Progesteron, 3 mg Oestradiol-benzoat und 50 mg Neosteron (Methylandrostendiol diproprionat). Eine Zusammenstellung gleichartiger Präparate ähnlicher Dosierung zeigt Tab. 2.

Tabelle 2

Schering	Wyeth. Inc.	Sharp & Co.	Organon N. V.
Steratrin	*Tristeron*	*Lukestra*	*Progestandron*
1 mg Oestradiol-benzoat	6 mg Oestron	1,66 mg Oestradiol-benzoat	3 mg Oestradiol-benzoat
25 mg Progesteron	50 mg Progesteron	25 mg Progesteron	20 mg Progesteron
25 mg Testosteron-proprionat	25 mg Testosteron	25 mg Testosteron-proprionat	50 mg Methylandro-stendiol-diproprionat

Am Beginn unserer Untersuchungsreihe erhielten die Patientinnen jede zweite Woche 1 cm^3 i.m. injiziert. Dabei zeigte sich eine auch schon von anderen Autoren beschriebene Nebenerscheinung in Form einer mehrtägigen Blutung etwa 6—7 Tage nach den Injektionen. Um diese zu vermeiden, haben wir bei den beiden weiteren Patientinnen die Dosis auf die Hälfte herabgesetzt — jede zweite Woche eine halbe Ampulle i.m. Diese Dosierung hat sich bewährt, denn es konnte auf diese Weise der volle Therapieeffekt ohne Blutungskomplikationen erreicht werden.

Es wurden so 18 Frauen mit je 6 Injektionen in 14tägigen Abständen behandelt, wobei wir die erste Injektion 14 Tage nach der Curettage gegeben haben. Während der Kur wurden alle 14 Tage Gewicht und Blutdruck sowie subjektive Angaben registriert. Darüber hinaus wurden die Patientinnen nach 3 und 6 Monaten nachkontrolliert und dabei sämtlichen eingangs erwähnten Untersuchungen unterzogen (interne, neurologische, ophthalmologische Untersuchung).

Unsere Ergebnisse sind folgende:

1. Hinsichtlich der subjektiven, klimakterischen Beschwerden war der Therapieeffekt in allen Fällen gut. Schon nach der ersten Injektion wurde ein deutliches Nachlassen von Kopfschmerzen, Wallungen usw. vermerkt und nach der vierten Injektion waren alle Patientinnen praktisch beschwerdefrei. 5 Patientinnen waren bei der Kontrolle nach einem Jahr noch immer symptomfrei.

2. Nach der oben erwähnten Herabsetzung der Einzeldosis haben keine unregelmäßigen Blutungen eingesetzt.

3. Das Verhalten der Blutdruckwerte ist aus Tab. 3 zu ersehen. Die in allen Fällen erreichte Blutdrucksenkung war nach der sechsten Injektion maximal. Nach diesem Zeitpunkt ließ sich ein leichter Wiederanstieg feststellen, wobei die Kontrollwerte nach einem Jahr immer noch im Durchschnitt 15/18 Hg mm, unter den Ausgangswerten lagen. Bemerkenswert hierbei erscheint eine stärkere Auswirkung beim diastolischen Wert gegenüber dem systolischen.

4. Die Auswirkung auf das Körpergewicht ist aus Tab. 4 zu ersehen. Am Ende der Injektionsserien waren in allen Fällen eine Senkung des Körpergewichtes um durchschnittlich 7,58 kg zu vermerken. Bei Kontrolluntersuchungen nach 3 und 6 Monaten war es dagegen wieder zu einem Anstieg gekommen, der bei fünf Fällen den Ausgangswert überschritt. Dazu muß gesagt werden, daß den Patientinnen nach Beendigung der Injektionsserien zusätzlich eine Diätvorschrift (KIRCHMAYR: Salz- und Flüssigkeitseinschränkung) gegeben wurde, was die

Tabelle 3. *Blutdrucktabelle*

Nr.	Erste Messung	Nach Wochen								Durchsn. Diff.
		2	4	6	8	10	12	26	52	
1	200/155	200/155	200/155	190/140	190/135	195/135	180/135	180/140	185/140	—15/—15
2	190/120	195/120	190/120	190/120	185/120	180/110	180/110	170/110	170/110	—20/—10
3	195/110	195/110	195/115	190/110	190/110	190/110	190/115	190/115	190/115	— 5/—35
4	180/120	170/110	170/105	165/105	165/100	165/100	165/95	170/95	165/95	—15/—25
5	160/100	160/100	160/100	160/100	150/90	150/95	150/80	150/85	150/85	—10/—15
6	175/110	155/100	180/120	185/120	170/110	165/100	150/90	150/90	155/90	—20/—20
7	160/95	170/95	170/90	165/90	160/90	160/80	160/80	130/80	155/80	— 5/—15
8	175/100	175/100	175/100	175/90	180/90	170/85	170/80	170/80	170/80	— 5/—20
9	230/140	200/100	210/100	195/100	190/100	190/100	190/105	190/100	190/105	—40/—35
10	210/140	190/110	190/110	195/100	180/100	180/105	180/105	180/100	180/90	—20/—50
11	205/115	205/115	205/110	205/110	205/110	205/110	180/100	200/100	205/115	—
12	160/90	160/80	160/85	155/80	140/90	170/100	155/90	150/90	160/85	—/—5
13	190/95	190/70	190/85	190/85	180/80	170/80	170/85	160/80	165/80	—25/—15
14	205/155	200/140	180/130	180/125	180/125	170/110	170/110	170/110	175/115	—40/—40
15	190/115	190/110	185/100	170/95	175/95	175/95	175/95	180/100	185/100	— 5/—15
16	170/110	170/110	175/100	175/105	175/105	165/100	160/90	165/85	165/85	— 5/—25
17	195/100	195/100	180/100	185/100	180/100	180/95	180/95	175/95	175/90	—15/—10
18	180/100	180/105	190/105	190/105	190/105	180/80	170/80	170/80	170/85	—10/—15
Durchschnitt	188/115						171/96	171/91	173/97	—15/—18

Tabelle 4. *Körpergewichtstabelle*

Nr.	Anfangsgewicht kg	Nach Monaten			Einjähriger Unterschied	
		3	6	12		
1	84,00	81,20	80,50	83,40	— 0,60	
2	92,50	85,40	86,10	93,20		+0,70
3	81,40	72,30	74,70	78,80	— 2,60	
4	87,80	80,40	82,00	82,00	— 5,80	
5	94,40	87,30	82,40	84,40	—10,00	
6	(88,70)	(88,70)	(86,50)	(67,30)	(—21,40)[1]	
7	93,50	82,30	83,00	80,40	—13,10	
8	90,00	82,10	82,00	88,60	— 1,40	
9	82,40	80,40	83,00	85,30		+2,90
10	80,30	70,40	77,30	76,50	— 3,10	
11	84,70	72,30	73,40	77,70	— 7,00	
12	91,20	83,20	84,40	90,10	— 1,10	
13	82,50	80,30	84,20	85,00		+2,50
14	90,00	82,30	84,60	91,50		+1,50
15	104,50	94,40	92,30	90,40	—14,10	
16	85,50	80,20	78,30	78,30	— 7,20	
17	83,70	72,80	76,10	76,40	— 7,30	
18	78,70	70,70	72,80	78,90		+0,20
Durchschnitt	1487,10 87,47	1358,00 79,88	1377,10 81,00	1420,90 83,58	—76,40 68,20	+8,20
Unterschied		7,59			3,89	

[1] Ca. ventriculi (nicht gerechnet).

Gewichtsbewegung beeinflußt haben kann. Nach einem Jahr war die durchschnittliche Senkung noch 3,89 kg. Einen Fall mit hochgradiger Gewichtsabnahme mußten wir bei der Bewertung ausscheiden, da die Ursache an einem Neoplasma ventriculi gelegen hatte.

5. Die Augenhintergrunduntersuchungen haben zunächst bei den arteriosklerotischen Fällen eine gewisse Besserung gezeigt, die Kontrolle nach 3 und 6 Monaten konnte aber keine wesentliche Änderung gegenüber den Anfangsuntersuchungen erweisen. Eine Progression arteriosklerotischer Veränderungen ist während der Beobachtungszeit in keinem Falle eingetreten.

6. Nebenerscheinungen und Zeichen von Virilismus sind nicht aufgetreten.

7. Während der Behandlungs- bzw. Beobachtungszeit haben die Patientinnen keinerlei andere Medikamente erhalten.

Auf Grund der obigen Ergebnisse sind wir zu dem Schluß gekommen, daß nur eine chronisch intermittierend fortgesetzte Behandlung mit Hormonkombinationen ausreichende Effekte bringt.

Zusammenfassung

Wir haben 18 präklimakterische und klimakterische Patientinnen, die wegen Blutungsanomalien unsere Ambulanz aufgesucht haben und bei denen die Durchuntersuchung eine Hypertonie zeigte, nach diagnostischen Curettagen mit Progestrandron behandelt. Andere Ursachen für die Hypertonie wurden durch entsprechende Untersuchungen ausgeschlossen. Unter der Therapie (6mal eine halbe Ampulle verteilt auf 12 Wochen) konnte ein günstiger Einfluß hinsichtlich Hochdruck und Körpergewicht nachgewiesen werden. Die klimakterischen Beschwerden sind in allen Fällen vollkommen verschwunden. Die Kontrollen nach 6 Monaten und einem Jahr haben bei der überwiegenden Mehrzahl der Fälle eine Rückkehr oder zumindest Annäherung an die Ausgangssituation erbracht. Wir sind deshalb der Meinung, daß nur eine chronische intermittierende Therapie mit Hormonkombinationen zu einem ausreichenden Effekt führt. Weitere Untersuchungen darüber sind noch nicht abgeschlossen.

Literatur

Borgström, S. A.: Acta. med. scand. **148**, 54 (1954).
Bubenheim, H.: Med. Klin. **1953**, 48.
Büsch, E.: Med. Klin. **1955**, 50.
Froewis, J.: Wien. med. Wschr. **1954**, 336.
Geese, K. A., u. G. L. Wied: Ärztl. Wschr. **1952**, 844.
Glass, L. M., and L. Shapiro: J. clin. Endocr. **10**, 1616 (1950).
Greenblatt, R.: Geriatrics **7**, 263 (1952); Amer. J. Obstet. Gynec. **63**, 1 (1952).
Kirchmayr, W.: Wien. med. Wschr. **1956**, 106.
Mastboom, J. L., u. G. P. Horstein: Gynaecologia (Basel) **191**, 3 (1956).
Paschan, H. W., u. M. Pummer: Med. Klin. **1953**, 276.
Ratschow, M.: Die peripheren Durchblutungsstörungen. Dresden 1938.
Selye, H.: Recent Progr. Hormone Res. **3**, 343 (1948).
Schuhman, H.: Med. Mitt. **14**, 1 (1953).
Watteville, H., u. B. Lunenfeld: Schweiz. med. Wschr. **1953**, 83.

Aus der Pfälzischen Nervenklinik Landeck über Landau

Zur hormonalen Behandlung der prä- und postmenstruellen ovariellen Psychosen

Von

G. Mall

Mit 3 Abbildungen

In der vorliegenden Mitteilung wird der Versuch unternommen, aus dem Kreis der endogenen Psychosen der Frau einen Sektor zu beleuchten, der vielleicht in naher Zukunft mit endokrinologischen Methoden einer Abklärung zugeführt werden kann; wir meinen die cyclusgebundenen, periodisch rezidivierenden Psychosen. Analysiert man die Aufnahmedaten der weiblichen Kranken, die

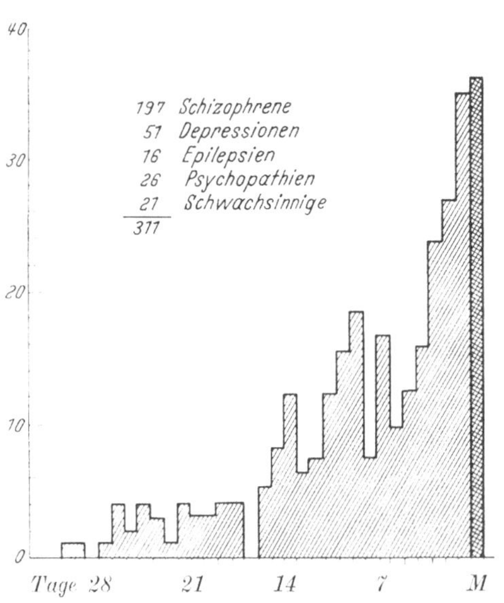

Abb. 1. *M* = Menstruation. Häufigkeitsverteilung der Aufnahmetermine, nach Tagen vor dem nächsten Menstruationsbeginn, sowie während der nächsten Periode

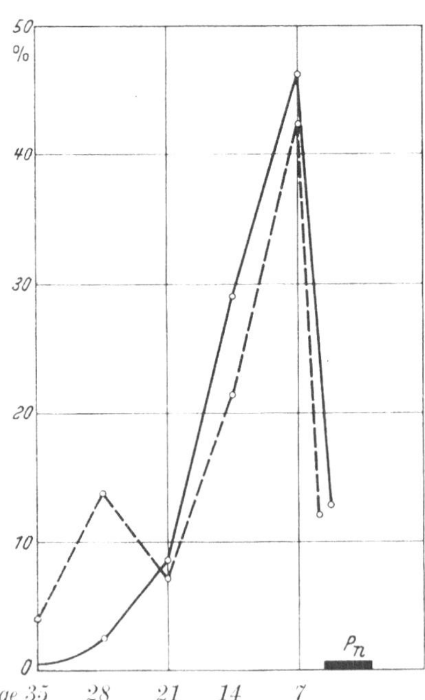

Abb. 2. Prozentuale Verteilung der Aufnahmedaten bei 197 Schizophrenien ——— und 51 Depressionen - - - - - *Pn* Periode nach Klinikaufnahme

wegen akuter Geistesstörungen in unsere Klinik aufgenommen werden mußten, in Relation zum nächsten Menstruationsbeginn, so erhält man die auf Abb. 1 dargestellte Verteilungskurve. Die Kurve erfaßt einmal den klinisch eindeutig festgestellten Zeitpunkt des Menstruationsbeginns, zum anderen den ebenso eindeutig gegebenen Zeitpunkt der Klinikaufnahme. Aus der objektiven Außenanamnese ergibt sich in der Regel weiter, daß bei diesen akuten Krankheitsfällen zwischen Ausbruch der psychotischen Exacerbation und der Klinikaufnahme eine nur kurze Zeit verfloß. Angesichts dieser Tatbestände zeigt damit die Abb. 1, *daß die überwiegende Mehrzahl unserer akuten Psychosen der Frauen während der prämenstruellen Phase zur Aufnahme gelangt.* Dies gilt in erster Linie für Schizophrenien, offensichtlich aber auch für die endogenen Depressionen (s. Abb. 2).

Tabelle 1

Symptome	Prämenstruell	Postmenstruell
Psychomotorisch hochgradig erregt	16×	3×
Lautes Schreien	10×	2×
Primäres Wahnerleben	10×	9×
Angst	8×	8×
Stupor	6×	1×
Nahrungsverweigerung	5×	1×
Sperrungen	5×	0
Halluzinationen	4×	7×
Denkzerfahrenheit	4×	3×
Grimassieren	4×	1×
Läppisches Verhalten	3×	3×
Mutismus	2×	0

Vergleicht man nun die psychopathologischen Syndrome, die wir bei prämenstruellen Erregungs- und Verwirrtheitsphasen beobachten, mit jenen Symptomen, die wir bei den postmenstruellen Psychosen finden, so ergibt sich aus Tab. 1, die auf der Auswertung von 50 prämenstruellen und 43 postmenstruellen psychotischen Phasen beruht, die folgende Gegenüberstellung:

Bei aller Zurückhaltung scheint uns diese Tabelle zu besagen, daß während der *prämenstruellen Erregungsphase* die Psychose pathoplastisch geprägt wird *durch zentrifugale, sthenische, extensive Impulse und einen explosiven Bewegungs- und Entladungsdrang,* während bei den *postmenstruellen Bildern* demgegenüber eher *asthenische, adynamische Züge, sensible Halluzinationen, Schlafstörungen, Bewegungsarmut, Kopfschmerzen und Impulsverarmung* im Vordergrunde stehen.

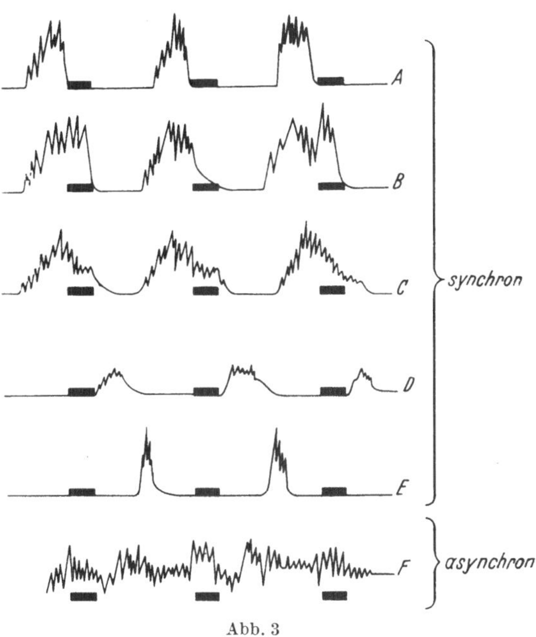

Abb. 3

Wenn man bei den infrage stehenden periodisch rezidivierenden Psychosen anhand ausführlicher Krankengeschichten den Eigenrhythmus des Krankheitsgeschehens analysiert, so kommt man zu folgenden 6 charakteristischen Verlaufsformen, von denen wir die Verlaufsformen A—E als synchrone Verlaufsformen bezeichnen, während die Form F als asynchroner Verlaufstypus im psychopathologischen Geschehen keinerlei Einfluß des Menstrualcyclus erkennen läßt (s. Abb. 3).

Die Abb. 3 zeigt schematisch die Erregungsphasen in Korrelation zur Menstruation. Die Verlaufsform A zeigt dabei regelmäßig prämenstruell wiederkehrende Erregungsphasen, die zu Beginn der Menstruation wieder abklingen. Die Verlaufsform B zeigt auch noch während der Menstruation ein psychotisches Bild, das jedoch mit Sistieren der Menstruation zum Abklingen kommt, bis in der zweiten Hälfte des nächsten Intervalls die nächste Erregungsphase einsetzt. Die Verlaufsform C beginnt ebenfalls mit einer prämenstruellen Erregung. Diese hält jedoch noch während der Menstruation an und klingt erst postmenstruell allmählich ab. Die Verlaufsform D zeigt demgegenüber einen entgegengesetzten Eigenrhythmus. Hier finden wir regelmäßig postmenstruell während der ersten Hälfte des Intermenstruums psychische Veränderungen, die während der zweiten Hälfte des Intermenstruums völlig abklingen. Eine seltene Variante ist die Verlaufsform E, bei der etwa zur Zeit des Follikelsprungs eine kurze und flüchtige Erregungsphase zu beobachten ist.

Selbstverständlich werden in der klinischen Praxis diese schematisch dargestellten Verlaufsformen vielfach durch die interferierende Therapie (Elektroschock, Insulin, Megaphen, Reserpin usw.) überdeckt. Gleichwohl sind die Phasen aber bei genauer Beobachtung oft noch trotz der Behandlung zu erkennen. Manchmal genügt es schon, anhand der Fieberkurve die Menstruationstermine und die angewandten Elektroschocks schematisch aufzuzeichnen und man erhält Anhaltspunkte für die vorliegende Verlaufsform. Wie schon erwähnt, wird die asynchrone Verlaufsform F vom Menstruationscyclus nicht beeinflußt. Man begegnet dieser Verlaufsform bei Kernschizophrenien und deren Endzuständen. Bei beginnenden Psychosen, d. h. während der ersten Monate des Krankheitsverlaufs, scheinen sich die Verlaufstypen A—C sowie D und E jeweils gleich zu bleiben; später kommen dann aber auch Übergänge der Form A in B und C vor. Dagegen dürfte ein Übergang der Verlaufsform A in D extrem selten sein.

Die Frage liegt nahe, ob diesem psychotischen Krankheitsgeschehen nicht auch bei manchen gesunden Frauen leichtere, periodisch wiederkehrende subjektive Beschwerden entsprechen könnten. Die heutigen Ausführungen von Herrn Döring G. K. sprechen durchaus in dieser Richtung.

Ehe wir auf unsere therapeutischen Ansätze eingehen, haben wir noch einige Bemerkungen zur endokrinen Problematik der verschiedenen Verlaufsformen vorweg zu nehmen. F. Georgi und E. Fels haben 1933 erstmals fortlaufende Oestrogenbestimmungen im Harn schizophrener Frauen durchgeführt. Bei einer amenorrhoischen Schizophrenen konnte bei wiederholten Harnuntersuchungen kein Oestrogen im Harn festgestellt werden. Bei 2 Schizophrenen mit normaler Menstruation dagegen fanden die Autoren eine deutliche Erniedrigung der Oestrogenbildung. Neuerdings hat Henri Baruk über einige grundlegende Beobachtungen bezüglich periodisch rezidivierender Psychosen bei Frauen berichtet, die er als hypofollikulinäre und hyperfollikulinäre Psychosen charakterisiert und tierexperimentell zu reproduzieren versuchte. Nach H. Baruk entsprechen die prämenstruellen Erregungsphasen der hyperfollikulinären Form, die postmenstruellen dagegen der hypofollikulinären. Bei den letzteren beobachtete er gelegentlich einen Oestrogensturz bis zu 80 E im Harn an einem Tage.

Wir selbst verfügen über keine fortlaufenden Harnoestrogenbestimmungen bei unseren Kranken. Wir konnten lediglich bei charakteristischen psychopathologischen Symptomen in der entsprechenden Phase den Harn sammeln*). Die bisher vorliegenden Werte zeigen aber, daß extreme Über- oder Unterwerte bei unseren Kranken offensichtlich kaum vorkommen. Man könnte allenfalls nur von einer relativen Hyper- oder Hypofollikulinie sprechen. Den einzigen, absolut erhöhten Wert von 215γ Oestrogen im 24-Stunden-Harn (Methode: nach Bates und Cohen) fanden wir bei Frl. A., die wegen eines prämenstruellen Verwirrtheitszustandes bei uns

*) Die Analysen verdanken wir Herrn Prof. Dr. H. J. Staudinger.

eingewiesen wurde. Neben einer starken, getriebenen Unruhe zeigte die Patientin eine erhebliche Aphrodisierung, versuchte in distanzloser Weise mit den behandelnden Ärzten in erotischen Kontakt zu kommen. Das Schamgefühl fehlte völlig. Intensives Masturbieren hatte zu einem ausgedehnten Pruritus vulvae geführt. Abgesehen aber von diesem Extremfall zeigten doch auch die übrigen Frauen mit relativer Hyperfollikulinie neben den psychotischen Symptomen auch deutliche libidinös-erotische Züge, die eine besondere psychotherapeutische Behandlung erforderten. Demgegenüber zeigten unsere Kranken mit relativ niedrigen Oestrogenwerten psychisch eher einen Mangel an Libido und Sexualisierung, wie überhaupt diese Kranken mehr an Impulsarmut und Adynamie leiden.

Wenden wir uns nunmehr der Hormonbehandlung dieser periodisch rezidivierenden Psychosen zu, so ist zunächst zu erwähnen, daß selbstverständlich die akuten Erregungs- und Verwirrtheitszustände mehr oder weniger leicht mit Elektroschocks, Megaphen, Reserpin und dgl. abgefangen werden können. Indessen handelt es sich hierbei aber oft nur um symptomatische *Scheinerfolge* der Therapie, da häufig bereits bei der nächsten entsprechenden Phase des folgenden Intermenstruums sich eine ähnliche Erregungsphase wieder einstellt. Wir haben diese Verhältnisse nun seit 5 Jahren am Krankenbett verfolgt und haben zunächst versucht, durch niedrige Oestrogen- und Gestagendosen in Gestalt von Progynon C- und Proluton C-Tabletten die ovarielle Insuffizienz günstig zu beeinflussen. Die Erfahrung zeigte indessen, daß wir zu niedrig dosiert hatten. Erst nachdem wir dazu übergingen, bei unseren prämenstruellen Psychosen während der 2. Hälfte des Intermenstruums 65 mg 17-α-Oxyprogesteron-Kapronat (Proluton-Depot, Schering) zu geben, gegebenenfalls in Kombination mit 100 mg Testosteronönanthat, ergaben sich befriedigendere Heilerfolge als bei allen früheren Behandlungsversuchen. Allerdings wäre es wünschenswert, auch diese Form der Hormonbehandlung immer noch mehr nach biochemischen Analysen des Tagesharns abzustimmen. Solange dies bei der klinischen Routinetherapie noch nicht allgemein möglich sein wird, scheint uns aber diese Behandlung noch die Methode der Wahl. Als Nebenerscheinung dieser Behandlung mit Depot-Proluton stört gelegentlich eine zu früh einsetzende oder unregelmäßig werdende Menstruation.

Was die hypofollikulinären, postmenstruellen psychischen Störungen betrifft, so geben wir hierbei seit Jahren mit recht befriedigendem Erfolg während der ersten Hälfte des Intermenstruums täglich 20 γ Äthinylöstradiol (1 Tablette Progynon C) in Kombination mit einer einmaligen Injektion von 100 mg Testosteronönanthat wenige Tage post menstruationem, eine Behandlung, die wir mehrere Monate hindurch fortsetzen, um dann mit der Testosterondosis allmählich zurückzugehen.

Wichtig scheint uns, daß vor allem bei den prämenstruellen Psychosen und der dabei häufig zu beobachtenden relativen Hyperfollikulinie der Leberfunktion besondere Aufmerksamkeit gewidmet werden muß. Die Oestrogene werden physiologischerweise in der Leber abgebaut. Bei Störungen der Leberfunktion, die nach F. Georgi c. s., J. H. Quastel und W. T. Wales, G. Mall und H. J. Jünemann, R. Chapuis u. a. bei endogenen Psychosen und speziell den Schizophrenien immer wieder zu beobachten sind, wird man zweckmäßigerweise mit der Hormonbehandlung eine Leberstütztherapie im Sinne von F. Georgi kombinieren.

Literatur

ALLEN, A. W.—DOISY, W. M.: J. Amer. Med. Ass. **1923**, Nr. 10.
ALTENBURGER, H., u. L. GUTTMANN: Z. Neur. **112**, 711 (1928).
— u. E. STERN: Arch. Psychiatr. Nervenkr. Taggsber. südostdeutsch. Neur. März 1927.
ANSELMINO, K. J., u. K. REGENSBURGER: Jb. ärztl. Fortbild. **1955**, 143.
ASCHHEIM, S.: Arch. Gynäk. **132** (1927).
BARUK, H.: Semaine Hôp. **1956** 323.
— Précis de Psychiatrie. Paris 1950.
CHINI, V.: Semaine Hôp. **1952**, 1175.
FOERSTER, O.: Verh. Ges. dtsch. Nervenärzte **1926**, 15.
FRAENKEL, L.: Mschr. Geburtsh. **50** (1919).
GELLER, F.: Arch. Gynäk. **120** (1923).
GEORGI, F., u. E. FELS: Z. Neurol. u. Psychiat. **147** (1933).
— R. FISCHER u. R. WEBER: Schweiz. med. Wschr. **1948**, 1194.
JUNKMANN, K.: Ärztl. Wschr. **1954**, 290.
LAQUEUR, E.: Dtsch. med. Wschr. **1926**, Nr. 30.
LOEWE, S.: Mschr. Psychiat. **65**, 152 (1927).
MALL, G., u. H. JÜNEMANN: Arch. Psychiat. Nervenkr. **188**, 289 (1952).
PROBST, V., u. O. ROTH: Dtsch. med. Wschr. **1954**, 1272.
QUASTEL, J. H., u. W. T. WALES: Lancet **1938**, 301; **1940**, 402.
ROTH, O.: Zbl. Gynäk. **1952**, 1489.
RUST, W.: Zbl. Gynäk. **76**, 70 (1954).
SIEBKE, H.: Zbl. Gynäk. **1929**, Nr. 39; **1930**, Nr. 26, Nr. 28, Nr. 31.
— Arch. Gynäk. **147** (1931).
SCHNEIDER, J.: Medizinische **1955**, 212.
UFER, J.: Zbl. Gynäk. **74**, 70 (1954).
— Ärztl. Wschr. **1951**, 577.
— Geburtsh. u. Frauenheilk. **1954**, 8.
ZONDEK, B., u. S. ASCHHEIM: Arch. Gynäk. **127** (1926).

Aus dem Institut für Tierzucht und Erbpathologie der Freien Universität Berlin
(Direktor: Prof. Dr. WALTER KOCH)

Durch Oestrogene experimentell erzeugtes anomales Geschlechtsverhalten bei Haustieren*

Von

W. KOCH

Das Problem Psyche und Hormone steht in einer nicht ganz einfachen Position zwischen experimenteller Forschung und Klinik. Unsere Laboratoriumsmethoden liefern uns Ergebnisse, die schwer auf den Menschen übertragbar sind, da berechtigte Vorbehalte bestehen, Ergebnisse, die an den psychisch nach unserer Meinung primitiven Laboratoriumstieren gewonnen wurden, zu vergleichen mit Befunden am psychisch gesunden oder kranken Menschen. Vielleicht sind aber Beobachtungen an Haustieren in mancher Hinsicht aufschlußreich, weil sich unter unseren Haustieren nicht nur psychisch recht differenzierte Arten finden, sondern auch individuell unterschiedliches Verhalten innerhalb einer Art nachweisbar ist. Untersuchungen auf diesem Gebiet sind erst möglich, seitdem durch die neuere Verhaltensforschung, die in der Zoologie entwickelt wurde, wissenschaftliche Untersuchungsmethoden gefunden sind. Die wissenschaftliche Tierpsychologie steht heute in ihren Anfängen. Methodische Grundlagen sind erst in den letzten Jahrzehnten geschaffen worden. Erst damit ist es jetzt möglich, die Haustiere psychologisch zu erforschen. Auf den durch die Tierpsychologie geschaffenen Grundlagen wird es möglich sein, eine Psychopathologie der Tiere zu entwickeln. Aus dem auf diesem Gebiete vorliegenden großen Beobachtungsmaterial hat FRAUCHIGER (*9*) eine beachtliche Sammlung durchgeführt und eine Ordnung und Gliederung versucht, die weitere Arbeiten erleichtert. In der trotzdem noch schwer übersehbaren Fülle der Kasuistik tierpsychologischer Beobachtungen läßt sich immerhin eine Gruppe relativ gut abgrenzen; das sind die von der Wirkung von Hormonen abhängigen Erscheinungen. Hier ist die in der gesamten Psychiatrie seltene Möglichkeit gegeben, experimentelle Methoden zu verwenden, wie das ja in der Physiologie und Pathologie der Hormonwirkungen heute selbstverständlich ist.

Wieweit das sexuelle Verhalten der Tiere vom Wirken der Hormone abhängig ist, ist durch Kastrationsversuche bei vielen Arten untersucht. Entfernung der Keimdrüsen unterdrückt bei den meisten Arten die geschlechtliche Betätigung. Bei kastrierten Tieren kann man durch Zufuhr des Hormons der Keimdrüse das artgemäße Geschlechtsverhalten wieder auslösen. So läßt es sich bis zu einem recht weitgehenden Grad abgrenzen, welche Verhaltensformen in welcher Weise und in welchem Grade vom Hormonspiegel abhängig sind.

---

* KARL JUNKMANN zum 60. Geburtstag.

Die Artkonstanz des geschlechtlichen Verhaltens ist allgemein bekannt, und jede Art hat ihre eigenen Geschlechtshandlungen. Weniger bekannt ist das individuell verschiedene Verhalten von Tieren einer Art. Fast nur von Haustieren weiß man, daß verschiedene Tiere sich individuell verschieden verhalten. Das könnte recht wohl auf unterschiedliche Hormonspiegel hindeuten. Dafür, daß auch Artunterschiede auf quantitativen Unterschieden der Hormonwirkung beruhen möchten, sprechen eigene frühere Beobachtungen. Schafe (*19*) zeigten nach Verabreichung von je 30000 i. E. Oestradiolbenzoat s. c. ganz ungewöhnlich starke, überdeutliche Brunsterscheinungen und darüber hinaus morphologische Veränderungen, die wir sonst nur von anderen Tierarten kennen. So war die Vulva deutlich gerötet und geschwollen, wie das normalerweise nie bei Schafen, wohl aber bei Schweinen vorkommt. Die Vaginalschleimhaut war hochgradig verhornt, das mikroskopische Bild entsprach dem des Brunstschleims von Mäusen, Ratten und Meerschweinchen. Ähnliche Veränderungen kommen bei der physiologischen Brunst des Schafes nicht vor. Ebenso fand Zrenner (*38*) nach Überdosierung mit 90 mg Dienoestrol die Vagina eines Kaninchens gefüllt mit abgestoßenen verhornten Epithelien. Auch hier zeigte sich das für die Maus, nicht aber für das Kaninchen charakteristische Bild des Scheidenschleims.

In den letzten Jahren haben wir in zahlreichen Versuchen die Wirkung hoher Dosen von Follikelhormon, neben Oestradiol und Oestradiolbenzoat, insbesondere der synthetischen Oestrogene Dienoestrol und Stilboestrol in Form von Implantaten und Kristallsuspensionen auf verschiedene Tierarten geprüft. Bisher fanden wir keine wesentlichen Unterschiede zwischen der Wirkung natürlicher und synthetischer Oestrogene. Unsere einfache Versuchsanordnung ist derart, daß wir möglichst vergleichbare Dosen einheitlich in einigermaßen vergleichbarer Weise appliziert und die unterschiedliche Reaktion beobachtet haben.

1. Geschlechtsreife männliche Tiere

Wie seit langem bekannt, verhalten sich männliche geschlechtsreife Tiere nach Verabreichung hoher Dosen von Follikelhormon wie Kastraten, nachweislich deshalb, weil das Keimgewebe im Hoden degeneriert. Nach Aussetzen der Behandlung regeneriert das Hodengewebe und das Tier wird wieder potent. Eine Dauerkastration ist also auf diese Weise nicht möglich, doch kann die Wirkung der Implantate schwer löslicher kristallisierter Hormonpräparate 6 Wochen bis mehrere Monate andauern.

Eine derartige Wirkung erzielten mit natürlichem Follikelhormon schon Hermann (*14*) und Fellner (*5*) bei männlichen erwachsenen Ratten, Meerschweinchen und Kaninchen, mit synthetischen Follikelhormonen v. Pallos (*34*), Noble(*32*), Kreittmaier und Sieckmann (*26*) bei Mäusen und Ratten, Lorenz (*28*, *29*) beim Hahn und beim Truthahn. An Suffolk-Widdern konnte Min Chuch Chan (*30*) durch Implantation von insgesamt 1,7—2,2 g Oestradiol das sexuelle Verhalten nicht unterdrücken. Dagegen sank nach Heckel und Steinmetz (*13*) bei Männern, die wegen Prostatahypertrophie 600000—1,4 Millionen RE von Oestradiolbenzoat erhalten hatten, die Libido. Winkler (*37*) konnte nur bei einem Teil unserer Versuchstiere am Sumpfbiber (Myocastor coypus) durch 50—200 mg Dienoestrol eine vorübergehende Kastrationswirkung erreichen, während Winkler durch Implantation von 80—200 mg Dienoestrol bei manchen

Kaninchen jedes Sexualverhalten unterdrücken konnte. In Versuchen stellten AMBROS (*1*) und ZRENNER (*38*) in unserem Institut bei Kaninchen keine Depression des Verhaltens fest.

Am auffälligsten wirken hohe Dosen von Follikelhormonen bei *Ziegenböcken*. Als ich (*23*) 11 Ziegenböcken 50—250 mg Dienoestrol und Stilboestrol implantierte, verschwand der auffallende Geschlechtsgeruch häufig schon nach 24 Stunden, das männliche Verhalten innerhalb von 2 Wochen und stellte sich meist erst nach 3—4 Monaten wieder ein. Beim *Schwein* sind unsere Versuche noch nicht abgeschlossen. Bei der Mehrzahl der behandelten Eber gelang es, das sexuelle Verhalten zu unterdrücken, bei manchen aber selbst nicht durch höchste Dosen. MOHR (*31*) implantierte 3 Bullen je 1 g Dienoestrol. Im Verlauf von 10 bis 14 Tagen verschwand der Geschlechtstrieb für etwa 3 Monate.

Von 29 älteren *Hähnen*, denen ich (*24*) 25—200 mg Oestradiol und Dienoestrol implantierte, nahm die Mehrzahl nach etwa einer Woche für mehr als 2 Monate das Verhalten von Kapaunen an, doch waren einzelne Tiere auch durch hohe Dosen nicht zu beeinflussen.

Entsprechende Versuche bei männlichen Enten und Gänsen blieben bisher auffallenderweise im Gegensatz zu Hühnern und Truthühnern ohne jede Wirkung. Keine oder wenigstens keine ausreichenden Erfahrungen liegen über Pferde, Schafe, Katzen und Meerschweinchen vor.

2. Männliche jugendliche Tiere

Bei jugendlichen männlichen Mäusen konnten zuerst FELS und BEUTHNER (*8*) männliches Verhalten durch Injektion von Follikelhormon unterdrücken. LORENZ (*28*), der als erster Hähnchen 20—25 mg Stilboestrol implantierte, konnte die Geschlechtsreife verzögern und das geschlechtliche Verhalten für die Dauer von etwa 2 bis 4 Monaten unterdrücken. Heute wird die Methode in großem Umfang zur hormonalen Kastration verwendet. Nach KILGER (*17*) ist die Dauer der Wirkung bei verschiedenen Rassen und nach der Ernährung verschieden. LORENZ (*29*) erreichte eine gleichsinnige Wirkung auch bei jungen Truthähnen, nicht aber bei Gänsen und Enten.

Eine 6 Monate alte männliche Gans, die 500 mg Dienoestrol s. c. erhalten hatte, sah ich bald darauf im Auslauf Tretversuche machen. Normalerweise werden Gänse erst im zweiten Lebensjahr geschlechtsreif. Die Versuche sind im weiteren Gange.

3. Männliche Kastraten

Geradezu paradoxe Wirkungen konnte mein Schüler MOHR (*31*) bei *Ochsen* erzielen. Von 9 erwachsenen Ochsen, welche Implantate von je 1 mg Dienoestrol erhielten, wurden 2 auffallend ruhiger, die 7 anderen dagegen besonders lebhaft, störrisch und wild; einige versuchten, auf Nachbartiere aufzuspringen, die anderen, bösartig gewordenen, nicht.

Als auf meine Anregung Herr Dr. W. SCHUBERT 11 jährigen *Hammeln* die ungewöhnlich hohe Dosis von je 250 mg Dienoestrol parenteral verabreichte, verhielten sie sich alle zunächst depressiv und wollten nicht fressen, aber nach etwa einer Woche wurden sie lebhafter, ließen die etwa als „Brummen" zu bezeichnende Stimme der Schafböcke hören und unternahmen häufige Deckversuche. Nach etwa 4 Wochen verschwand dieses männliche Verhalten.

Das männliche Sexualverhalten bedarf also an Hormonen nicht allein des Testikelhormons. Unsere Versuche reichen nicht aus, um die paradoxe Wirkung weiblicher Sexualhormone auf männliche Kastraten zu erklären. Es wird zu klären sein, ob die weiblichen Hormone in hoher Dosierung unmittelbar paradoxe Wirkung besitzen oder ob die Behandlung zu einer vermehrten Bildung von androgenen Hormonen der Nebenniere führt.

4. Geschlechtsreife weibliche Tiere

Bei geschlechtsreifen Tieren vieler Arten hat man ebenso wie bei weiblichen Kastraten durch kleine Gaben oestrogener Hormone Brunsterscheinungen auslösen können (KOCH *24*). Die dazu gerade noch ausreichende Hormonmenge ist als Mäuse- bzw. Ratteneinheit festgesetzt worden. Jene ist nach der internationalen Vereinbarung etwa gleich 1/10000 mg Oestradiol oder Stilboestrol. Die chemisch verschiedenen Stoffe wirken nicht allzu verschieden. Für größere Tiere ist diese brunstauslösende Mindestmenge nicht genau genug bestimmt, was jedoch in verschiedener Hinsicht bedeutungsvoll wäre. Einmal gestattet sie den Rückschluß auf die Menge von Hormonen, die es zu einer physiologischen Brunst kommen lassen. Auch gilt es, den Höchstwert der normalen Variationsbreite festzustellen, da überhohe Dosen auch recht ungewöhnliche Brunsterscheinungen hervorrufen können.

Hohe Oestrogen-Dosen wirken auf geschlechtsreife Tiere *uneinheitlich*. Vielfach sind die so behandelten Weibchen anfangs stark *erregt*, unter Erscheinungen ähnlich denen der normalen Brunst, oft aber kann man geradezu von einer *Hypersexualisierung* sprechen. Nach Tagen oder Wochen beruhigen sich die Tiere wieder. Immer wird der Sexualcyclus unterbrochen; in der Azyklie verhalten sich die Weibchen ruhig, sind häufig auffallend träge und verhalten sich ähnlich wie schwangere Tiere. Derartiges Benehmen konnte ich (*19*), bald darauf auch HAMMOND (*11*), beim Schaf beobachten. NOVOTNY (*33*) hat an unserem Institut 20 geschlechtsreifen Kühen je 1 g Dienoestrol s. c. verabreicht. Die meisten wurden auffallend empfindlich und reizbar, je 2 Kühe wurden ausgesprochen bösartig. 8 Tiere wirkten mehr oder weniger deutlich nymphoman, einige mehrere Wochen lang. Aber das Verhalten war durchweg uneinheitlich und paßte nicht zum artgemäßen Brunstverhalten. 4 behandelte Kühe wurden anstatt in Abständen von 21 Tagen alle 4 bis 10 Tage brünstig. 4 Kühe beruhigten sich sofort nach der Behandlung und zeigten keinerlei Brunsterscheinungen, zwei weitere blieben unbeeinflußt. Die meisten Kühe wurden einige Wochen nach der Behandlung wieder ruhig, 13 ließen sich außerordentlich leicht mästen, was für kastrierte Kühe nicht in dem Maße zutrifft.

Von 9 ebenso behandelten Kühen MOHRS (*31*) verstärkten sich bei sechsen die Brunst, 3 von ihnen waren auffallend aufgeregt. Nur 2 Tiere blieben die ganzen 3 bis 4 Monate hindurch reaktionslos, während die übrigen 7 Tiere nach vorübergehenden Aufregungserscheinungen auffallend ruhig wurden. Eine Kuh wurde 6 Wochen nach der Behandlung vorübergehend überempfindlich und bösartig. Herr Dr. KOLL beobachtete ambivalentes Verhalten. Eine magere, trockenstehende Kuh von 462 kg Gewicht, die nicht weniger als 1,4 g Dienoestrol erhalten hatte, zeigte in der ersten Woche nach der Behandlung wenig Appetit. Von der zweiten Woche an brüllte sie wie ein männliches Rind, verfolgte auf der Weide weibliche Rinder und benahm sich schließlich wie ein bösartiger Stier. Sie scharrte den Boden auf und griff Menschen an, so daß sie 7 Wochen nach der Behandlung von der Polizei erschossen werden mußte. Bei der Schlachtung zeigten sich zahlreiche Cysten am Ovar. Diese wenigen Versuche zeigen, daß Rinder sich nach Verabreichung von Hormonen individuell verschieden verhalten.

Nymphomane Erscheinungen hat auch DINUSSON (*4*) beim Schwein beobachtet. Ein von CANDINAS (*2*) behandeltes Schwein wurde nach 6 Tagen sehr unruhig, es riß den Holzfußboden des Stalles und die Erde darunter auf, ohne jedoch brünstig zu werden. — Ausnahmsweise aber werden Schweine nach sehr hohen Dosen dauerbrünstig. Viele Schweine werden sofort nach der Behandlung mit Oestrogenen ruhig und für längere Zeit sexuell inaktiv [SPÖRRI und CANDINAS (*36*), HUEBER (*18*) und KLETTE, sowie SCHAPER (*35*)], wie wir bestätigen können, infolge Luteinisierung des Ovars. Wie oben angeführt, beobachtet man entsprechendes Verhalten gelegentlich auch bei Rindern.

Ausgesprochene psychische *Depressionserscheinungen* sind nach der Behandlung mit Oestrogenen nicht selten: [KOCH (*23*), NOVOTNY (*33*) und MOHR (*31*) wiederholt beim Rind, WINKLER (*37*) beim Sumpfbiber], ob infolge spezifischer Wirkung der Hormone oder als allgemeine Wirkung der Injektion, das bleibt noch festzustellen. In unserem Institut löste AMBROS (*1*) durch Injektion von 30 mg Dienoestrol bei einem Meerschweinchen Pseudogravidität aus.

Manche Hühner legen nach Oestrogengaben besser. HAYASI (*12*) machte Hennen, die schon nicht mehr legten, wieder fruchtbar. GODFREY (*10*) und ITO (*16*) konnten durch dieselbe Behandlung den Bruttrieb unterbrechen.

8 dreijährigen, schlecht legenden Italienerhennen injizierte ich im Juli je 1,5 bis 100 mg Dienoestrol. Sie legten deshalb nicht besser, suchten aber vom 10. Tag an täglich durchschnittlich 5mal die Legenester auf und benahmen sich, als ob sie legen wollten. Das sieht man bei unbehandelten Hennen nur bei Beginn der Legetätigkeit.

Bei Hunden konnten LESBOUYRIES und BERTHELON (*27*) auch durch hohe Oestrogendosen das Verhalten nicht ändern, ich selbst ebensowenig an Ziegen. Beim Pferd, der Katze, Ratte und Maus fehlen noch ausreichende Beobachtungen.

5. Weibliche juvenile Tiere

Bei jungen Weibchen kann man durch Verabreichung von Oestrogenen Brunsterscheinungen erreichen: [ISCOVESCO (*15*) beim Kaninchen, FELLNER (*5*) beim Meerschweinchen, CURTIS und DOISY (*3*) bei Ratten und Mäusen].

5 weibliche *Gänse* im Alter von 6 Monaten erhielten im Herbst 1950 parenteral 100 bis 750 mg Dienoestrol. Im Stall sahen wir keine Verhaltensänderung. Als wir sie nach drei Wochen, zufällig bei Regenwetter, in den Auslauf ließen, wurden sie sehr lebhaft, suchten die Wasserpfützen auf und wurden dort von dem S. 65 erwähnten Ganter getreten. In einem größeren Wasserbecken zeigten alle Tiere das normale Paarungsverhalten, während unbehandelte Gänse erst im 2. Jahr geschlechtsreif werden. Bei der Schlachtung fand sich der Oviduct voll ausgebildet wie bei normalen geschlechtsreifen Tieren, stark hyperämisch, Durchmesser etwa 4 cm; das Ovar war dem Alter entsprechend unentwickelt.

Im Juni 1951 erhielten von 10 120 Tage alten Italienerhennen 5 alle 5 Tage je 5 mg, die anderen je 10 mg Dienoestrol. 18 Tage danach spreizten alle Junghennen bei Annähern einer beliebigen Person so wie geschlechtsreife Hennen die Flügel und duckten sich zur Paarung, auch ließen sie sich ohne weiteres anfassen und aufheben. Das ließ sich etwa 2 Wochen lang beliebig oft wiederholen. Die Junghennen begannen nicht zu legen. Normalerweise duckt sich die Henne nur bei Annäherung des Hahnes, meist nur einmal täglich, bald nach Ablage des Eies. Dieser Zusammenhang war hier gestört. Es kann daher angenommen werden, daß die Legetätigkeit der Hühner keine unerläßliche Voraussetzung der Paarungsbereitschaft ist. Auch hier zeigt die Sektion einen vollentwickelten Oviduct und ein infantiles Ovar. Offenbar macht das Follikelhormon das Huhn paarungsbereit ohne unmittelbaren Zusammenhang mit der Ovulation.

Diese Ergebnisse gestatten wohl vorsichtige Rückschlüsse auf die Hormonmengen, die beim normalen Zustandekommen der Paarungs- und Legebereitschaft wirken. Wie schon 1936 (*20*) mitgeteilt, beginnen Hennen nach Injektion von 5—30 mg Oestradiolbenzoat zu legen, ohne daß sich die Paarungs- und Legebereitschaft auffällig verändern. Kleinere Dosen haben überhaupt keine erkennbare Reaktion hinterlassen. Wenn auch die jetzt verwendeten Dosen von mehreren mg wohl erheblich über die physiologischen Werte hinausgehen, so darf man vermuten, daß bei der normalen Geschlechtstätigkeit der Vögel verhältnismäßig recht große Mengen von Hormonen zur Wirkung kommen.

6. Intersexe

Man brachte mir eine 21 Monate alte rehbraune Frankenziege, weil sie nach wiederholtem Decken noch nicht tragend geworden war. Das kräftige und sehr gut entwickelte Tier erhielt eine Injektion von 100 mg Dienoestrol. In den ersten Wochen danach zeigten sich starke Brunsterscheinungen. Darüber hinaus versuchte sie im Stall an den Wänden hochzuklettern, warf den Kopf über den Rücken und überschlug sich dabei des öfteren nach rückwärts, wenn sich ein Mensch näherte. Da das Zurückschlagen des Kopfes zum Paarungsspiel des männlichen Ziegenbocks gehört, brachten wir das Tier mit anderen Ziegen zusammen, und hier zeigte es folgende männliche Verhaltensweisen: Beriechen der weiblichen Geschlechtsteile, Schlagen und Stampfen mit dem Vorderfuß, Flehmen und Aufspringen unter heftigen Deckbewegungen. Diese Erscheinungen wurden im zweiten und dritten Monat nach der Behandlung immer stärker. Zugleich wurden Kopf und Hals plumper und stärker, und es verschwand der weibliche Ausdruck, wenn auch nicht gerade der eines männlichen Tieres an seine Stelle trat. Durch Probelaparotomie wurde rechts ein normales Ovar, links ein vollentwickeltes Ovar neben einem kleinen aber vollausgesbildeten Hoden festgestellt. Bei diesem Zwitter hat also die Behandlung mit weiblichem Hormon die Entwicklung der männlichen Keimdrüse gefördert.

Ein Überblick über das Ergebnis unseres Experimentes zeigt ein verwirrend uneinheitliches Bild. Das dürfte den Forscher beunruhigen und zu weiteren Prüfungen anregen, den Kliniker beruhigen. Denn unser Ergebnis sagt aus, daß die Vorsicht, die wir gegenüber psychischen hormonal bedingten Symptomen hegen, berechtigt ist. Wir sehen, daß unerwartet verschiedenes Verhalten nicht nur beim Menschen vorkommt, also nicht allein auf der komplizierteren menschlichen Psyche beruht.

Zusammenfassung

Hohe Dosen von Oestrogenen bewirken unterschiedliches Geschlechtsverhalten von Säugetieren und Vögeln.

1. Behandelte *männliche* geschlechtsreife Sumpfbiber, Kaninchen, Ziegen und Rinder verhalten sich wie Kastraten. Bei Ebern und Hähnen ist diese Wirkung nur bei einem Teil der Tiere zu erreichen.

2. Die Geschlechtsreife *jugendlicher* Hähne und Truthähne wird verzögert. Dagegen wurde bei einer männlichen Gans vorzeitige Geschlechtsreife ausgelöst.

3. *Ochsen* und *Hammel* zeigten männliches Geschlechtsverhalten.

4. *Weibliche geschlechtsreife* Tiere verhalten sich sehr verschieden. Manche Hühner und Schweine wurden hypersexuell; dann folgten Depressionserscheinungen. Bei Schweinen, seltener bei Rindern, wird der Sexualcyclus unterdrückt. Eine Kuh benahm sich männlich, Hühner zeigten vermehrten Legetrieb, ohne mehr zu legen.

5. *Weibliche jugendliche* Gänse wurden vorzeitig geschlechtsreif; Hühner zeigten verändertes Paarungsgehaben.

6. Eine zwittrige Ziege verhielt sich männlich.

Literatur

1. Ambros, R.: Vet. Diss. München 1953.
2. Candinas, L.: Vet. Diss. Zürich. 1951.
3. Curtis, W., u. J. E. Doisy: J. biol. Chem. **91**, 647 (1931).
4. Dinusson, W. E.: J. Anim. Sci. **10**, 885 (1951).
5. Fellner. O.: Arch. Gynäk. **100**, 641 (1913).
6. — Pfügers Arch. **189**, 199 (1921).
7. Fels, E.: Arch. Gynäk. **132**, 206 (1927).
8. — u. P. Beuthner: Endokrinologie **2**, 406 (1928).
9. Frauchiger, E.: Seelische Erkrankungen bei Mensch und Tier. Bern: Huber II. Auf. 1953.
10. Godfrey, E. F., and R. G. Yaap: Poultry Sci. **29**, 356 (1950).
11. Hammond, J.: Endocrinology **4**, 169 (1945).
12. Hayasi. B.: Jap. J. Genet. **21**, 66 (1946); ref. Animal Breeding Abstr. **1948**, 260.
13. Heckel, A., and Ch. R. Steinmetz: J. Urol. (Baltimore) **46**, 319 (1941).
14. Hermann, E.: Zbl. Geburtsh. **44**, 1448 (1920).
15. Iscovesco, H.: C. R. Soc. Biol. (Paris) **73**, 16 (1912).
16. Ito, N., and F. Ueno: Folia endocr. japon. **22**, 28 (1946); ref. Animal Breeding Abstr. **1951**, 116.
17. Kilger, E.: Versuche zur hormonalen Kastration von Hähnen. Vet. Diss. München 1950.
18. Klette, H., u. S. Hueber: Tierärztl. Umschau **6**, 36 (1951).
19. Koch, W.: Z. Tierzüchtung u. Züchtungsbiol. **57**, 147 (1944).
20. — Arch. Geflügelkd. **11**, 6 (1937).
21. — Hormone und Hormontherapie in der Tiermedizin. 2. Aufl. Stuttgart 1949.
22. — Tierärztl. Umschau **1949**, 386.
23. — Berl. Münch. tierärztl. Wschr. **1950**, 211.
24. — Mh. Tierheilkd. **1951**, 239.
25. — Tierärztl. Umschau **1950**, 485.
26. Kreittmaier, J., u. W. Sieckmann: Klin. Wschr. **1939**, 156.
27. Lesbouryies, G., et F. Berthelon: Bull. Acad. Vet. France **10**, 126 (1937).
28. Lorenz, F. W.: Poultry Sci. **22**, 190 (1943).
29. — Poultry Sci. **23**, 458 (1944).
30. Min Chuch Chan: J. Endocr. **3**, 192 (1942).
31. Mohr, W.: Züchtungskd. **23**, 189 (1951).

32. Noble, R. L.: J. Endocr. **1**, 128 (1939).
33. Novotny, St.: Vet. Diss. München 1951.
34. Pallos, J. von: Arch. Gynäk. **171**, 43 (1939).
35. Schaper, G.: Tierärztl. Umschau **1951**, 124.
36. Spörri, H., u. L. Candinas: Schweiz. Arch. Tierheilk. **93**, 129 (1951).
37. Winkler, R.: Vet. Diss. München 1951.
38. Zrenner, K.: Über die Wirkung eines synthetischen Oestrogens in hohen Dosen bei Kaninchen. Vet. Diss. München 1953.

Diskussion

R. Elert (Düsseldorf):

Bei dem unterschiedlichen Einfluß der Oestrogene auf das psychosexuelle Verhalten muß man außer der direkten (Sexualtriebhemmung) auch ihre indirekte Wirkung berücksichtigen, die über den HVL verläuft. Hier hemmen sie nicht nur die gonadotrope Funktion (FSH), sondern fördern die corticotrope Funktion und die ICSH-Aktivität des HVL. Die dadurch bedingte Stimulation der NNR führt nicht nur zur Aktivitätssteigerung der Corticosteroidproduktion, sondern auch der androgen wirksamen Steroide, die sexualtriebfördernd wirken. Für die Oestrogenwirkung auf das psychosexuelle Verhalten dürfte also außer Dosis und Zeitdauer der Applikation auch die endokrine Ausgangssituation von HVL und NNR von Bedeutung sein. — Ich erinnere mich einer Patientin, die mich wegen Verlust von Libido und Orgasmusfähigkeit (seit einem halben Jahr) konsultierte. Anamnestisch waren psychologische Ursachen auszuschließen, dagegen ergab sich, daß die Patientin seit einem halben Jahr mit höheren Oestrogendosen behandelt wurde. Nach Absetzen der Hormonbehandlung stellten sich Libido und Orgasmusfähigkeit bald wieder ein.

G. W. Parade (Neustadt a. d. Haardt):

Parade weist darauf hin, daß bei der sogenannten neurogenen (cerebralen) Tetanie sich die Anfälle oftmals im Prämenstruum häufen. Diese Massierung der Anfälle oder das Auftreten von Äquivalenten in dieser Zeit ist nicht von einer sicher meßbaren Erniedrigung des Blutkalkspiegels begleitet, sondern hängt offenbar mit einer Herabsetzung der nervösen Erregbarkeitsschwelle zusammen, die im Prämenstruum eintritt.

J.-H. Napp (Hamburg):

Die diagnostischen und therapeutischen Schlußfolgerungen von Herrn Prof. Mall beruhen auf den Werten von Oestrogenausscheidungsbestimmungen bei seinen Patientinnen. Es ist bekannt, daß die Oestrogenbestimmung technisch schwierig ist und bei den geringen Normalwerten eine relativ hohe Schwankungsbreite besitzt. Einzelbestimmungen innerhalb eines ovulatorischen Cyclus sind für Aussagen über hypo- oder hyperfollikulinäre Zustände nicht verwertbar.

Aus dem Institut für experimentelle Endokrinologie an der Charité, Berlin
(Direktor: Professor Dr. WALTER HOHLWEG)

Die Wirkung der Hormonkombination Testosteronpropionat/Choriongonadotropin auf die Hodenfunktion und das Sexualverhalten des Rattenmännchens

Von

W. HOHLWEG

Mit 2 Abbildungen

Es ist als bekannt vorauszusetzen, daß die Hormone peripherer Drüsen, also das männliche und weibliche Sexualhormon, das Schilddrüsen- und das Nebennierenrindenhormon, die Produktion der ihnen übergeordneten HVL-Hormone hemmen. Es besteht ein Gleichgewicht zwischen den spezifischen glandotropen HVL-Hormonen, dem gonadotropen, thyreotropen und corticotropen Hormon und den zugeordneten peripheren Hormonen, das von Zwischenhirnzentren gesteuert wird. Kliniker warnten aus diesem Grunde, bei Hypofunktionen peripherer Drüsen die Hormone dieser Drüsen zu verabreichen. Die Hemmung der HVL-Funktionen durch periphere Hormone ist jedoch reversibel; nach Absetzen der Zufuhr kommt die entsprechende glandotrope HVL-Funktion wieder in Gang. Hat sich das Zwischenhirnzentrum bei längerer Zufuhr eines peripheren Hormons an einen höheren Bluthormonspiegel gewöhnt, ist ein "rebound-effect" möglich. Durch die Desensibilisierung des Zentrums kann, einige Zeit nach Aufhören der Zufuhr, die HVL-Funktion eine Höhe erreichen, die über der vor der Hormonzufuhr liegt, wodurch auch die periphere Drüse zu einer verstärkten Funktion gelangt. Dieser Effekt wurde von mir bereits 1934 entdeckt und als ,,Desensibilisierungs-Effekt" beschrieben.

Durch die Anwendung peripherer Hormone kann es zu einer völligen Inaktivitätsatrophie der betreffenden Hormondrüse kommen. Wenn es sich, wie bei der Nebennierenrinde, um eine lebensnotwendige Hormonproduktion handelt, kann ein plötzlicher Abbruch der Hormonzufuhr zu schweren Krisen führen, denn es dauert ja einige Zeit, bis die Eigenproduktion wieder in Gang gekommen ist. Durch rechtzeitige Zufuhr von ACTH kann man diese Krisen vermeiden. Am Modell der Hodenfunktion haben wir Versuche durchgeführt, wie die kombinierte Wirkung eines peripheren und eines glandotropen Hormons gegenüber den Komponenten eine Hormondrüse beeinflußt. Größere Gruppen von infantilen Rattenmännchen im Gewicht von 40 bis 50 g wurden mit den einzelnen Komponenten und mit einer Kombination Choriongonadotropin/Testosteronpropionat behandelt. Das Kombinationspräparat wurde durch Homogenisierung von

Choriongonadotropin in der Testosteronpropionat-Öllösung hergestellt. Man erhält auf diese Weise eine gut injizierbare stabile Hormonsuspension.

Aus Tab. 1 ist das Ergebnis nach 4 Wochen Behandlung ersichtlich:

Tabelle 1

Dosierung: 2mal wöchentlich ü. 4 Wochen subcutan in 0,2 cm³ Sesamöl	Körpergewicht/D: g	Hoden/D:	Samenblasen/D: mg
Öl-Kontrollen	110	636 mg hist.: juvenil	14
0,5 mg Testosteronpropionat	120	264 mg hist.: Zwischenzellen und Keimepithel gehemmt	153
36 iE Choriongonadotropin	113	744 mg hist.: Zwischenzellen und Keimepithel stimuliert	53
0,5 mg Testosteronpropionat + 36 iE Choriongonadotropin	106	636 mg hist.: Zwischenzellen und Keimepithel stimuliert	203

Die Hoden der Ölkontrollen wogen im Durchschnitt 636 mg, die Samenblasen 14 mg. Die Zufuhr von 0,5 mg Testosteronpropionat 2mal wöchentlich subcutan injiziert, hat ein Absinken des Hodengewichts auf weniger als die Hälfte, auf

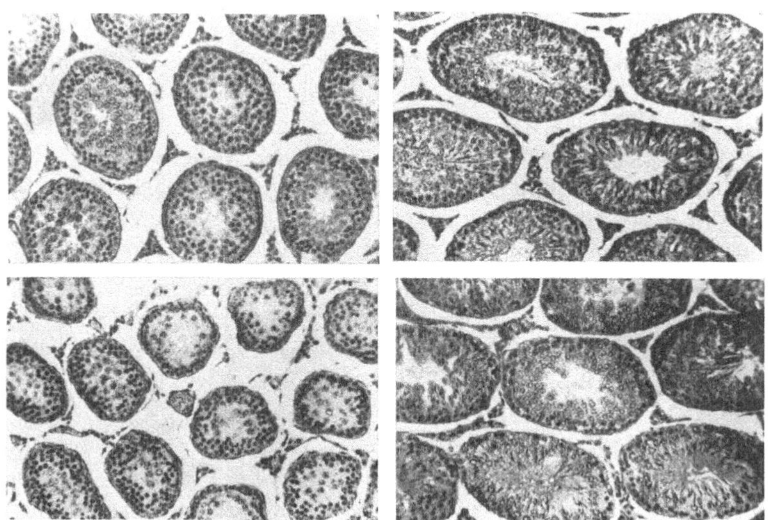

Abb. 1. links oben: Hoden einer juvenilen Ratte (Ölkontrolle); links unten: Hoden nach 8 × 0,5 mg Testosteronpropionat innerhalb von 4 Wochen; rechts oben: Hoden nach 8 × 36 iE Choriongonadotropin innerhalb von 4 Wochen; rechts unten: Hoden nach 8 × 0,5 mg Testosteronpropionat plus 36 iE Choriongonadotropin innerhalb von 4 Wochen

264 mg, zur Folge; die Samenblasengewichte stiegen auf 153 mg an. 36 iE Choriongonadotropin-Ölsuspension entsprechend verabreicht, hatten eine geringe Vergrößerung der Hoden und eine deutliche der Samenblasen zur Folge, die jedoch mit 53 mg nur $^1/_3$ des Gewichts der Testosterontiere erreichten. Bei Kombination der beiden Hormone blieb das Gewicht der Hoden unverändert, das Gewicht der Samenblasen liegt etwas über dem der Testosterontiere.

In Abb. 1 sehen sie links oben den Hoden eines juvenilen Kontrolltieres mit gut entwickelten Zwischenzellen. Die Spermiogenese ist noch nicht in Gang gekommen. Links unten der Hoden vier Wochen nach insgesamt 8 Injektionen zu 0,5 mg Testosteronpropionat. Zwischenzellen und Hodenkanälchen sind atrophisch. Nach Behandlung mit 8mal 36 iE Choriongonadotropin (Abb. rechts oben) Stimulierung von Zwischenzellen und Keimepithel. Die Kombination von Testosteronpropionat plus Choriongonadotropin führt am Hoden (Abb. rechts unten) praktisch zum selben Bild wie Choriongonadotropin allein. Die Hemmung der Hodenfunktion durch Testosteronpropionat ist also durch das zugesetzte Choriongonadotropin nicht nur verhindert worden, es ist sogar eine Stimulierung

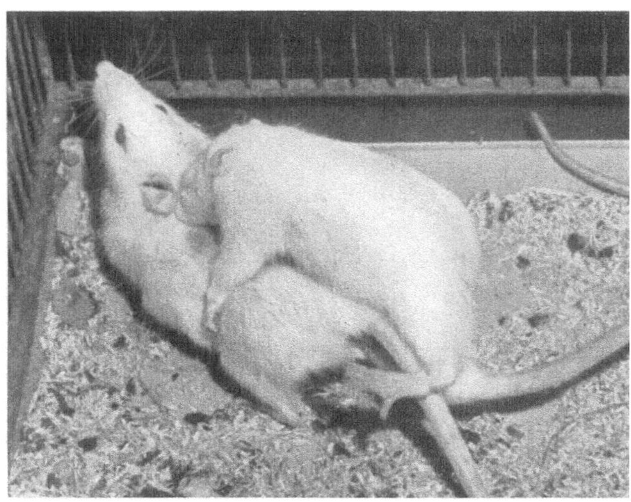

Abb. 2. Libido und Potenz bei juvenilen Rattenmännchen nach 6 Injektionen von 1 mg Testosteronpropionat plus 36 iE Choriongonadotropin innerhalb von 3 Wochen

der Hodenfunktion festzustellen. Bei den Tieren dieser Gruppe ist ein aktiver Hoden und gleichzeitig die stärkste Stimulierung des Sexualapparates (Penis, Prostata und Samenblasen) festzustellen.

Es erschien nun von Interesse, das Sexualverhalten der Tiere zu prüfen, die die Hormone einzeln, bzw. in Kombination erhalten hatten. Für diesen Versuch gaben wir infantilen Rattenmännchen 2mal wöchentlich 1 mg Testosteronpropionat und 36 iE Choriongonadotropin einzeln und in Kombination. Nach 3 Wochen wurden oestrogenisierte Rattenweibchen zugesetzt. Nur die Männchen der Kombinationsgruppe zeigten starke Libido und Potenz. Die kleinen Männchen besprangen zu wiederholten Malen die bedeutend größeren Weibchen, wie Abb. 2 zeigt.

Das Weibchen weist den typischen Lordosereflex auf. Die Männchen der drei anderen Gruppen, also der Komponenten einzeln und der Ölkontrollen, wiesen nur ganz geringen bzw. keinen Geschlechtstrieb auf, es wurde bei wiederholten Prüfungen nicht ein Coitus beobachtet.

Die starke Wirkung der Kombination auf den Geschlechtstrieb ist nicht ohne weiteres erklärbar. Es ist allerdings nur in dieser Gruppe eine Stimulierung der

Hoden mit einer starken peripheren Hormonwirkung kombiniert. Es wäre möglich, daß die Zwischenzellen Stoffe erzeugen, die zusammen mit einer entsprechenden Testosteronmenge das Erotisierungszentrum beeinflussen.

Auf Grund unserer Versuchsergebnisse glaube ich, daß die Kombination glandotroper und peripherer Hormone in Form von Ölsuspensionen klinische Bedeutung erlangen wird. Außer der von uns untersuchten Kombination Testosteron-Choriongonadotropin käme die Kombination Progesteron-Choriongonadotropin z. B. bei der Behandlung von Blutungen infolge von Follikelpersistenz und die Kombination ACTH-Cortison in Frage. Tierexperimentelle und klinische Untersuchungen in dieser Richtung sind im Gange.

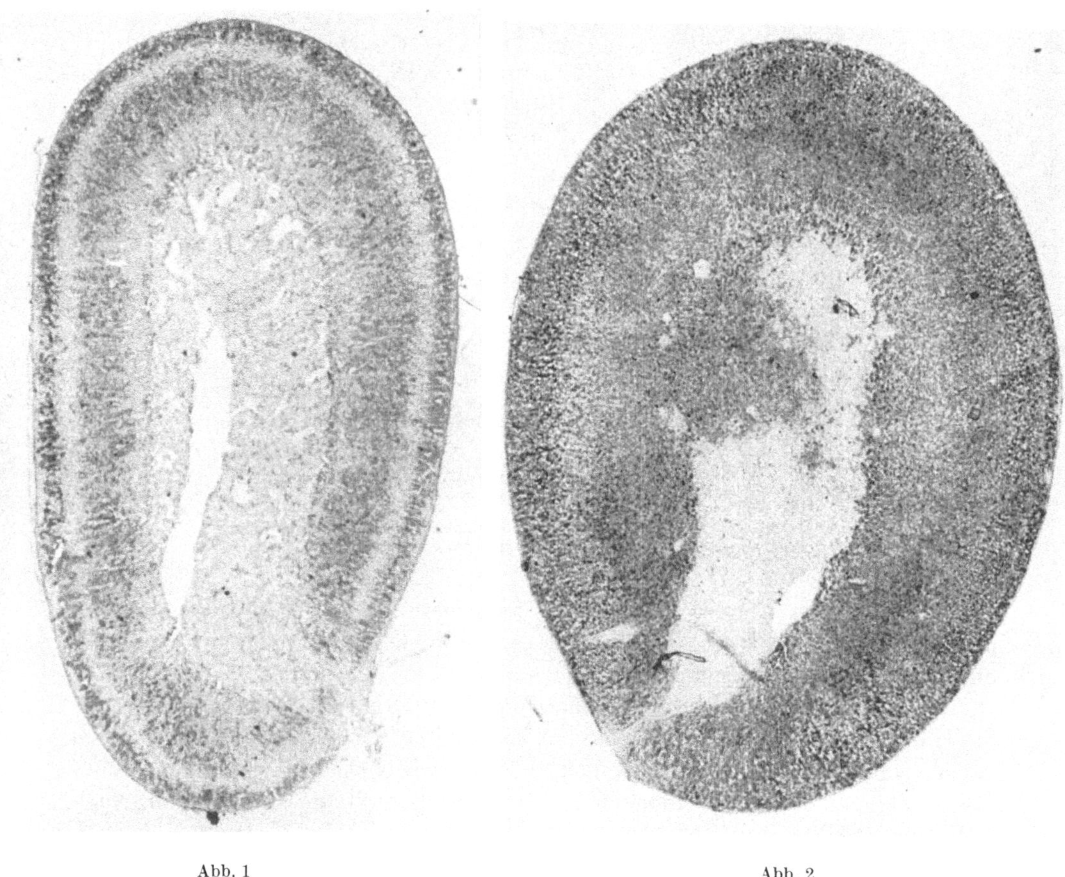

Abb. 1 Abb. 2

Diskussion

Mit 3 Abbildungen

G. L. IJZERMAN (Oss/Holland):

Im Anschluß an den sehr interessanten Vortrag von Herrn Prof. HOHLWEG möchte ich ganz kurz berichten über die Untersuchungen, die von Dr. OVERBEEK in unseren Laboratorien in Oss, Holland, durchgeführt wurden zur Prüfung des Einflusses einer Kombination von Hydrocortison-Acetat und ACTH auf die Nebennierenrinde der Ratte. Verglichen wurde der Effekt von Behandlung mit nur Hydrocortison-Acetat und Hydrocortison-Acetat kombiniert mit dem Depot-ACTH-Präparat Cortrophine-Z. Und zwar wurden am 1., 5. und 9. Tag jeweils 2,5 mg Hydrocortison-Acetat, bzw. 2,5 mg Hydrocortison-Acetat und 2 iE Cortrophine-Z intramuskulär verabreicht. Am 13. Tag wurden die Tiere getötet und die Nebennieren untersucht (Sudan-Färbung).

In Abb. 1 sehen wir die Nebenniere eines nur mit Hydrocortison-Acetat behandelten Tieres. Es läßt sich sehr deutlich eine entfärbte Sudanophobe-Zone erkennen, etwa auf der Grenze der Zona glomerulosa und fasciculata. Die Zona fasciculata ist deutlich fettarm.

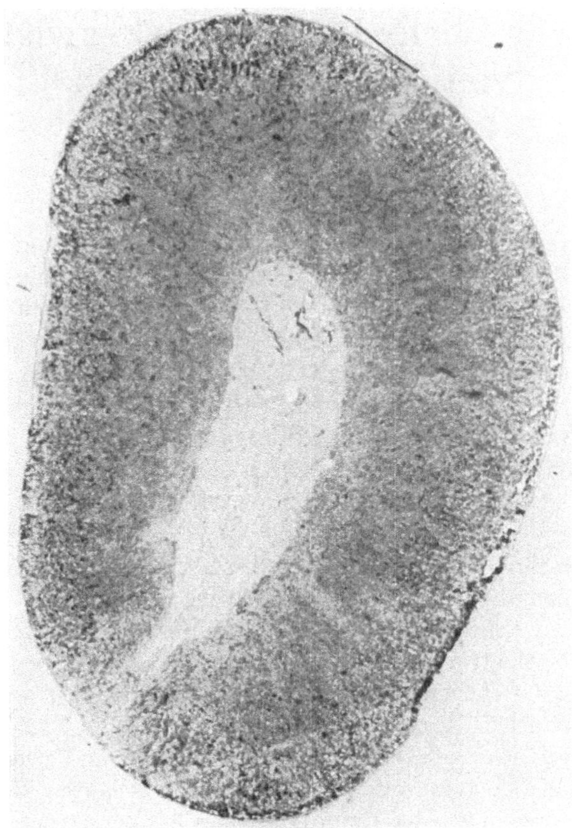

Abb. 3

Abb. 2 zeigt Ihnen die Nebenniere nach Behandlung mit der Kombination Hydrocortison und Cortrophine-Z: Keine Spur einer sudanophoben Zone, und Fettreichtum der Zona fasciculata.

Dieses Bild gleicht im wesentlichen Abb. 3 (Kontroll-Tiere).

Aus der Psychiatrischen und Nervenklinik der Universität Hamburg
(Direktor: Prof. Dr. H. Bürger-Prinz)

Psychische Wirkungen und Nebenwirkungen von ACTH und Cortison

Von

C. Dieck

Bei der Bedeutung, die den hormonalen Regulations- und Steuerungsvorgängen im menschlichen Organismus zukommt, wäre es sehr verwunderlich, wenn es sich hierbei lediglich nur um körperliche Mechanismen handeln würde. Die endokrinologische Forschung begleitet daher stets die Frage, inwieweit die Hormone psychische Wirkungen ausüben oder von psychischen Faktoren beeinflußt werden [v. Frankl-Hochwart (1912)].

In diesem Sinne ist besonders dem Zusammenspiel von Hypophysenvorderlappen (HVL) und Nebennierenrinde (NNR) größtes Interesse gezeigt worden, da sowohl dem adrenocorticotropen Hormon (ACTH) als auch vor allem einer bestimmten Gruppe der NNR-Hormone, den Glucocorticosteroiden, weitgehendste Wirkungen zugeschrieben wurden. Darüber hinaus bekam das HVL-NNR-System im Rahmen einer trotz aller Polemik sehr fruchtbaren Konzeption, nämlich der Selyeschen Lehre vom Adaptationssyndrom, eine Mittelpunktsstellung.

Auch in der Psychiatrie wurde die Selyesche Lehre für ein bestimmtes, zeitlich begrenztes Stress-Geschehen als stichhaltig und praktisch wichtig bestätigt (Binswanger, s. auch Bash).

Das Herausgreifen einzelner Hormone muß mit allem Vorbehalt geschehen. Schon früh hat Kraepelin auf die Gefahr einer isolierten Betrachtung hingewiesen und betont, daß jeder Eingriff in eines der endokrinen Organe zu den verwickeltsten Umstellungen des ganzen Systems Anlaß gibt, die sich zudem in den einzelnen Lebensabschnitten allem Anschein nach noch wesentlich voneinander unterscheiden.

Erfahrungen über die psychische Wirkung und die möglichen Nebenwirkungen von ACTH und Cortison konnten vor allem bei den sehr umfangreichen therapeutischen Anwendungen gesammelt werden.

Zur genaueren Betrachtung dieser psychischen Wirkungen müssen jedoch auch die krankhaften Über- und Unterfunktionen von Hypophyse und Nebennierenrinde herangezogen werden.

Die *Nebennierenrinden-Insuffizienz* (Morbus Addison, relative Nebenniereninsuffizienz, akute NNR-Insuffizienz) ist psychiatrischerseits sehr umfangreich untersucht worden (Stoll). Zusammenfassend darf man sagen, daß beim Morbus Addison psychische Veränderungen fast regelmäßig zu bemerken, Psychosen jedoch seltener sind. Auffällig ist eine prämorbide Häufung psychischer Anomalien. Die psychischen Störungen wurden in Richtung des Depressiven, Müden und Antriebsarmen beschrieben. Es sollen aber auch euphorische, erregte und gespannte Zustände auftreten.

Insgesamt wurden die chronischen Stimmungsanomalien mit periodischen zusätzlichen Verstimmungen, die Veränderungen der Gesamtaktivität und chronische oder wechselnde Triebänderungen wie bei anderen endokrinen Störungen im Sinne BLEULERs als endokrines Psychosyndrom zusammengefaßt. — Der akute Zusammenbruch der NNR-Funktion führt zum unspezifischen, akuten, exogenen Reaktionstyp (BONHOEFFER). Das beim Morbus Addison beobachtete amnestische Syndrom scheint im Gegensatz zu den periodischen Symptomen des endokrinen Psychosyndroms dem körperlichen Befinden parallel zu gehen (STOLL). Eine schizophrenieartige Symptomatik konnte bei chronischen und schweren Psychosen bemerkt werden (STOLL), dazwischen immer wieder Episoden vom akuten exogenen Typ und psychotische Symptome (Verwirrtheit, Halluzinationen, Wahnidee), die das Bild verstärken und vermehren können.

Die Psychopathologie des *Cushing-Syndroms* findet sich bei BLEULER und Mitarbeitern ausführlich dargestellt. SCHWÖBEL hat 1954 das psychopathologische Bild nochmals beschrieben und insbesondere auch einen Vergleich der Psychopathologie dieses Syndroms mit den psychischen Wirkungen von ACTH und Cortison unternommen. — Psychische Auffälligkeiten sind z. B. eine erhöhte Ermüdbarkeit, Interesselosigkeit, Konzentrationsschwäche und Episoden depressiver Verstimmungen, die eine erhebliche Tiefe erreichen können, so daß Suicidversuche und auch gelungene Suicide zu verzeichnen sind. SCHWÖBEL betonte, daß Änderungen der Grundstimmung nicht einfach in depressiver oder euphorischer Richtung auftreten, sondern daß in der depressiven Verstimmung Gereiztheit und Erregung, aber auch Apathie (die sich bis zum Stupor steigern kann) vorhanden wären. Hinzu kommen dann Veränderungen (Steigerungen oder Herabsetzungen) der Gesamttriebhaftigkeit und völlig unberechenbare Ausbrüche in einzelnen Triebrichtungen. Bei den schweren körperlichen Veränderungen, die dieses Krankheitsbild mit sich bringt, war es nicht verwunderlich, daß viele Autoren die psychischen Veränderungen als psychogen und reaktiv erklärten. Demgegenüber wiesen jedoch die Häufigkeit der psychischen Veränderungen und das Auftreten schwerer Psychosen auf den engen Zusammenhang mit der endokrinen Störung hin.

Die episodisch auftretenden Psychosen sind meist affektiver Art (M. BLEULER). Es können daneben aber auch Verwirrung, Bewußtseinstrübung und halluzinatorisch-wahnhafte Störungen bestehen. Bei der Diskussion über die Natur dieser Psychosen werden eine Übersteigerung affektiver Spannungen und bei gleichzeitiger akuter körperlicher Verschlimmerung oder anderen körperlichen Komplikationen exogene Reaktionsformen hervorgehoben (M. BLEULER).

Während einerseits nicht mehr an dem Zusammenhang der psychischen Störungen mit der endokrinen Dysfunktion gezweifelt wird, so können jedoch keine für das Cushing-Syndrom spezifische psychopathologische Konstellationen umgrenzt werden, so daß eine Unterscheidung der psychischen Störungen vom Morbus Addison nicht möglich war (M. BLEULER, SCHWÖBEL).

Die vielseitige Behandlung mit ACTH und Cortison hat nun erkennen lassen, daß es in ihrem Rahmen nicht nur Cushing-ähnliche körperliche Störungen gibt, sondern daß auch die psychischen Wirkungen und Nebenwirkungen dieser Hormone ähnlich den psychischen Veränderungen des Cushing-Syndroms sind. Diese Ähnlichkeit geht besonders aus einer Zusammenstellung von 222 Cushing-Fällen mit 200 Fällen von langdauernder und verschieden dosierter ACTH- und Cortison-Behandlung hervor (GOODMAN, GILMAN).

Tabelle 1. *Vergleich der Befunde bei spontanem Cushing-Syndrom und langfristiger Cortison-ACTH-Anwendung*

Symptome	Vorkommen bei spontanem Cushing-Syndrom; 222 Fälle (%)	Vorkommen bei langfristiger Cortison-ACTH-Therapie; Durchschnittsdauer 14,8 Monate; 100 Fälle (%)	Vorkommen bei Therapie mit hoher Dosierung[1]; 69 Fälle (%)	Vorkommen bei Therapie mit niedriger Dosierung[2]; 31 Fäll (%)
„Cushing"-Fettleibigkeit	97	85	84	85
Hypertension oder Erhöhung des Blutdruckes	85	24	25	18
Menstruationsstörungen bzw. Impotenz bei Männern	75	20	19	21
Hirsutismus bei Frauen	70	40	39	42
Striae	68	3	3	3
Plethorische Erscheinung	60	23	23	21
Schwäche und Rückenschmerz	58	36	44	28
Psychische Symptome	40	36	35	41
Kopfschmerz	39	8	7	11
Akne, Pigmentierung usw.	37	15	13	20
Knöchelödeme	35	45	46	44
Schlechte Wundheilung oder ungewöhnliche Infektion	33	32	39	26
Purpura oder leichte Hämatombildung	30	7	10	0
Polydipsie oder Polyurie	28	4	6	0
Glykosurie	27	6	3	10
Exophthalmus	7	0	0	0
Virilismus	6	0	0	0
Andere: Osteoporose, peptisches Ulcus, spontane Anfälle				

(Nach RAGAN, 1953. Bulletin of the New York Academy of Medicine).

[1] 525 mg Cortison pro Woche oder mehr; 210 Einheiten ACTH pro Woche oder mehr.

[2] Bis 525 mg Cortison pro Woche oder 210 Einheiten ACTH pro Woche.

Hier sei noch der Hinweis angefügt, daß die bei der Anwendung des Isoniazid vorübergehend entstehenden Cushing-ähnlichen Bilder gelegentlich psychische Störungen und Psychosen (s. b. LEHMANN-GRUBE) begleiten können, die ganz den bisher geschilderten psychischen Veränderungen entsprechen und keineswegs ein für das Isoniazid spezifisches psychopathologisches Bild haben. RAUSCH-STROOMANN und WITTHÖFT konnten experimentell zeigen (indem sie die den gleichsinnigen Anstieg der Hormonproduktion nach Verabfolgung von Isoniazid und ACTH statistisch gesichert nachweisen konnten), daß dem Isoniazid neben der tuberkulostatischen Wirkung eine Stimulierung des HVL-NNR-Systems zukommt, wodurch also die Ähnlichkeit sowohl der körperlichen als auch der psychischen Nebenwirkungen mit dem Morbus Cushing verständlich wird.

Da mit dem ACTH und Cortison Wirkstoffe vorliegen, mit denen es möglich ist, die gesamte Reaktionslage des Organismus zu verändern und dadurch den Krankheitsablauf entscheidend umzugestalten, wurden diese Stoffe vor allem bei Erkrankungen zur Anwendung gebracht, bei denen diese Wirkungen erwünscht waren, und es nicht um den Ausgleich eines Hormonmangels ging. So kommt es bei dieser pharmakodynamischen Therapie zu mancherlei Auswirkungen, u. a. auch psychischen Veränderungen und Nebenwirkungen, die durch den künstlichen Eingriff in das endokrine Regulationssystem bedingt sind.

Die Bearbeitung der sehr umfangreichen Literatur zu diesem Thema wird dadurch erschwert, daß die Beschreibung der psychischen Veränderungen oft sehr summarisch ist und nicht immer von psychiatrischer Seite kontrolliert wurde. So kann durch die unterschiedlich differenzierte Beschreibung der Eindruck einer verschiedenartigen Symptomatologie erweckt werden (De Boor, Bleuler).

Schon gleich in der ersten Publikation über die Wirkung von ACTH und Cortison bei der rheumatischen Arthritis durch Hench, Kendall, Slocumb und Polley (1949) wurde auf besondere psychische Veränderungen bei den Patienten eingegangen. Neben einer Zunahme des Körpergewichtes und wachsenden allgemeinen Kräften verzeichneten viele Patienten ein besonderes Gefühl des Wohlbefindens ("a marked sense of well-being"), begleitet von einer Zunahme geistiger Aktivität und Aufnahmefähigkeit, woraus eine, jedoch als durchaus angenehm ("comfortable") empfundene Schlaflosigkeit resultieren konnte. In diesem als Euphorie bezeichneten Zustand sah man nicht nur den Ausdruck der plötzlichen Besserung eines körperlichen Leidens und der Befreiung von Schmerzen, sondern einen essentiellen positiven Faktor der Hormoneinwirkung.

Man setzte sich (Sprague, Power und Mitarbeiter) für eine klare Trennung zwischen der veränderten emotionellen Reaktion in Verbindung mit der zunehmenden körperlichen Besserung und evtl. direkten hormonellen psychischen Wirkungen, für die allein der Begriff „Euphorie" etikettierend gewählt wurde, ein.

Divergierende Ansichten bezüglich Art und Ursache der psychischen Veränderungen traten mit zunehmender Anwendung dieser Hormone mehr und mehr hervor. Auf der einen Seite sprach man sich bestätigend darüber aus (Boland und Haedley; Bordley, Harven und Mitarbeiter; Goldman, Adams und Mitarbeiter; Markson u. a.). Auch Cleghorn und Hollender hielten die Stimmungsveränderungen bei der hormonell behandelten Arthritis von mehr als nur von der Befreiung von einer verkrüppelnden Krankheit abhängig. Hoefer und Glaser glaubten hingegen wieder, daß es sich bei der gefundenen Euphorie um wahrscheinlich normale Auswirkungen der Befreiung von einem chronischen Leiden handelt. Brody legte der Reaktionsfähigkeit der Einzelpersönlichkeit in der Verursachung emotionaler Reaktionen durch ACTH und Cortison große Bedeutung zu unter Hinweis auf die durch die rapide Besserung in Unordnung geratenen und durch die chronische Erkrankung eingeschliffen gewesenen psychischen und körperlichen Regulationen.

Browne sieht die Wirkung von ACTH und Cortison darin, daß sie das intensiver hervorbringen, was an psychischen Bereitschaften immer schon vorhanden war. Andere (Clark, Bauer und Cobb) fanden keinerlei Hinweise in der prämorbiden Persönlichkeit, die eine psychische Reaktion auf ACTH oder Cortison voraussagen lassen. Die Abhängigkeit der emotionellen Reaktionen von der Verbesserung oder dem Aufhören der körperlichen Krankheitssymptome wurde ebenso betont (Lidz und Mitarbeiter), so daß man keine euphorischen Reaktionen fand, wenn die körperliche Besserung fehlte.

Der Arbeitskreis um Thorn in Boston schloß sich in seinem zusammenfassenden Bericht von 1953 hinsichtlich der psychiatrischen Beobachtungen ganz den Untersuchungsergebnissen von Fox und Mitarbeitern an, die von diesen auch in späteren Publikationen vertreten wurden. Auch sie fanden regelmäßig unter ACTH und Cortison ein zunehmendes Wohlbefinden. Unter Betonung einer Vielzahl von möglichen Reaktionen waren Veränderungen des Appetites, des Schlafes und der motorischen Aktivität relativ konstant. Eine erhöhte Munterkeit, das Gefühl wachsender körperlicher und geistiger Aktivität und ein erneuertes Interesse an der Umwelt wurden besonders erwähnt. Hierin sahen die Autoren eine Umstellung in der Verteilung der Triebkräfte und einen Anstieg der verfügbaren Energien, begleitet von einem zunehmenden Verlangen nach Befriedigung physiologischer und emotioneller Bedürfnisse. Einige Patienten klagten jedoch über ein unreales Gefühl der Depersonalisation. Insgesamt gehen diese Änderungen parallel dem Krankheits- und Therapieverlauf. In der Verschiedenheit hormoneller Wirkungen sah man eine Summation von drei wichtigen Komponenten:

1. Ein spezifischer physiologischer Effekt der Steroidhormone auf die Verteilung der biologischen Kräfte, unabhängig von den Wirkungen auf die einzelnen Symptome;

2. schienen die vorher an ein körperliches Symptom fixierten Triebkräfte befreit und dem Organismus verfügbar gemacht zu werden;

3. handelt es sich um die Antwort auf unbewußte Wunschvorstellungen über die Natur und Wirkung der Steroidhormone (wobei diese Vorstellungen manchmal mächtiger als die spezifischen physiologischen Hormoneffekte sein sollten).

Während man anfangs ganz vorwiegend „euphorische“ Zustände („in fast allen Fällen“ oder in über 80%) registrierte, bemerkte man sehr bald auch depressive Störungen, so daß (Bleuler) es schließlich nicht mehr feststellbar war, welche der beiden Reaktionen häufiger war. Soffer und Mitarbeiter sprachen schon 1950 bei 17% ihrer Fälle von auffallenden, durch schwere Depression und Apathie charakterisierten Stimmungsveränderungen. Wieder andere verzeichneten mehr zum Dysphorischen tendierende Stimmungen (Hoefer und Glaser). Auch der Umschwung von einer anfänglichen euphorischen zu einer langdauernden depressiven Verstimmung wurde beobachtet (Brody).

Rome und Braceland (Mayo Clinic) versuchten eine gewisse Ordnung der psychischen Erscheinungen, indem sie die psychischen Veränderungen und Komplikationen in vier Gruppen einteilten. In die erste Gruppe ordnete man das allgemeine Gefühl des Wohlbefindens mit verstärkter psychischer Intensität und gesteigertem Tempo ein und bezog diese Änderung der Gemütsverfassung auf die plötzliche Besserung. In die Gruppe 2 brachte man das gesteigerte Auftreten dieser psychischen Veränderungen, die sich dann zu psychomotorischer Erregung, allgemeiner Unruhe, starkem Sprachantrieb und Schlaflosigkeit steigern können. Ungefähr 60% aller mit ACTH und Cortison behandelter Patienten hätten Reaktionen der 1. und 2. Gruppe gezeigt. In der 3. Gruppe wurden Reaktionen zusammengefaßt, die auf primärcharakterlichen Veranlagungen, besonderer Anfälligkeit, nicht verarbeiteten psychischen Konflikten usw. basierten. Hier hinein zählte man also Angstreaktionen, Anankasmen und Phobien, Depressionen und hypomane Zustände unter besonderer Herausstellung schizoider und cyclothymer Persönlichkeiten. Ungefähr 20—30% der untersuchten Patienten sollen diesen Reaktionstypen angehören. Die 4. Gruppe umfaßte die massiven psychotischen Reaktionen, die alle bekannten Formen annehmen könnten. Eine große Anzahl dieser Fälle hatte bereits in der Vorgeschichte psychiatrische Erkrankungen aufzuweisen, die den Hintergrund für diese Reaktionen bilden und durch die Hormonbehandlung wieder aktualisiert werden sollten. Bei der Vielzahl der psychotischen Reaktionen wurde als Gemeinsamkeit herausgestellt, daß die Psychosen von kurzer Dauer sind und mit dem Absetzen der Therapie schnell zurückgehen. Man vertrat zudem die Auffassung, daß durch die plötzlichen, durch die Hormontherapie bedingten und eingreifenden Änderungen im „milieu interieur" auch die psychischen Anpassungsfähigkeiten zerrissen werden und tiefergehende psychische Störungen bewirken.

Selbstverständlich wurde von den meisten Untersuchern nach möglichen Zusammenhängen mit der Höhe der Dosierung und der Dauer der Therapie gesucht. In aller uns zugänglichen Literatur konnten wirklich signifikante Abhängigkeiten nicht festgestellt werden. Wohl aber kann gesagt werden, daß auch schwerere psychische Störungen oder die noch zu erwähnenden Psychosen meist umgehend mit dem Absetzen der Medikamente zurückgingen. In seltenen Fällen konnten die eingetretenen psychischen Störungen erst durch andere therapeutische Maßnahmen (z. B. Elektroschock) zum Abklingen gebracht werden. SPRAGUE und Mitarbeiter glaubten, daß beim ACTH die Störungen weniger als beim Cortison auftreten.

FLEMMINGER sah auch keine charakteristischen Unterschiede zwischen den psychischen Wirkungen von ACTH und Cortison. Zuweilen wollte man die im Rahmen dieser Therapie auftretenden Änderungen im Mineralhaushalt für die psychischen Störungen verantwortlich machen, wofür sich letztlich jedoch keine sicheren Beweise finden ließen (HOAGLAND; HOEFER und GLASER; RANSOHOFF und Mitarbeiter; TAYLOR und MORRIS; TRETHOWAN und COBB u. a.). Jetzt stellte CECCARELLI 50 psychiatrisch ausreichend beschriebene Fälle aus der Literatur zusammen (s. Tabelle 2).

Bei Medikamenten mit euphorisierendem oder allgemein stimulierendem Effekt erhebt sich besonders bei langdauernder Anwendung sofort die Frage der Suchtgefahr. Daß es eine Cortison-Sucht bereits gibt, beweist uns die Arbeit von WYSS. Selbstverständlich dürfen wir aber dann nicht von „Sucht" sprechen, wenn durch diese Medikamente ein chronisches Leiden auf einem erträglichen Niveau gehalten wird (WYSS).

Da alle diese Veränderungen an kranken Menschen auftraten, bestand die unbedingte Forderung, evtl. psychische Veränderungen bei ACTH- oder Cortisongaben an normalen, gesunden Versuchspersonen nachzuweisen. So gab man einer Gruppe (APPEL, FULTON und ORR) junger Veteranen wegen „Perniones" ACTH (13 Fälle) und Cortison (22 Fälle). Nur in der Cortison-Gruppe trat eine hypomanische Reaktion auf; psychische Veränderungen fehlten beim ACTH. — MALITZ, HAMBURG und MODELL unternahmen einen Blindversuch an einer

Gruppe von 11 jungen, körperlich kräftigen Soldaten mit unauffälliger Vorgeschichte, die eine akute Hepatitis hatten. Das Ergebnis war, daß sich keinerlei psychische Störungen oder Verhaltensänderungen fanden, und daß die ACTH-Gruppe sich nicht von der Kontrollgruppe unterschied. Man kam daher zu der Schlußfolgerung, daß psychische Veränderungen bei Patienten, die weder an einer chronischen körperlichen Krankheit oder an psychischen Krankheiten leiden und bei denen ein therapeutischer Optimismus des behandelnden Arztes ausgeschaltet werden konnte, selten sind und — wenn solche Veränderungen auftreten — dies wahrscheinlich keine spezifische pharmakologische Wirkung des ACTH ist. (Hierauf weist auch EBAUCH besonders hin.)

Tabelle 2. *Aufschlüsselung von 50 mit ACTH behandelten und aus der Literatur zusammengestellten Fällen* (G. CECCARELLI)

Alter:	10.—20. Lebensjahr	2,43%
	20.—30. Lebensjahr	24,4 %
	30.—40. Lebensjahr	24,4 %
	40.—50. Lebensjahr	26,82%
	50.—60. Lebensjahr	12,2 %
	60.—70. Lebensjahr	9,75%
Männlich:		36,6%
Weiblich:		36,4%
Psychopathologische Befunde:	euphorischer Zustand	57%
	depressiver Zustand	49%
	Halluzinationen	22%
	Verwirrtheitszustände	27%
Remissionstypen:	spontan	85%
	mit Elektroschock	7,3%
	mit anderweitiger Therapie	4,9%
Dauer:	1—15 Tage	49%
	15—30 Tage	9,8%
	30—90 Tage	7,3%
	über 90 Tage	2,4%
Psychopathologische Auffälligkeiten in der Vorgeschichte:		43%

V. ZERSSEN arbeitete mit kleinen, an der unteren Grenze der physiologischen Wirksamkeit liegenden ACTH-Mengen, um auch dann, unabhängig vom Verlauf der Grundkrankheit, zahlreiche der bisher nur für größere Hormonmengen beschriebenen psychischen Reaktionen an einem Material von 7 Fällen nachzuweisen.

Auf den Problemkreis der Anwendung von ACTH und Cortison bei psychiatrischen Erkrankungen und auf die zahlreichen Untersuchungen über Veränderungen im Bereich des HVL-NNR-Systems bei Psychosen usw. soll hier nicht eingegangen werden.

Bei Anwendung von ACTH und Cortison ist es nicht nur zu vorübergehenden Stimmungsänderungen, sondern auch zu *Psychosen* gekommen.

Über die Häufigkeit ihres Auftretens gehen die Angaben sehr auseinander. Aus den zahlreichen Publikationen seien einige herausgegriffen.

ROME und BRACELAND bezifferten die bei ihrer Einteilung in Gruppe 4 eingeordneten psychotischen Reaktionen mit 10%. Bei 15% ihrer behandelten 100 Fälle sahen FOX und GIFFORD "psychotic-like" Zwischenfälle. LIDZ und Mitarbeiter fanden hingegen bei 350 ACTH- oder Cortison-therapierten Patienten keine offene Psychose. 400 behandelte Patienten, von denen 125 psychiatrisch genauer untersucht wurden, überblickte BROWNE. Von den 125 wurden 80 euphorisch, über

20 zeigten keine Stimmungsschwankungen und ungefähr 3 wurden so depressiv, daß die Therapie abgesetzt werden mußte, 7 wurden psychotisch. Wie sehr es auf die Art der behandelten Erkrankungen ankommt, zeigte die Angabe von BRODY, wonach von 42 an Lupus erythematodes Erkrankten 22 psychotisch wurden, von denen es aber bereits 12 schon vor der Behandlung waren. Weiterhin berichtete WALDENSTRÖM (zit. bei DENKER und Mitarbeiter), daß von den ungefähr 350 an der Medizinischen Klinik in Malmö behandelten Patienten nur ein einziger psychotisch wurde. Bei 200 von GLASER in den Jahren 1949/51 beobachteten Fällen zeigten 12 psychotische Reaktionen. Bei diesen Angaben erscheint es nicht verwunderlich, daß BROWNE darüber diskutiert, ob man sich nicht bereits im Bereich der normalen Psychosen-Verteilung in der Bevölkerung bewege. Daß anfänglich hohe Psychosenzahlen (10%) auch mit zunehmender Therapieerfahrung gesenkt werden konnten (auf 1%), bewiesen DELAY, BERTAGNA und LAURAS. Die 1956 von BLEULER angegebene Zahl, wonach die Psychosenhäufigkeit sicher unter 5%, wahrscheinlich sogar unter 1% liegt, scheint den Verhältnissen am nächsten zu kommen.

Auf weitere Darstellungen und Fallbeschreibungen von Psychosen soll hier nicht eingegangen werden (HANRAHAN, DENCKER und Mitarbeiter, GLASER und MERRITT, COSTE und Mitarbeiter, CHERNEY, ANCHERSEN und EITINGER, DUTOIT und BAUER, TOURNEY und GOTTLIEB, TRETHOWAN usw.).

Wie bei den einfachen psychischen Reaktionen, so findet sich auch bei den Psychosen ein sehr polymorphes Bild. Einmal können die vorhandenen Stimmungsänderungen psychotisches Ausmaß annehmen und daraus Manien oder Depressionen resultieren. Dann aber können sich Verwirrtheitszustände, Halluzinationen, paranoide Reaktionen, katatone Symptome und Depersonalisationserlebnisse hinzugesellen oder auch an die Stelle der Verstimmungen treten und sie ablösen. Das Antriebsverhalten dieser Psychosen kann vom Bereich höchster Erregung bis zu schweren stuporösen Bildern wechseln. Dadurch, daß hier keine einheitlichen psychotischen Zustände vorliegen und die beschriebenen Bilder nur gewaltsam in die klassischen psychiatrischen Krankheitseinheiten einzuordnen sind, ist es verständlich, daß bei den unter ACTH und Cortison auftretenden Psychosen die verschiedensten Systematisierungen und Etikettierungen erfolgten. GLASER unterschied Affektpsychosen und eine Gruppe, die mehr heterogener Art war, der ein hirnorganisches Syndrom zugrunde lag (akute oder subakute delirante Bilder, Verwirrtheitszustände, Bewußtseinstrübungen, Erinnerungslücken usw.) und bei der eine paranoid-halluzinatorische und/oder affektive (meistens depressive) Komponente hinzutreten konnte (ähnlich wie man es bei psychotischen Zuständen des Morbus Cushing feststellte).

THORN und Mitarbeiter sahen Psychosen nur bei den Patienten, bei denen die Grundkrankheit bereits organische Veränderungen am Zentralnervensystem gemacht hatte.

GOOLKER und SCHEIN klassifizierten Depressionen, paranoide Reaktionen und schizophrene und toxische Syndrome.

DELAY, BERTAGNA und LAURAS betonten den polymorphen Charakter der Psychosen, die aus manisch-depressiven Zeichen, solchen der Schizophrenie und der Verwirrtheitszustände zusammengesetzt seien. Hierin sahen sie eine Ähnlichkeit mit puerperalen Psychosen.

Auch von italienischer Seite (CECCARELLI) wurde kürzlich auf das bunte Bild der psychotischen Zustände verwiesen. Die Psychosen seien nicht durch das eine oder andere Element charakterisiert, sondern dadurch, daß sich Perioden von Verwirrtheitszuständen mit manischen Erregungen oder Perioden von Störungen der Wahrnehmung mit katatonen Zuständen abwechseln, oder daß auf Perioden äußerster psychomotorischer Erregung Zustände der Abulie folgen könnten.

Jetzt hat BÜSSOW im Rahmen einer Arbeit über Halluzinosen bei Endokrinopathien ebenfalls zu diesen eigentümlichen und die Psychiatrie sehr beschäftigenden Psychosenformen Stellung genommen. So wurde festgestellt, daß bei diesen psychotischen Störungen verschiedene Syndrome häufig in regelhafter Abfolge auseinander hervorgehen und daß bei der Rückbildung der Psychosen die gleichen Stadien in umgekehrter Reihenfolge durchlaufen werden. — „Manisch-melancholische Zustandsbilder gehen in paranoide, paranoid-halluzinatorische oder sonstige ‚schizophrene' Zustände über. Die Psychose kulminiert in amentiellen, deliranten oder sonstigen akut exogenen Syndromen". Nach BÜSSOW sind „entscheidende Faktoren, die das Erscheinungsbild solcher Psychosen bestimmen, nicht irgendwelche Erbanlagen, sondern die Intensität und die zeitliche Verlaufsform der Schädigung". Diese Annahme erscheint zwar sehr bestechend und mag durchaus für den Einzelfall zutreffen. Unseres Erachtens geht der Wechsel in den Stilformen im allgemeinen zu schnell, plötzlich umschlagend, vor sich, als daß hier regelmäßige Ablauffolgen vermutet werden können. Die Mittelstellung dieser psychotischen Reaktionen zwischen endogenen und exogenen Bildern ist fraglos sehr deutlich. Sie haben zudem darin ihre Besonderheit, daß sie eng an die hormonelle Situation gekettet sind.

Wir selbst können diese enge Vermischung von exogenen und endogenen Symptomen bei derartigen Psychoseformen völlig bestätigen. WINZENRIED nahm am Beispiel der Wochenbettpsychosen hierzu Stellung. Auch die von uns erst kürzlich beobachteten Psychosen im Gefolge einer ACTH und/oder Cortison-Behandlung wiesen auf diese Vermischung endogener und exogener Formenkreise hin.

Erwähnt sei ein 66jähriger Patient, der wegen eines Pemphigus seborrhoides mit ACTH und Cortison sehr erfolgreich behandelt wurde, bei dem es aber sehr bald in zunehmendem Maße zu einer depressiven Verstimmung kam. Der Patient wurde ängstlich-besorgt und schließlich unter akut einsetzender ängstlicher Unruhe und Erregung delirant. Diesem deliranten Verwirrtheitszustand folgte dann ein schwer depressiv-gehemmtes Bild, so daß der Patient auf die geschlossene Station unserer Klinik mußte. Wir ließen die ACTH und/oder Cortison-Behandlung trotzdem weiterlaufen, was wegen der Hauterscheinungen sehr wünschenswert war. Mit dem allmählich ausklingenden depressiven Bild kamen sehr bald viele psychopathologische Symptome zum Vorschein, die mehr als hirnorganische Alterationen aufzufassen waren. Der Patient war verlangsamt, affektlabil und antriebsverarmt. Insgesamt hatte der Patient 2020 Einheiten ACTH und 800 mg Cortison erhalten. — Eine 35jährige Frau hatte wegen einer therapieresistenten Urticaria schließlich ACTH und Decortin erhalten (die Mengen sind uns leider nicht bekannt), um schon nach wenigen Tagen in ein schweres, akut-psychotisches Zustandsbild mit ängstlicher Erregung zu geraten. Dieses Bild schlug dann in eine klassische Manie um, der unter langsamem Abklingen der Psychose ein gehemmt-manisches, verzücktes Verhalten folgte, um schließlich mehr mischbildhaft-subdepressiv auszulaufen. — Auch führt uns gerade seit einigen Wochen ein 17jähriger Junge mit Zwergwuchs, Hypogenitalismus und Hypophyseninsuffizienz den dauernden Wechsel schwerer depressiver Gehemmtheit (bis zum völligen Stupor) mit eindrucksvollen katatonen Zuständen und exogenen ängstlich-deliranten Bildern vor Augen. Daneben laufen Veränderungen im Triebverhalten; eine völlige Nahrungsverweigerung kann mit Perioden des Heißhungers abwechseln.

Selbstverständlich sind wir weit davon entfernt, die Bedeutung endokriner Dysfunktionen für die Entstehung von psychischen Störungen oder von Psychosen zu verallgemeinern. Jedoch zeigen besonders die Psychosen in Begleitung oder auf dem Boden endokriner Störungen, daß das endokrine Regulationssystem ein sehr empfindlicher Punkt ist, von dem aus psychische Störungen oder psychotische Mechanismen, seien sie aus dem Formenkreis endogener oder exogener Symptome, in Gang gesetzt werden können. — Ferner machen auch die hier dargelegten psychischen Störungen es immer deutlicher, daß für das Psychosomatische im engeren Sinne das Artikulationsfeld trotz der anscheinend reichhaltigen Symptomatik ein eng begrenztes ist.

Zusammenfassend dürfen wir, wie dies auch CECCARELLI in einem Übersichtsreferat kürzlich tat, feststellen:

ACTH und Cortison bewirken psychische Veränderungen und Störungen, die sehr verschiedener Art sein können. Eine genügend konstante Veränderung ist ein Einfluß auf die Grundstimmung im Sinne einer Hebung oder Senkung. Die auftretenden Psychosen sind ebenfalls sehr polymorph und lassen eine einheitliche Klassifizierung nicht zu. In überwiegendem Maße kommt es zum spontanen Rückgang der psychischen Störungen mit dem Absetzen der Therapie. Finden sich Hinweise auf früher durchgemachte psychische Erkrankungen oder hat die zu therapierende Grundkrankheit zu organischen ZNS-Veränderungen geführt bzw. liegen besondere primärcharakterliche Abartigkeiten vor, so erfordert dies eine besonders vorsichtige Anwendung und strenge Indikationsstellungen.

Literatur

ANCHERSEN, P., u. L. EITINGER: Nord. psykiat. Medlemsbl. **7**, 165 (1953).

APPEL, S. B., L. A. FULTON and K. C. ORR: USA F. M. J. **3**, 531; zit. bei MALITZ u. a.

BASH, K. W.: Lehrbuch der allgemeinen Psychopathologie. Stuttgart: Georg Thieme 1955.

BINSWANGER, H.: I. Mitt. Schweiz. med. Wschr. **1952**, 513.

— II. Mitt. Schweiz. med. Wschr. **1953**, 25.

BLEULER, M.: Endokrinologische Psychiatrie. Stuttgart: Georg Thieme 1954.

— Med. Klin. **1956**, 1013.

BOLAND, E. W., and N. E. HEADLEY: J. Amer. med. Ass. **141**, 301 (1949).

— — J. Amer. med. Ass. **144**, 365 (1950).

BOOR, W. DE: Pharmakopsychologie und Psychopathologie. Berlin-Göttingen-Heidelberg: Springer 1956.

BORDLEY, J. E., A. MCG. HARVEY, J. E. HOWARD and E. V. NEWMAN: Proc. First ACTH Conference, p. 459, J. R. Mote (ed.). Philadelphia: Blakiston Co. 1950.

BRODY, S.: Psychosom. Med. **14**, 82 (1952).

— Psychiat. Quart. **30**, 44 (1956).

BROWNE, J. S. L.: CIBA Foundation Colloquia on Endocrinology, Voll. III. Hormones, Psychology and Behaviour and Steroid Hormone Administration, p. 197. London: J. & A. Churchill Ltd. 1952.

BÜSSOW, H.: Arch. Psychiat. Nervenkr. **195**, 285 (1956).
CECCARELLI, G.: Neuropsichiatria **12**, 343 (1956).
CHERNJY, H. G. DE: Delaware St. med. J. **24**, 197 (1952).
CLARK, L. D., W. BAUER and S. COBB: New Engl. J. Med. **246**, 205 (1952).
— G. C. QUARTON, S. COBB and W. BAUER: New Engl. J. Med. **249**, 178 (1953).
CLEGHORN, R. A., B. F. GRAHAM, M. SAFFRAN and D. E. CAMERON: Canad. Med. Ass. J. **63**, 329 (1950).
COBB, S., G. C. QUARTON and L. D. CLARK: In: Medical use of cortisone, p. 506. New York: The Blakiston Division, McGraw-Hill Co. Inc. 1954.
COSTE, F., B. PIGUET, L. BERTAGNA et H. FLAVIGNY: Rev. Rhum. **18**, 193 (1951).
DELAY, J., L. BERTAGNA et A. LAURAS: Presse méd. **62**, 1037 (1954).
DENCKER, S. J., R. SCHLAUG u. W. SILFERKIÖLD: Nervenarzt **25**, 273 (1954).
DRAKE, F. R.: Amer. J. med. Sci. **227**, 226 (1954).
DUTOIT, C. H., and W. BAUER: Proc. of the First ACTH Conference, p. 459. J. R. Mote (ed.). Philadelphia: Blakiston Co. 1950.
EBAUGH, F. G.: Amer. J. med. Sci. **221**, 108 (1951).
FLEMINGER, J. J.: J. ment. Sci. **101**, 123 (1955).
FOX, H. M.: In: CIBA Found. Coll. on Endocrinol. 8, 594 (1955). London: J. & A. Churchill. Std.
— S. GIFFORD and B. J. MURAWSKI: Conn. med. J. **19**, 453 (1955).
FRANKL-HOCHWART, L. v.: Med. Klin. **1912**, 1953.
GLASER, G. H.: Psychosom. Med. **15**, 280 (1953).
— and H. H. MERRITT: J. Amer. med. Ass. **148**, 898 (1952).
GOLDMANN, R., W. S. ADAMS, W. S. BECK, M. LEVIN and S. H. BASSETT: Proc. First ACTH Conference, p. 437. J. R. Mote (ed.). Philadelphia: Blakiston Co. 1950.
GOODMAN, L. S., and A. GILMAN: The pharmacological basis of therapeutics. New York: The Macmillan Comp. 1955.
GOOLKER, P., and J. SCHEIN: Psychosom. Med. **15**, 589 (1953).
HANRAHAN, G. E.: Canad. med. Ass. J. **71**, 374 (1954).
HENCH, P. S., E. C. KENDALL, C. H. SLOCUMB and H. F. POLLEY: Proc. Staff Meet. Mayo Clin. **24**, 181 (1949).
— — — — Arch. intern. Med. **85**, 545 (1950).
— — — — J. Amer. med. Ass. **144**, 1327 (1950).
HOAGLAND, H.: Psychosom. Med. **12**, 142 (1950).
HOEFER, P. F. A., and G. H. GLASER: J. Amer. med. Ass. **143**, 620 (1950).
HOLLENDER, M. H.: Psychosom. Med. **14**, 306 (1952).
KRAEPELIN, E., u. J. LANGE: Psychiatrie. Band 1. Allgemeine Psychiatrie. 9. Aufl. Leipzig: J. A. Barth 1927.
LEHMANN-GRUBE, F.: Tuberk.-Arzt **10**, 160 (1956).
LIDZ, T., J. D. CARTER, B. I. LEWIS and C. SURRAT: Psychosom. Med. **14**, 363 (1952).
MALITZ, S., D. A. HAMBURG and S. MODELL: J. nerv. ment. Diss. **118**, 315 (1954).
MARKSON, D. E.: J. Amer. med. Ass. **141**, 458 (1949).
RANSOHOFF, W., A. A. BRUST, M. F. RESIER, I. A. MIRSKY and E. B. FERRIS: In: Second Clinical ACTH Conference, 1950. Philadelphia: Blakiston Co.
RAUSCH-STROOMANN, J.-G., u. R. WITTHÖFT: Klin. Wschr. **1956**, 140.
ROME, H. P., and F. J. BRACELAND: Proc. Staff Meet. Mayo Clin. **25**, 495 (1950).
— — J. clin. Exp. Psychopath. **12**, 184 (1951).
— — Amer. J. Psychiat. **108**, 641 (1952).
SCHWÖBEL, G.: Schweiz. Arch. Neurol. Psychiat. **74**, 382 (1954).
SOFFER, L. J., M. F. LEVITT and G. BAEHR: Arch. intern. Med. **86**, 558 (1950).
SPRAGUE, R. G., M. H. POWER, H. L. MASON, A. ALBERT, D. R. MATHIESON, P. S. HENCH, E. C. KENDALL, C. H. SLOCUMB and H. F. POLLEY: Arch. intern. Med. **85**, 199 (1950).
STOLL, W. A.: Die Psychiatrie des Morbus Addison, insbesondere seiner chron. Formen. Stuttgart: Georg Thieme 1953.
TAYLOR, S. G., and R. S. MORRIS: Proc. of the First ACTH Conference, p. 331. J. R. Mote (ed.). Philadelphia: Blakiston Co. 1950.
THORN, G. W., P. H. FORSHAM, T. F. FRAWLEY, S. R. HILL, M. ROCHE, D. STAEHELM and D. L. WILSON: New Engl. J. Med. **242**, 783 (1950).

THORN, G. W., D. JENKINS, J. C. LAIDLAW, F. C. GOETZ, J. F. DINGSMAN, W. L. ARONS, D. H. P. STREETEN and B. H. McCRACKEN: New Engl. J. Med. **248**, 232, 284, 323, 369, 414, 588, 632 (1953).
TOURNEY, G., and J. S. GOTTLIEB: Iowa State Med. Soc. J. **42**, 292 (1952); ref.: J. Amer. Med. Ass. **150**, 1249 (1952).
TRETHOWAN, W. H.: Acta psychiat. scand. **29**, 243 (1954).
— and S. COBB: Arch. Neurol. Psychiat. (Chicago) **67**, 282 (1952).
WINZENRIED, J. M.: Vortragsref. i. d. Sitzungsber. „Südwestdeutsch. Neurol. u. Psychiat., 72. Wanderversammlung 26./27. Mai 1956". In Zbl. Neurol. Psychiat. **137**, 135 (1956).
WYSS, ST.: Z. Rheumaforsch. **13**, 195 (1954).
ZERSSEN, D. v.: Diss. Univ. Hamburg 1954.

Diskussion

A. JORES (Hamburg):

Ich glaube, es ist wichtig, daß wir bei den so mannigfachen Indikationsgebieten von ACTH, Cortison bzw. Prednisolon einmal etwas mehr auch die psychischen Wirkungen berücksichtigen, die wir bisher kaum oder nur als „Nebenwirkung" registriert haben. Es gibt ja keine Droge bis heute, die bei solch differenten Krankheiten wirksam ist, so daß es überhaupt nicht möglich ist, den Wirkungsmechanismus zu verstehen. Hier scheint es mir wertvoll, einmal die Frage zu erörtern, ob diese Substanzen nicht als Psychodroge wirken und mancher Effekt nur darauf zurückzuführen ist. Eine Asthmatikerin, die in schon lang dauernder Psychotherapie stand, bezeichnete diese Medikamente als teuflisch. Sie war noch nicht frei von Anfällen und griff immer wieder darauf zurück, um dann aber zu erfahren, daß sie in dieser Zeit auch psychisch so gelockert war, daß von einer wirklichen Mitarbeit in der psychotherapeutischen Behandlung nicht die Rede sein konnte.

Noch eine andere Beobachtung scheint mir in diesem Zusammenhang mitteilenswert. Wir sahen eine Patientin mit dem typischen Cushingsyndrom, die über eine ganz auffallende Schwäche in ihren Beinen klagte, die aber vorwiegend zum Ausdruck kam, wenn sie eine Stufe steigen mußte. Schließlich kam es zu der Erscheinung, daß sie zuweilen plötzlich hinfiel. Vom Somatischen her, war das alles etwas schwer zu verstehen. Bei der psychiatrischen Untersuchung wurde es für möglich gehalten, daß es sich bei den schweren Veränderungen, die die Pat. bot, im Sinne des endokrinen Psychosyndroms um Antriebshemmungen handeln könne.

Aus der Psychiatrischen und Nervenklinik der Universität Hamburg
(Direktor: Prof. Dr. BÜRGER-PRINZ)

Psychosen bei Funktionsstörungen der Schilddrüse

Von

F. J. M. WINZENRIED

Erlauben Sie mir bitte zunächst eine Korrektur des angekündigten Themas. Nicht nur die Anwesenheit zahlreicher Forscher mit umfassender Kenntnis der psychischen Veränderungen bei Funktionsstörungen der Schilddrüse, sondern auch die Kürze der Zeit gebieten mir Bescheidung. Ich darf ad hoc dem Inhalt meiner Ausführung die Überschrift „Psychosen bei akuten artefiziellen Myxödemformen im Erwachsenenalter" vorausschicken. Bislang verstand man darunter die psychopathologischen Erscheinungen nach einer Strumektomie. Wie Sie wissen, existiert über dieses Thema schon eine Anzahl wissenschaftlicher Arbeiten. Man könnte ihr Ergebnis etwa so zusammenfassen: Psychopathologische Auffälligkeiten nach Schilddrüsenoperationen scheinen häufiger zu sein als nach anderen operativen Eingriffen. Nach einem Intervall von einigen Tagen bis zu mehreren Wochen kann es zu akuten psychotischen Erscheinungen kommen, deren Symptomatik häufig dem Typ der halluzinoseartigen Begleitpsychosen bei körperlichen Krankheiten entspricht. Das Stimmungsverhalten wird vorwiegend als ängstlich und depressiv bezeichnet. Nach Abklingen der akuten psychotischen Episode exogener Färbung können langanhaltende Verstimmungszustände depressiver Natur beobachtet werden.

Die Gewichtigkeit solcher Beobachtungen erlitt durch Fremd- und Eigenkritik insofern eine Einbuße, als man letztlich Zweifel darüber belassen mußte, ob es sich nicht einfach um postoperative Psychosen gehandelt habe bzw. um die Auslösung einer latenten Psychose durch das operative Vorgehen und der damit verbundenen Manipulationen wie Narkose, Bluttransfusionen, prä- und postoperative Medikation usw.

Es galt nun gleichsam einen Idealfall zu finden, um dieses Problem der Psychosen nach Strumektomie außerhalb des Syndroms der postoperativen Psychosen erneut aufzurollen. Diese Forderung sahen wir erfüllt in der modernen Behandlung der Hyperthyreosen mit radioaktivem Jod, die eine radikale Zerstörung des funktionstüchtigen Schilddrüsengewebes aus therapeutischen Gründen ermöglicht. Man könnte dieses Verfahren mit einigen Einschränkungen mit der chemischen oder radiologischen Kastration der geschlechtsreifen Frau vergleichen, wo sich für die Psychopathologie endokriner Störungen ähnliche Fragestellungen ergeben haben.

Aus Zeitgründen müssen wir unsere Kasuistik von 8 Fällen simplifiziert so zusammenfassen: Ein bestimmtes, hormonal getragenes Stoffwechselgeschehen im Sinne einer Überfunktion erfährt eine radikale Veränderung durch einen Eingriff. Da es sich dabei um eine relativ grobe Methode bezüglich der Dosierung handelt, entwickelt sich allmählich eine Unterfunktion der Drüse mit allen stoffwechselbedingten Konsequenzen. Auf dieser kurzen Strecke Weges gehen bestimmte psychische Veränderungen parallel: In der thyreotoxischen Situation imponieren Erregbarkeit, Reizbarkeit, Unruhe und innere Spannung sowie Ängstlichkeit als psychopathologisches Syndrom. In der euthyreotischen Phase tritt fast schlagartig ein nahezu ausgewogenes seelisches Verhalten ein: Das hypothyreotische Stadium repräsentiert sich psychopathologisch zuerst als plötzlich auftretende psychomotorische Hemmung besonderer Prägung, die wiederum einmünden kann in eine chronisch verlaufende depressive Verstimmung meist involutiven Charakters.

In den Erlebnisschilderungen der Patienten lassen sich in erstaunlicher Plastizität die Veränderungen im Antriebsbereich und ihre Auswirkungen auf das Verhältnis von innen und außen aufzeigen. Vor der entscheidenden therapeutischen Dosis bot eine Kranke ein vorwiegend nach außen gerichtetes „aggressives, affektbetontes, durchgehend erregtes“ Verhalten. Sie war pausenlos hellwach bei fehlendem Ermüdungsgefühl. Zwei Tage nach dem Radiojodtrunk berichtete die Patientin: „Ich fühle mich völlig überspannt, seither bin ich wie vergiftet.“ Die folgenden 14 Tage brachten der Patientin ein „relatives Wohlbefinden mit zunehmender Wärme auch in sexueller Hinsicht“. Diesem Gleichgewicht folgte ein plötzlicher Umschwung mit dramatischem Verlauf. „Alles wurde plötzlich totenstill in mir.“ Auch im Traumerleben zeichnete sich die Antriebsverschiebung ganz deutlich ab. Vor der Behandlung träumte die Kranke: „Ich hatte immer das Gefühl des Hinauflaufens, des Aufwärtssteigens“ und nach dem Eingriff: „Ich sank dabei immer in die Tiefe hinab wie in einem Fahrstuhl, es ging immer irgendwie nach unten.“ Einige Wochen später berichtete die Kranke: „Ich kann Ihnen gar nicht sagen, wie mir zumute ist. Es ist ein dauerndes Hin und Her. Ununterbrochen ist etwas am Geschehen. Es geht etwas ganz Kolossales in mir vor. Mein jetziger Zustand ist etwas völlig Neues. So war ich noch nie. Ich habe furchtbare Angst, daß ich sterben muß, weil plötzlich alles so totenstill in mir wird. Früher, auch wenn es mir da noch so schlecht ging, war ich doch immer ich selbst. Dies bin ich nicht mehr selber . . .“

Die hyperthyreotische Situation bedingt oft eine übersteigerte Aktivität, deren quantitative Verschiebungen zu schwersten emotionellen und vegetativen Reaktionen führen können. In den gegenstandslosen Affekten der Angst und der leeren Unruhe kann das psychische Element passager im Vordergrund des klinischen Bildes stehen; in den subjektiven Erlebensweisen deutet jedoch nichts darauf hin, daß die Verbindung zwischen psychischen und somatischen Abläufen gerissen oder eigengesetzlichen Fortgängen unterworfen ist. Persönlichkeit und entscheidende Veränderung ihrer Vitalschicht sind auch im krankhaften Zustand noch eng verflochten.

Das Schwinden der vitalen Kraft, der strömenden Energie auf freier Strecke in der hypothyreotischen Stoffwechsellage löst eine Kettenreaktion aus, die, in viele Querschnitte aufgeteilt, eigenartige Strukturverschiebungen im Persönlichkeitsgesamt erkennen läßt. Von besonderer Bedeutung ist dabei die Rolle des Antriebs.

Ist — wie die Bürger-Prinzsche Lehre vom Antrieb zeigt — das Vitale einmal aus dem Persönlichkeitsverband entlassen, so kommt es zu nicht reversiblen eigengesetzlichen Verlaufsformen sowohl im somatischen als auch im psychischen Bereich. In unserem speziellen Falle bedeutet dies, daß die krankhaft bedingten neuen Ordnungen im Körperlichen sich auch für die psychologischen Fakten als zwingend erweisen. Die Herauslösung aus einer sinnhaften Kontinuität bedingt vermehrte Angriffsflächen. Durch den Abbau der Umweltbezüge versuchen die Kranken eine gewisse Stabilisierung zu erreichen. Gleichzeitig setzt ein Motivationsbedürfnis ein, das in dem gestörten Verhältnis von Antrieb und Handlungsmöglichkeiten begründet ist.

In der schon geschilderten subjektiven Ich-Verfremdung erfahren die Kranken die zunehmende Distanz zwischen ihrer „Tiefenperson" und dem bereits durch überindividuelle Faktoren ausformulierten Persönlichkeitsgefüge. Dieses sich verstärkende Gefälle wird zunächst nur durch affektive Reaktionen beantwortet. Diese springen sowohl im Traum als auch im Wachbewußtsein an und zeigen zu Beginn des Geschehens katastrophenartigen Charakter. Die Abspaltung der Wahrnehmungswelt von der Ich-Qualität erinnert strukturell an ein Phantomerlebnis. Die Kranken empfinden den Verlust ihrer Spontaneität, ihrer Initiative und der Triebregungen wie eine Amputation ihres Selbst.

Der weitere Verlauf ist meist gekennzeichnet durch ein zunehmendes Bedürfnis nach Anpassung. Subjektiv vollzieht sich dieses in einem Motivationsprozeß, der in dem Maße zunimmt, wie sich der Lebensraum der Kranken mehr und mehr einschränkt. Er läuft auf der Schiene einer depressiven Reaktion einher, da die Projektion der Antriebe in die Umwelt unmöglich geworden und durch eine Einengung des Denkens und Handelns auf die unmittelbaren Störungsfelder ersetzt worden ist.

Die Beziehungen dieser psychiatrischen Krankheitsbilder zu den beiden klassischen Formenkreisen, nämlich dem MDI und der Schizophrenie, sind unter klinischem Aspekt auffällig. Die Chronizität dieser Verstimmungen und ihre therapeutische Resistenz haben ihre Wurzel in der Ablösung der Persönlichkeit von ihrem vitalen Untergrund innerhalb eines körperlichen Krankheitsgeschehens.

Von hier aus ergeben sich u. E. entscheidende Ansatzpunkte für die Psychopathologie der endogenen Vitalitätsumbrüche, die mit physiologischen oder pathologischen stoffwechselgebundenen körperlichen Vorgängen korreliert sind.

Die Psychosen bei akuten artefiziellen Myxödemformen im Erwachsenenalter könnten durch die relativ gute Kenntnis der pathophysiologischen Vorgänge und ihre Meßbarkeit einen Modellfall für weitere Forschungen abgeben.

Literatur

und ausführliche Besprechung der Fälle werden publiziert.

Neuroendocrin Research unit Willowbrook State School Staten Island New York

Endokrinologische Untersuchungen bei Schizophrenie

Von

M. Reiss

Mit 4 Abbildungen

Eine gewisse Hoffnungslosigkeit überkommt jeden, sei er Psychiater oder Endokrinologe, der einen Überblick über die Tausende biochemischer und endokrinologischer Untersuchungen bei Schizophrenie versucht. Vor 3 Jahren machte M. Bleuler (*2*) den Versuch einer solchen Übersicht über alle Resultate und tat dies in einer bewundernswerten Weise. Als er jedoch alle die vielen Tatsachen beieinander hatte, erwies es sich, wie auch heute noch, daß sie so widerspruchsvoll sind, daß sie ihm keine definierten Schlußfolgerungen gestatten. Er war jedenfalls keineswegs sicher, daß das klassische Syndrom der Schizophrenie in irgendeiner kausalen Beziehung zur Endokrinologie stehe.

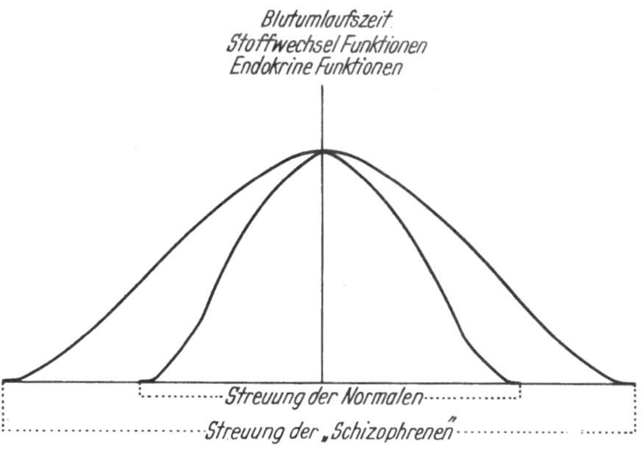

Abb. 1. Diagramm 1

In ihrem neuen Lehrbuch schreiben Mayer-Gross (*4*) und seine Mitarbeiter „Schilddrüse, Sexualdrüsen, Nebennierenrinde und Hypophase standen alle im Verdacht als primärer Ort der Gesundheitsstörung, es konnten jedoch keine schlüssigen Beweise erbracht werden".

Bei unseren eigenen endokrinologischen Literaturstudien über die Schizophrenie kamen wir zu dem Schluß, daß praktisch keine der statistischen Auswertungen endokrinologischer Veränderungen bei der Schizophrenie insofern Gewicht hat, als es die gesamte Krankheitseinheit Schizophrenie betrifft. Verschiedene Untersuchergruppen versuchten entweder sehr verschiedene Gruppen von Schizophrenen, akute Stadien, chronische Stadien oder einfache Schizophrene oder Paranoide oder eine Anzahl von ihnen arbeitete überhaupt nicht mit psychiatrisch homogenen Gruppen. Es war eine Seltenheit, wenn die Ergebnisse der Statistiken nicht zweideutig waren.

Um zum Beginn zu kommen: Unsere eigenen Schlüsse aus der Übersicht über alle chemischen und physiologischen Untersuchungen bei Schizophrenie drücken sich im folgenden Diagramm aus (Abb. 1).

Sie sehen, daß Ordinate und Abszisse dieses Diagramms nicht bezeichnet sind, das bedeutet, daß jede physiologische Funktion, die wir in dieses Diagramm einsetzen, sei es der Sauerstoffverbrauch oder der Kohlenhydratstoffwechsel, die Nebennieren- oder Schilddrüsenfunktion oder das Ausmaß der Blutzirkulation dieselben Korrelationen aufweisen wird. Das arithmetische Mittel wird dasselbe sein oder mindestens nahezu dasselbe bei Schizophrenen und bei normalen Kontrollpersonen, aber die Streuung wird bei den Schizophrenen erheblich breiter sein.

Um die Sache so sehr wie möglich zu vereinfachen, will ich von diesem Gesichtspunkt aus nur die Funktion der Nebennierenrinde besprechen. Ich beschränke mich auch nur auf die 17-Ketosteroid-Ausscheidung als einen Indicator der Rindenfunktion, ohne zunächst den verschiedenen Ketosteroidfraktionen Beachtung zu schenken. In Übereinstimmung mit der Weltliteratur ist die normale Ketosteroidausscheidung zwischen 7 und 17 mg in 24 Std.; dagegen ist die Ausscheidungsrate bei akuten Schizophrenen in drei verschiedenen psychiatrischen Kliniken in einem Spielraum zwischen 1,5 und 44 mg in 24 Std. bei Verwendung der gleichen Methode gefunden worden. Die untersuchten Altersgruppen lagen zwischen 18 und 35 Jahren.

Um Mißverständnisse zu vermeiden, sei gleich erwähnt, daß Schizophrene mit normaler Ketosteroidausscheidung keineswegs ein ganz normales Hormonequilibrium zeigen müssen. Sie können Schilddrüsenüber- oder -unterfunktionen haben oder andere endokrine Störungen, die wir noch untersuchen. Bei jeder akuten Geistesstörung müssen wir unsere Kenntnisse über die Bedeutung der neuro-endokrinen Beziehungen im Auge behalten und uns der Tatsache erinnern, daß seelische Traumen und akute Geisteskrankheiten mit einer Veränderung des Hormongleichgewichtes einhergehen und daß letztere Veränderungen Rückwirkungen auf die Gehirnfunktion haben, die in einem psychoendokrinen Circulus viciosus gipfeln. Das bedeutet, daß es nur eine Frage des Fortschritts unserer Untersuchungstechnik auf dem endokrinologischen Gebiet ist, wann wir bei den meisten akuten psychopathologischen Zuständen wesentliche endokrine Veränderungen auffinden. Es ist deshalb auch verständlich, warum wir vom neuroendokrinologischen Gesichtspunkte der M. Bleulerschen Formulierung des Begriffes eines „endokrinen Psychosyndroms" nicht bestimmen können (s. auch: Reiss, Psychoendocrinology 1958).

Um auf die Ketosteroide zurückzukommen, ist es interessant, sich zunächst mit Patienten zu befassen, die entsprechend unserem Diagramm eine verminderte Ketosteroidausscheidung haben und denen, die eine erhöhte Ketosteroidausscheidung besitzen.

In dieser Beziehung sind wir in der glücklichen Lage, Schizophrene zu untersuchen, die aus den verschiedensten Gegenden und aus verschiedenen sozialen Verhältnissen kommen und daher aus verschiedenen Stress-Bedingungen. Da gibt es nun Schizophrene, bei denen die Stress-Situationen vorwiegend intermittierend sind, abwechselnd mit Perioden der Ruhe und Erholung. Man kann gut sagen, daß deren Nebenniere die Gelegenheit zum Training und zur Adaptation an den höheren Aktivitätsgrad hat. Ihre Ketosteroidausscheidung ist an der oberen Grenze, meist sogar bedeutend oberhalb derselben. Der Kranke ist physisch wohl entwickelt, zeigt oft Zeichen physischer Frühreife, die nicht von einem entsprechenden Fortschritt in der geistigen Reifung begleitet ist. Solche jungen Menschen sind in ihrer Jugend meistens gute Spielkameraden, sie besitzen zahlreiche Freunde und sind oft Leiter in ihrer Gruppe. Sie sind häufiger aggressiv als unterwürfig und zeigen Verhaltensabweichungen, die auf den ersten Blick auf der Basis einer Inkongruenz zwischen physischer und geistiger Entwicklung erklärt werden können. Später können schizophrene Episoden und länger dauernde Zustände von Schizophrenie vorkommen. Diese Patienten sind eher aktiv, mit aggressiven und paranoiden Zügen, sie zeigen oft lebhafte Gehörshalluzinationen und ausgesprochen unausgeglichene Affektlage. In diesem Zusammenhang möge erwähnt sein, daß mein Mitarbeiter SANDS (*6*) in einer statistischen Auswertung von Schizophrenen gefunden hat, daß paranoide Patienten eine statistisch signifikant höhere Ketosteroidausscheidung haben als andere Schizophrene. Man kann auch die Arbeit von CLEGHORN (*3*) erwähnen, der Fälle von Nebennierenrindenüberfunktion beschrieben hat, die vorwiegend paranoide Psychosen zeigen und schließlich die Fälle von adrenogenitalem Virilismus von ALLEN und BROSTER (*1*), die paranoide Psychose oder paranoide Schizophrenien gewesen zu sein scheinen.

Patienten dagegen, die langdauernden, nicht remittierenden Stress-Bedingungen unterworfen waren, ohne Gelegenheit zur Erholung zu finden, zeigen ein in vieler Hinsicht anderes Bild. Die Ketosteroidausscheidung ist gewöhnlich vermindert, die physische Entwicklung verlangsamt, die geistige dagegen nicht notwendig retardiert. Im Jünglingsalter sind sie scheu, kontaktarm, und sie finden wenig Freude und beteiligen sich nicht an Spielen. Sie sind keine Führer, sondern werden dauernd geführt. Unter dem Einfluß von anderen können sie zu pathologischen Verhaltensweisen oder kriminellen Delikten verleitet werden. Beim Auftreten schizophrener Züge haben die Symptome einen merkwürdigen Beginn. Die Patienten brechen zusammen, weil sie ihre Aufgaben nicht fortsetzen können, z. B. die Ablegung eines Examens oder die Ausbildung als Soldat. Es ist nichts Dramatisches an diesen Symptomen. Der Patient kann sich geistig nicht konzentrieren und nach wenigen Minuten wird eine Unterhaltung mit dem Arzt unlogisch. Der Patient verliert seine Kritik, kann nicht mehr zwischen Realität u. Irrealität unterscheiden. Er hat Halluzinationen, aber keineswegs so lebhafte, wie die Patienten der zuerst erwähnten Gruppe.

Bevor ich die Beschreibung dieser extremen Typen verlasse, scheint es mir noch wesentlich, ein einfaches, rein klinisches Symptom zu beschreiben, das nach unseren Erfahrungen in den letzten Jahren sich von großer Bedeutung bei der Bewertung und der therapeutischen Prognose männlicher Schizophrener erwiesen hat. Es ist dies der offene Inguinalkanal. Sein Vorkommen ist natürlich ein Zeichen einer gewissen Unreife. Wir untersuchten dieses Symptom und wir wissen, daß es recht oft auch in der normalen Bevölkerung vorkommt. Bei Schizophrenen aber hat es ganz besondere Bedeutung. Bei offenem Leistenkanal kann der Hoden entweder im Leistenkanal liegen oder er kann schon descendiert sein. In letzterem Fall ist in Betracht zu ziehen, daß mit Veränderungen der Körperlage, z. B. beim Niederlegen, die Hoden leicht in den Leistenkanal zurückschlüpfen können oder sogar in das Abdomen. Wir sind uns noch nicht vollkommen klar darüber geworden, ob wir es hier mit einem Zustand potentiellen Kryptorchismusses zu tun haben, bei dem die Hodenfunktion in wechselndem Maße gestört sein kann. Wir sind dabei, dies zu untersuchen. Ein besonderer Gesichtspunkt sollte jedoch erwähnt werden. Wir haben in den letzten 2 Jahren keinen einzigen Fall mit offenem Leistenkanal gesehen, der sich nach Insulin-Behandlung

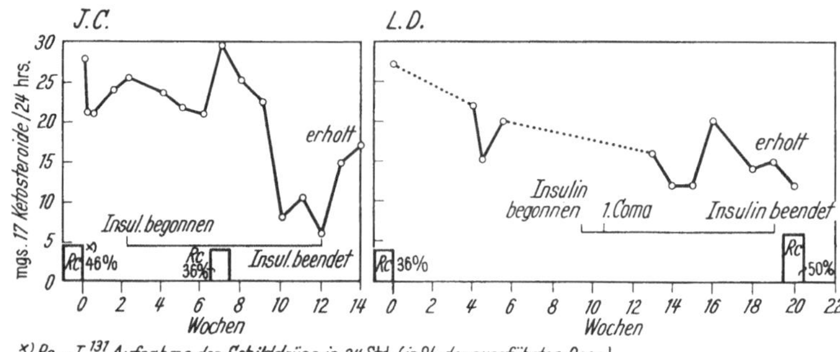

Abb. 2. Diagramm 2

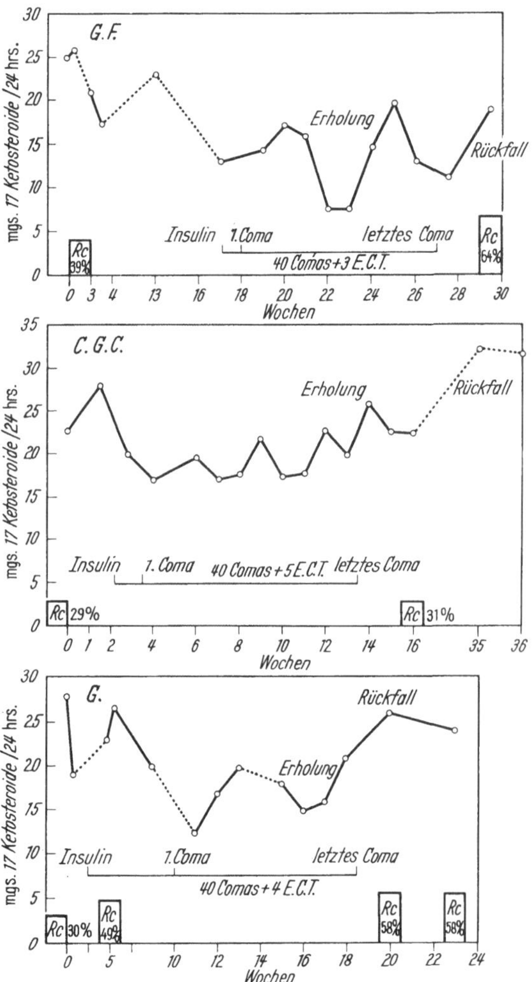

Abb. 3. Diagramm 3

gebessert hätte oder höchstens nach vorübergehender Besserung rückfällig geworden wäre, obwohl wir gerade darauf besonders geachtet haben.

Um einen Eindruck von der Bedeutung des Zustandes der Nebennierenrindenfunktion bei der Schizophrenie zu erhalten, erwies es sich als vorteilhaft, den Verlauf der Ketosteroidausscheidung während einer Insulinbehandlung zu studieren.

24 Std.-Harnproben wurden 2 bis 3 Wochen hindurch vor Behandlungsbeginn gesammelt und auch während der Behandlung an Ruhetagen zwischen den Insulinstößen. Ich zeige Ihnen hier ein typisches Diagramm von solchen longitudinalen Untersuchungen an speziellen Patienten.

Das Diagramm 2 (Abb. 2) zeigt Ihnen die Veränderungen der Ketosteroidausscheidung während einer sehr erfolgreichen Insulin-Behandlung. Dabei handelte es sich um Patienten, die anfänglich eine deutlich erhöhte Ketosteroidausscheidung besitzen. Unter dem dauernden Einfluß des Insulinschocks wird die Ketosteroidausscheidung verringert, gelegentlich sinkt sie sogar unter das normale Maß und stabilisiert sich schließlich in normaler Höhe. Dabei zeigt der Patient Besserung seines Geisteszustandes und kann so für Jahre gehalten werden.

Es gibt aber auch Patienten, die sich in der gleichen Weise bessern. Die Ketosteroidausscheidung sinkt. Patient erholt sich ausreichend und kann aus dem Hospital entlassen werden. Wenn diese Patienten aber auch nur eine Tendenz zeigen zu neuerlicher Erhöhung der Ketosteroidausscheidung, kann man mit Sicherheit ein Rezidiv voraussagen. Dies ereignet sich dann früher oder später. Der Patient erscheint wieder mit erhöhter Ketosteroidausscheidung (Abb. 3).

Die schlechteste Prognose für einen Insulin-Patienten haben nach unserer Erfahrung jene, die eine erniedrigte Ketosteroidausscheidung besitzen. Nur sehr selten wird bei diesen die Ketosteroidausscheidung durch die Insulinbehandlung normalisiert. Die Mehrzahl der Fälle zeigt das in Abb. 4 dargestellte Verhalten. Die Ketosteroidausscheidung bleibt niedrig, der Geisteszustand des Patienten bessert sich nicht, im Gegenteil, er wird oft verschlechtert.

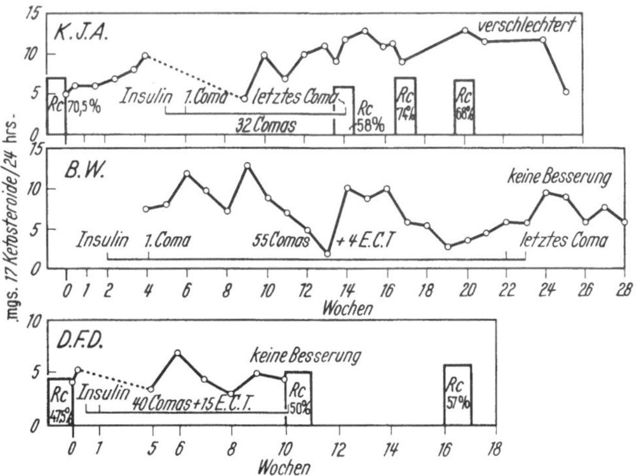

Abb. 4. Diagramm 4

Diese Ketosteroidausscheidungskurven sind Beispiele zahlreicher typischer Fälle. Die Veränderungen sind manchmal komplizierter, besonders bei Schizophrenen, die vor der Insulinbehandlung normale Ketosteroidausscheidung bei gestörter Schilddrüsenaktivität zeigen. Wenn hier die Ketosteroidausscheidung unter Insulinbehandlung normal bleibt und die Thyreoidenaktivität normalisiert wird, erholt sich der Patient auch geistig. Es kommt vor, daß die Schilddrüsenaktivität sich nicht normalisiert und die Nebennierenrinde erschöpft wird. Die anfänglich normale Ketosteroidausscheidung sinkt dann unter das normale Maß. Dann sieht man keinerlei Besserung des Geisteszustandes.

Diese systematischen Untersuchungen der Nebennierenrindenaktivität von Schizophrenen vor Beginn einer Insulinbehandlung (oder irgendeiner anderen Behandlung, wie Elektroschock, Largactil oder Steroidhormontherapie) haben wir begonnen, um die Bedeutung der Wahl der klinischen Behandlungsmaßnahmen zu zeigen. Zweifellos werden diese Untersuchungen in der Zukunft ein wesentlicher Bestandteil unseres Routine-Vorgehens werden.

Ich habe heute nur einige Beispiele ausgewählt, um in mehr oder weniger überzeugender Weise zu zeigen, wie wesentlich die Rolle der Nebennierenrinde bei der Entwicklung des Krankheitsbildes der Schizophrenie ist. Ich will nun den Fall der Nebenniere in abschließender Weise Ihnen nahebringen:

1. Es ist bekannt, daß Nebennierenrindenadenome häufig von schizophrenen und speziell paranoiden Symptomen begleitet werden.

2. Diese Symptome verschwinden, wenn die Nebennierenrindenadenome entfernt werden.

3. Insulin-Schock-Therapie führt zur Besserung des Geisteszustandes vorwiegend dann, wenn eine Minderung der anfangs erhöhten Nebennierenrindenaktivität erreicht werden kann.

4. Es ist andererseits bekannt, daß die Behandlung mit Cortison bei geeignet stigmatisierten Personen schizophrene Veränderungen auslösen kann.

5. Die Behandlung mit hohen Dosen Dehydroandrosteron kann sich in aggressiven paranoiden und schizophrenen Erscheinungen auswirken.

6. Es ist bekannt, daß sich Schizophrenien häufig beim Abschluß der Pubertät entwickeln, das ist die Zeit, in der plötzlich große Mengen von Ketosteroiden produziert und in die Zirkulation ausgeschüttet werden. Das wirkt sich bei disponierten Personen entweder in kurzen schizophrenen Schüben oder in einer akuten schizophrenen Erkrankung aus.

Ich glaube, daß diese grobe Analyse der Beziehungen zwischen Nebennierenrindenfunktion und Schizophrenie an eine endgültige, die pathophysiologischen Aspekte dieser Erkrankung berührende Wahrheit heranreicht. Es braucht nicht erwähnt zu werden, daß wir viele andere endokrine Untersuchungen an unseren Patienten durchgeführt haben, die bedeutende Ergänzungen zu den geschilderten Resultaten liefern. Einige sind schon beschrieben, andere werden publiziert werden. Heute hoffe ich, die Aufmerksamkeit auf einige wesentliche Tatsachen gerichtet zu haben, von denen ich glaube, daß sie so einfach sind, daß sie von vielen psychiatrischen Kliniken aufgegriffen werden können. Ich glaube, dies würde produktiv sein.

Literatur

1. Allen, C., and L. R. Broster: Brit. med. J. **1945**, 696.
2. Bleuler, M: Endokrinologische Psychiatrie. Stuttgart: Georg Thieme 1954.
3. Cleghorn, R. A.: Ciba Foundation Colloquia on Endocrinology **3**, 187 (1952).
4. Mayer-Gross, W., E. Slater and M. Roth: Clinical Psychiatrie. London: Cassel & Company Ltd. 1954.
5. Reiss, M.: Psychoendocrinology, Grune & Stratton New York 1958.
6. Sands, O.: Intern. Rec. Med. **169**, 415 (1956).

Die Biomorphose des Endokriniums

Von

M. Bürger und K. Seidel

Mit 15 Abbildungen

Unter *Biomorphose* versteht unser Arbeitskreis alle materiellen und funktionellen Lebenswandlungen, welche der menschliche Körper und seine Organe von der Konzeption bis zum Tode physiologischerweise durchmacht. Diese Wandlungen sind keimplasmatisch determiniert, d. h. dem Keim zum Leben ist der Keim zum Tode beigegeben. Die *Biomorphose* ist also ein entelechialer Vorgang, welcher schicksalsmäßig im Interesse der Erhaltung der Art an *allen* lebenden Vielzelligen abläuft. Schon W. v. Humboldt sagte vor 160 Jahren: „Das Endziel ist der Tod des Individuums, da in der endlichen Natur das Leben immer dem Tod zur Seite steht.“ Tempo und Rhythmus der Biomorphose sind jeder Art eigentümlich. Die Biomorphose als keimplasmatische Anlage ist nicht nur von Gattung zu Gattung und von Art zu Art verschieden, sondern auch familiäres Erbgut, wie es besonders bei den Familien der Hochbetagten beobachtet wird. Die Biomorphose ist nach Art und Dauer auch *geschlechtsunterschiedlich*. Die für diesen entelechialen Vorgang wichtige Entwicklung ist die mit den Jahren zunehmende Inhärenz von Schlackenstoffen in den von uns sog. bradytrophen Geweben mit allen ihren sicht- und tastbaren Phänomenen und ihren funktionellen Folgen: dem Greisenbogen mit zunehmender Verdichtung der Hornhaut, die Verdichtung der Linse mit der Folge der Alterssichtigkeit, die Physiosklerose, welche die mit dem Alter fortschreitende Zunahme des Blutdrucks bedingt. Die andere große Gruppe der biomorphotischen Veränderungen ist die Verlangsamung der Zellneubildung in den *germinativen* Geweben. Die Abnahme der Keimkraft dieser germinativen Gewebe charakterisiert sich sowohl in den Epithelien (Haut, Schleimhäute) wie in den dem Altersschwund unterworfenen parenchymatösen Geweben, vor allem der endokrinen Organe (Pankreas, Niere usw.). Auch die mit den Jahren abnehmende Vernarbungsgeschwindigkeit gehört hierher. Ebenso ist der verzögerte Umsatz des roten Blutes ein Ausdruck der Verlangsamung der germinativen Gewebstätigkeit. Alle epithelialen Elemente sind dem Gesetz des „Stirb und Werde“ unterworfen. Je langsamer dieser Vorgang abläuft, um so verzögerter ist die Biorheuse — der Lebensfluß oder das lebendige Gefälle. Je flacher dieses Gefälle, um so näher der Tod. In allen germinativen Geweben gilt das Gesetz, daß das kalendarische mit dem biologischen Alter nicht identisch ist. Wenn man unter biologischem Alter das *Leistungs*alter versteht, so kann bei gleichem kalendarischem Alter die von uns eben geschilderte Biomorphose zeitlich sehr verschieden ausfallen. Aus dieser einfachen Tatsache resultieren offenbar die verschiedenen Ergebnisse, die man in Unkenntnis der Biomorphose auf diesem Gebiet gefunden hat.

Die Biomorphose ist wie Geburt und Tod ein Urphänomen alles Lebendigen. Die mit diesem Begriff zusammengefaßten Lebenswandlungen sind wie eine Kette verschiedener zwischen Werden und Vergehen wechselnder Gestalten ausgespannt. Es ist eine wichtige Aufgabe für jeden lehrenden und lernenden Arzt, diese wechselnden Gestalten auch in der *Krankheit* wiederzuerkennen. In unserer Monographie „Geschlecht und Krankheit" ist darüber ein reiches Material gesammelt.

Der Begriff der Biomorphose wurde aus dem Grunde geschaffen, um die entelechialen Lebenswandlungen aus der Fessel durch Worte zu befreien, die das Wesentliche nicht treffen. Die Worte „Altern", „Ältlen", „Gerontologie", „Geriatrie", „sénescence", „sénilité" haben alle, besonders für Nichtfachleute, den Nebenklang der Vergreisung, die mit der *Biomorphose* im Grunde nichts zu tun hat.

Wenn wir die Biomorphose als physiologisches Schicksal bezeichnen, wobei alle biomorphotischen Vorgänge keimplasmatisch determiniert sind, müssen alle Alternstheorien, die als primäre „Ursache" die Involution des Endokriniums oder eines seiner Glieder annehmen, zurückgewiesen werden. Keine von den vielen, über das Wesen des Alternsvorganges der Metazoen vorgetragenen Anschauungen hat sich bis heute durchsetzen können. Rubner spricht zum Beispiel von der Erschöpfung der Lebensenergie und Kunze von der Zellschädigung durch kosmische Strahlen. Metschnikoff vertrat die These von der Autointoxikation und Pearl und Carrel von der ständig zunehmenden Vergiftung des Organismus durch Stoffwechselprodukte. Loeb glaubt, daß jede Species zu Beginn der individuellen Entwicklung ein bestimmtes Quantum einer als lebenswichtig angesehenen chemischen Substanz mitbekommt, die auf dem Wege des Stoffwechsels langsam verbraucht wird und damit den Tod herbeiführt. Eine fortschreitende Erlahmung des Zentralnervensystems mit degenerativer Pigmentatrophie sieht Mühlmann als das führende Prinzip im Alternsprozeß an. Darwin und auch Lubarsch führen das Altern auf eine „Erschöpfung der Irritabilität" zurück. Gegen diese Aufbrauchstheorie sind vor allem von Driesch berechtigte Einwände erhoben worden. Da das Nachlassen der Sexualfunktion mit dem späteren Altern parallel geht, glaubten Harms, Voronoff und Steinach, daß der physiologische Tod auf die Involution der *Keimdrüsen* zurückzuführen sei. Neben dieser bekanntesten Theorie, wonach die Keimdrüsenrückbildung die Ursache des Alterns sei, hat man auch fast alle anderen innersekretorischen Drüsen ursächlich mit dem Altern in Verbindung gebracht. Lorand führte das Altern auf eine Beeinträchtigung der *Schilddrüsentätigkeit* zurück, Raab stellte die *Hypophyse* in den Vordergrund, Levy und Hirsch beschuldigen das Zwischenhirn, Lehotzky die *Nebennieren*. Wenn man der Involution eines bestimmten Organs die führende Rolle im Alternsprozeß zuerkennen will, bedarf die Ursache der primären Rückbildung dieses Organs wiederum einer Erklärung, die nach unseren heutigen Kenntnissen offen bleiben muß. Um zu zeigen, daß die Involution des Hodens derjeniger anderer Organe nicht vorausgeht, haben wir in einem Diagramm mit den Volumenänderungen des menschlichen Hodens im Laufe des Lebens (Mittelwerte von 320 Testes) die Alternsangaben über die Gewichte der menschlichen Milz (Hellmann) und das Gewicht 40 cm^2 großer menschlicher Hautstücke eingezeichnet.

Wie diese Abb. 1 zeigt, verlaufen die Kurven überraschend gleichmäßig, die Rückbildung beginnt für alle 3 Organe nach dem 40. Lebensjahr, eine frühere

Involution des Hodens vor der Involution der anderen Organe findet also nicht statt. Das Maximum von 813 Hodenwägungen liegt nach RÖSSLE und ROULET mit 37,7 g (±12,09) im 4. Dezennium. Die Rückbildung einzelner innersekretorischer Drüsen oder auch ihrer Gesamtheit ist nicht Ursache, sondern Teilgeschehen des physiologischen Alternsvorgangs, der Biomorphose, die sich besonders durch die Physiosklerose der Capillaren bemerkbar macht (BÜRGER, KNOBLOCH). Wenn die Rückbildung einer einzelnen endokrinen Drüse Ursache des Alterns sein sollte, müßte man durch eine genau dosierte Substitutionstherapie das Altern vermeiden können. Das dem nicht so ist, bestätigen die Transplantationsversuche mit Keimdrüsen oder die Therapieversuche mit Hormonen beim alternden Menschen. Bestenfalls läßt sich damit eine Hebung des subjektiven Lebensgefühls, bzw. eine *Erotisierung*, jedoch keineswegs eine Verjüngung erreichen. Für unser Vorstellungsvermögen scheint es vermessen, durch eine einfache Substitution das Leben eines hochdifferenzierten Organismus in letzter Konsequenz ad infinitum verlängern zu wollen. Einleitend haben wir betont, daß die Biomorphose zu den Urphänomenen des Lebens gehört und daß letztlich ein metaphysisches Problem vorliegt. Ebensowenig wie wir über das Wesen des Lebens und des Todes Endgültiges aussagen können, werden wir auch über das Wesen des Alterns zu einer allgemeinen anerkannten „Erklärung bzw. Deutung der Ursache" kommen. Die Biomorphose ist ein entelechialer Vorgang, welcher schicksalsmäßig im Interesse der Erhaltung der Art an allen lebenden Metazoen abläuft. Dabei ist die Lebensdauer jeder Art eigentümlich (Eintagsfliege — Papagei).

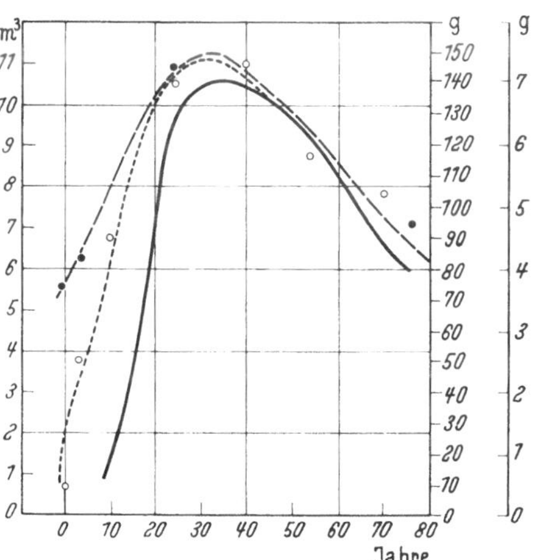

Abb. 1. Synchronisches Altern. — — — Gewicht 40 cm² großer menschlicher Hautstücke in g; ——— Volumen menschlicher Hoden in cm³; ········ Gewicht der menschlichen Milz in g

Ein Hauptproblem der Biomorphose ist die Frage: Verlaufen die Lebenswandlungen zwischen Geburt und Tod an allen Organen gleichzeitig und gleichmäßig, also synchron, oder verschieden und ungleichmäßig, also heterochron? Auf Grund der Ergebnisse unserer statischen und dynamischen Alternsstudien sind wir zu der Auffassung gekommen, daß der Alternsprozeß im allgemeinen ein alle Organe gleichmäßig erfassender, also ein synchroner Vorgang ist, den wir als Capillarosklerosis universalis bezeichnen. Störungen dieses synchronen Ablaufs gehören schon in die Pathologie des Alternsvorgangs. Sie werden naturgemäß am ehesten an den kritischen Punkten der Lebenskurve zu erwarten sein, also einmal zur Zeit der Pubertät, zum anderen zur Zeit der Menopause. Als Beweis der Gleichzeitigkeit der biomorphotischen Vorgänge der endokrinen Drüsen bringen wir Ihnen die Gewichtskurven von Hypophyse, Schilddrüse, Nebennieren, Hoden und Ovarien im Laufe des Lebens. Wir können aus Abb. 2 einen Synchronismus der Gewichtskurven im Alternsablauf für diese genannten endokrinen Drüsen ablesen mit Ausnahme der Ovarien. Die biomorphotischen Wandlungen der Keimdrüsen bei beiden Geschlechtern verlaufen heterochron.

Unsere Bemühungen, den zeitlichen Ablauf der Biomorphose bei den Geschlechtern zu erfassen, haben uns gezeigt, daß die Alternsvorgänge bei Mann und Frau in verschiedenem Tempo verlaufen. Dies gilt nicht nur für das Verhalten der Keimdrüsen, sondern auch für eine Reihe nicht mit dem Endokrinium in unmittelbarem Zusammenhang stehender Funktionen. So hat auf meine Veranlassung K. SALLER Mittelwerte des systolischen Blutdrucks getrennt für Männer und Frauen an Hand von 12579 Einzelbeobachtungen im Alternsablauf errechnet.

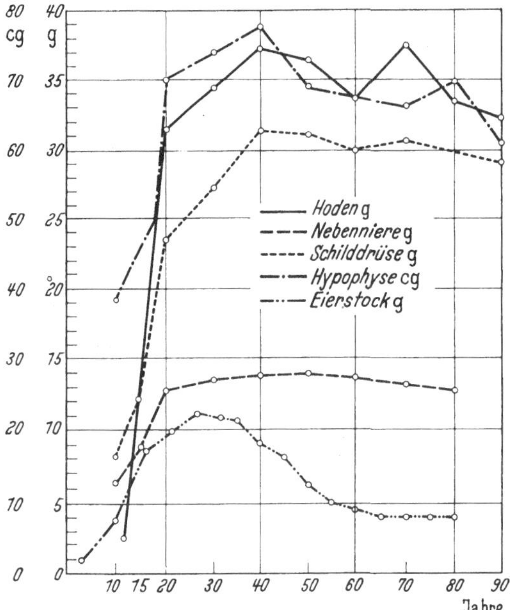

Abb. 2. Altersgewichtskurven von Ovarien, Hoden, Nebennieren, Schilddrüse und Hypophyse auf der Grundlage der Zahlen von RÖSSLE und ROULET gez. (Hypophyse in Zentigramm, übrige Organe in Gramm)

Dabei zeigt sich, daß der systolische Blutdruck bei beiden Geschlechtern vom 21. bis 35. Lebensjahr gleich ist, er beträgt im Mittel 120 mm Hg. Ab 42. Lebensjahr ist eine Geschlechtsdifferenz des Blutdrucks gesichert. Von diesem Lebensjahr ab steigen die Blutdruckwerte bei Frauen wesentlich mehr an als bei Männern. Das Verhalten des Blutdrucks wird von vielen Ärzten als Maß des biologischen Alters angesehen. Obwohl im Alter der Frau der Blutdruck höher als beim Mann ist und trotz der höheren biologischen Belastung der Frau, ist ihre durchschnittliche Lebenserwartung größer. So zeigen statistische Angaben, daß in den Kulturländern die Frau eine Lebenserwartung von 75 Jahren, der Mann von $71^1/_2$ Jahren

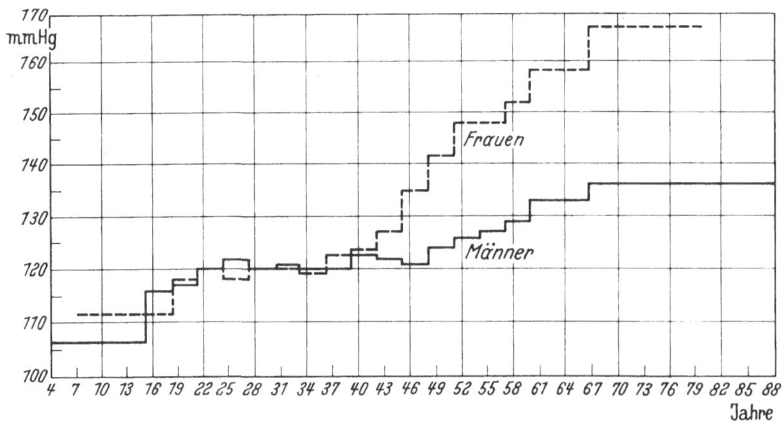

Abb. 3. Altersveränderung des Blutdrucks nach SALLER. Systolischer Druck. 12579 Einzelwerte

hat. Diese Abschweifung vom Gebiet der Endokrinologie sollte ihnen zeigen, daß auch auf anderen Gebieten die Biomorphose des weiblichen Geschlechts ein anderes Tempo und eine andere Farbe hat als die des Mannes.

Wenn wir auch in Abb. 2 ein synchrones Verhalten der Gewichtskurven verschiedener endokriner Drüsen sahen, ist es keineswegs so, daß die Entwicklung und Differenzierung der glandotrop gesteuerten inkretorischen Gewebe beim Menschen im Embryonalleben und in den ersten Lebensjahren gleichzeitig und gleichsinnig vor sich gehen. TONUTTI hat dieser Frage eine eingehende Studie gewidmet und gezeigt, daß mit Beendigung des Fetallebens in den ersten Tagen und Wochen nach der Geburt alle glandotrop gesteuerten Organe einschneidende Veränderungen erfahren. Bei der Schilddrüse kommt es zu einer temporären Aktivierung, während bei den Gonaden und der Nebennierenrinde ein Abbau von in der Fetalzeit aufgebauten endokrinen Gewebsformationen erfolgt. Nach Abschluß dieser postnatalen Vorgänge entwickeln sich Schilddrüse und Nebennierenrinde stetig im Rahmen des Wachstums aller übrigen Organe bis zum endgültigen Reifezustand des Erwachsenen, während die Ausbildung endokriner Gewebsformationen im Hoden und in den Ovarien bis zur Pubertät ruht.

Betrachten wir nun die biomorphotischen Wandlungen der einzelnen endokrinen Drüsen. GÜNTHER hat eine Übersicht der Gewichte der endokrinen Drüsen bezogen auf das Körpergewicht in mg/kg zusammengestellt.

Tabelle 1. *Gewichte endokriner Organe in mg/kg in Abhängigkeit vom Lebensalter und Geschlecht* (nach GÜNTHER)

Alter	Hypophyse		Nebennieren		Schilddrüse		Thymus		Gonaden	
Jahre	♂	♀	♂	♀	♂	♀	♂	♀	♂	♀
Neugeborene	22,3	19,8	2580	2060	642	635	3730	2920	192	84
3—5	10,6	14,8	325	373	240	226	504	695	90	127
11—14		7,8	192	195	250	290			187	91
15—20	6,2	8,8	170	178	216	324	205	223	278	156
21—30	7,8	12,6	209	233	360	393	189	286	456	201

Diese Tabelle zeigt das *weibliche Überwiegen des Hypophysen-*, des *Nebennieren-* und des *Thymus*gewichts (nach höherem Geburtsgewicht bei den Knaben) bereits ab 3.—5. Lebensjahr. Bei der *Schilddrüse* findet diese Verschiebung erst zwischen dem 11. und 14. Lebensjahr statt. Da das gesamte Endokrinium durch die zyklischen Vorgänge der Frau sehr viel labiler eingestellt ist als beim Manne, wird es schon von vornherein verständlich, daß gerade auf dem Gebiet der Endokrinologie besonders eindrucksvolle Geschlechtsunterschiede gefunden werden, die sich durch die mannigfaltigen Beziehungen zwischen den Geschlechtsdrüsen und den anderen endokrinen Drüsen auch an diesen bemerkbar machen. Es sei nur an die Vergrößerung der Hypophyse während der Schwangerschaft und nach Kastration erinnert. Aber nicht nur Unterschiede in der Größe, sondern auch bezüglich der Gewebsstruktur, z. B. bei der Hypophyse während der Schwangerschaft (Hauptzellen), werden beobachtet.

Das absolute Gewicht der *Hypophyse* steigt etwa bis zum 20. Lebensjahr rasch und dann weiter bis zum 40. Lebensjahr an. Ab 50. Lebensjahr erfolgt eine allmähliche Gewichtsabnahme (nach RÖSSLE-ROULET) (Abb. 2). Das maximale Durchschnittsgewicht beträgt 0,8 g und nimmt im Alter bis auf 0,6 g ab.

Mit der Zahl der Schwangerschaften, in denen ja bekanntlich jedesmal eine Hypertrophie des Hypophysenvorderlappens stattfindet, steigt das Hypophysengewicht laufend an. Berblinger gibt als absolute Gewichte folgende Mittelwerte an:

Tabelle 2

Nulliparae	667,9 mg
Primiparae	837,7 mg
Multiparae II—V	850,0 mg
Multiparae VI—X	887,0 mg
Männer (20—68 Jahre)	613,7 mg

Neben diesen Gewichtsunterschieden können aber auch histologische Veränderungen im Alter nachgewiesen werden. Hartl und Fischer beobachteten deutliche Größenveränderungen der Zellen. Die eosinophilen und basophilen Zellen nehmen im Alter an Volumen zu, während die chromophoben Zellen abnehmen. Die basophilen Zellen sollen im Alter auch zahlenmäßig zunehmen.

Von den gonadotropen Hormonen der Hypophyse wissen wir, daß sie bis zur Pubertät nicht gebildet werden. Im Alter nehmen sie — nach einem maximalen Anstieg der Geschlechtsreife — nicht, wie man erwarten müßte, ab, sondern im Gegenteil zu und zwar bei Frauen regelmäßig, bei Männern unterschiedlich. Im Alter nimmt aus bisher unbekannten Gründen die Empfindlichkeit der Geschlechtsdrüsen gegenüber der stimulierenden Wirkung des Gonadotropins ab. Je weniger Geschlechtshormone auf Grund der Altersinvolution gebildet werden, um so mehr hat die Hypophyse das Bestreben, durch eine gesteigerte Gonadotropinausscheidung den früheren physiologischen Zustand wieder herzustellen. Diese Tatsache spricht gegen die Theorie, daß die Hypophyse ursächlich für das Altern verantwortlich wäre. Sie ist im Gegenteil bemüht, durch erhöhte Leistung die Funktionseinschränkung der Gonaden zu verhindern.

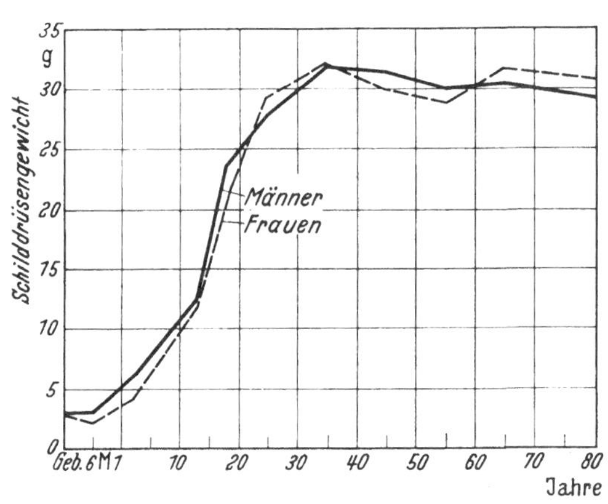

Abb. 4. Lebenskurve der Schilddrüse in mittlerer Meereshöhe (Jena—Basel). Nach Rössle und Roulet

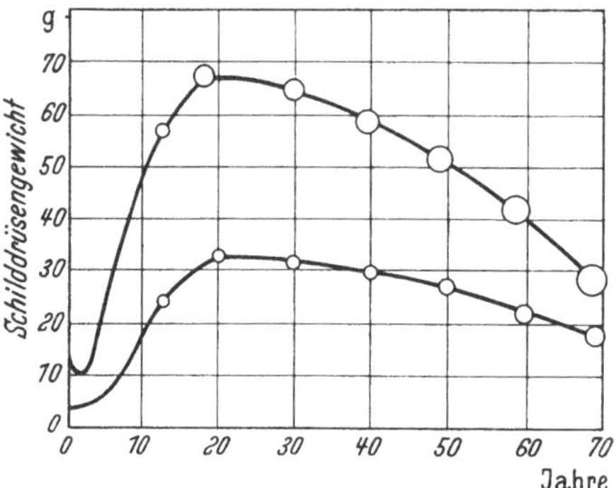

Abb. 5. Schilddrüsengewichte aus kropfbehafteten (obere Kurve) und kropffreien (untere Kurve) Gegenden. Nach Bürkle-de la Camp

Über biomorphotische Wandlungen der *neurosekretorischen Provinzen* des Gehirns des Menschen (Nuclei supraoptici und paraventriculares) sind noch keine gesicherten Tatsachen bekannt. Geschlechtsdifferenzen bestehen bei der hereditären Form des Diabetes insipidus, der bei Männern häufiger vorkommt.

Die Gewichte von knotenfreien *Schilddrüsen* im Laufe des Lebens sind von Rössle und Roulet zusammengestellt. Die wesentlichsten Gewichtsänderungen treten in der Jugend auf, das Durchschnittsgewicht beim Erwachsenen beträgt 25—30 g (Abb. 4).

Bürkle-De la Camp hat die Schilddrüsengewichte in kropffreien und kropfbelasteten Gegenden miteinander verglichen. Abb. 5 zeigt die großen Unterschiede der Gewichte, wobei die Kreise das Vorkommen der verschieden großen Kropfknoten kennzeichnen sollen. Die Kurven lassen erkennen, daß exakte Schilddrüsengewichte unabhängig von der Landschaft ihrer Träger sich nicht finden lassen.

Sicher ist aber, daß sowohl in Kropfländern, wie auch in kropffreien Gegenden das Gewicht der Schilddrüse mit dem Alter abnimmt. Aschoff und auch Rosenkranz betonen, daß im 5. Lebensdezennium eine leichte Gewichtszunahme der weiblichen Schilddrüsen zu sehen ist, die mit Proliferationserscheinungen an den Follikeln einhergeht und mit einer stärkeren Funktion der Schilddrüse in der Menopause in Zusammenhang gebracht wird. Nach meinen mit Möbius durchgeführten Blutanalysen bei Frauen finden wir in Übereinstimmung damit eine Zunahme des Blutjodgehaltes im 5. Lebensjahrzehnt. Auf meine Veranlassung hat Klein 1949 den Alternsgang der Blutjodwerte noch einmal überprüft und kommt zu gleichen Ergebnissen.

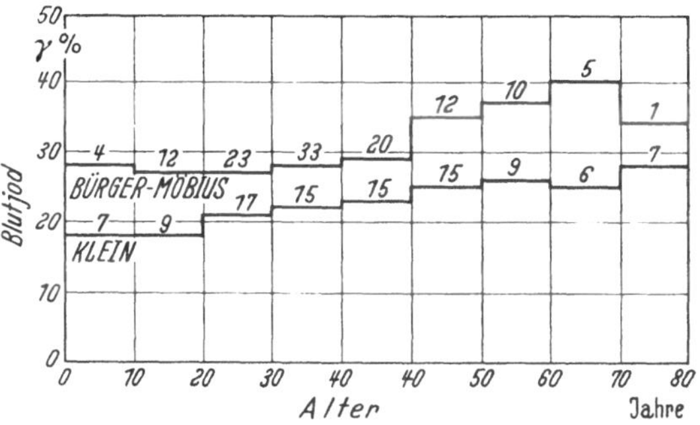

Abb. 6. Altersanstieg der physiologischen Blutjodwerte. Die Ziffern über den die Durchschnittswerte kennzeichnenden horizontalen Balken bezeichnen die Anzahl der Fälle für jedes Jahrzehnt

In Abb. 6 zeigt sich in beiden Reihen ein deutlicher Altersanstieg.

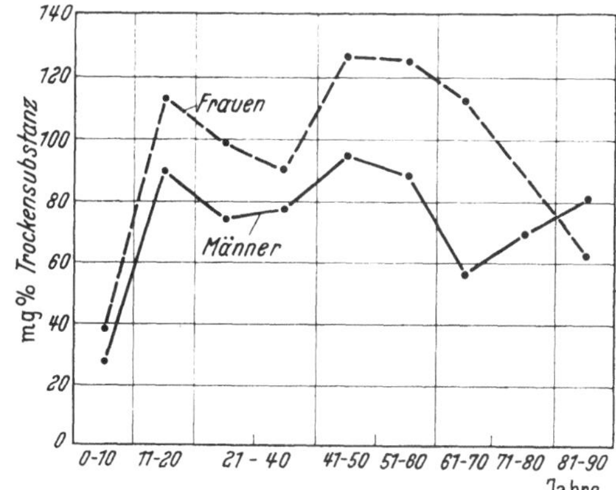

Abb. 7. Gesamtjodbestimmungen an 250 knotenfreien normalen Schilddrüsen

Mein Doktorand Heinrich hat auf meine Bitte vergleichende Analysen an Schilddrüsen bei schilddrüsengesunden Menschen gemacht und hat 250 Analysen jeweils zehn- bzw. zwanzigjahrweise zusammengefaßt. Dabei zeigt sich zur Zeit des beginnenden Klimakteriums, daß die männlichen und weiblichen Kurven für den Jodgehalt der Trockensubstanz auseinander laufen, und zwar hat das weibliche Geschlecht maximal 50 mg-% mehr Jod als das männliche. Die Zahlen scheinen mit ein weiterer Beweis dafür zu sein, daß die endokrine Umschaltung nach der Menopause beim Weibe viel weiter geht als wir bis dahin vermuten. Auch Seidel hat bei chemischen Analysen des Nerves solche Abweichungen gefunden.

Das histologische Bild der Schilddrüse alter Menschen ist nach Mustachi und Löwenhaupt durch Kleinerwerden der Follikel und durch stärkere basische Anfärbung des Kolloids, das größere Kristalle enthält, gekennzeichnet. Die

Menge des Kolloids ist vermindert, das Drüsenepithel wird niedriger und das Bindegewebe vermehrt sich. Mit fortschreitendem Alter nehmen diese Veränderungen zu und erinnern an das histologische Bild des Myxödems. Die funktionellen Veränderungen der Schilddrüse im Laufe des Lebens kommen durch die Abnahme der Sollwerte für die Wärmebildung pro m² und Stunde in den verschiedenen Altersstufen zum Ausdruck (BOOTHBY, BERKSON und DUNN).

Man erkennt aus Abb. 8 folgendes: Die Wärmebildung pro m² und Stunde liegt bei Männern regelmäßig höher als bei Frauen. Sie sinkt vom Kindes- bis zum Greisenalter von etwa 50 Cal./m²/Std. in der Kindheit auf rund 33 Cal./m²/Std. im 7. Lebensdezennium ab. Die histologische Altersinvolution der Schilddrüse, die Abnahme der Sollwerte für die Wärmebildung und das verminderte Jodspeicherungsvermögen im Alter sind aber nicht so zu deuten, daß die Schilddrüse das Altern bedingt und der Organismus gewissermaßen ein physiologisches Myxödem zeige, denn — das wird von ASCHOFF mit aller Schärfe betont — die richtigen Bilder des Myxödems oder des Kretinismus werden im *morphologischen Sinne* bei alten Leuten nicht gefunden. Auch die Überprüfung des Manifestationsalters von 146 Fällen von Myxödem (Abb. 9) zeigt, daß das Myxödem keine gehäufte Erkrankung des Alters ist.

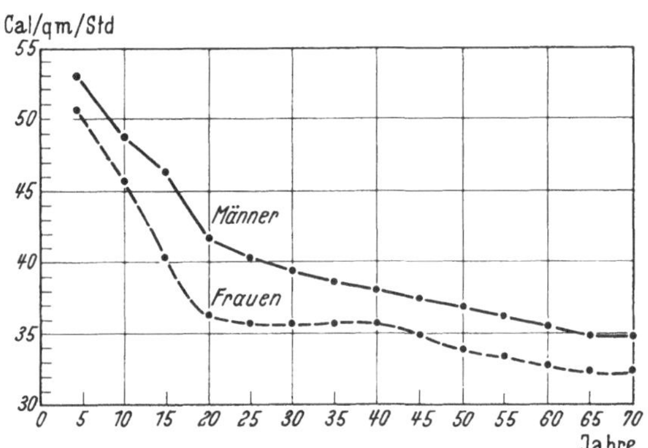

Abb. 8. Sollwerte für die Wärmebildung pro m² und Stunde in Abhängigkeit vom Lebensalter in Calorien. Nach BOOTHBY, BERKSON und DUNN

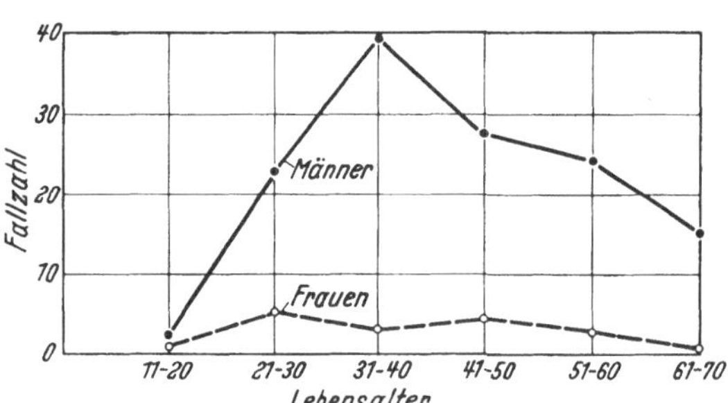

Abb. 9. Alters- und Geschlechtsverteilung bei 146 Fällen von Myxödem. Frauen 129 Fälle = 88,4%, Männer 17 Fälle = 11,6%. Sexualquotient = 7,6%

Die *Nebenschilddrüsen* sollen im Alter nach DANISCH nicht kleiner, sondern eher größer werden, was auf die Zunahme des Fett- und Bindegewebes in ihnen zurückgeführt wird. In den Hauptzellen häufen sich mit den Jahren Lipoide in stärkerem Maße an. Auch über das Normalgewicht des *Thymus* besteht keine Einigkeit. Nach HAMMAR erreicht die Drüse zwischen dem 11. und 15. Lebensjahr mit einem Gewicht zwischen 20 und 52 g, im Mittel 37,5 g ihr Maximum. Im Greisenalter kommt es zu einer physiologischen Involution des Thymus, der schließlich nur noch aus einem Fettkörper mit einem Gewicht von 10 bis 16 g und mit wenigen eingeschlossenen Inseln der Marksubstanz besteht. Der Fett-Thymus im Greisenalter ist vom Ernährungszustand des übrigen Körpers abhängig und bei reichlicher Fettgewebsentwicklung im Mediastinum von diesem überhaupt nicht abzugrenzen.

Die Lebenswandlungen des Thymus sind eine Rechtfertigung dafür, daß wir von Biomorphose sprechen und nicht von Gerontologie. Denn das wesentliche strukturelle und funktionelle Schicksal des Thymus ist schon vor der Pubertät im wesentlichen abgeschlossen in einer Zeit also, wo von Greisenkunde oder Gerontologie noch nicht die Rede sein kann. Aus diesem Grunde betonen wir ganz besonders die Biomorphose des Endokriniums, deren einzelne Mitspieler, wie in der Abschiedsymphonie von Haydn einer nach dem anderen aus dem Spiel ausscheidet.

Nach RÖSSLE beträgt das Maximalgewicht des *Pankreas* beim gesunden Erwachsenen etwa 70 g und fällt im höchsten Alter etwa auf die Hälfte ab (Abb. 10).

Die Gewichtskurve des Pankreas im Laufe des Lebens zeigt, daß sie mit der Involutionskurve der Leber nahezu parallel läuft, was sicher auf die engen funktionellen Beziehungen zwischen Leber und Pankreas hinweist.

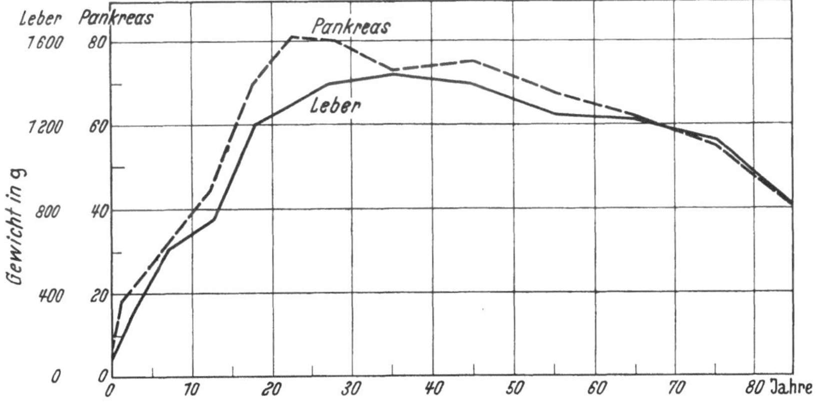

Abb. 10. Pankreas- und Leberwachstumskurve. Nach RÖSSLE und ROULET

Nach FERNER sind beim Neugeborenen die A- und B-Zellen des Pankreas nahezu in gleicher Stärke an der Zusammensetzung des Inselsystems beteiligt. Es entfallen nach Schätzungen ungefähr 1 g des Pankreasgewichts des Neugeborenen (insgesamt 2,5 g) auf das Inselsystem. Beim Erwachsenen schwankt das Gesamtgewicht des Inselgewebes zwischen 0,7 und 2,6 g, und das Verhältnis der A- und B-Zellen beträgt 1:4. Beim Erwachsenen ist demnach die Gesamtmasse des A-Zellensystems nicht größer als beim Neugeborenen, während das B-Zellensystem rund auf das Dreifache seiner Masse ansteigt. Die wechselnde Leistungsfähigkeit des Inselorgans im Laufe des Lebens und den Wandel der Ansprechbarkeit des Organismus auf Insulin kann man durch Dextrose-Doppelbelastungen nach Staub-Traugott prüfen. KLOTZBÜCHER hat auf meine Bitte die Dextrose-Doppelbelastungen in den verschiedenen Altersstufen durchgeführt. Die Ergebnisse sehen sie in Abb. 11. Dabei zeigt sich, daß der Staub-Traugottsche Versuch in den verschiedenen Altersstufen keineswegs gleichartig verläuft.

Die biomorphotischen Wandlungen der *Nebennieren* unterliegen bei Männern und Frauen erheblichen Schwankungen. Das Höchstgewicht beider Nebennieren beträgt bei Männern im Alter von 31—40 Jahren 13,91 g, bei Frauen der gleichen Altersstufen 13,02 g. Es fällt bei Männern über 70 Jahre auf 12,16; bei Frauen auf 11,72 g ab (Abb. 12).

Im Fetalleben und auch bei Neugeborenen sind die Nebennieren relativ große Organe. Das Verhältnis von Nebenniere zum Körpergewicht beträgt sofort nach der Geburt bei Knaben 1 : 485, bei Mädchen 1 : 471, im Erwachsenenalter dagegen 1 : 7000. Nach Untersuchungen von STIEVE und ROTTER kann man eine Lebenskurve der Nebennierenrinde aufstellen, die sämtliche Altersklassen von der fetalen Entwicklung bis zum Greisenalter umfaßt.

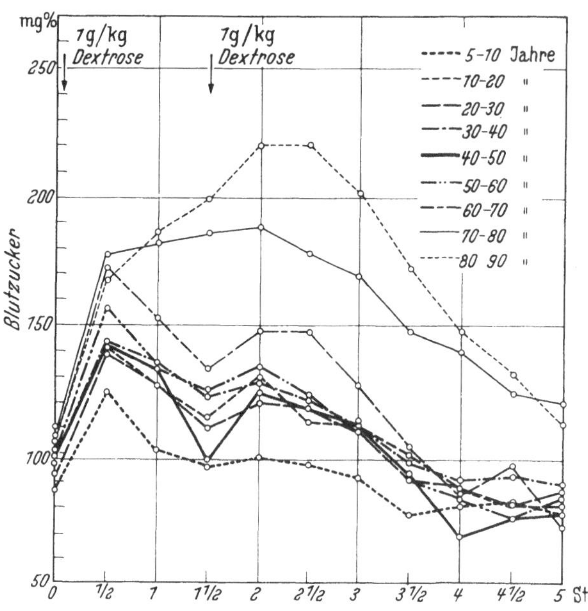

Abb. 11. Dextrosedoppelbelastungen nach KLOTZBÜCHER. Blutzuckermittelwerte aus je 10 Einzelbestimmungen

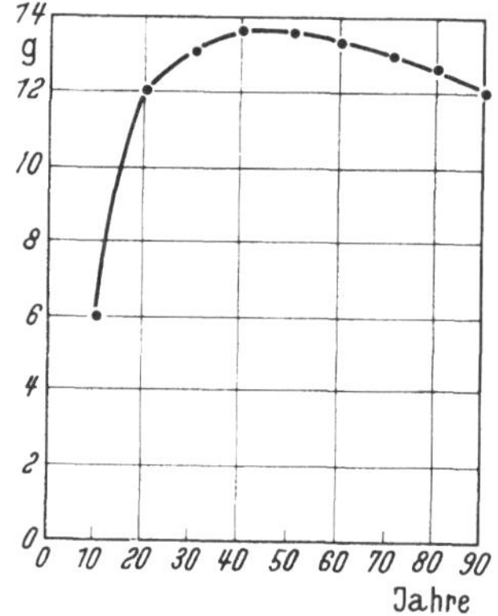

Abb. 12. Gewichte der Nebennieren in Abhängigkeit vom Lebensalter. Nach RÖSSLE und ROULET

Die graphische Darstellung (Abb. 13) läßt erkennen, daß die Nebennierenrinde im Laufe des Lebens stets eine vorhandene Zona fasciculata besitzt, während die Zona glomerulosa sich kurz nach der Geburt und die Zona reticularis sich erst im

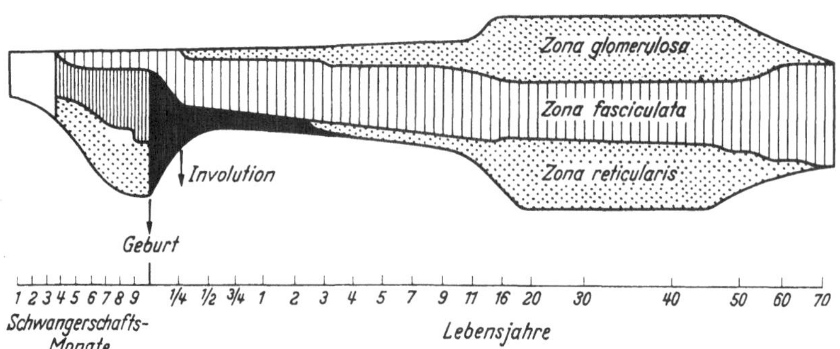

Abb. 13. Nebenniere als akzessorische Geschlechtsdrüsen (wird stimuliert beim Keimling vom gonadotropen Chorionhormon der Placenta, beim Erwachsenen durch Hormone der HVL). Nach W. ROTTER

2. Lebensjahr bildet. Während der Geschlechtsreife sind die einzelnen Zonen am stärksten ausgebildet. Es sei daran erinnert, daß zwischen den Gonaden und den Nebennieren enge Beziehungen bestehen. Die Anlagen der Gonaden und der Nebennierenrinde sind im frühen embryonalen Leben zunächst nicht gegeneinander abgrenzbar. Die Gonaden gehen aus dem ventrolateralen, die Nebennieren-

rinde aus dem medialen Teil der Leiste hervor. Die Differenzierung des Interrenalorgans beginnt gleichzeitig mit der Wucherung von Marksträngen in der Gonadenanlage. Nebennierenrinde und Markstränge des Hodens gehen aus der gleichen Anlage hervor und können gleiche Potenzen entfalten (STARCK).

Die Rindensubstanz der Nebenniere ist in merkbarer Weise den menstruellen und Schwangerschaftsschwankungen unterworfen. Bei der Frau sind auf der

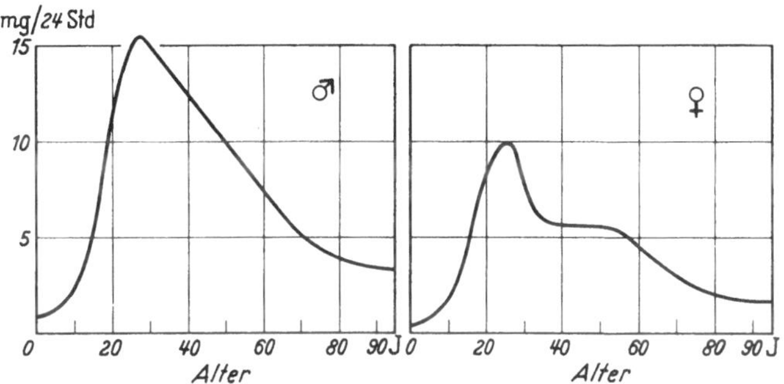

Abb. 14. Ausscheidung der 17-Ketosteroide bei 137 gesunden Männern und 127 gesunden Frauen in verschiedenen Altersstufen. Nach HAMBURGER

Höhe des Lebens die Zona glomerulosa und fasciculata stärker entwickelt als beim Mann. Im Greisenalter atrophiert die Zona glomerulosa beim Manne stärker als bei der Frau. Erst im höchsten Alter tritt eine Annäherung in der Atrophie bei beiden Geschlechtern ein.

Eine Teilfunktion der Nebennierenrinde ist durch Bestimmung der C 17-Ketosteroide meßbar. Eine Alterskurve über die Ausscheidung der C 17-Ketosteroide beim Mann und bei der Frau ist in Abb. 14 wiedergegeben (HAMBURGER). Die erhebliche Differenz zwischen männlicher und weiblicher C 17-Ketosteroid-Ausscheidung im geschlechtsreifen Alter wird durch die zusätzliche Ausscheidung der Abbaustufen der Androgene aus dem Hoden gebildet.

Die Ausscheidung der C 17-Ketosteroide zeigt eine deutliche Abhängigkeit vom Lebensalter und vom Zustand der Ovarialfunktion (WÜRTERLE).

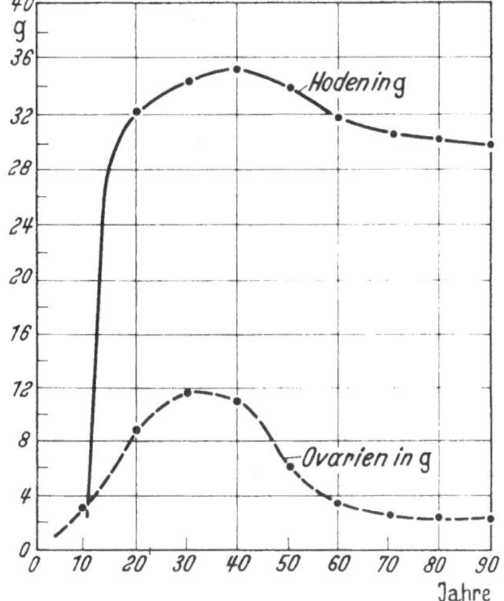

Abb. 15. Gewichte der Hoden und der Ovarien in Abhängigkeit vom Lebensalter. Nach RÖSSLE und ROULET

Die Biomorphose des Hodens und der Ovarien verläuft heterochron. Nach einem gleichsinnigen Gewichtsanstieg der Keimdrüsen in der Jugend und maximalen Mittelwerten für beide Geschlechter zwischen dem 20. und 40. Lebensjahr, nehmen die Gewichte der weiblichen Keimdrüsen ab 40. Lebensjahr signifikant und rasch ab, während die Gewichte der Hoden etwa ab 50. Lebensjahr einen nur geringen Rückgang erfahren (Abb. 15).

Diese Gewichtsveränderungen gehen mit der Hormonproduktion parallel, die bei der Frau mit der Menopause sistiert, beim Mann erst im hohen Alter abnimmt. Alle Primordialfollikel sind bei der Geburt vorhanden, einzelne dieser Follikel reifen im Laufe der Geschlechtsreife bis zur Menopause. Spermien werden dagegen bis ins hohe Alter produziert. Die mit Beginn des Klimakteriums eintretenden Veränderungen im menschlichen Ovarium führen zu einem völligen Verlust der spezifischen Parenchymanteile. Für die weiblichen Keimdrüsen müssen wir das Vorliegen eines *heterochronen* Alterns anerkennen, ihre Atrophie geht den Alternsvorgängen des gesamten übrigen Organismus voraus.

Die Ausscheidung der Sexualhormone mit dem Harn ist in den ersten Lebensjahren bis zur Pubertät sehr niedrig, so daß wir den Hormonen einen wesentlichen Einfluß auf die Prägung des Geschlechts bis zur Pubertät nicht einräumen können. Bis zur Pubertät beruht die Geschlechtlichkeit auf den genetischen Faktoren, auf der Epistase GOLDSCHMIDS. Mit der Pubertät kommt den Sexualhormonen die erste entscheidende Bedeutung bei der Ausbildung der primären und sekundären Geschlechtsmerkmale zu. Die Prägungsstoffe zeigen eine absolute Geschlechtsspezifität insofern, als die männlichen Hormone nur das Wachstum der männlichen, die weiblichen nur das der weiblichen Organe fördern. Wenn aus irgendwelchen Gründen bei einer Frau vermehrt männliches Hormon gebildet wird, so fangen die dem männlichen Geschlecht analog und auch bei jeder Frau noch rudimentär vorhandenen männlichen Bildungen an zu wachsen (z. B. Klitoris), oder umgekehrt, beim Mann unter der Einwirkung weiblichen Hormons die weiblichen Organe, wie die Brustdrüsen. Der völlige Ausfall der Keimdrüsenhormone verhindert die Fortpflanzung, da ohne ihre Wirkungen keine Eier reifen, die Uterusschleimhaut nicht proliferiert und keine Spermien gebildet werden. Bei der Frau hört mit dem Klimakterium physiologischerweise die Empfindlichkeit der Ovarien gegenüber dem Gonadotropin auf. Obwohl nach diesem Zeitpunkt der Hypophysenvorderlappen in den Zustand einer Überproduktion gerät, reagiert das Ovar nicht mehr mit weiteren Ovulationen.

Es gibt heute ein gut fundiertes Beobachtungsmaterial, das eindeutig darauf hinweist, daß es im Zwischenhirn eine Region gibt, die die Vorgänge der Entwicklung und des Reifens der Sexualorgane beeinflußt. Dieses Sexualzentrum (SPATZ) steuert durch nervöse Einflüsse die Ansprechbarkeit der Sexualorgane. Pathologische Veränderungen im Bereich des Sexualzentrums führen zum Krankheitsbild der Pubertas praecox.

Die ihnen vorgetragenen Tatsachen zeigen, daß auch das Endokrinium wie überhaupt der gesamte Organismus der *Biomorphose* unterliegt. Alle unsere seelischen, geistigen und animalischen Funktionen erhalten durch die Biomorphose ihre Farbe und ihren Rhythmus. Die Biomorphose beinhaltet etwa das, was GOETHE in den orphischen Urworten als unseren Dämon bezeichnet, den er wie folgt schildert:

Wie an dem Tag, der dich der Welt verliehen,
Die Sonne stand zum Gruße der Planeten,
Bist alsobald und fort und fort gediehen
Nach dem Gesetz, wonach du angetreten.
So mußt du sein, dir kannst du nicht entfliehen,
So sagten schon Sibyllen, so Propheten;
Und keine Zeit und keine Macht zerstückelt
Geprägte Form, die lebend sich entwickelt.

Goethe

Literatur

ASCHOFF, L.: Med. Klin. **1937**, 258.
BOOTHBY, W. M., J. BERKSON and L. DUNN: Amer. J. Physiol. **116**, 468 (1936).
BÜRGER, M.: Altern und Krankheit. 3. Aufl. Leipzig: Georg Thieme 1957.
— Klinische Fehldiagnosen. 2. Aufl. Stuttgart: Georg Thieme 1954.
— Einführung in die Pathologische Physiologie. 5. Aufl. Leipzig: Georg Thieme 1956.
— Geschlecht u. Krankheit, München 1958
— Dtsch. med. J. **4**, 21 (1953).
— Dtsch. med. J. **4**, 561 (1953).
— u. G. SCHLOMKA: Klin. Wschr. **1928**, 1944.
— u. M. MÖBIUS: Klin. Wschr. **1934**, 1349.
BÜRKLE-DE LA CAMP, H.: Arch. klin. Chir. **130**, 207 (1924).
CARREL, A.: siehe Altern und Krankheit, 3. Aufl. 1957, Seite 15 unten.
DANISCH, F.: Frankf. Z. Path. **30**, 443 (1924).
DARWIN, E.: Zoonomie. Zit. nach R. RÖSSLE, Wachstum und Altern. München 1923.
DRIESCH, H.: Philosophie des Organischen. 2. Aufl. Leipzig 1921.
FERNER, H.: Das Inselsystem des Pankreas. Stuttgart 1952.
GOLDSCHMID, R.: Biol. Zbl. **47**, 249 (1927).
GÜNTHER, H.: Endokrinologie **25**, 41 (1942).
HAMBURGER, J.: Acta endocr. (Kbh.) **1**, 19 (1948).
HARMS, J. W.: Körper und Keimzellen. Berlin 1926.
HARTL, F., u. C. FISCHER: Z. Altersforsch. **8**, 301 (1955).
HELLMANN, T.: Z. menschl. Vererb.- u. Konstit. Lehre **12**, 270 (1926).
HIRSCH, S.: Zit. nach PETSCHACHER, Veröff. Wien. Akad. ärztl. Fortbild. Wien 1941.
HUMBOLDT, W. VON: Gesammelte Werke, Herausgegeben von A. LEITZMANN, 1. Band. S.327. Berlin 1903.
JORES, A.: Klinische Endokrinologie. 2. Auflage. Berlin 1949.
KLEIN, E.: Z. Altersforsch. **5**, 188 (1951).
KLOTZBÜCHER, E.: Z. Altersforsch. **4**, 354 (1944).
KUNZE, H: Forschung u. Fortschr. **9**, 25 (1933).
LEHOTZKY, P.: Zit. nach L. PETSCHACHER, Veröff. Wien. Akad. ärztl. Fortbild. Wien 1941.
LEVY, J.: Zit. nach L. PETSCHACHER, Veröff. Wien. ärztl. Fortbild. Wien 1941.
LOEB, J.: Pflüg. Arch. ges. Physiol. **124**, 37 (1908).
LORAND, A.: Das Altern. 2. Aufl. Leipzig 1909.
LUBARSCH, O.: Allgemeine Pathologie. Wiesbaden 1905.
METSCHNIKOFF, E.: Beiträge zu einer optimistischen Weltauffassung. Deutsch von H. MICHALSKI — München 1918.
MÜHLMANN, M.: Das Altern und der physiologische Tod. Jena 1910.
MUSTACHI, P. O. u. E. LÖWENHAUPT: Geriatrics 5, 268 (1950).
RAAB, W.: Zit. nach L. PETSCHACHER: Veröff. Wien. Akad. ärztl. Fortbild. Wien 1941.
RÖSSLE, R., u. FR. ROULET: Maß und Zahl in der Pathologie. Berlin 1932.
ROMEIS, B.: Altern und Verjüngung. Leipzig 1931.
ROSENKRANZ, K.: Endokrinologie **16**, 1 (1935).
ROTTER, W.: Virchows Arch. path. Anat. **316**, 590 (1949).
RUBNER, M.: Das Problem d. Lebensdauer u. seine Beziehungen zu Wachstum u. Ernährung. München/Berlin 1908.
— Arch. Hyg. (Berl.) **66**, 1 (1908).
— Kraft und Stoff im Haushalt der Natur. Leipzig. Z. 1909.
SALLER, K.: Z. exp. Med. **58**, 683 (1928).
SPATZ, H.: Acta neuroveget. (Wien) **3**, 5 (1952).
STARCK, B.: Embryologie. S. 387. Stuttgart 1955.

STEINACH, E. O.: Verjüngung durch experimentelle Neubelebung der alternden Pubertätsdrüse. Berlin 1930.
TONUTTI, E., u. S. FETZER: In Probleme der fetalen Endokrinologie. S. 1. Berlin 1956.
VORONOFF, S.: Verhütung des Alterns durch künstliche Verjüngung. Berlin 1926.
WÜRTERLE, A.: Z. Altersforsch. **10**, 54 (1956).

Diskussion

L. HEILMEYER (Freiburg/Br.):

Der Vortragende nannte unter den Charakteristika des alternden Menschen das Nachlassen der Proliferation des Gewebes und führt als Beispiel die Verminderung der Erythropoese an. Die neuesten Untersuchungen mit Radio-Isotopen-markierten Erythrocyten haben aber ergeben, daß der Erythrocyten-Umsatz beim alten Menschen genau so hoch liegt wie in der Jugend. Ein Nachlassen der Proliferation des erythropoetischen Gewebes liegt also beim alten Menschen bestimmt nicht vor.

Steroid Hormones and Ageing

Von

R. I. Dorfman

With 7 Figures

Advanced technics of steroid hormone analysis in body fluids coupled with a more detailed knowledge of steroid hormone metabolism permits at this time the formulation of a working hypothesis to explain the changes in steroid hormones in the ageing individual. In this review a brief summary of our present knowledge of steroid biosynthesis will be presented together with an analysis of the changes that are associated with the ageing process.

Steroid Biosynthesis

Acetate and cholesterol appear to be the primary precursors for steroid hormones in the gonads and adrenal [Dorfman (1957)]. Cholesterol is most likely the important intermediate between acetate and the steroid hormones but a pathway from acetate to steroid hormones not involving cholesterol cannot be ruled out completely. Some evidence for this possibility comes from the studies of Stone and Hechter (1954) as well as that of Heard et al. (1956).

Androgens of the gonads, both testis and ovary, appear to be formed by a single mechanism involving the sequence cholesterol → pregnenolone → progesterone → 17-hydroxyprogesterone → Δ^4-androstene-3,17-dione ⇄ testosterone [Slaunwhite and Samuels (1956); Savard et al. (1956, 1957); Lynn and Brown (1956); Solomon et al. (1956); Fig. 1]. The adrenal can produce androgens by this pathway and most likely by a second which involves the direct splitting of cholesterol to the C_{19} androgen dehydroepiandrosterone (Fig. 2). This androgen can be oxidized to Δ^4-androstene-3,17-dione which on 11β-hydroxylation results in the formation of 11β-hydroxy-Δ^4-androstene-3,17-dione. Of importance is the fact that both dehydroepiandrosterone and the 11β-hydroxy androgen are specific adrenal products. On the other hand Δ^4-androstene-3,17-dione is a common product of androgen biosynthesis in the gonad and adrenal.

The corticoids are also derived from cholesterol and a likely mechanism involves 20 and 22 hydroxylated derivatives of cholesterol as indicated in Fig. 3. One of these hydroxylated intermediates has in fact been demonstrated, the 20β-hydroxylated cholesterol by Solomon et al. (1956). The first C_{21} product is pregnenolone as is the case in the gonadal production of androgens. Pregnenolone is converted to progesterone by oxidation with 3β-ol-dehydrogenase. Progesterone is hydroxylated to form cortisol, corticosterone, and aldosterone.

The biosynthesis of estrogens appears to proceed mainly from androgens [Baggett et al. (1956) and Heard et al. (1955)]. For this transformation two

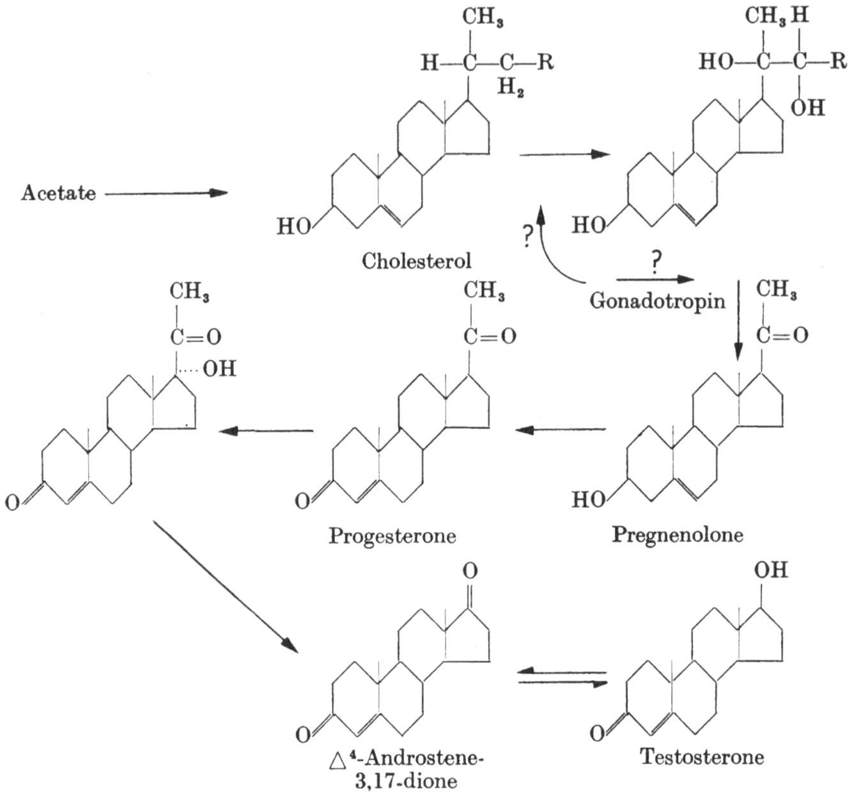

Acetate

Cholesterol

Gonadotropin

?

Pregnenolone

Progesterone

Δ^4-Androstene-3,17-dione

Testosterone

Fig. 1. Biosynthesis of androgens in testis, ovary, and to some extent in the adrenal. Testosterone production by ovary and adrenal is probably extremely limited

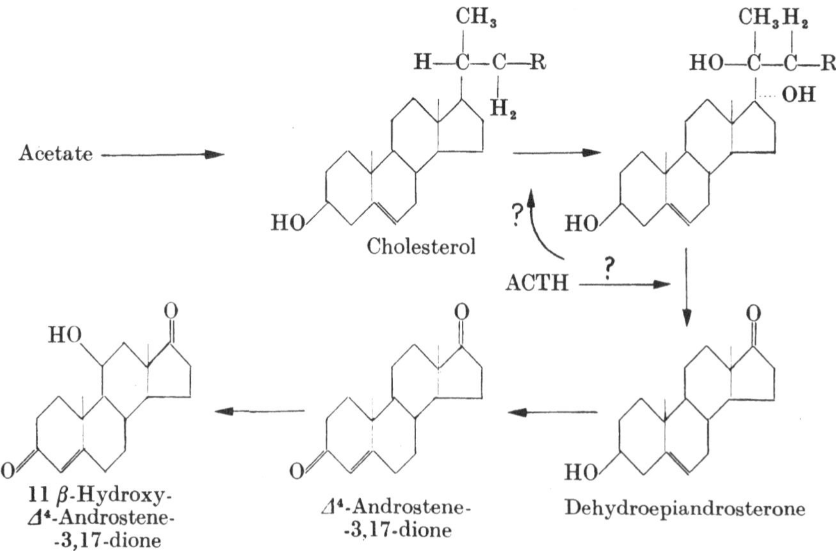

Fig. 2. Pathway of androgen production by adrenal

hydroxylating reactions are involved, one at C-19 and the other probably at C-1. A second pathway for estrogen biosynthesis is indicated on the basis of the following evidence. Acetate-1-C^{14} is converted to estrone-C^{14} in the pregnant mare and this product had approximately twice the molar specific activity than was found for equilenin-C^{14} formed simultaneously [HEARD et al., (1956)]. Estrone-C^{14} does not give rise to either equilin-C^{14} or equilenin-C^{14}. These data indicate that

Biosynthesis of Corticoids

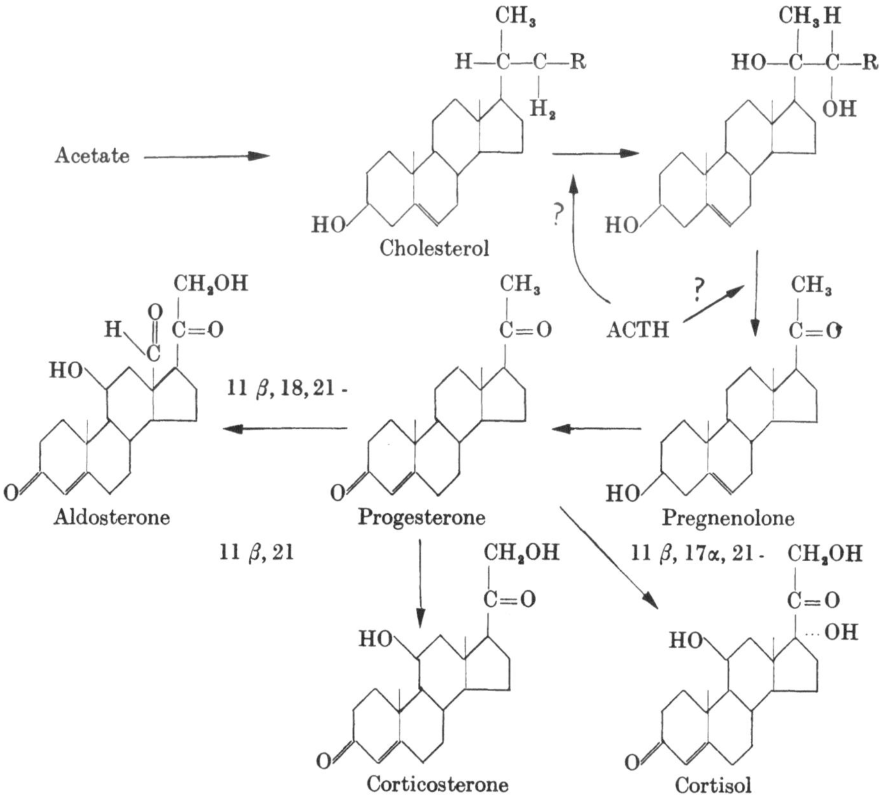

Fig. 3. Biosynthesis of corticoids

the ring B unsaturated estrogens equilin and equilenin are not derived from estrone and/or estradiol-17β but that equilin and equilenin are derived from an independent mechanism [DORFMAN (1956)].

Comparative Adrenal Androgen and Corticoid Production with Increasing Age

Normal Adult

Production of androgens and corticoids in the normal adult (men and women) is represented in Fig. 4. This scheme indicates that the adrenocorticotropic hormone ACTH stimulates the production of both adrenal androgens and corticoids from acetate and cholesterol. For simplicity, all of the androgens are indicated as arising directly from cholesterol although it is recognized that a minor quantity may be produced from the C_{21} steroids. The quantity of androgens produced is essentially dependent upon the amount of cortisol produced since the concentration of cortisol in the blood regulates the ACTH productions.

Studies on the hormone production fetus of fetal adrenals have indicated that in middle fetal life androgen production appears to be greater than corticoid production and as the fetal adrenal develops the corticoid production increases

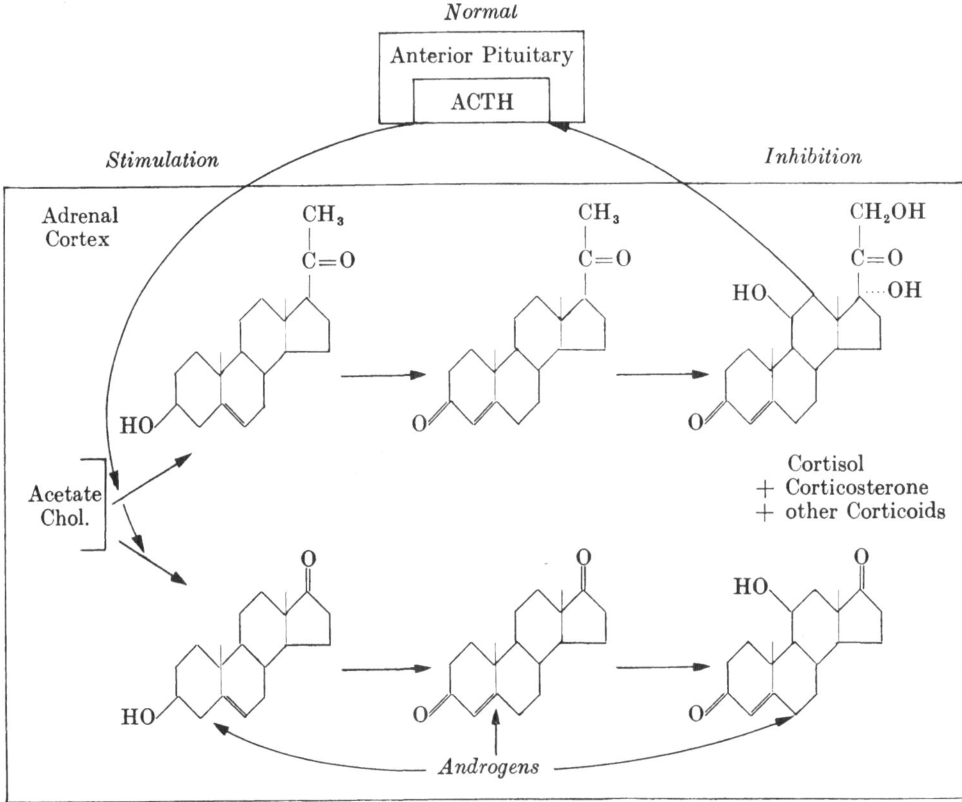

Fig. 4. Scheme of adrenal androgens and corticoid production in the normal adult

while the androgens decrease per unit weight of tissue. During this time aldosterone is produced at a relatively constant rate.

Fig. 5 compares the status of fetal adrenal hormone production with that of the normal adult. The fetal adrenal is subject to pituitary control through ACTH and there appears to be a differential ability of the adrenal gland to produce steroid hormones. Androgens are more effectively produced than corticoids [BLOCH et al. (1955, 1956)]. Actually the evidence would be consistent with the idea that the enzyme system, which catalyzes the formation of pregnenolone from cholesterol is poorly developed while that which facilitates the formation of the androgen, dehydroepiandrosterone, is highly developed. As fetal development proceeds the androgen production decreases, perhaps as a result of decreased concentration of biosynthetic enzymes or lowered efficiency of the cholesterol to dehydroepiandrosterone reaction, while at the same time more cortisol is produced.

Child

At birth we have the situation of relatively larger amounts of corticoids being produced than androgens. This condition continues to approximately 5 years of age when 17-ketosteroids increase in both boys and girls. From this age until puberty we find a steady increase in 17-ketosteroids which is similar for boys and girls, with boys showing a somewhat higher absolute level of 17-ketosteroids.

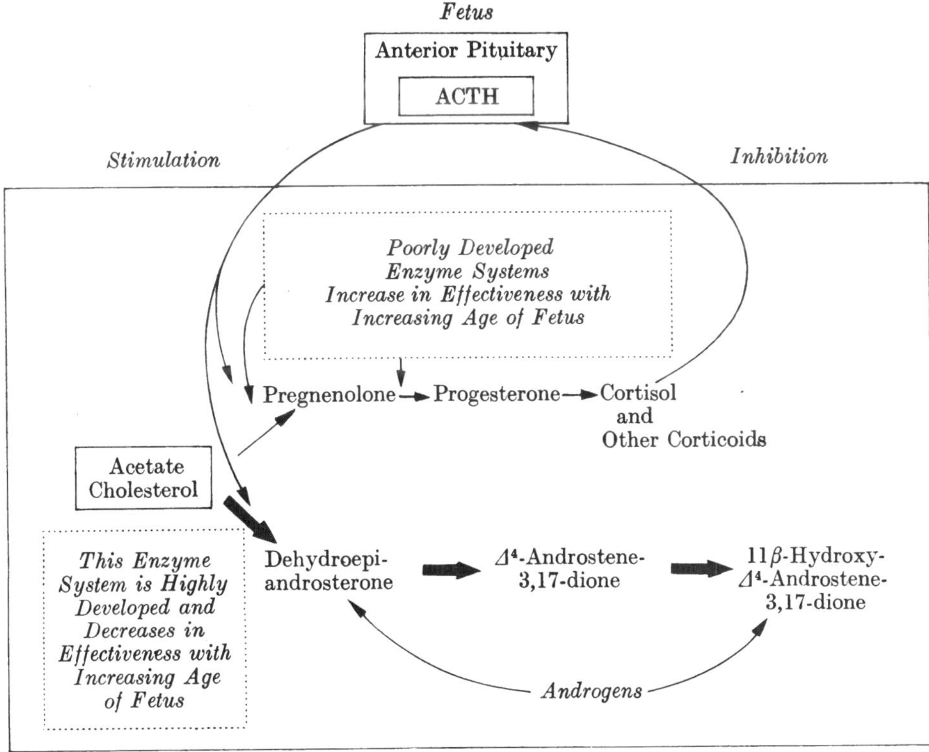

Fig. 5. Adrenal androgen and corticoid production in the fetus

This fact is interpreted to mean that the adrenals of both boys and girls mature with respect to androgen production which may be due, specifically, to increased amounts of enzyme capable of converting cholesterol to dehydroepiandrosterone. This would indicate that although the pituitary-cortisol system remains constant, a given quantity of ACTH becomes a more effective stimulus for androgen production.

Aged Individual

That 17-ketosteroids significantly decrease with increasing age in both men and women has been clearly demonstrated in a variety of studies including those of Hamburger (1948), Hamilton and Hamilton (1948), Heller and Shipley (1951), and Pincus et al. (1954). These studies have been summarized and reviewed by Dorfman and Shipley (1956). On the other hand, corticoid decreases with increasing age are significantly less intense. It is most likely that the steroids present in the aged individual are derived from adrenal sources and that the gonads contribute only minor quantities of these compounds. Under these conditions we are confronted with a differential steroid biosynthesis in the adrenal during the ageing process.

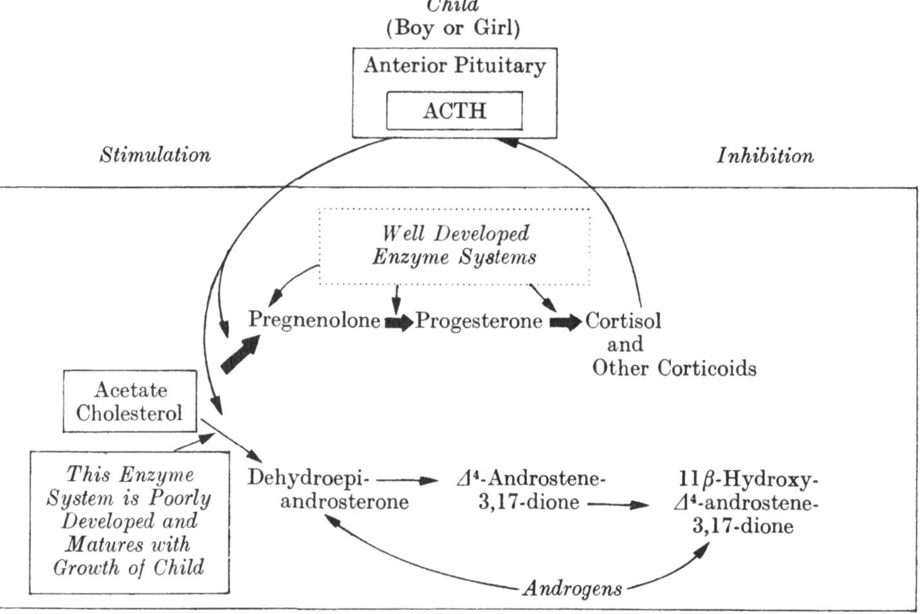

Fig. 6. Adrenal androgen and corticoid production in the child

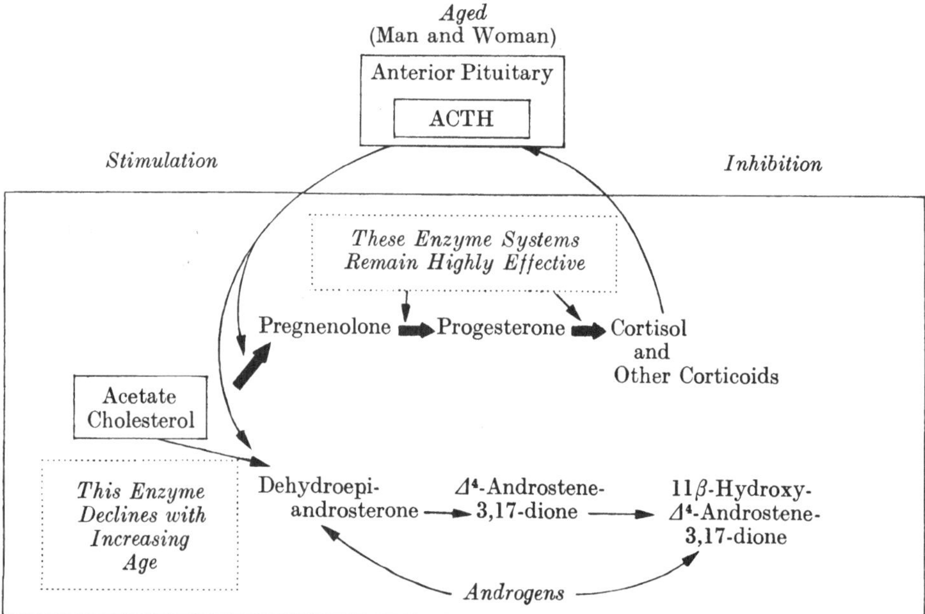

Fig. 7. Adrenal androgen and corticoid production in the aged individual

A summary of the biosynthesis of corticoids and androgens by the adrenal of the aged individual is presented in Fig 7. The production of corticoids, cortisol and related steroids are well maintained. The concentration of blood ACTH is also maintained so that the pituitary-adrenal control mechanism is probably not significantly different than that found in the adult of the age range of 20—50 years. However, although the ACTH stimulus to the adrenal is adequate for corticoid production it is not so for androgen production. Actually detailed studies have indicated that in old age only about 25% of the $C_{19}O_2$ androgen metabolites (representing the most active androgens) could be found in the urine of the aged individual [RUBIN et al. (1955); PINCUS et al. (1955)]. The principal biochemical change appears to be a relative lack of that enzyme system(s) which converts cholesterol to dehydroepiandrosterone.

References

BAGGETT, B., L. L. ENGEL, K. SAVARD and R. I. DORFMAN: J. biol. Chem. **221**, 931 (1956).
BLOCH, E., K. BENIRSCHKE and R. I. DORFMAN: J. clin. Endocr. **15**, 379 (1955).
— — and E. ROSEMBERG: Endocrinology **58**, 598 (1956).
DORFMAN, R. I.: Amer. J. Med. **21**, 679 (1956).
— Ann. Rev. Biochem. **26**, 529 (1957).
— and R. A. SHIPLEY: Androgens, Biochemistry, Physiology and Clinical Significance. New York: John Wiley & Sons, Inc. 1956.
HAMBURGER, C.: Acta endocr. (Kbh.) **1**, 19 (1948).
HAMILTON, H. B., and J. B. HAMILTON: J. clin. Endocr. **8**, 433 (1948).
HEARD, R. D. H., E. G. BLIGH, M. C. CANN, P. H. JELLINCK, V. J. O'DONNELL, B. G. RAO and J. L. WEBB: Recent Progr. Hormone Res. **12**, 45 (1956).
— P. H. JELINCK and V. J. O'DONNELL: Endocrinology **57**, 200 (1955).
HELLER, A. K., and R. A. SHIPLEY: J. clin. Endocr. **11**, 945 (1951).
MEYER, A. S.: Biochem. biophys. Acta **24**, 1435 (1955).
PINCUS, G., R. I. DORFMAN, L. P. ROMANOFF, B. L. RUBIN, E. BLOCH, J. CARLO and H. FREEMAN: Recent Progr. Hormone Res. **11**, 307 (1955).
— L. P. ROMANOFF and J. CARLO: J. Geront. **9**, 113 (1954).
RUBIN, B. L., R. I. DORFMAN and G. PINCUS: Ciba Found. Coll. **1**, 126 (1955).
SAVARD, K., R. I. DORFMAN, B. BAGGETT and L. L. ENGEL: J. clin. Endocr. **16**, 1629 (1956).
— — J. L. GABRILOVE and L. J. SOFFER: Proc. Endocrine Society, 39th Meeting, New York City, p. 89, 1957.
SLAUNWHITE, W. R. JR., and L. T. SAMUELS: J. biol. Chem. **220**, 341 (1956).
SOLOMON, S., P. LEVITAN and S. LIEBERMAN: Rev. canad. Biol. **15**, 282 (1956).
STONE, D., and O. HECHTER: Arch. Biochem. **51**, 457 (1954).

Diskussion

R. AMMON (Homburg/Saar):

Zusammen mit meinem Mitarbeiter NEY beschäftige ich mich mit der Aryl- bzw. Phenol-Sulfatase des Harns, über die bisher sehr wenig bekannt ist. Wir stellten fest, daß sich dieses Ferment in relativ einfacher Weise in menschlichen Harnproben nachweisen läßt und beobachteten insbesondere, daß die sulfatatische Wirksamkeit des Harns deutliche Abhängigkeit vom Geschlecht aufzeigt. Bei den Harnportionen, die von weiblichen Probanden stammten, war die Aktivität auch vom Alter und dem Funktionszustand des Ovars abhängig. Für die Abhängigkeit vom Alter gilt im Speziellen, daß die Frau im mittleren Alter die höchsten Sulfatasewerte hat, während vor der Pubertät und nach dem Klimakterium kleine Werte festgestellt werden. Wir glauben, daß diese Bewegungen der Sulfatase-Aktivität des Harns ein Ausdruck für Stoffwechsel-Vorgänge an den Steroiden sind, speziell der Schwefelsäureester gewisser Steroide, die wieder in einem Zusammenhange mit der Steroid-Sulfatase stehen, die andererseits Beziehungen zur Aryl-Sulfatase haben kann.

R. I. DORFMAN (Shrewsbury):

The facts that Dr. AMMON presents indicate the possibility that the urinary concentration of phenolsulfatase may be correlated with the concentration of urinary estrogens.

K.-D. VOIGT (Hamburg):

Ich möchte Herrn Dr. DORFMAN zwei Fragen stellen:

1. Existiert die Möglichkeit, daß Acetat direkt zu Steroiden synthetisiert wird ohne den Zwischenschritt über die Cholesterinsynthese?

2. Glauben Sie, daß die Biosynthese von NNR-Androgen ausschließlich über eine ACTH-Stimulierung verläuft oder das ICSH die Mehrsekretion dieser Verbindung aus der NNR anregt, wofür wir einige Anhaltspunkte haben?

R. I. DORFMAN (Shrewsbury):

In answer to your first question concerning the possibility of steroid hormone biosynthesis from acetate without cholesterol being a necessary intermediate, I can say that two studies are cited in the text of my paper indicating this possibility.

Some suggestive evidence has been published indicating that ICSH may stimulate the adrenal cortex to produce androgens. This point, however, has not been established with certainty.

W. ZIMMERMANN (Trier):

Herr Dr. DORFMAN, nach Ihrem Schema wird Pregnenolon an C 3 zu Progesteron oxydiert. Glauben Sie, daß es möglich sein könnte, daß der nächste Schritt nach der Pregnenolon-Stufe nicht die Oxydation an C 3, sondern die Hydroxylation an C 17 sein könnte?

CH_3 CO O= Progesteron

CH_3 CO HO— Pregnenolon

OH CH_2OH CO O= OH Cortisol

CH_3 CO HO— OH *17-Hydroxy-Pregnenolon*

HO— =O Dehydroisoandrosteron

Dieses 17-Hydroxy-Pregnenolon könnte sowohl zu 17-Hydroxy-Progesteron und weiterhin zu Corticoiden, als auch zu Dehydroisoandrosteron oxydiert werden und so Ausgangsprodukt sowohl für die Corticoid- als auch die Androgenreihe darstellen, während aus Progesteron kein Dehydroisoandrosteron mehr entstehen kann.

R. I. DORFMAN (Shrewsbury):

Perfusion of pregnenolone through bovine adrenals consistently yields corticosterone and cortisol but neither 17α-hydroxypregnenolone nor dehydroepiandrosterone have as yet been isolated. This does not mean that the pathway you suggest does not exist; only that no clear cut evidence for this pathway is at present at hand. Actually we have recently prepared pregnenolone-H^3 in the hope of studying just such possibilities.

E. TONUTTI (Gießen):

May I ask two questions:

1. As we know today there is a relative independance of the production of Aldosterone from the stimulation of the adrenal gland by ACTH. However both Aldosterone and Cortisol came from the common pool of Pregnenolone which is formed under the influence of ACTH. Could the great difference in the amount of the daily production of both compounds (50 γ Aldosterone — 50 mg Cortisol) give an explanation of the relative ACTH-independant production of Aldosterone?

2. What are the sources of Androsterone and Etiocholanolone in the female?

R. I. DORFMAN (Shrewsbury):

The answer to the first question is that I do not believe that the suggested explanation is adequate.

Androsterone and etiocholanolone in the female arises primarily from Δ^4-androstene-3,17-dione produced in the adrenal with a minor amount resulting from the peripheral metabolism of 17 α-hydroxyprogesterone and 11-desoxycortisol. Dehydroepiandrosterone, through Δ^4-androstene-3,17-dione is also a precursor of androsterone and etiocholanone.

Aus der Hormonsprechstunde der gynäkologischen Poliklinik (Leiter: Prof. R. WENNER) der Universitäts-Frauenklinik Basel (Direktor: Prof. TH. KOLLER)

Die Umstellung der innersekretorischen Drüsen bei der alternden Frau und ihre Folgen für den Organismus

Von

R. WENNER und G. A. HAUSER

Mit 11 Abbildungen

Beim Studium der Altersvorgänge erkennt man, daß die einzelnen Zellen, Gewebe und Organe jederzeit, von Kindheit an, regressive Umwandlungen durchmachen. Nach HOLGER beginnt schon im 7. Altersjahr eine zunehmende Veränderung der Zellbiologie.

Wenn an einzelnen Organen Altersveränderungen festgestellt werden, so sagt das noch nichts über das Altern des ganzen Menschen aus. Auf diese Frage stößt man speziell bei der Betrachtung der Funktion der endokrinen Drüsen im Laufe des menschlichen Lebens; es scheint deshalb viel wichtiger, wie BÜRGER von *Biomorphose* zu sprechen, und nicht vom Altern. Gewisse *Entwicklungen im Leben sind nur möglich, indem einzelne Organe altern*, ihre Funktion einstellen und damit anderen Organen überhaupt ermöglichen, ihre neue Funktion auszuüben. Die Geburt erfolgt zum Teil, weil die *Placenta*, eines der komplexesten und interessantesten endokrinen Organe, altert und regressive Veränderungen aufweist; bei Übertragung der Schwangerschaft stirbt das Kind intrauterin ab, weil die Überalterung der Placenta soweit fortgeschritten ist, daß sie ihren Funktionen nicht mehr genügt. *Wir werden also dank des „Alterungsprozesses“ der Placenta überhaupt geboren.*

Die *Thymusdrüse* altert schon im zweiten Lebensjahr und stellt bald ihre Funktionen ein.

Wollen wir Alterungsprozesse und Funktionsumstellungen einzelner Organe studieren, so müssen wir die Frage aufwerfen oder offen lassen, ob diese Veränderungen für das Altern oder nur für die Entwicklung des ganzen Individuums bedeutungsvoll sind.

Der *Gynäkologe* spricht meist vom Altern, wenn die Ovarialfunktion ausfällt, obschon zu dieser Zeit noch viele Frauen keineswegs als alte Menschen bezeichnet werden können und sich auch gar nicht alt fühlen. Mit dem Ausfall der Ovarialfunktion ist aber die Zeit der *Geschlechtsreife*, die biologisch wichtigste Lebensphase, abgeschlossen. Da dieser Zeitpunkt von der Frau selbst am Ausbleiben der Monatsregel bemerkt wird, ist das Klimakterium eine besonders wichtige psychologische

Phase im Alterungsprozeß der Frau. Sie muß sich zu diesem Zeitpunkt mit dieser Tatsache abfinden, obwohl sie sich noch in der Vollkraft fühlt. Dies hat zur Folge, daß das Klimakterium viel mehr ein psychisches Problem darstellt als ein endokrinologisches oder gar gerontologisches. Die Menopause ist nach MARANON ein Sonnenuntergang, der weniger durch die Natur als durch die Vorurteile der Frau verursacht ist. Die Frau fürchtet oft, von der Sexualfunktion ausgeschlossen zu werden auf Grund der falschen Vorstellung, daß die Sexualität mit dem Eintritt der Menstruation beginne und mit ihrem Verschwinden wieder aufhöre. Diese fixe Idee ist dem Kastrationskomplex vergleichbar (GILBERT-DREYFUSS). SELLHEIM nennt das Klimakterium eine „Vorahnung von Alter und Tod".

Der Alterungsprozeß der Reproduktionsorgane beginnt aber schon im Laufe der Zeit der Geschlechtsreife und läßt sich daran feststellen, daß Aborte, Totgeburten und Mißbildungen mit zunehmendem Alter häufiger werden (Abb. 1) (KLEBANOW u. Mitarb.). Ob dieser frühe Alterungsprozeß die Eizellen selbst, die endokrine Ovarialfunktion oder den Uterus betrifft, bleibt offen.

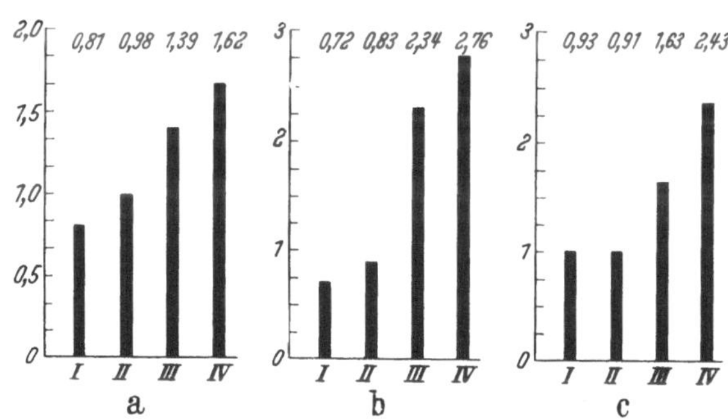

Abb. 1a—c. Zunahme Aborthäufigkeit (a), der Totgeburten (b) und Mißbildungshäufigkeit (c) mit fortschreitendem Alter (nach KLEBANOW u. Mitarb.). Altersgruppe I: bis und mit dem 21. Altersjahr; Altersgruppe II: 22.—35. Altersjahr; Altersgruppe III: 36.—40. Altersjahr; Altersgruppe IV: über dem 40. Altersjahr

Die Begriffe „Menopause, Klimakterium, Senium", die oft falsch oder im gleichen Sinne angewendet werden, möchten wir präzisieren.

Die *Menopause* ist der Zeitpunkt des Ausbleibens der Periodenblutung und entspricht deshalb einer präzisen Zeitangabe (MARTIUS).

Das *Klimakterium* ist die Zeit der Wechseljahre «l'âge critique», «le retour d'âge», also die ganze Lebensperiode mit Störungen, die mit dem Ausfall der Ovarialfunktion im Zusammenhang stehen (MARTIUS). Das Klimakterium kann mehrere Jahre vor der Menopause beginnen, indem die langsam aussetzende Ovarialfunktion unregelmäßige Blutungen, Sterilität und Beschwerden macht. Nach der Menopause dauert das Klimakterium oft noch viele Jahre, bis der Organismus sich entsprechend eingestellt hat.

Nach vollständigem Ausfall, auch der vegetativen Ovarialfunktion und der substituierenden Wirkung der 3. Gonade, folgt das *Senium*.

Wenn man bedenkt, daß das Durchschnittsalter der Frau z. B. in den USA vor 100 Jahren 48,7 Jahre betrug, und heute 72,4 Jahre (SHELTON), so begreift man die Aktualität und Häufigkeit der Probleme des Klimakteriums und der Menopause. Es ist auffallend, wie wenig sich seit 1934, als das Buch von MARANON erschien, unsere Kenntnisse über das Klimakterium gewandelt haben.

In unseren Ausführungen werden wir uns darauf beschränken, die Folgen des Ausfalles der Ovarialfunktion bei der „alternden" Frau zu behandeln.

Der *Zeitpunkt des Auftretens der Menopause* ist abhängig von exogenen und endogenen Faktoren. Bei den Naturvölkern, die früher geschlechtsreif sind, tritt die Menopause früher ein. In unseren Gegenden können wir feststellen, daß heute das Menopausealter im allgemeinen etwas höher ist als vor einigen Jahrzehnten (KROHN). Die Frau, die *früh* geschlechtsreif ist, kommt *später* in die Menopause, diejenige mit später Menarche und einer Hypofunktion von Ovarien und Endokrinium wird bald klimakterisch.

TISSERAND-PERRIER hat an 965 Frauen von Paris und Umgebung festgestellt, daß das Durchschnittsalter der Menopause $48^1/_2$ Jahre ist. Frauen aus ländlicher Gegend traten später in die Menopause ein, Frauen mit ermüdender Arbeit oder mit mehreren Aborten früher. In tiefen Lagen tritt die Menopause früher ein (47—48) als in Meereshöhen von 900—1600 Metern (53—55). Bei Frauen mit tragischen Todesfällen in der Familie tritt die Menopause früher ein (BERGEROT). Einseitig kastrierte Frauen kommen in 27% (GRILLO) früher in die Menopause (NETTER u. Mitarb., KROHN). Somatische und besonders psychische Stresse, wie auch die anlagemäßige Insuffizienz von Ovar oder Hypophyse, vermindern die volle Entfaltung der Cyclusfunktion.

Von *tierexperimenteller* Seite liegen die verschiedensten Ansichten vor über das Auftreten von Menopause und Klimakterium (BLOCH). Das freilebende Tier erliegt im Alter eher der Verfolgung und den Angriffen der Feinde und deshalb wird die „Nachfruchtbarkeitsperiode" abgekürzt. Die Züchter haben kein Interesse, die fortpflanzungsunfähigen Tiere zu erhalten, so daß wir auf Beobachtungen von Zoo- und Laboratoriumstieren angewiesen sind. KROHN und BOURLIERE nehmen an, *daß die Menopause etwas für den Menschen Spezifisches darstelle*. Am ehesten kennt man die Verhältnisse bei Nagern. Die Ratte soll nach ASDELL u. Mitarb. keine abrupte Menopause erleben. THUNG findet bei Ratten und Mäusen kein Korrelat für die menschliche Menopause. Bei Affen wurde bisher nie eine spontane Menopause beobachtet (LANG, OBER, ECKSTEIN, KROHN). Viele Autoren (FARRIS, HARGITT, HOFFMAN, KING, McCAY, SLONAKER, STEINACH, WIESNER) sprechen bei der Ratte von sog. „Menopause", doch wird hier oft mehr der Übergang von der Fruchtbarkeit in die Sterilität, die sog. „Nachfruchtbarkeitsperiode", oder ein Daueroestrus gemeint, als das dauernde Sistieren des Genitalcyclus. Die Genitalveränderungen im Alter sind teilweise stammesgebunden, und es finden sich auch keine Stämme, bei denen regelmäßig und mit Sicherheit bei der großen Mehrzahl der Individuen eine absolute Ruhe des Genitalcyclus zu finden wäre. Nach SLONAKER, nach ASDELL u. Mitarb. hat das anoestrische Rattenweibchen die Tendenz an Gewicht zuzunehmen, doch dabei dürfte mehr die Bewegungsarmut bei gleichbleibender Nahrung die Schuld tragen als endokrinologische Momente (PARSAN). Die Lebensdauer der weiblichen Mäuse, die geboren haben, soll nach MURRAY und KOBOZIEFF kürzer sein als die der jungfräulichen. Demgegenüber soll der Genitalcyclus bei Tieren mit vielen Schwangerschaften länger dauern, so wie wenn diese Schwangerschaftsdauer am Schluß noch angehängt würde (BLAIR-BELL). Wird durch besondere Diät die Geschlechtsreife hinausgezögert im Sinne der Retardierung, so ist die Lebens- und Reifedauer der Mäuse und Ratten beträchtlich verlängert (McCAY, ASDELL u. Mitarb., BALL u. Mitarb., VISSCHER u. Mitarb.). Erreicht man durch eine andere Diät eine frühe Geschlechtsreife, so sterben die Tiere nach McKAY früher. Die Kastration der Mäuseweibchen im Alter von 8—12 Monaten hat nach MURRAY eine Verlängerung der Lebensdauer um ein Viertel zur Folge, frühzeitige Kastration hingegen verkürzt das

Leben. Alle diese Tierversuche lassen sich aber nicht ohne weiteres auf den Menschen übertragen, denn erstens betreffen diese Beobachtungen nur Tiere in Gefangenschaft, und zweitens treten nie in so hohem Maße Menopausephänomene auf, wie es bei der Frau vorkommt. Die Endokrinologie des menschlichen Klimakteriums und des Alterns läßt sich nur in sehr beschränktem Maße von den Tierexperimenten ableiten.

Wir haben festgestellt, daß die Funktion des Ovars in der Umstellung des endokrinen Systems im Klimakterium die *zentrale Stellung* einnimmt. Es ist innerhalb der endokrinen Organe im Alter die *schwächste Stelle*; MASTERS bezeichnet das Ovar vergleichend als „Achillesferse" der endokrinen Organe im Alter.

Im Gegensatz zum Testes, der auch noch viel Androgene produziert, wenn die Spermatogenese fehlt, ist die Produktion des Follikelhormons bei der Frau viel mehr abhängig vom Vorhandensein der Eireifung (ENGLE).

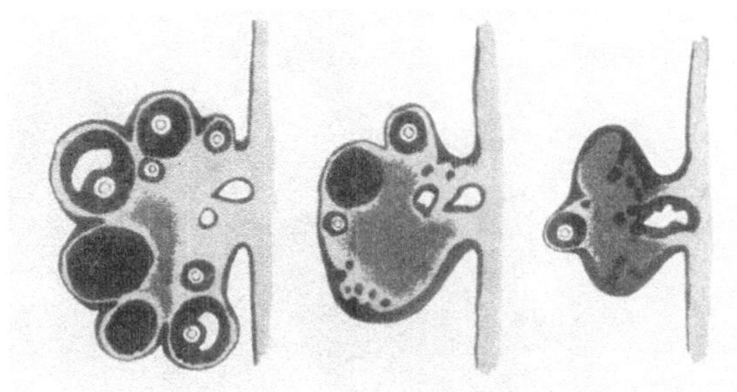

Abb. 2. Schema des alternden Rattenovars (nach THUNG); von links nach rechts zunehmendes Alter. Die Follikelzahl verringert sich, das Stützgewebe vermehrt sich

Nach ROESSLE und ROULET ist das Ovar die einzige endokrine Drüse, deren Gewicht vom 35. Altersjahr an stark abnimmt. Wenn wir die *anatomischen Veränderungen* durchgehen, die das menschliche Ovar durchmacht, so stoßen wir auf verschiedene Eigentümlichkeiten, die wir noch nicht erklären können. Das Ovar des neugeborenen Mädchens ist voll von Primärfollikeln, und in den nächsten Jahren bilden sich eine Großzahl dieser Follikel zurück, und zwar schon *vor Eintreten der Geschlechtsreife* (LUDWIG).

Ein weiteres, umstrittenes Problem der Ovarialentwicklung ist die Frage, ob die Ovocyten alle bei der Geburt schon anlagemäßig vorhanden sind, oder ob sich im Laufe des Lebens neue bilden. Die meisten Autoren (INGRAM, MANDL, ZUCKERMAN) sind der ersten Ansicht, letztere scheint aber nicht ausgeschlossen. Während dem Klimakterium kann man verschiedene Phasen am *Ovar* unterscheiden, die einer allmählichen Änderung und Sistierung der Funktion entsprechen.

In dem Schema von THUNG (Abb. 2) sehen wir, daß, wenn auch bei der Maus eine eigentliche Menopause nicht vorkommt, immerhin am Ovar wesentliche regressive Veränderungen festzustellen sind. Er schreibt: „Mäuse- und Menschenovarien zeigen eine ähnliche Altersinvolution, aber als Folge anderer Mechanismen." Diese Veränderungen am Ovar des Menschen sind im Übersichtsbild (Abb. 3) dargestellt.

Beim Menschen sieht man folgende Stufen:

1. Zuerst sind zwar noch Follikel vorhanden, wenn auch in immer weiter abnehmender Zahl. Die *Corpus luteum-Bildung aber fehlt* zuerst nur alle 2—3—4 Cyclen, dann setzt sie ganz aus.

2. Die einzelnen Follikel können aber noch wachsen und die Folge sind anovulatorische Cyclen oder Sterilität und unregelmäßige, oft starke und langan-

dauernde Blutungen mit einem nicht sekretorisch umgewandelten Endometrium, das dem histologischen Bilde der glandulär-cystischen Hyperplasie entspricht.

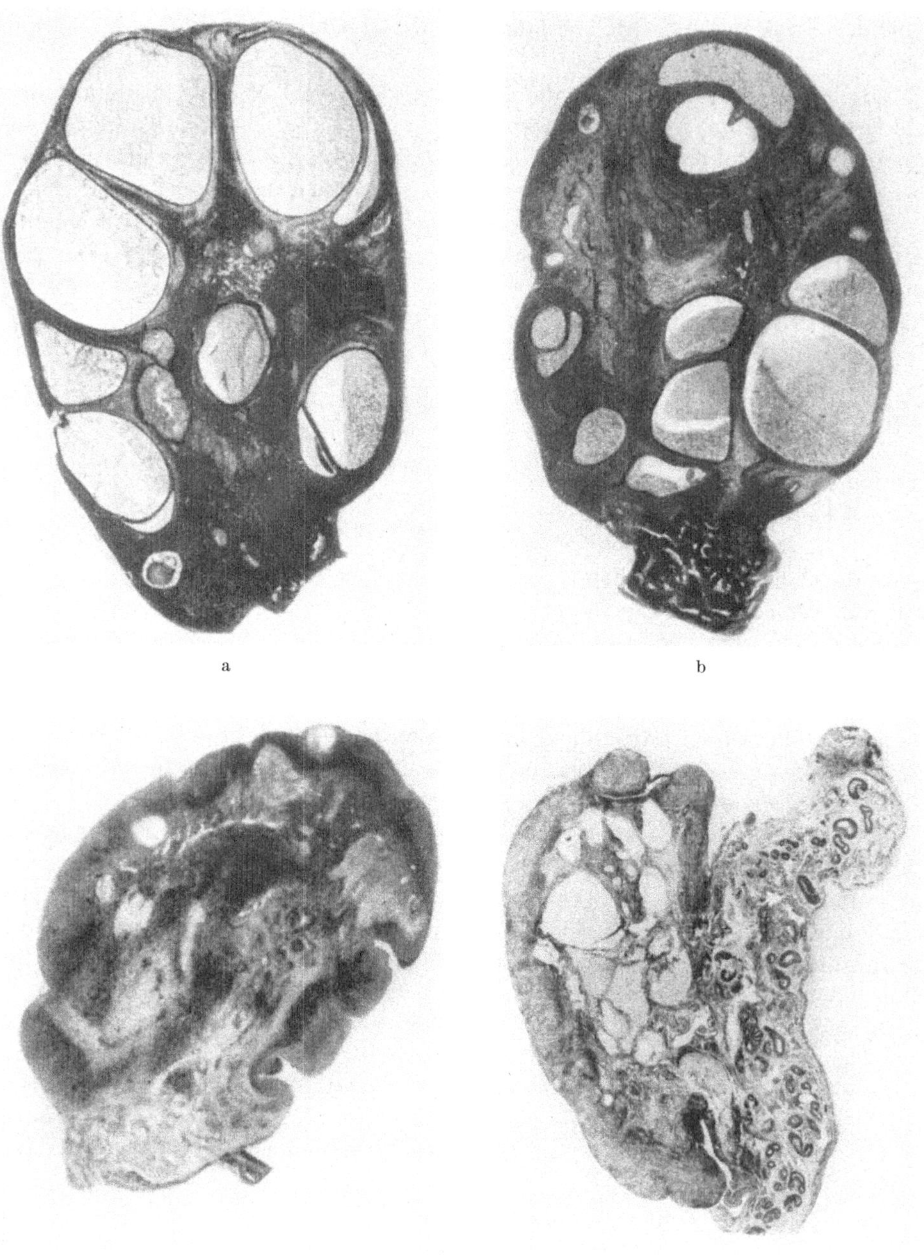

Abb. 3a—d. Anatomische Beschaffenheit des Ovars in verschiedenen Lebensaltern. a) Ovar einer 17 jährigen, regelmäßig menstruierenden Frau (KLEBANOW u. Mitarb.). b) Ovar einer 27 jährigen, regelmäßig menstruierenden Frau, die 3 Geburten durchgemacht hat (KLEBANOW u. Mitarb.). c) Ovar einer 43 jährigen, noch regelmäßig menstruierenden Frau, die 5 Geburten durchgemacht hat, die letzte vor 10 Jahren. Man beachte, daß trotz der deutlichen Veränderung am Ovar noch regelmäßige Menstruationen vorhanden sind (KLEBANOW u. Mitarb.). d) Ovar einer menopausierten Frau, Atrophie der Rindenschicht (NETTER u. Mitarb.)

3. Dann verschwinden die Follikel, und die Rinde des Ovars besteht nur noch aus einer dünnen Schicht von Binde- und Stützgewebe.

Es fällt auf, wie im Ovar der 43jährigen Frau (Abb. 3c) bereits beträchtliche regressive Veränderungen vorkommen, obwohl sie noch einen regelmäßigen Cyclus hat. Dabei ist die Tatsache zu beachten, *daß meist keine Übereinstimmung zwischen dem klinischen Bild* — Ausbleiben der Menses, Ausfallserscheinungen — *und dem histologischen Bild im Ovar sich feststellen läßt* (NETTER u. Mitarb.).

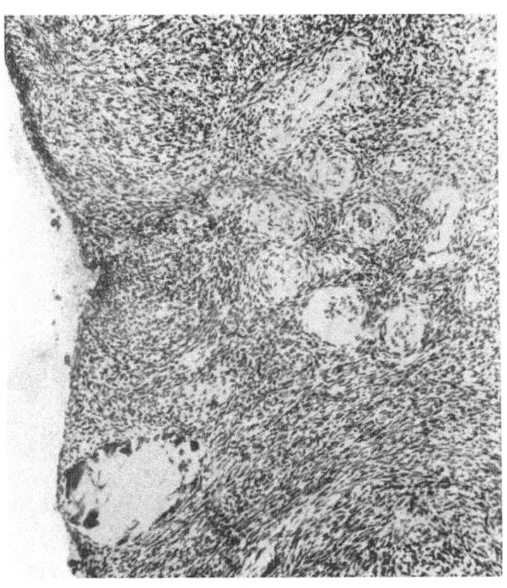

a

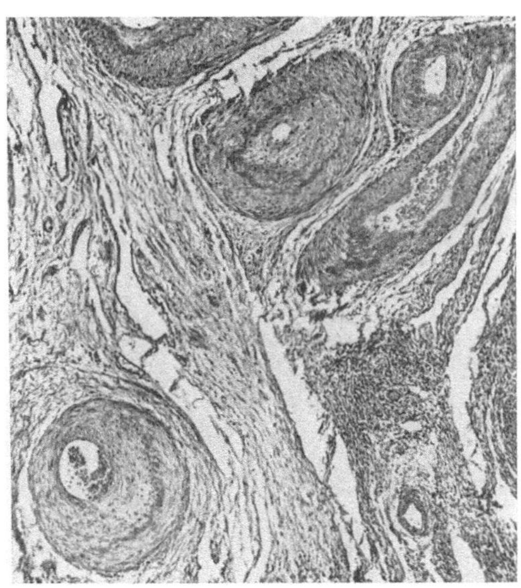

b

Abb. 4a—c. Mikroskopische Veränderungen am Ovar einer menopausierten Frau. a) Rinde des Ovars ohne Primärfollikel, nur atretische Follikel und Stützgewebe (NETTER u. Mitarb.). b) Arteriolen des betreffenden Ovars deutlich sklerosiert (NETTER u. Mitarb.). c) Berger-Zellen im Hilus des Ovars bei einer 60jährigen Frau (NETTER u. Mitarb.)

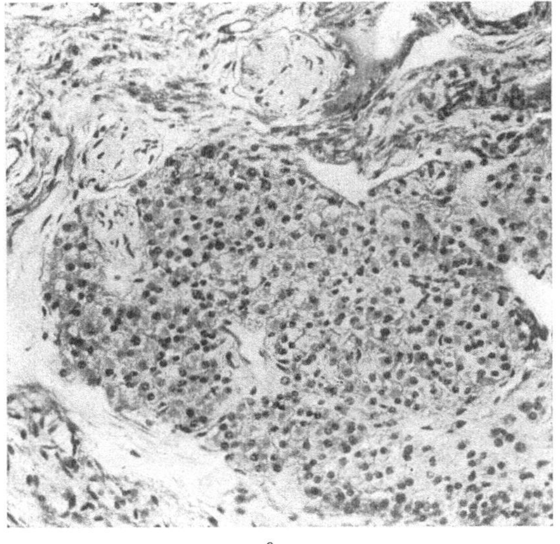

c

Das *Keimgewebe* ändert sich so, daß es zur Schrumpfung der Ovar-Oberfläche mit Invaginationen und dadurch Veranlagung zu Cystenbildung kommt (HERTIG). Dieser Autor fand die von ihm „corticale Granulome“ benannten Zellgruppen im Klimakterium, nämlich größere polygonale Zellen, die den luteinisierten Thecazellen ähnlich sind und Lipoide enthalten. In diesem Fall wird ein proliferierendes Endometrium gefunden.

Die Medulla des Ovars scheint in der Menopause hypertrophisch, jedoch nur in Beziehung auf die abnehmende Rinde (Abb. 4). Die Gefäße sind z. T. sklerosiert (Abb. 4) und man kann Inseln von hyperplastischen, offenbar Hormone produzierenden Zellen finden, die von BERGER beschrieben sind (Abb. 4).

Die Ovarialgefäße bilden sich allmählich zurück (Abb. 5), wie REYNOLDS früher schon feststellte.

Das Ovargewicht fällt nach der Menopause auf $^1/_4$ des Ausgangswertes (KLEBANOW u. Mitarb.).

Die anatomischen Veränderungen des *Hypophysenvorderlappens* im Klimakterium bringen im ersten Stadium große acidophile und basophile Zellen mit vielen Granulationen und einer Hypertrophie des Golgi-Apparates (SEVERINGHAUS) als Zeichen der starken Sekretionstätigkeit. Im zweiten Stadium, im hohen Alter, nehmen die Zellen an Größe ab und die Sekretionszeichen verschwinden.

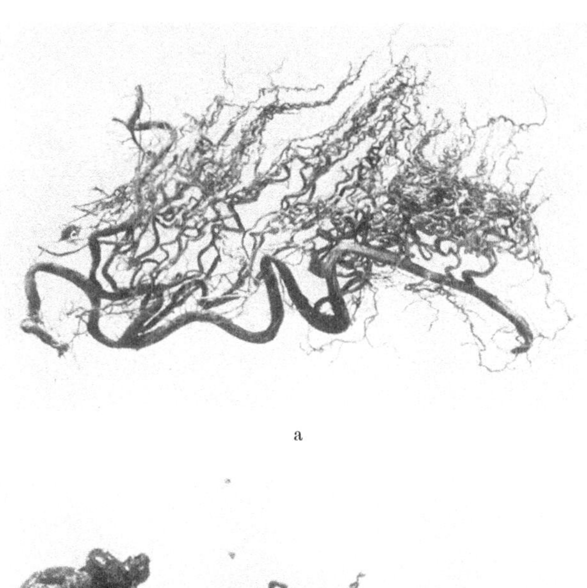

Abb. 5a u. b). Arterielle Blutversorgung des Ovars (nach POULHÈS u. Mitarb. Cibasymposion). a) eines 14jährigen Mädchens. b) einer 70jährigen Frau

Wenn wir die Verhältnisse der *Hormonausscheidung* beobachten, finden wir, daß schon vor der Menopause die *Pregnandiolausscheidung* praktisch aufhört entsprechend dem Fehlen der Corpus luteum-Bildung. Dies entspricht den anovulatorischen Cyclen, der Sterilität und den klimakterischen Blutungen. Die *Oestrogenausscheidung* nimmt allmählich ab, um sogar niedriger zu werden als bei dem gleichaltrigen Manne (PINCUS). BÉCLÈRE und auch BRET finden in der Prämenopause gegenüber der früheren Reifezeit erhöhte Oestrogenwerte bei bereits hohen FSH-Werten. Die Zunahme der *FSH-Ausscheidung* erreicht das Maximum 10—15 Jahre nach der Menopause, um dann wieder abzusinken (Abb. 8) (ALBERT u. Mitarb.).

Bei Kastraten steigt aber das FSH in 2—3 Tagen auf 3—10 mal höhere Werte als vorher (ALBERT u. Mitarb.). Wie wir später noch einmal sehen werden, entspricht dieser Verlauf der FSH-Ausscheidung nicht dem Auftreten und Verschwinden der subjektiven Ausfallserscheinungen (VEZIRIS, ALBRIGHT).

Nach BÉCLÈRE erlaubt die Hormonausscheidungsbestimmung bei einer Amenorrhoe die Unterscheidung zwischen Menopause (evtl. eine frühzeitige) und vorübergehender Amenorrhoe. Wenn es sich um eine definitive resp. menopausische Amenorrhoe handelt, sind nur die Oestrogenwerte erniedrigt, während bei vorübergehender (hypophysär bedingter) Amenorrhoe beide Werte erniedrigt sind und das Ovar noch auf *medikamentöse Zufuhr von gonadotropem Hormon* reagiert.

Die *17-Ketosteroidausscheidung* fällt von 20.—30. Altersjahr an ab, ohne während dem Klimakterium besonders zu sinken (PINCUS). Bei der *Androgenausscheidung* ist eine deutliche Stufe der Erniedrigung im Klimakterium sichtbar (NETTER u. Mitarb., HOERMANN u. Mitarb.).

Wenn wir nun dazu übergehen, die *Auswirkungen des Ausfalls der Ovarialfunktion auf den weiblichen Organismus* zu studieren, sollen zuerst die *Erfolgsorgane*, dann die anderen endokrinen Drüsen und die allgemeinen Folgen besprochen werden.

Daß sich der ovarielle Funktionsausfall zuerst und am ausgesprochensten auf die *Erfolgsorgane* auswirkt, ist naheliegend. Als erstes bleibt ja die Periode aus, der cyclische Endometriumauf- und abbau erfolgt nicht mehr. Interessanterweise finden wir aber bei Frauen in der Menopause nicht immer ein ruhendes atrophisches Endometrium. FOIX z. B. fand bei 100 Frauen in der Menopause ohne Blutungen durch Curettagen:

85% atrophisches Endometrium, davon bei 30% das Bild der cystischen Atrophie. In *12*% Proliferation oder eine Mischform von Proliferation und Atrophie und *3*% wiesen sogar eine Sekretion auf.

McBRIDE fand in 1521 Fällen ganz ähnliche Zahlen.

In 15% fanden sich also noch deutliche Zeichen von Ovarialhormonwirkung. (Ähnlichen Verlauf sieht MUELBOCK am Endometrium von Mäusen). Das Endometrium bleibt aber noch lange Jahre ansprechbar auf Ovarialhormone und es ist durch Zufuhr von Follikelhormon und Corpus luteum-Hormon möglich, einen normalen cyclischen Aufbau zu reproduzieren.

Im übrigen nimmt das Volumen des *Uterus* mit zunehmender Dauer des Klimakteriums ab, um im Senium meist kaum 5 cm lang zu sein, eine kleine, flache Portio aufzuweisen mit engem Muttermund und Cervixkanal. In der Prämenopause findet man bei 50% der Nulliparen Myomknoten (NETTER u. Mitarb.).

Die *Vagina* zeigt im histologischen Bild deutliche Zeichen der Regression. Das Epithel wird niedrig im Gegensatz zum früheren hohen, vielschichtigen Epithel. Hier möchten wir auf eine Besonderheit der *Vagina* (Abb. 6) aufmerksam machen. Sie ist beim Fetus und neugeborenen Mädchen (Abb. 6) stark proliferiert, reagiert also bereits in diesem Alter auf Sexualhormone, die im fetalen Blute kreisen, während Uterus und Ovarien noch gar nicht, die Mamma nur in geringem Maße auf dieselben hormonalen Reize ansprechen (KROHN). Diese Verschiedenheiten der Ansprechbarkeit des Genitaltractus, d. h. die Dissoziation von Vagina einerseits und Uterus und Ovar andererseits auf Sexualhormone ist unabgeklärt. Nach den Arbeiten von COUJARD dürfte das lokale vegetative Nervensystem hier den Ausschlag geben.

Die regressiven Veränderungen am Vaginalepithel lassen sich am nach PAPANICOLAOU gefärbten Abstrich gut erkennen. PAPANICOLAOU selbst unterscheidet

2 Typen des klimakterischen Abstriches: den häufigen *atrophischen Typ* (Abb. 7a) mit fast ausschließlich Zellen der basalen Schichten und den seltenen *Crowded-Typ* (Abb. 7*b*) mit vielen kleineren basophilen Oberflächenzellen, wobei eine Erklärung für das Auftreten dieses Abstrichtypes nicht gegeben werden kann.

Zwischen 60 und 70 findet sich immerhin noch bei 10% der Frauen ein normaler Vaginalabstrich (POLLOSSON u. Mitarbeiter). Bei der senilen Atrophie des

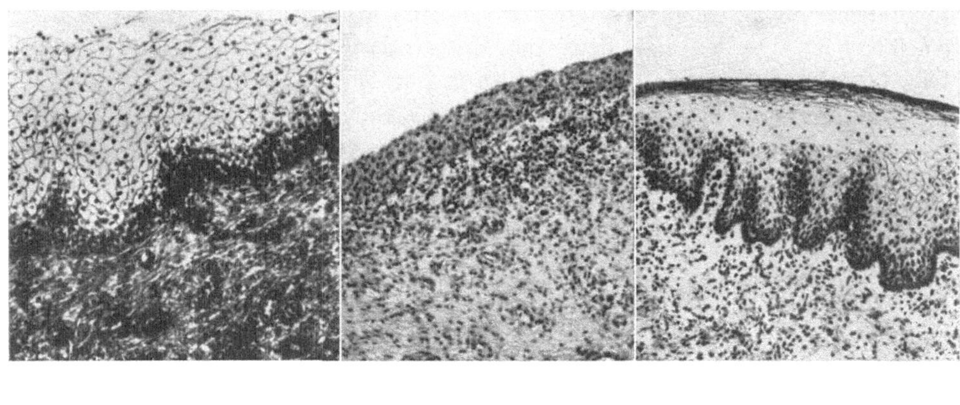

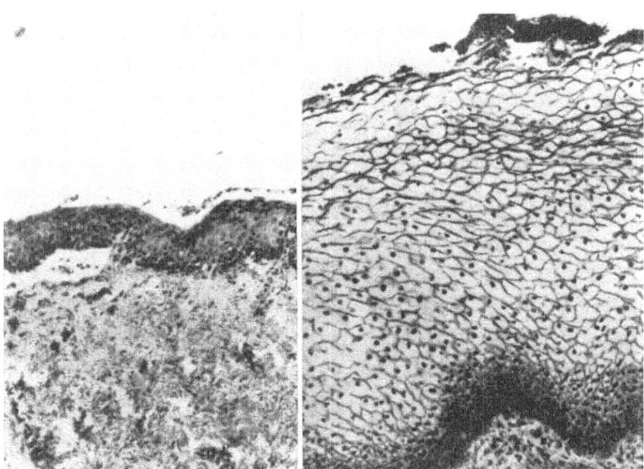

Abb. 6. Veränderungen des Vaginalepithels im Verlaufe des Lebens. Oben links: Vagina eines Neugeborenen. Oben Mitte: Vagina eines Kleinkindes. Oben rechts und unten rechts: Vagina einer geschlechtsreifen Frau in den verschiedenen Stadien des Cyclus. Unten links: Vagina einer Frau in der Menopause

Vaginalepithels 5 bis 10 Jahre nach der Menopause wird die Vagina meist enger, weniger elastisch und diese Schrumpfungsprozesse können zu unangenehmen Symptomen wie Vaginitis senilis, Kraurosis vaginae, Pruritus, Cohabitationsbeschwerden führen. Daß diese Veränderungen tatsächlich Folgen von Hormonmangel sind, läßt sich gut nachweisen, indem Zufuhr von Follikelhormon, aber auch von androgenem Hormon, meist die subjektiven Beschwerden behebt und auch im Abstrich deutliche Zeichen der Epithelproliferation nachgewiesen werden können.

Auch die *Vulva* wird als Ganzes kleiner, die Labien verstreichen, die Haut wird glatt, bisweilen leukoplakisch und es kann ein unangenehmer Pruritus die Folge sein. Die Schambehaarung nimmt ab und kann schließlich ganz fehlen

(Abb. 8). Diese Veränderungen treten meist erst im Senium auf, dann, wenn die Ovarialfunktion ganz erloschen ist und die Nebenniere auch praktisch kein Follikelhormon mehr produziert.

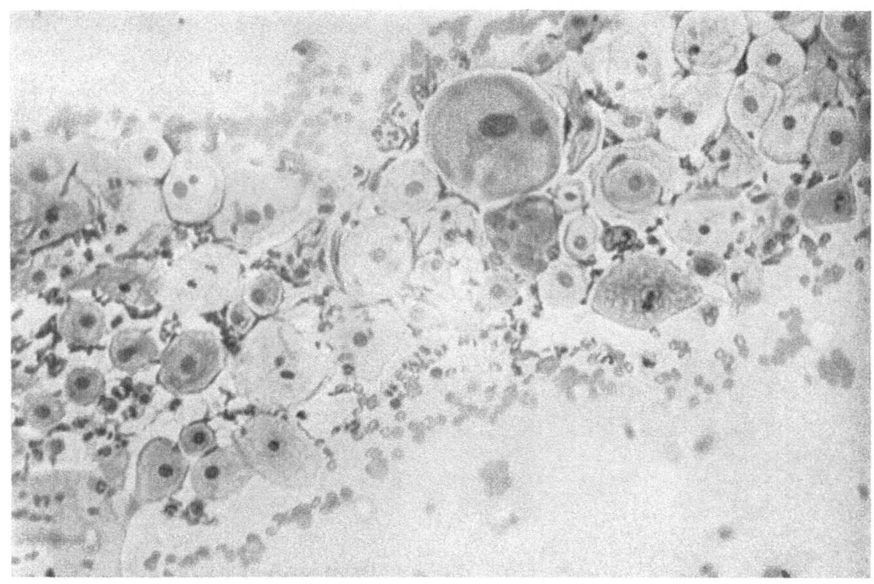

a

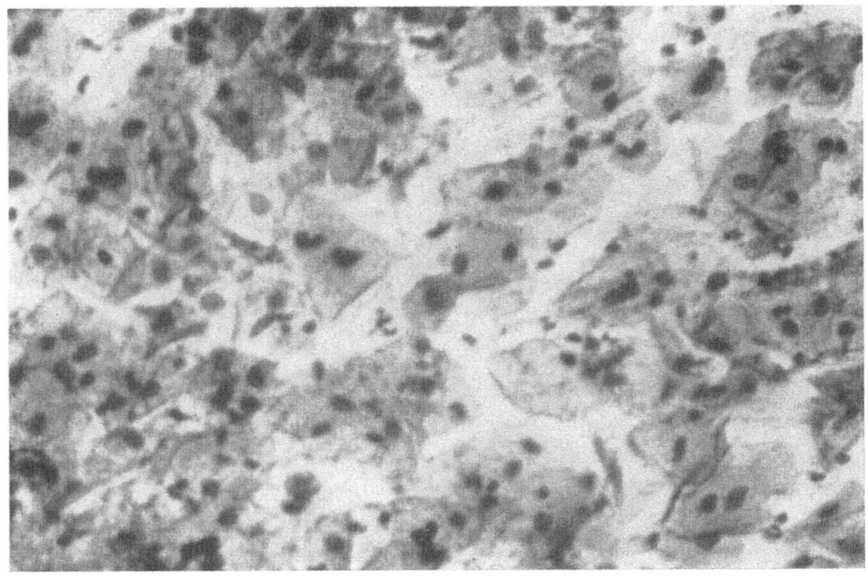

b

Abb 7a u. b. Vaginalabstriche in der Postmenopause nach PAPANICOLAOU gefärbt: a) atrophischer Typ; b) crowded Typ

Die Veränderungen an der *Mamma* treten meist erst im Senium auf, wenn auch in der ersten Phase des Klimakteriums die gestörte Ovarialfunktion nicht selten das Auftreten von Mastodynie oder von mastopathischen Knoten zur Folge haben kann. Diese Veränderungen müssen wir aber als besondere Anfälligkeit des Receptors — des Mammadrüsengewebes — ansprechen, da sie auch in jenem Zeitpunkt des Reifealters auftreten. Erst im Senium werden, nach Ausfall der Follikelhormonproduktion, die Brüste schlaffer und dann auch kleiner, wobei das Fettgewebe eine ebenso große Rolle spielt wie das Drüsengewebe.

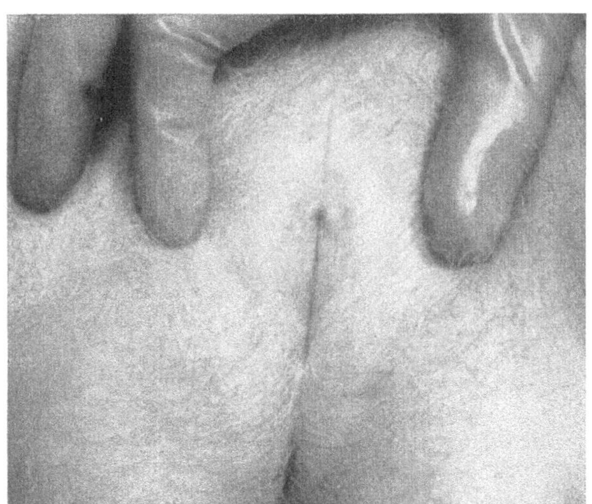

Abb. 8. Senile Vulva, Craurosis vulvae

Bei der *Einteilung des Klimakteriums* hat B. ZONDEK 3 Stadien unterschieden, nämlich:

1. das hyperfollikuline
2. das hypofollikuline
3. das polyprolane Stadium (Erhöhung des FSH).

Demgegenüber vertritt BÉCLÈRE und Mitarb. die Einteilung in:

1. eine *Prämenopause-Periode* mit erhöhten Oestrogenen, erniedrigtem Pregnandiol und erhöhtem FSH.
2. Eine *Postmenopause-Periode* mit Erniedrigung sowohl der Oestrogene als auch des Pregnandiols und Erhöhung des FSH.

Zweifellos ist das Schema von BÉCLÈRE wirklichkeitsnaher, denn das Stadium II nach ZONDEK ist nur hypothetisch, da beim Sinken der Oestrogene das FSH sofort steigt. Nach unserer Ansicht beginnt das Klimakterium mit (vgl. Übersichtstabelle):

1. Dem Ausfall der *Corpus luteum-Funktion*. Die darauf leicht erhöhten Gonadotropine können, als fakultatives Symptom, eine leichte Oestrogenvermehrung verursachen. Das wesentliche an dieser Periode ist aber weder die „Hyperfollikulinie", die ja meistens nur relativ im Verhältnis zum Verschwinden des Progesterons ist, noch die FSH-Vermehrung, sondern beide sind nur Folgen des Versagens und Versiegens des Corpus luteum. Wir nennen dieses Stadium deshalb das *hypo- oder aluteine Stadium.*

2. Als zweites folgt, wenn keine Follikel mehr reifen, also nach der Menopause, das *hypofollikuline Stadium.*

Als Reaktion der noch nicht „alten" entzügelten Hypophysen sehen wir die starke Erhöhung des FSH und anderer Tropine. In diesem Stadium wird die 3. Gonade der Nebennierenrinde voll eingesetzt und sezerniert in vermehrtem Maße Oestrogene und Androgene, welche z. T. die vegetative Funktion des Ovars (SCHROEDER) kompensieren können. Niemals gelingt es aber dieser gesteigerten Sexualhormonausschüttung, aus der Nebenniere die generative Funktion des Ovars (SCHROEDER) zu übernehmen. Die hypertrophe Nebenniere wie auch die gesteigerte Funktion der Schilddrüse bestimmen weitgehend die Art und Intensität der vegetativen Symptome.

3. Sobald die Hypophyse auch „alt“ wird, (etwa 10—20 Jahre nach der Menopause) sinken das FSH und damit auch andere Tropine.

Die Nebenniere, und damit die 3. Gonade, vermindert ihre Hormonproduktion (Adrenopause). Da alle Hormone tief sind, nennen wir es das *oligohormonale Stadium*, das das Senium kennzeichnet. Die Oestrogene sind nur noch in sehr kleinen Mengen vorhanden und trotzdem fehlen die Ausfallserscheinungen, da die ergotropen Gegenspieler von Nebenniere und Thyreoidea ebenfalls verringert sind und sich deshalb das Gleichgewicht wieder eingestellt hat.

Tabelle 1. *Übersicht der endokrinen Veränderungen bei der Frau im „Alter“*

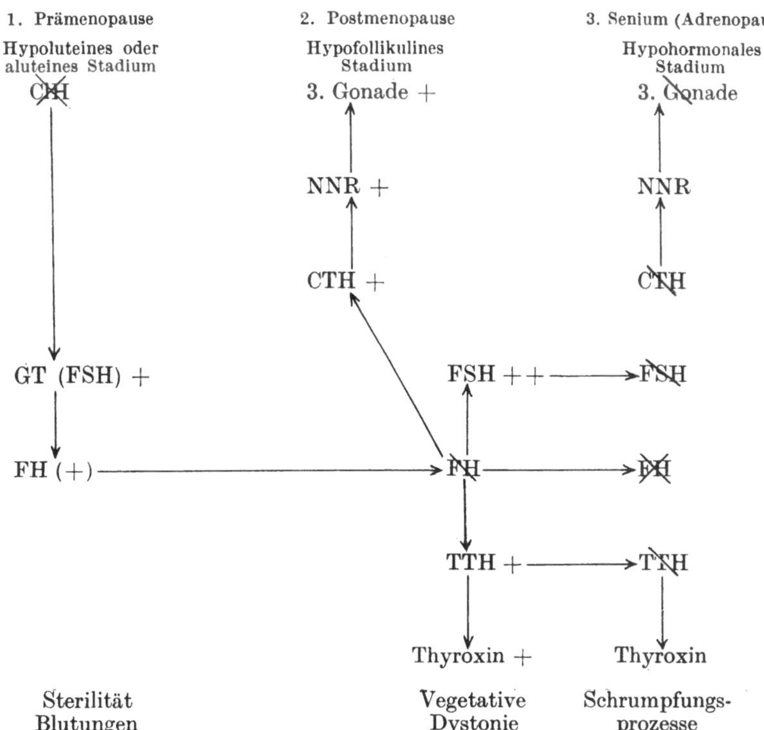

Abkürzungen: ClH = Corpus luteum-Hormon. GT = Gonadotropine. FSH = Follikel-Stimulierungs-Hormon. FH = Follikelhormon. TTH = Thyreotropes Hormon. CTH = Corticotropes Hormon. NNR = Nebennierenrinde. ⟍ leicht erniedrigt. × stark erniedrigt. + vermehrt. ++ stark vermehrt.

Die Auswirkung des Klimakteriums auf den Gesamtorganismus geht weitgehend über das *vegetative Nervensystem.* Dem Kliniker fällt bei der Untersuchung der Frauen mit klimakterischen Beschwerden, das Vorherrschen der vegetativen Symptome auf, wie:

Allgemeine Nervosität, abnorme Reizbarkeit,
Wallungen, Frösteln, Schweißausbrüche,
Tachykardie, Palpitation,
Labile Hypertonie,
Schlafstörungen,
Schwindelanfälle,
Kopfweh,
Tachypnoe und Dyspnoe,
Gedächtnisschwäche,
Paraesthesien besonders nachts, usw.

Unter dem Eindruck der Ergebnisse der Endokrinologie hat man diese vegetativen Beschwerden als hormonell bedingt angesprochen, und durch kunstgerechte Verabreichung von Sexualhormonen auch wesentliche Besserung oder vorübergehende Heilung erreicht. Es muß aber darauf hingewiesen werden, daß diese Ausfallserscheinungen im Klimakterium eher den Eindruck einer schweren, anfallsweisen vegetativen Dystonie machen als den einer reinen Endokrinopathie. Wir glauben, daß der Grund der Verkennung und Geringschätzung der vegetativen Symptome im Klimakterium darin zu suchen sind, daß es heute noch nicht möglich scheint, eine gute und anerkannte Diagnostik und Therapie der vegetativen Störungen zu betreiben, währenddem die endokrinologische Abklärung heute leichter ist.

Das Leitsymptom der klimakterischen Ausfallserscheinungen stellen die *Wallungen* dar, die bei 62% aller klimakterischen Frauen auftreten (BARRET). Die meisten Autoren, so auch ZONDEK, nehmen an, daß die Wallungen erstens durch Vasokonstriktion im Splanchnicusgebiet und darausfolgend zweitens durch generalisierte Vasodilatation der ganzen Haut entstehen. Ein Beweis wurde nie erbracht. Unsere Resultate von HAUSER mit fortlaufenden Temperaturmessungen bei Wallungen sprechen aber für einen andern Mechanismus. Es war überraschend festzustellen, daß einzig die Kopfhaut und die Haut über dem Sternum eine Temperaturerhöhung zeigen, währenddem die Extremitäten und der Rumpf eine leichte Temperatursenkung aufweisen. Ebenso sinken die Temperaturwerte im Rectum und in der Vagina. Demzufolge ist anzunehmen, daß die Wallungen einzig am Kopf, Hals und an der vorderen Brustregion zur Vasodilatation führen, und im übrigen Körper zu Konstriktion. Ob der Splanchnicus im Spiele ist, bleibt unklar. Vielleicht handelt es sich um eine Hyperämie im Gebiete des Ganglion stellatum. Das subjektive Gefühl der generellen Wärmeempfindung geht von der Vasodilatation des Kopfes und wahrscheinlich auch des Gehirns mit zentraler Hyperthermie aus.

Die Ausfallserscheinungen als anfallsartiges Geschehen mit Hyperthermie (besonders am Kopf), Tachykardie, Tachypnoe, labiler Hypertonie, Aufgeregtheit usw. lassen sich schon rein klinisch als hypersympathicotone Anfälle ansprechen. Im übrigen sprechen ebenfalls noch dafür die Häufung nach Aufregung und die Reproduzierbarkeit mit Adrenalin (HANNON). Es ist heute kein Zweifel mehr möglich, daß die Wallungen *paroxismale vegetative sympathicotone Anfälle darstellen.* Das heißt aber noch nicht, daß die Frauen mit klimakterischen Beschwerden einen dauernden Hypersympathicotonus aufweisen müßten. In der Phase zwischen den Anfällen könnten die Frauen vegetativ ausgeglichen sein, sind es aber nicht, wie schon MARANON vermutete. Die ganze vegetative Durchuntersuchung zeigt, daß meistens schon die Ruhewerte in Richtung einer ergotropen Leistungseinstellung liegen, wo sie doch trophotrop-parasympathisch sein sollten. Vollends nach Belastung, z. B. im Cold-Pressor-Test, im Wiedererwärmungsversuch, beim Dermographismus, beim Adrenalinversuch usw. läßt sich eine überschießende Reaktionstendenz nachweisen. Die Ausfallserscheinungen gleichen in vielen Punkten den von GOWERS zum erstenmal beschriebenen vagovasalen Anfällen oder auch "autonomic storms", "nerve storms", "vasomotoric storms". Man könnte der sympathicotonen Genese der Wallungen entgegenhalten, daß diese besonders nachts retauften, wo der Sympathicotonus am niedrigsten sein sollte. Doch zeigen sich die subjektiven Hauptsymptome der Hypersympathicotonie immer in Ruhe. Solange ein Hypersympathicotoniker arbeitet, fühlt er sich wohl. Erst in der Ruhe hat er seine Beschwerden, da er seinen „Motor" nicht auf eine „niedrige Tourenzahl" umschalten kann. Auch der Basedowkranke, als Prototyp des Hypersympathicotonen, fühlt sich wohl in der Arbeit. Er leidet aber in seiner Ruhezeit. Desgleichen stirbt der Herzinfarktmensch weniger während der Anstrengung als nachher, wenn er sich entspannen sollte, nachts, zu Beginn der Ferien usw.

Vom Blickpunkt des vegetativen Nervensystems aus läßt sich auch erklären, *welche Frauen für Ausfallserscheinungen prädisponiert sind.*

Es sind das einmal vor allem jene Frauen, *die schon vorher vegetativ labil* gewesen sind. Die Frau mit *Dysmenorrhoe* leidet im Klimakterium viel mehr an Ausfallserscheinungen als die Durchschnittsfrau (BARRETT). Wenn man bedenkt, daß einer der Hauptgründe der vegetativen Labilität die psychosomatischen und psychischen Erkrankungen sind, so ist auch der Ausdruck berechtigt, daß die Frau *jene Form des Klimakteriums erlebt, die ihrer vegetativen und psychischen Konstitution entspricht.*

So verzeichnet hauptsächlich *die Asthenica*, d. h. die vorbestehend schon ergotrop-hypersympathicotone Frau, überschießende, entzügelte, hyperregulatorische und hyperthyreotische Beschwerden, die dem Reiztyp nach Sturm entsprechen, mit Gewichtsabnahme, vasomotorischen Erscheinungen, Polyhypermenorrhoe und ausgesprochener Affektlabilität. Die klimakterische *Pyknica* hingegen nimmt hauptsächlich an Gewicht zu, wird oft oligomenorrhoisch und psychisch ausgeglichen, indolent wie hypothyreotisch (WAGNER und MICHEL).

Das *Auftreten der ersten Ausfallserscheinungen* ist zwar in ihrer Symptomatik konstitutionsgebunden, aber der Zeitpunkt häuft sich im Vorfrühling (Februar bis März) und im Spätsommer (WAGNER), als Folge des durch Klimawechsel verursachten starken Stress. Er fällt auch zusammen mit dem dann häufigeren Auftreten von Basedow, Spasmophylie, Tetanie und Magen-Darm-Ulcera.

Es stellt sich nun die Frage, *weshalb diese starken vegetativen Symptome mit Übererregbarkeit des Sympathicus entstehen.*

1. Allein aus der massiven Ausschüttung der Hypophysenvorderlappen-Hormone ist dies nicht erklärlich, denn auch bei der Verabreichung großer Mengen von FSH läßt sich dieses Phänomen nicht reproduzieren. Die Beschwerden sind nicht proportional zur Hypophysenvorderlappen-Hormon-Ausschüttung (NETTER und Mitarb., RUST, ALBRIGHT), und zudem verringert sich bei lange nicht allen Fällen die FSH-Ausschüttung unter der Therapie trotz Beschwerdefreiheit (VEZIRIS).

2. Das *Follikelhormon ist eines der stärksten Parasympathicotonica* und wirkt stark anabol. Als solches ist es in der Reihe der Hormone ein Antagonist des Thyroxins. Deshalb erreicht man ja auch bei einer ganzen Anzahl von Fällen bei klimakterischen Basedowkranken eine Besserung oder Heilung mit Follikelhormon (SCHULZ). Ein Sistieren des Follikelhormons hat die Steigerung der ergotrop-sympathischen Funktion zur Folge. Die stabilisierende Wirkung des Follikelhormons auf das vegetative Nervensystem sehen wir bei allen hypofollikulinen Zuständen, die primär vegetativ sehr labil sind und unter Verabreichung von Follikelhormon sich festigen. Ob dieser Antagonismus zum Thyroxin und diese

parasympathicotone trophotrope Wirkung peripher ansetzt an der einzelnen Zelle (DESCLIN), ob er an den Ganglien, an den endokrinen Organen oder zentral angreift, ist nicht zu entscheiden.

3. Mit dem Sinken des Follikelhormonspiegels im Blut ist nicht nur der periphere Antagonismus mit dem Thyroxin aufgehoben, sondern die *entzügelte Hypophyse*, die nicht „alt“ geworden ist, wird nicht nur FSH, sondern auch *vermehrt thyreotrope Hormone ausschütten*, so daß es auch dadurch zu hyperthyreotischen Zuständen kommt, evtl. in Form eines Basedowoids. GODLEWSKI rechnet mit 2% von Para-Basedow im Klimakterium.

4. Mit der *Überfunktion* der Hypophyse im Gonadotropin- und im thyreotropen Sektor ist eine *corticotrope Wirkung* verbunden. So sehen wir im Klimakterium wie auch bei der Kastration immer eine *Hypertrophie der Nebenniere*. Schon die alleinige endokrine Umstellung nach dem Ausfall der Ovarialfunktion stellt einen unangenehmen Stress dar, noch viel mehr die psychische Reaktion der Frau auf diesen „Alterungsprozeß“. In der Art der Reaktion der Nebenniere liegt der Grund der verschiedenen konstitutionsabhängigen Reaktion auf das Klimakterium, nämlich, ob mehr die glucocorticoide oder mehr die mineralcorticoide Richtung der Nebennierenrinde bei diesem Stress gefördert wird. Daneben hat die Überfunktion den Sinn, die 3. Gonade spielen zu lassen und teilweise vicariierend Oestrogene und Androgene, die beste Kombination der Behebung der Beschwerden, auszuschütten. Diese Oestrogenproduktion kann sehr beträchtlich sein, wie wir es bei Fällen von Gonadendysgenesie nachweisen konnten. Wenn aber diese 3. Gonade auch zu altern beginnt, ihre Sexualhormonproduktion einstellt, so kommen wir zum Senium, das dann das Zeichen und die Folge der Adrenopause ist (BARTHELHEIMER).

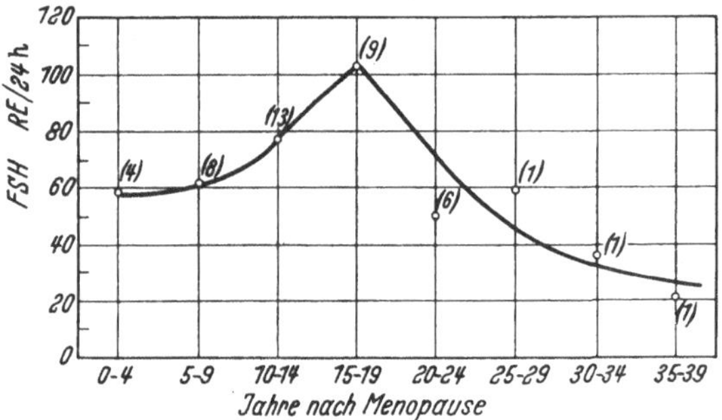

Abb. 9. FSH-Ausscheidung geordnet in 5 Jahresgruppen nach Auftreten der Menopause (nach ALBERT u. Mitarb.). Maximum der Ausscheidung 15—19 Jahre nach Sistieren der Menses

Wenn wir von der *Häufigkeit der Ausfallserscheinungen* sprechen, so ist das ein Mittelwert ohne Berücksichtigung der Konstitution, der Thyreoidea, der Nebenniere usw. GILBERT-DREYFUS behauptet, daß 20—25% der Frauen keine allgemeinen Störungen erleben, wie auch NOVAK angibt. BICKENBACH rechnet, daß 50—70% aller klimakterischen Frauen nicht behandelt werden müssen. Nach einer großen 1200 Fälle umfassenden englischen Statistik von BARRETT sind nur 16% der klimakterischen Frauen ohne Beschwerden, d. h. 84% aller Frauen leiden an Ausfallserscheinungen (Abb. 9). Dabei sind die Beschwerden bei der Hälfte der Pat. so stark, daß eine Behandlung notwendig ist. Das heißt z. B. für einen Staat wie die USA, daß jährlich 15 Mill. Frauen wegen klimakterischer Beschwerden vom Arzt behandelt werden müssen. MARANON ist diesbezüglich allerdings wesentlich optimistischer und glaubt, daß die Zahl der Frauen, die sich wegen Ausfallserscheinungen behandeln lassen, wesentlich abgenommen hat. 1925 seien 9% seiner Sprechstunden-Patientinnen wegen solcher Störungen zu ihm gekommen, 1953 nur noch 2%. MARTIUS hingegen glaubt, daß die klimakterischen Beschwerden häufiger werden.

Die 16% beschwerdefreien Frauen im Klimakterium entsprechen der Zahl von etwa 15%, bei denen noch nach der Menopause eine Follikelhormonwirkung am Endometrium nachweisbar ist (FOIX, MCBRIDE).

Nach HAWKINSON (1000 Fälle) steht an der Spitze der Ausfallserscheinungen die allgemeine Nervosität, gefolgt von Wallungen, abnormer Reizbarkeit, Depressionen und Schlafstörungen (Abb. 10). Nach BARRETT sind aber die Wallungen die häufigsten Beschwerden (62,2%). Je mehr die Frau beschäftigt ist, ohne auf diese Arbeit angewiesen zu sein, um so weniger leidet sie unter dem Klimakterium (BERGEROT).

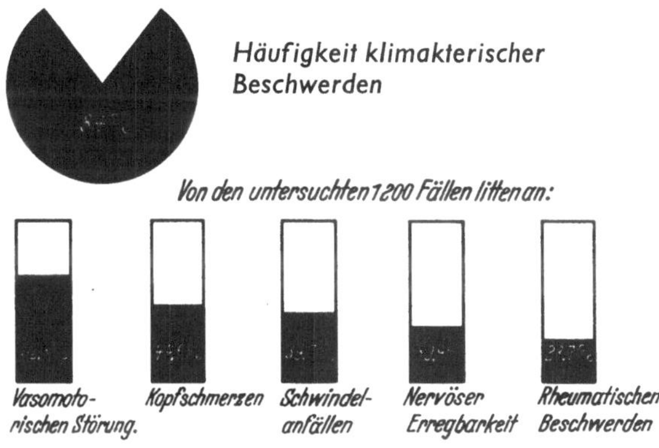

Abb. 10. Häufigkeit der klimakterischen Beschwerden (nach BARRETT)

Die ledige Frau hat etwas weniger Ausfallserscheinungen, zeigt aber etwas mehr Nervosität, währenddem aber die Verheiratete viel eher zu Adipositas neigt (39,4%) als die Ledige (22,7%) (BARRETT). Bei kastrierten Frauen sind die Ausfallserscheinungen viel häufiger und oft auch länger (TRAISSAC, HAWKINSON).

Tabelle 2. Relative Häufigkeit der einzelnen Ausfallserscheinungen im Klimakterium (nach HAWKINSON)

Symptome	%	Symptome	%
Allgemeine Nervosität	98,0	Schwindelanfälle, Scotom	63,3
Wallungen und Frösteln	95,2	Gedächtnisschwund und mangelnde Konzentrationsfähigkeit	63,0
Abnorme Reizbarkeit	88,4	Kopfschmerzen	62,2
Depressionen, unmotiviertes Weinen	81,6	Paraesthesien	44,7
Schlafstörungen	72,3	Schweißausbrüche	32,0
Tachykardie, Palpitationen und Dyspnoe	71,3		

Die *Sexualität* ist in der Prämenopause oft leicht verstärkt, in der Postmenopause leicht vermindert. Ob dabei endokrine oder psychologische Gesichtspunkte ausschlaggebend sind, ist unabgeklärt. Bei der chirurgischen Kastration sehen wir überhaupt mehr und heftigere Ausfallserscheinungen, so auch mehr Sexualstörungen, nämlich etwa 30% Verminderung der Libido (TRAISSAC).

Ungefähr 10% aller klimakterischen Frauen sind mindestens vorübergehend arbeitsunfähig (BARRETT). Die Verminderung der Arbeitsleistung soll bei klimakterischen Frauen in Kopenhagen 26% sein. Norwegen rechnet einen jährlichen Aufwand von 5 Mill. Kronen infolge vorzeitiger Pensionierung von Frauen im Klimakterium (BERGEROT). Diese Sachlage veranlaßt ganze Industriebetriebe (z. B. im Westen der USA) keine Frauen über 35 einzustellen (BERGEROT).

Im Rahmen dieser Zusammenstellung wollen wir nicht speziell auf die *Therapie* der klimakterischen Ausfallserscheinungen zu sprechen kommen. In den einzelnen Kapiteln haben wir bereits einige therapeutische Ergebnisse erwähnt, da aus den Wirkungen der zugeführten Pharmaka oft erst auf die eigentliche Genese der Veränderungen geschlossen werden kann. So sehen wir, daß die *Hormontherapie* mit Follikelhormon und androgenem Hormon nicht als Substitutionstherapie angesehen werden kann, da der Zweck nicht der ist, den Zeitpunkt der Menopause hinauszuschieben, sondern Beschwerdefreiheit zu erzielen. Wir machen uns dabei vor allem die parasympathicotone anabol-trophotrope Wirkung dieser beiden Hormone zunutze sowie deren Antagonismus zum Thyroxin. Da sowohl das Follikelhormon wie auch das androgene Hormon allein unerwünschte Nebenerscheinungen haben können (Blutungen, resp. Virilisation), eignen sich die Kombinationsbehandlungen am besten, da die beiden Hormone in diesen ungünstigen Beziehungen antagonistisch sind, hingegen in der parasympathicotonen trophotropen Wirkung synergistisch. Die Hormontherapie sollte aber nicht die einzige oder Hauptbehandlung darstellen. Die vegetativen, wohl diencephal-hypothalamisch bedingten Störungen stehen im Vordergrund.

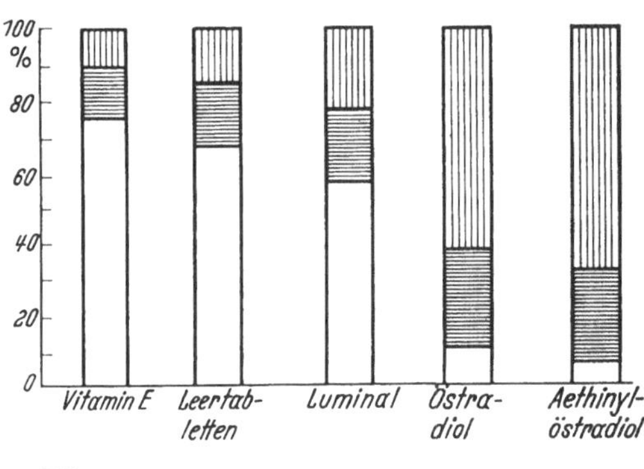

Abb. 11. Therapeutischer Erfolg verschiedener Medikamente auf die klimakterischen Ausfallserscheinungen

Die Barbiturate und alle Sedativa führen in leichten Fällen eher zur Besserung. Da die Ausfallserscheinungen hypersympathicoton sind, werden wir mit Sympathicolytica wie Hydergin (Wagner) oder Parasympathicotonica wie Serpasil (Hauser und Wenner) gute Erfolge erzielen. Mit kleinen Dosen Serpasil konnten wir gut 50% der Patientinnen sofort und dauernd beschwerdefrei halten und weitere 25% verzeichneten eine wesentliche Besserung. Auch einfache physikalische Maßnahmen führen durch ihre Einwirkung auf das vegetative Nervensystem zur Besserung, wie kalte Bäder (Hallenbad oder Sauna) usw.

Die Kombination der vegetativen Pharmaka mit Hormonen dürfte die beste Behandlung sein, da dadurch die Dosis der einzelnen Medikamente herabgemindert werden kann.

Die klimakterischen Störungen stellen ein psychosomatisches Problem dar und deshalb dürfen wir die Psychotherapie nicht vernachlässigen, besonders bei den Frauen, die bewußt oder unbewußt gegen das Altern ankämpfen. Wir müssen diese Frauen zum mindesten verständnisvoll anhören und ihnen ein Medikament verschreiben. Aus der Zusammenstellung von Blatt (Abb. 11) geht hervor, daß Placebo schon einen gewissen Erfolg (33%) ergab, ebenso gut wie z. B. Vitamin E (25%). Die Erfolge mit Barbituraten sind nur wenig besser als Placebotherapie.

Mit vegetativen Pharmaka und Sexualhormonen sind allerdings die Erfolge wesentlich besser, und wir können damit in allen Fällen den Frauen ihre kritische Zeit praktisch beschwerdefrei gestalten und glauben, daß es nicht mehr notwendig ist, wie Abely von der Frau zu sagen: «*La femme meurt deux fois*».

Literatur

ABÈLY, P.: R. Soc. franc. Gynéc. **26**, 259 (1957).
ALBERT, A., R. V. RANDALL, R. A. SMITH and C. E. JOHNSON: Hormones and ageing process. p. 49. New York: Harriman 1955.
ALBRIGHT, F.: Endocrinology **20**, 24, 1936.
ASDELL, S. A., and M. P. CROWELL: J. Nutrit. **10**, 13 (1935).
BALL, Z. B., R. H. BARNES and M. B. VISSCHER: Amer. J. Physiol. **150**, 511 (1947).
BARRETT, M. S.: Lancet **1933 I**, 106.
BARTHELHEIMER, I.: Med. Klin. **1954**, 245.
BÉCLÈRE, C.: Assises Française Gynécol. Nice, Mai 1956, Rapports.
BERGER, L.: Archives d'Anatomie **2**, 255, 1923.
BERGEROT-BLONDEL, Y.: Assises Française Gynécol. Nice, Mai 1956, Rapports.
— Ass. Franc., de Gynéc. Nice, Mai 1956, Rapports.
BICKENBACH, W.: Dtsch. Med. Wschr. **76**, 449, 1951.
BLAIR-BELL: In Eckstein, P.: "Old Age in the modern world" 1955, E. & A. Livingstone, Edinburgh.
BLATT, M. H. G., H. WIESBADER and H. S. KUPPERMANN: Arch. intern. Med. **91**, 792 (1953).
BLOCH, S. u. Flury, E.: Gynaecologia **143**, 4, 1957.
BOURLIÉRE, F.: Médecine en France **1** (1953).
BRET, A. J., et M. BARDIAUX: Presse méd. **1956**, 205.
BÜRGER, M.: Experientia (Basel) Suppl. Symp. 4—7. IV, 109 (1956).
COUJARD, R.: Acta neuroveg. **16**, 32, 1957.
DESCLIN, M. L.: Bull. Féd. Gynéc. Obstét. franç. **6**, 3, 254 (1954).
ECKSTEIN, P.: "Old age in the modern World", p. 190. Edinburgh and London: Livingstone Ltd. 1955.
ENGLE, E. T.: Laurentian Hormone Conference Mont Tremblant 5.—10. Sept. 1954.
FARRIS, E. J.: Anat. Rec. **91**, 273 (1945).
— The Care and Breeding of Laborat. Animals. New York and London 1950. London: Chapman and Hall Ldt. 1950.
FOIX, A.: Obst. Gin. Latino. **10**, 8, 386 (1952).
GILBERT-DREYFUS, ZARA M., et J. ROUSSEL: Assises Française Gynécol. Nice, Mai 1956, Rapports.
GODLEWSKI, M. E.: C. R. Soc. franç. Gynéc. **26**, 5, 259 (1946).
GOWERS, W. R.: The Borderland of Epilepsy. Churchill, London 1907.
GRILLO, R.: Über die Folgen einseitiger Oophorektomie. Diss. Basel 1951.
HARGITT, G. F.: J. Morph. **50**, 453 (1930).
HANNON, J. H.: The Flushings of the Menopause, London: Tindall & Co. 1927.
HAUSER, G. A.: Gynaecologia (Basel) **144**, 329 (1957).
— u. R. WENNER: Gynaecologia (Basel) **142**, 5 (1956).
HAWKINSON, L. P.: J. Amer. med. Ass. **111**, 390 (1938).
HERTIG, A. T.: The ageing ovary. J. clin. Endocr. **4**, 581 (1944).
HÖRMANN, G., STANGE, H. H.: Med. Klinik (D) **51**, 30, 1956.
HOFFMANN, J.: Amer. J. Obstet. **22**, 231 (1931).
HOLGER-HYDEN: Zit. nach M. BÜRGER, Experientia (Basel) Suppl. **4**, 101 (1956).
INGRAM, D. L.: J. Endocr. **9**, 307 (1953).
KING, H. D.: Anat. Rec. **11**, 269 (1916).
— Anat. Rec. **27**, 337 (1924).
KLEBANOW, O., u. H. HEGNAUER: Z. Altersforsch. **5**, 2, 157, (1951).
KOBOZIEFF, L.: C. R. Soc. Biol. (Paris) **106**, 704 (1931).
KROHN, P. L.: Ciba Found. Coll. on Ageing, Vol. 1, p. 143. London 1955.
— Schweiz. med. Wschr. **1957**, 417.
LANG, E. M.: Persönliche Mitteilung.
LUDWIG, K.: Persönliche Mitteilung.
MANDL: In Zuckermann, Ciba Fondation (1957c).
MARANON, O.: L'âge critique. Paris: Alcan 1934.
— C. R. Soc. franc. Gynéc. **26**, 241 (1956).
— Assises Française Gynécol. Nice, Mai 1956. Rapports.

MARTIUS, H.: Dtsch. med. Wschr. **1954**, 304.
MASTERS, W. H.: In Hormones and the Ageing Process. p. 248, 1955. New York: Academic Press Inc. 1956.
MCBRIDE, J. M.: Excerpta med. **9**, 37 (1956).
MCCAY, C. M., M. F. CROWELL and L. A. MAYNARD: J. Nutrit. **10**, 63 (1935).
— L. A. MAYNARD, G. SPERLING and L. L. BARNES: J. Nutrit. **18**, 1 (1939).
— G. SPERLING and L. L. BARNES: Arch. Biochem. **2**, 469 (1943).
MC KAY: Science **77**, 410 (1933).
MICHELS, B.: Z. Geburtsh. Gynäk. **137**, 225 (1952).
MOLITOR, K.: Zbl. Gynäk. **78**, 1163 (1956).
MÜHLBOCK, O.: In "Old Age in the modern World", p. 199. Edinburgh and London: Livingstone Ltd. 1955.
MURRAY, W. S.: J. exp. Med. **63**, 893 (1936).
NETTER, A., H. YANEVA, Y. SALOMON et F. LESTRADE: Assises Française Gynécol. Nice, Mai 1956, Rapports.
NOVAK, E.: Lehrbuch; zit. nach H. MARTIUS.
OBER, K. O.: Biologie und Pathologie des Weibes. Bd. II, allg. Teil S. 793, 1952.
PARSON, W., and G. HOLLIFIELD: J. clin. Endocr. **16**, 968 (1956).
PINCUS, G., R. I. DORFMAN, L. P. ROMANOFF, B. L. RUBIN, E. BLOCH, J. CARLO et H. FREMAN: Steroid Metabolism in ageing men and women. Recent Progr. Hormone Res. **2**, 307 (1955).
POLLOSSON, E., M. PLAUCHU, P. HAOUR et A. RANCHET: Bull. Féd. Gynéc. Obstét. **6**, 69 (1954).
POULHÈS et J. GAUBERT: Ciba Symposium **4**, 6 (1957).
REYNOLDS, S. R. M.: Congr. int. Jub. de la Soc. Franç. Gynécol. exp. Sci. Fr. éd. (Paris) **71** (1951).
RÖSSLE u. ROULET: Maß und Zahl in der Pathologie. Leipzig: Springer 1941.
RUST, W., u. F. HUBER: Arch. Gynäk. **170**, 193 (1940).
SCHRÖDER, R.: Dtsch. med. Wschr. **1941**, 1167.
SCHULZ, F. H.: Menstruation und innere Medizin. Leipzig: Georg Thieme 1945.
SELLHEIM, H.: „Wechseljahre der Frau". Euler Verlag Stuttgart 1932.
SEVERINGHAUS, A. E.: J. clin. Endocr. **4**, 582 (1944).
SHELTON, E. K.: J. Amer. Geriat. Soc. **2**, 627 (1954).
SLONAKER, J. R.: Amer. J. Physiol. **82**, 318 (1927).
STEINACH, E., H. HEINLEIN u. B. P. WIESNER: Pflüg. Arch. ges. Physiol. **210**, 598 (1925).
STURM, A.: Dtsch. Med. Wschr. **76**, 449, 1951.
THUNG, P. J.: Experientia (Basel) Suppl. **4**, 74 (1956).
— L. M. BOOT u. O. MÜHLBOCK: Acta endocr. (Kbh.) **23**, 8 (1956).
TISSERAUD-PERRIER: Recherches sur la ménopause. Gyn. et Obstét. **52** (1953).
TRAISSAC, R., D. PERRIN et J. MORIN: Assises Française Gynécol. Nice, Mai 1956.
VÉZIRIS, C. D.: Compte rendu de la Soc. Franç. de Gynéc. **26**, 447, 1956.
VISSCHER, M. B., J. T. KING and Y. C. P. LEE: Amer. J. Physiol. **170**, 72 (1953).
WAGNER, H.: Das Klimakterium der Frau. Arch. Gynäk. **152** (1953).
WENNER, R.: Grundrisse der gynäkologischen Endokrinologie, Basel: Benno Schwabe 1952.
WIESNER, B. P.: Brit. med. J. **1932**, 585.
ZONDEK, B.: Die Hormone des Ovariums und des Hypophysenvorderlappens. Wien: Springer 1935.
ZUCKERMAN, S.: Ciba Fondation Colloq. on Ageing. **2**, 31 (1956).

Diskussion

W. KOCH (Berlin-Dahlem):

Bei verschiedenen Tierarten (Rind, Schaf, Schwein, Hund) wird in höherem Alter bei erhaltenem Cyclus die Lactation vermindert. Da gleichzeitig auch Störungen der Gravidität häufiger werden, muß mit der Möglichkeit gerechnet werden, daß in höherem Alter die Wirkung von Prolactin nachläßt.

E. Flury u. S. Bloch (Basel):

Zur Erwähnung unserer Arbeitsgruppe durch Herrn Prof. Wenner und zur soeben erfolgten Diskussionsbemerkung von Herrn Prof. Koch betr. Tierversuche, möchte ich beifügen, daß wir uns wegen der sehr widersprechenden Mitteilungen in der experimentellen Literatur über das Altern der Gonaden bei Mensch und Tier zum Ziele setzten, diesen Vorgang an einer bestimmten Tierart funktionell und morphologisch genau zu verfolgen. Der Beginn der Untersuchungen geht auf 1955 zurück; wir arbeiteten damals mit alten Rattenweibchen der Universitätsfrauenklinik Basel und einer weiteren kleinen Rattengruppe, die uns von der Firma Hoffmann La-Roche zur Verfügung gestellt wurde. Über die Ergebnisse ist im Rahmen der Schweiz. Gynäkologentagung 1955 bereits berichtet worden.

Gegenwärtig beschäftigen wir uns ausschließlich mit einem reinen Stamm alter Wistar-C-Rattenweibchen.

Obwohl die Beobachtungen noch nicht abgeschlossen sind, können wir uns bereits jetzt der Ansicht derjenigen anschließen, welche für die Albino-Ratte das Auftreten einer klimaxähnlichen Phase bejahen.

Dieses Stadium läßt sich am ehesten als Störung des hormonalen Gleichgewichtes charakterisieren, die sich vorwiegend in wochenlangen Daueroestrusperioden äußert. Ob dieser Zustand später allgemein in Anoestrus übergeht, der der Menopause entsprechen würde, läßt sich heute noch nicht sagen, da ein namhafter Teil der Tiere noch lebt. Hormonal läßt sich diese Periode mit dem Klimakterium vergleichen, zeitlich ist sie aber im Vergleich zur Gesamtlebensdauer bedeutend länger als der entsprechende Abschnitt bei der Frau.

Folgerichtig findet sich auch das histologische Korrelat dazu in den Ovarien, indem diese bei daueroestrischen Tieren nur große Follikel, jedoch keine Corpora lutea aufweisen. Atrophische Erscheinungen sind noch nicht vorhanden, so daß hier ein Analogon zum ersten sog. hyperoestrischen Stadium nach Zondeck (oder besser zur hypo-luteinen Phase nach Wenner) vorhanden zu sein scheint. Gegenüber der Ansicht von Thung, Boot, Mühlbock u. a., welche annehmen, daß es sich dabei lediglich um eine stammesgebundene Eigenschaft handle, glauben wir auf Grund unserer bisherigen Erfahrungen, eher ein allgemein gültiges Geschehen vor uns zu haben. Wir werden in einigen Monaten über unsere Beobachtungen weiter berichten.

R. Elert (Düsseldorf):

Herr Wenner hat auch auf die geänderte NNR-Funktion während des Klimakteriums hingewiesen, die sich in den einzelnen Stadien (Zondek) offenbar verschieden verhält. Wenn die gonadotrope Aktivität des HVL erhöht ist, muß man eine Erniedrigung der corticotropen HVL-Funktion annehmen (Sekretionsumschaltung nach Tonutti, Shift nach Selye). Ausgehend von der Beobachtung, daß klimakterische Ausfallserscheinungen im Verlaufe einer fieberhaften Erkrankung (Grippe) vorübergehend verschwinden, habe ich Klimakterinnen mit Ausfallserscheinungen einem kräftigen Stress (Sauna) ausgesetzt und auch hierdurch eine günstige Beeinflussung der Ausfallserscheinungen beobachten können. Vielleicht wurde durch „Umschaltung auf den corticotropen Sektor“ die FSH-Aktivität des HVL herabgesetzt.

E. F. Pfeiffer (Frankfurt/Main):

Von Herrn Prof. Wenner wurde uns ein Ausbleiben der Reifung zum Corpus luteum an den Anfang der Reaktionskette gestellt, die schließlich zum weiblichen Klimakterium führt. Von keiner Seite wurde aber bisher die Frage angeschnitten, was nun die Ursache des Corpus luteum-Ausfalls ist. Welche Vorstellungen und welche Theorien werden heute zu diesem Punkt diskutiert?

H. Buschbeck (Wolfsburg):

Zur Frage von Herrn Pfeiffer, wodurch der Ausfall der Gelbkörperbildung ausgelöst wird, der das Sistieren der Ovarialtätigkeit einleitet, darf ich folgendes bemerken:

In der heute üblichen Betrachtungsweise, die die Aktoren ganz in den Vordergrund stellt, ist man sicher sofort bereit, die Ursache in einem Fortfall der zur Luteinisierung führenden Stoffe aus dem übergeordneten Organ, dem Hypophysenvorderlappen, zu sehen. Ich glaube, man sollte stattdessen lieber der Vorstellung Raum geben, daß die reagierenden Erfolgsgewebe ein wichtiges, wenn nicht entscheidendes Wort mitzureden haben. In dieser Sicht wäre das Ausbleiben der Corpus luteum-Bildung in einem Verlust der Ansprechbarkeit des alternden Ovars auf die luteinisierenden Substanzen zu erblicken. Für eine solche Interpretation spricht der Fortbestand, ja die Steigerung der Gonadotropin-Inkretion aus dem Vorderlappen, selbst dann noch, wenn in einer späteren Phase auch keine Follikelreifung mehr erfolgt, das Ovar also dann auch die Reaktionsfähigkeit für die Inkrete verloren hat, die zum Wachsen und Reifen der Follikel führen.

Da die Ansprechbarkeit aller Gewebe vom Vegetativum gesteuert wird, läßt sich zwanglos mit unserer Auffassung die Angabe WENNERS in Einklang bringen, daß die Zeichen der vegetativen Dysregulation im prämenopausischen Stadium noch vor dem Auftreten von Blutungsstörungen in Erscheinung treten.

G. DÖRING (München):

Herr WENNER berichtete über das Auftreten anovulatorischer Cyclen im Klimakterium als Zeichen einer unvollständigen Ovarialfunktion. Im Hinblick auf die „Biomorphose" des Ovariums ist auch die relative Häufigkeit der anovulatorischen Cyclen in anderen Lebensabschnitten als dem Klimakterium von Interesse. — Daß in den Jahren nach der Menarche 80—90% der Cyclen anovulatorisch verlaufen, ist seit COOPERMAN bekannt. Wir waren aber sehr überrascht, bei Mädchen und Frauen im Alter um 20 Jahre noch einen erheblichen Prozentsatz anovulatorischer Cyclen zu finden, der bis 40% beträgt. — Auch bei fertilen Frauen fehlt in 2—3% aller Cyclen die Corpus luteum-Phase. — Bei Frauen, die wegen Sterilität zu uns gekommen sind, fanden wir etwa in einem Viertel der Fälle anovulatorische Cyclen. — Jenseits des 35. Lebensjahres nimmt die Häufigkeit monophasischer Cyclen allgemein wieder zu, erreicht aber auch im Präklimakterium nicht die Häufigkeit wie in den ersten Jahren nach der Menarche.

R. WENNER (Basel):

In meinem Schlußwort kann ich mich kurz fassen, da bereits das Wesentliche vorweg genommen worden ist. Ich möchte nur festhalten, daß ich mich auf Wunsch der Kongreßleitung in bezug auf die Therapie der endokrinen Störungen des weiblichen Klimakteriums nur ganz kurz gefaßt habe, die ausdrücklich vermerkt hatte, ich soll vor allem die Pathogenese und den Ablauf des endokrinen Geschehens darstellen und zum Schluß die Therapie nur kurz streifen. Sonst hätte ich bereits auch die physikalische Therapie in Form des "Stress", wie sich ELERT ausgedrückt hat, erwähnt, denn auch wir haben nicht nur mit Sauna, sondern auch mit Bädern und Schwimmbadbehandlung gute Resultate gehabt.

In bezug auf die Einstellung der Ovarialfunktion, oder genauer gesagt des Gelbkörpers im Klimakterium, müssen wir gestehen, daß wir die Ursache nicht kennen, wie übrigens die meisten auslösenden Ursachen der im Lebensablauf eintretenden Veränderungen. Wir können nur feststellen, daß in einem bestimmten Moment des Lebens die eine oder andere Drüse ihre Funktion verändert, bzw. einstellt.

Aus der Universitäts-Frauenklinik Leipzig (Direktor: Prof. Dr. R. SCHRÖDER)

Zur Altersabhängigkeit der Ausscheidung von 17-Ketosteroiden bei der Frau

(unter besonderer Berücksichtigung der Ovarialfunktion)

Von

A. WÜRTERLE

Mit 7 Abbildungen

Aus zahlreichen Untersuchungen geht hervor, daß die Ausscheidung der 17-Ketosteroide (17-KS) bei der Frau ebenso wie beim Mann eine Abhängigkeit vom Lebensalter zeigt. Das Maximum der Ausscheidung wird zwischen dem 30. und 40. Lebensjahr angegeben, nach diesem Zeitpunkt wird bis ins hohe Alter ein allmählich zunehmender Abfall gefunden. Wir haben schon früher in eigenen Untersuchungen eine Alterskurve der Normalwerte der 17-KS-Ausscheidung von Frauen zwischen dem 20. und 80. Lebensjahr erstellt und darüber berichtet (WÜRTERLE). Aus diesen Untersuchungen, welche mit der Zimmermannschen Reaktion nach der von DREKTER u. Mitarb. angegebenen Vorschrift durchgeführt wurden, sind in der Abb. 1 die Einzelwerte der 17-KS von 138 gesunden Frauen zwischen dem 20. und 80. Lebensjahr nach Altersdezennien bei annähernd gleichgroßer Verteilung innerhalb der einzelnen Gruppen als Punkte aufgeführt. Die Verminderung der Ausscheidungswerte der 17-KS mit dem zunehmenden Alter ist darin gut zu erkennen.

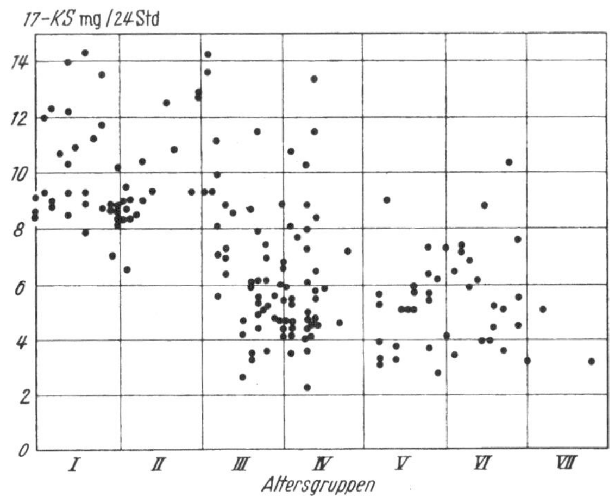

Abb. 1. Einzelwerte der 17-KS-Ausscheidung gesunder Frauen von 20.—80. Lebensjahr (I—VI = 20.—80. Lebensjahr in Dezennien)

Unter Berücksichtigung der Mittelwerte und der statistischen Streuung läßt sich aus der Abb. 1 eine Alterskurve erstellen, welche in der Abb. 2 dargestellt ist, und die in ihrem Verlauf mit den Ergebnissen anderer Untersucher (z. B. ZIMMERMANN, VOIGT u. Mitarb., HAMBURGER u. a.) weitgehend übereinstimmt.

Es ist wiederholt untersucht worden, ob die 17-KS-Ausscheidung innerhalb eines mensuellen Cyclus Unterschiede aufweist, ohne daß solche sicher nachgewiesen werden konnten. PUCK u. Mitarb. sowie GERLI fanden jedoch eine fallende Tendenz der 17-KS-Ausscheidung ante menstruationem, eine Feststellung, die wir auch in eigenen Untersuchungen bestätigen können. In der Abb. 3 ist die Ausscheidung der 17-KS während eines normalen biphasischen Cyclus bei zwei ovariell stabilen Frauen dargestellt.

Es scheint zwar als ob die 17-KS-Werte in der Sekretionsphase ein wenig höher liegen als in der Proliferationsphase, doch sind die Tagesschwankungen der 17-KS-Ausscheidung bekanntermaßen viel zu groß, als daß man mehr als die bloße Feststellung ableiten kann. Wenn auch die Ausscheidung der 17-KS innerhalb des mensuellen Cyclus keine signifikanten Veränderungen aufweist, so läßt sich ein Einfluß der intakten Ovarialfunktion aber daraus ableiten, daß die Ausscheidungswerte bei Frauen im geschlechtsreifen Alter mit voller Funktionstüchtigkeit höher sind als bei Frauen in der Menopause, und der Abfall der Ausscheidung im allgemeinen früher eintritt als beim Mann, was zwangsläufig mit dem Aufhören der Ovarialfunktion in den kritischen Jahren zusammenhängen dürfte. Dies scheint nicht nur für die 17-KS-Ausscheidung sondern auch für die Corticoidausscheidung zuzutreffen, welche Staemmler bei Frauen in der Menopause gegenüber Frauen in der geschlechtsreifen Zeit signifikant vermindert

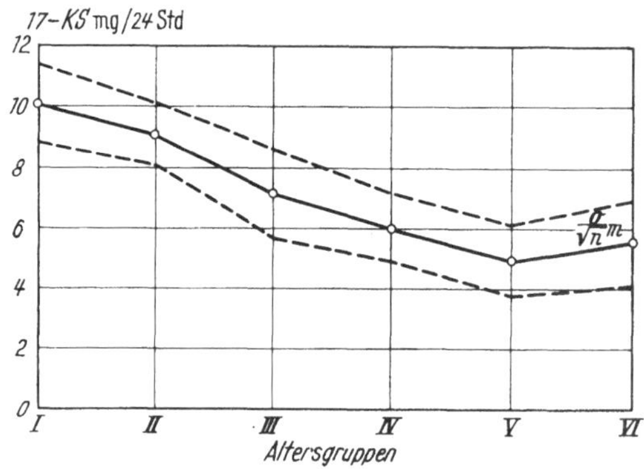

Abb. 2. Alterskurve der 17-KS-Ausscheidung gesunder Frauen unter Berücksichtigung der mittleren Streuung (I—VI = 20.—80. Lebensjahr in Dezennien)

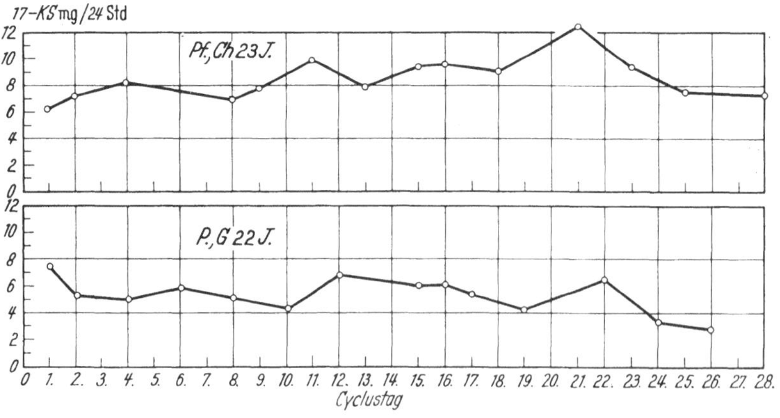

Abb. 3. 17-KS-Ausscheidung im biphasischen Menstruationscyclus

fand. Zieht man den zeitlich oft sehr unterschiedlichen Beginn der Menopause in Betracht, so kann es für die Beurteilung von Normalwerten nicht gleichgültig sein, ob bei Frauen in dem entsprechenden Lebensalter die Ovarialfunktion noch intakt ist, oder sie sich bereits in der Menopause befinden. Diese Frage wird jedoch in den altersabhängigen Lebenskurven kaum berücksichtigt. Aus diesem

Grunde haben wir geprüft, wie sehr sich die Ausscheidungsverhältnisse der 17-KS bei Frauen in den kritischen Jahren, also zwischen dem 40. und 60. Lebensjahr unterscheiden, wenn man Ovarialfunktion oder Menopause besonders berücksichtigt. In der Abb. 4 haben wir deshalb bei 56 Frauen zwischen dem 40. und 60. Lebensjahr die Ausscheidungswerte von Frauen mit erhaltener Ovarialfunktion (voller Punkt) den Ausscheidungswerten von Frauen in der Menopause (kleiner Kreis) innerhalb der gleichen Altersgruppen gegenübergestellt. Als Menopause fassen wir nach der Definition R. SCHRÖDERS die Zeit der ovariellen Funktionsruhe auf, welche im allgemeinen etwa 3 Jahre nach der letzten Menstruation erreicht ist.

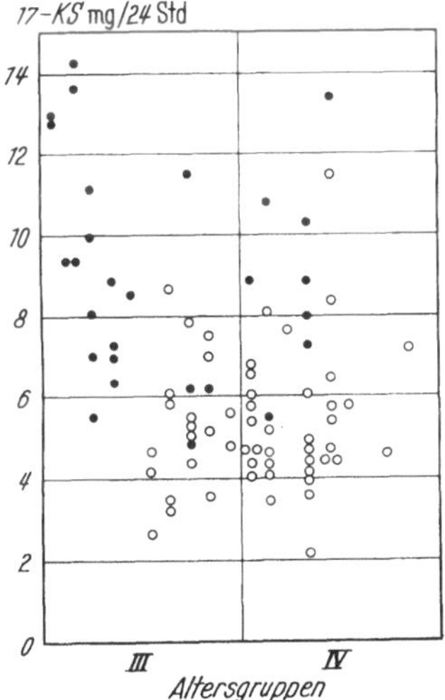

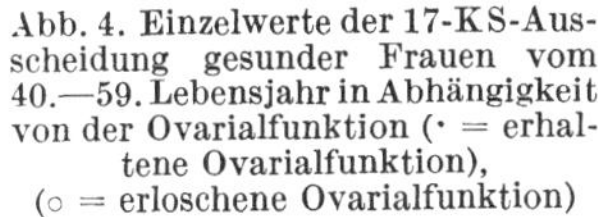
Abb. 4. Einzelwerte der 17-KS-Ausscheidung gesunder Frauen vom 40.—59. Lebensjahr in Abhängigkeit von der Ovarialfunktion (• = erhaltene Ovarialfunktion), (○ = erloschene Ovarialfunktion)

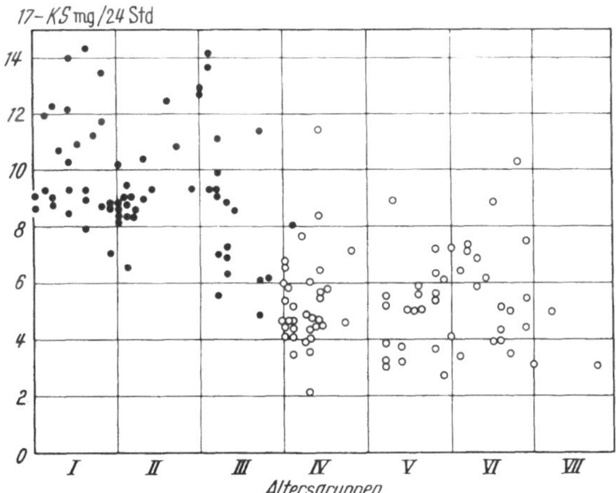

Abb. 5. Einzelwerte der 17-KS-Ausscheidung gesunder Frauen unter Berücksichtigung des Alters und der Ovarialfunktion (• = erhaltene Ovarialfunktion), (○ = erloschene Ovarialfunktion)

Die Untersuchungen zeigen, daß die Ausscheidungswerte der 17-KS bei Frauen mit erhaltener Ovarialfunktion im Mittel etwas höher liegen als bei gleichaltrigen Frauen in der Menopause. Wenn man diese Tatsache einer unterschiedlichen Ausscheidungshöhe der 17-KS bei Frauen zwischen dem 40. und 60. Lebensjahr in Abhängigkeit von Ovarialfunktion und Menopause in der Darstellung der Altersabhängigkeit der 17-KS berücksichtigt, so läßt sich nicht mehr der allmähliche Abfall der Abb. 1 und 2 erkennen, vielmehr erhält man eine deutliche Differenzierung, die in der Abb. 5 erkennbar ist.

In dieser Abb. 5 haben wir zwischen dem 20. und 50. Lebensjahr nur die Ausscheidungswerte von Frauen aufgeführt, deren Ovarialfunktion noch intakt war, und jenseits des 50. Lebensjahres nur Ausscheidungswerte von Frauen in der Menopause. In eine Alterskurve übertragen ergibt sich unter Berücksichtigung der statistischen Streuung daraus der in der Abb. 6 dargestellte Verlauf.

Demnach beträgt bei Frauen zwischen dem 20. und 49. Lebensjahr mit intakter Ovarialfunktion die mittlere Ausscheidung der 17-KS etwa 9—10 mg gegenüber etwa 6 mg bei Frauen jenseits des 50. Lebensjahres mit erloschener Ovarialfunktion. Diese Feststellung bedeutet, daß die Ausscheidung der 17-KS zwar vom

Lebensalter abhängt, daß es dabei jedoch nicht unwesentlich ist, ob in den kritischen Jahren zwischen dem 40. und 60. Lebensjahr die Ovarialfunktion noch intakt oder bereits längere Zeit erloschen ist.

Auch bei Frauen mit schwerer Ovarialinsuffizienz wird die Ausscheidung der 17-KS häufig vermindert gefunden. Diese Beobachtung erinnert ebenso wie die menopausebedingte Ausscheidungsverminderung der 17-KS an die histologischen Untersuchungen STIEVES über die Nebennierenrindenstruktur von Frauen, die aus voller Funktionstüchtigkeit der Ovarien 3—6 Monate amenorrhoisch waren, und die in der histologischen Struktur die gleichen Veränderungen aufwiesen,

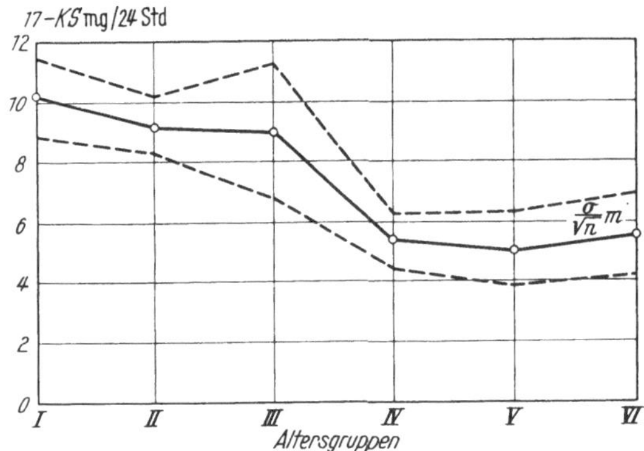

Abb. 6. Alterskurve der 17-KS-Ausscheidung gesunder Frauen unter Berücksichtigung der Ovarialfunktion (I—III = Frauen mit erhaltener Ovarialfunktion), (IV—VI = Frauen mit erloschener Ovarialfunktion)

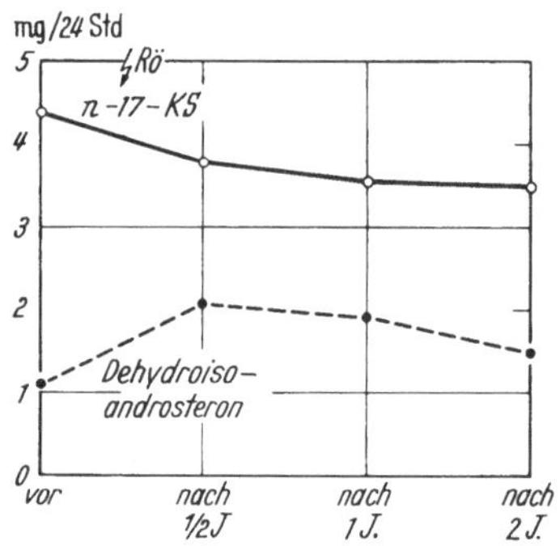

Abb. 7. Ausscheidung der n-17-KS und des Dehydroisoandrosteron vor und nach Röntgenkastration (Mittelwerte von 6 Frauen)

wie bei Frauen in der Menopause. Schließlich ergeben sich Beziehungen zu einer sehr wahrscheinlichen Androgenbildung im Ovarium (DINGEMANSE u. HUIS IN'T VELD, DHOM, VOSS u.a.).

In weiteren Untersuchungen haben wir zu prüfen versucht, in welcher Zeit nach dem Sistieren der Ovarialfunktion in den klimakterischen Jahren die Verminderung der 17-KS-Ausscheidung manifest wird, oder ob es, wie das von HAMBLEN u. Mitarb. sowie von BOTELLA-LLUSIA u. Mitarb. angegeben wird, zunächst zu einem Anstieg der 17-KS-Ausscheidung kommt. Wir haben deshalb bei Frauen, die aus gegebener Indikation im Alter zwischen dem 40. und 50. Lebensjahr eine Röntgenbestrahlung der Ovarien erhielten, die Ausscheidung der 17-KS nach der von WEISSBECKER u. Mitarb. angegebenen Arbeitsweise vor der Röntgenkastration und bis zu 2. Jahren danach untersucht und außerdem das Dehydroisoandrosteron zusätzlich in der Methode nach DIRSCHERL sowie ALLEN (Arbeitsvorschrift s. bei WEISSBECKER u. Mitarb.) bestimmt. Die Untersuchungen wurden bei einer größeren Zahl von Frauen begonnen, konnten jedoch aus erklärlichen Gründen nur bei 6 über einen längeren Zeitraum weitergeführt werden. Die Kontrolluntersuchungen erfolgten jeweils nach $^1/_2$ Jahr sowie nach 1 und 2 Jahren, wozu wir die Frauen jeweils für einige Tage stationär aufgenommen haben, um möglichst genaue Ergebnisse zu erhalten. Die Resultate dieser Untersuchungen sind in der Abb. 7 dargestellt.

Es zeigte sich, daß die Ausscheidung der 17-KS nach artefizieller Ausschaltung der Ovarialfunktion mittels Röntgenstrahlen allmählich unter die Ausgangswerte abfällt. Bei keinem der Fälle kam es zu einem deutlichen Anstieg der 17-KS, wie das HAMBLEN u. Mitarb. sowie BOTELLA-LLUSIA u. Mitarb. beschrieben haben. Die Dehydroisoandrosteronausscheidung stieg hingegen zunächst etwas an, um mit zunehmender zeitlicher Entfernung von der Röntgenkastration gleichfalls abzufallen. Eine statistische Sicherung der Differenzen war bei dem kleinen Material begreiflicherweise nur bedingt möglich. Aus der Erhöhung der Dehydroisoandrosteronausscheidung in unseren Untersuchungen könnte man mit aller Vorsicht schließen, daß nach Wegfall der Ovarialfunktion die Nebennierenrinde vorübergehend eine etwas veränderte Steroidhormonproduktion aufweist. Die Verminderung der Gesamt-17-KS-Ausscheidung könnte dahin gedeutet werden, daß mit dem Ausfall der Ovarien auch die Bildung von 17-KS-Vorstufen aufhört, die im Ovarium selbst gebildet werden. Dies könnten dann nur die Androgene des Ovariums sein, und es sei daran erinnert, daß HUIS IN'T VELD und DINGEMANSE auf Grund von Untersuchungen des Androsterons und des Ätiocholanolons bei kastrierten und nichtkastrierten Frauen es als bewiesen ansehen, daß das Ovarium auch unter physiologischen Bedingungen Testosteron zu bilden imstande ist.

Zusammenfassung

Es wird über Untersuchungen der Ausscheidung der 17-Ketosteroide bei 138 gesunden Frauen berichtet. Die Ausscheidung der 17-Ketosteroide zeigt eine deutliche Abhängigkeit vom Lebensalter und vom Zustand der Ovarialfunktion. Frauen mit intakter Ovarialfunktion zeigen annähernd gleichhohe Ausscheidungsgrößen mit einem Mittelwert von 9,45 mg/17-KS/24 Std., Frauen mit erloschener Ovarialfunktion hingegen einen Mittelwert von 5,72 mg. Die Echtheit der Differenz ist statistisch gesichert. Untersuchungen der Ausscheidung der 17-Ketosteroide sowie des Dehydroisoandrosterons vor und bis zu 2 Jahren nach der Ausschaltung der Ovarialfunktion durch Röntgenstrahlen zeigten einen allmählichen Abfall der neutralen 17-Ketosteroide und einen vorübergehenden Anstieg der Dehydroisoandrosteronausscheidung, der nach 2 Jahren gleichfalls eine fallende Tendenz aufwies.

Literatur

ALLEN, W. M.: J. Clin. Endocr. **10**, 54 (1950).
BOTELLA-LLUSIA, J.: Gynéc. prat. **3**, 91 (1952).
— Arch. Gynäk. **183**, 73 (1953).
DHOM, G.: Z. Geburtsh. Gynäk. **142**, 182, (1954/55).
DINGEMANSE, E., u. L. G. HUIS IN'T VELD: Acta endocr. (Kbh). **7**, 71 (1951).
DIRSCHERL, W., u. F. ZILLIKEN: Naturwissenschaften **31**, 349 (1943).
DREKTER, I. J., S. PEARSON, E. BARTCZAK and T. H. MCGAVACK: J. clin. Endocr. **7**, 795 (1947).
GERLI, M.: Ann. Ostet. Ginec. **72**, 9 (1951).
HAMBLEN, E. C., W. K. CUYLER and M. BAPTIST: J. clin. Endocr. **1**, 777 (1941).
HAMBURGER, CHR.: Acta endocr. (Kbh.) **1**, 19 (1948).

HUIS IN'T VELD, L. G., et E. DINGEMANSE: Semaine Hôp. **1952**, 644
PUCK, A., H. GÖRTLER u. M. NIEDERHOFER: Arch. Gynäk. **181**, 533 (1952).
SCHRÖDER, R.: Gynäkologie. Berlin: Springer 1948.
STAEMMLER, H. J.: Arch. Gynäk. **182**, 506 (1953).
STIEVE, H.: Dtsch. Gesundh.-Wes. **1**, 537 (1946).
— Z. Geburtsh. Gynäk. **127**, 209 (1947).
VOIGT, K. D., W. SCHROEDER, I. BECKMANN u. H. ROSENKILDE: Dtsch. Arch. klin. Med. **202**, 1 (1955).
VOSS, H. E.: Med. Klin. **1953**, 770.
— Z. Geburtsh. Gynäk. **140**, 83 (1954).
WEISSBECKER, L., H. WILDE u. S. ENGEL: Röntgen- u. Labor-Prax. **6**, 309 (1955).
WÜRTERLE, A.: Zbl. Gynäk. **75**, 619 (1953).
ZIMMERMANN, W.: Dtsch. med. Wschr. **1951**, 1363.
— Chemische Bestimmungsmethoden von Steroidhormonen in Körperflüssigkeiten. Berlin-Göttingen-Heidelberg: Springer 1955.

Aus der I. Universitäts-Frauenklinik und Hebammenschule München
(Direktor: Prof. Dr. W. BICKENBACH)

Über den pathologischen Cyclus der Frau nach dem 30. Lebensjahr

Von

ROLF KAISER

Mit 4 Abbildungen

Bei Frauen über 30 Jahre mit regelmäßigen Menstruationen beobachtet man in Sterilitätsfällen häufig pathologische ovulatorische Cyclen. Auf Grund von Cyclusanalysen hat sich in der überwiegenden Zahl derartiger Fälle mit positivem Pertubationsbefund folgendes Bild ergeben:

Die *Basaltemperatur* steigt verspätet und meist treppenförmig an.

Am *Endometrium* sieht man während der Corpus luteum-Phase cystisch erweiterte Drüsen mit mangelhafter Sekretion. PAS positive Substanzen lassen sich nachweisen. Das Stroma erscheint unregelmäßig mit weit auseinandergezogenen kleinen dunklen, stellenweise auch großen hellen Zellen. Dazwischen liegt ein ausgedehntes Ödem. Die Gefäße weisen nicht immer die typische Schlängelung auf, sie sind stark blutgefüllt und erweitert.

Die *Ausscheidung* des Pregnandiols im Harn ist meistens etwas erniedrigt, die des Oestriols oft erhöht. Die Oestradiol/Oestron-Fraktion zeigt keine signifikante Veränderung gegenüber der Norm.

Der *Vaginalsmear* läßt eine mittelstarke Oestrogenwirkung mit angedeuteten Progesteronzeichen erkennen.

Portio und *Vagina* erscheinen gestaut und livide verfärbt.

Dazu nun einige Beispiele:

In Abb. 1 zeigt die Basaltemperatur bei der 36 jährigen Pat. eine verkürzte hyperthermische Phase. Die Pregnandiolausscheidung setzt verspätet ein und ist durchschnittlich etwas vermindert, die Normalwerte betragen 2—3 mg im 24 Std.-Urin. Die Oestriolausscheidung ist leicht erhöht, die Normalwerte schwanken zwischen 20 und 80 γ im 24 Std.-Urin mit einem Maximum ante menstr. Am Endometrium sind die Drüsen am 19. Cyclustag cystisch verändert mit beginnenden Sekretionszeichen in Form basalständiger Vacuolen. Im Stroma befindet sich ein deutliches Ödem, die Zellen sind größtenteils klein.

In Abb. 2 handelt es sich um eine 38 jährige Pat. mit verspätetem und treppenförmigem Basaltemperaturanstieg. Die Oestriolwerte liegen diesmal eindeutig über der Norm. Die Gefäße sind erweitert und blutgefüllt. Die Sekretion der Drüsen ist mangelhaft. Im Stroma befindet sich ein ausgedehntes Ödem am 21. Cyclustag.

Abb. 1a u. b. H. E.-Färbung. Vergr. 90 ×

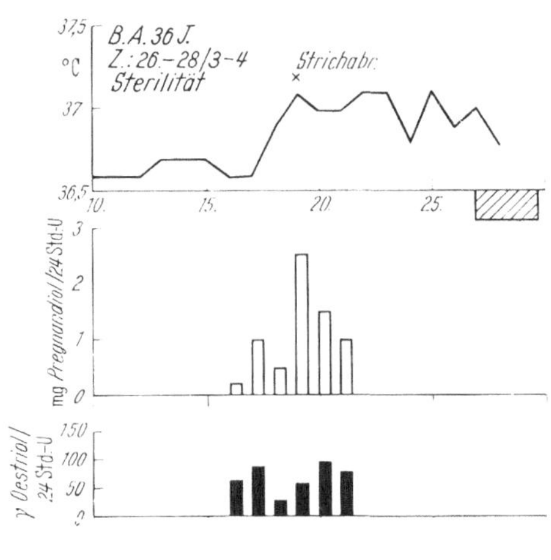

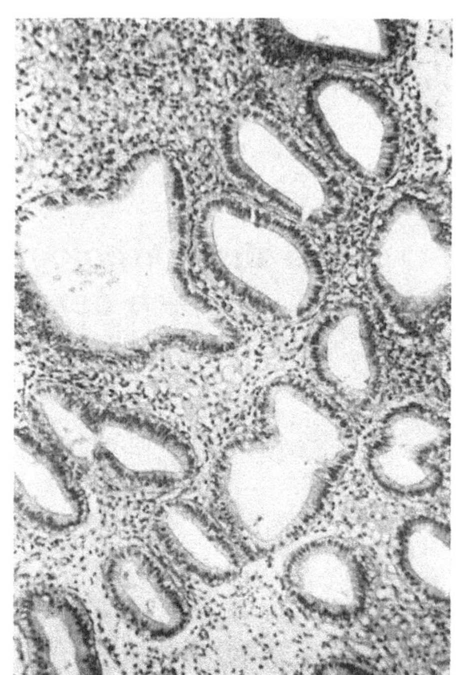

a b

Abb. 2a u. b. PAS-Färbung. Vergr. 90 ×

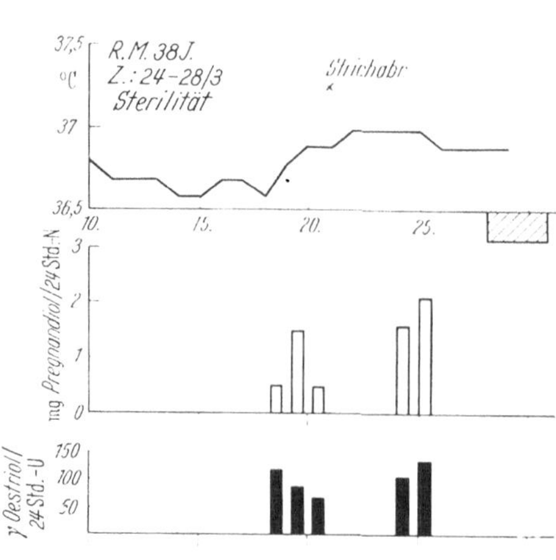

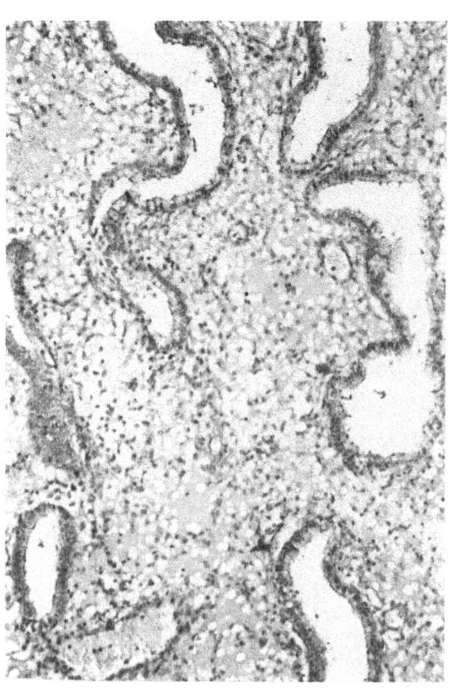

a b

In Abb. 3 verläuft die Basaltemperaturerhöhung bei der 37jährigen Pat. treppenförmig, die volle Hyperthermie wird erst am 19. Cyclustag erreicht. Die Pregnandiolwerte sind größtenteils erniedrigt, die Oestriolwerte erhöht. Das Endometrium weist cystisch erweiterte, mangelhaft sezernierende Drüsen und ein ausgedehntes Ödem im Stroma am 23. Cyclustag auf.

Das Zustandekommen derartiger pathologischer Cyclen kann nach diesen Untersuchungsergebnissen in bisher 18 Fällen etwa so erklärt werden:

Durch den protrahierten und wohl auch etwas unregelmäßigen Oestrogeneinfluß während der verlängerten Follikelphase entstehen am Endometrium cystisch erweiterte Drüsen mit ziemlich gleichmäßigen Epithelien. Das Stroma reagiert träge und bleibt gegenüber den Drüsen in seiner Entwicklung zurück. Letterer und Masshoff sprechen deshalb von einer Diskordanz zwischen der Drüsen- und Stromareaktion. Hormonal gesehen beobachtet man oft ein vermehrtes Auftreten von Oestriol. Die Steigerung kann nur geringfügig sein, aber auch ausgeprägt wie bei der voll ausgebildeten glandulär-cystischen Hyperplasie. Dieses Oestrogen mit seiner mäßigen proliferativen Wirkung führt nach den Tierversuchen von Puck und Hübner zu einer erheblichen Wasseranreicherung im Endometrium. Damit kann schon das relativ häufige Auftreten eines Stromaödems bei glandulären Hyperplasien hormonal erklärt werden. Trifft auf ein derartiges Endometrium mit beginnenden cystischen Drüsenerweiterungen Progesteron durch ein Corpus luteum, so resultieren daraus die beschriebenen Bilder der pathologisch funktionierenden Schleimhaut, was v. Pallos und Treite bereits angenommen haben. Der Oestrioleffekt wird durch das ebenfalls wasseranreichernde Progesteron noch erheblich potenziert. Es kommt durch eine verstärkte Blutzufuhr zu einer ausgesprochenen Stauungshyperämie und zu einer Permeabilitätserhöhung der Gefäße in der terminalen Strombahn. Die Leistungsfähigkeit des Gefäßsystems wird überschritten, die Folge der Dekompensation ist das gesteigerte Stromaödem. Dieselben Vorgänge verursachen die Stauung und Lividität an der Portio.

Eine künstliche Erzeugung der pathologischen Endometriumbilder mit Stromaödem ist ohne weiteres möglich, wenn Progesteron zusammen mit Oestrogenen bei einer atypischen Proliferation appliziert wird.

In Abb. 4 sehen Sie z. B. 2 Endometrien mit cystisch erweiterten, mittelstark bzw. kaum sezernierenden Drüsen und einem überwiegend kleinzelligen ödematösen Stroma bei einer ursprünglich funktionslosen Schleimhaut. Die cystische Drüsenveränderung kam im 1. Fall durch die mehrfach an- und abschwellende Wirkung von 4×5 mg Oestradiolbenz. im Abstand von 4 Tagen und im 2. Fall durch die protrahierte 17 tägige Oestrogenwirkung von 30 mg Oestradiolvalerianat zustande. Das Stromaödem bildete sich nach Einsetzen einer kombinierten Progesteron/Oestrogenwirkung. Gegeben wurden 15 mg des progestativ stark wirksamen Aethinyl-Nortestosterons zusammen mit 0,06 mg Aethinyl-Oestradiol oral täglich. Die Biopsien stammen vom 24. bzw. 21. Tag.

Ursache dieser pathologischen Cyclen, die bereits eine Sterilität zur Folge haben, ist sehr wahrscheinlich eine primäre Ovarialinsuffizienz, da die Ovarfunktion mit gonadotropen Hormonen nicht normalisiert werden konnte. Die Ovarien sind zwar zu keiner normalen Funktion mehr fähig, reagieren jedoch

Abb. 3a u. b. PAS-Färbung. Vergr. 90 ×

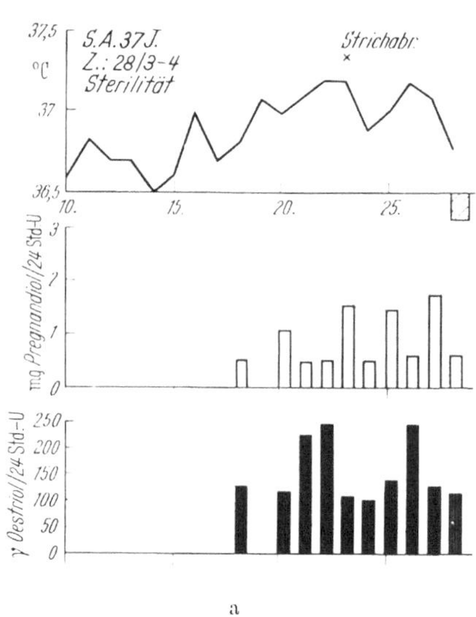

a

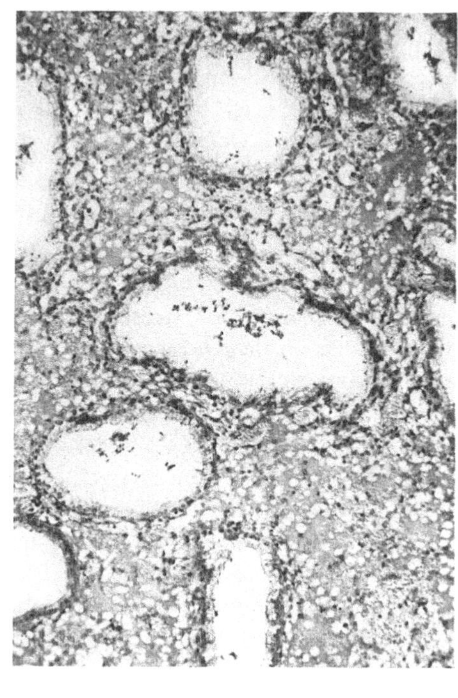

b

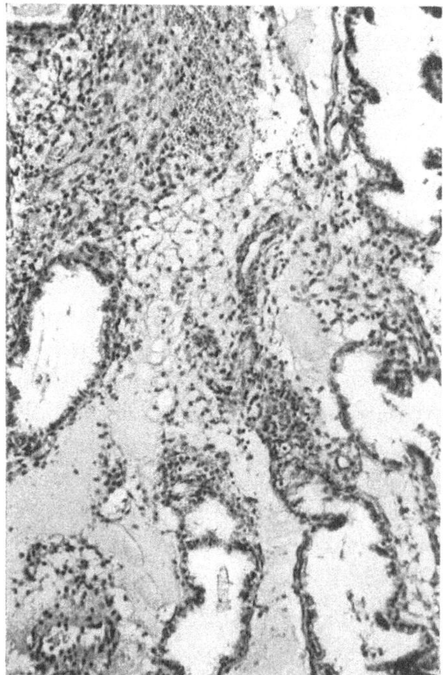

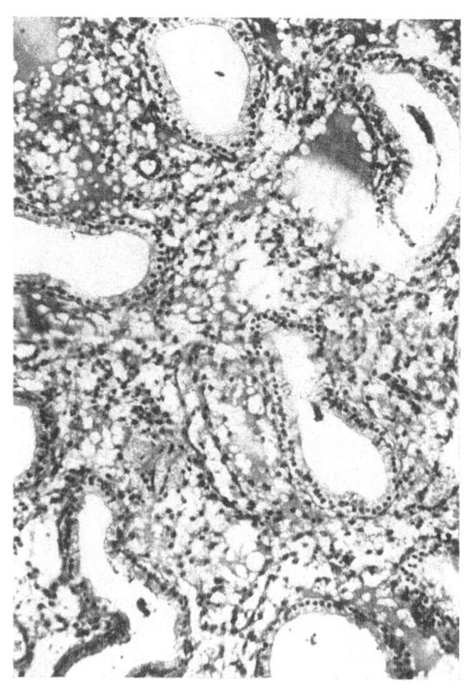

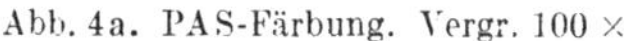

Abb. 4a. PAS-Färbung. Vergr. 100 ×

Abb. 4b. PAS-Färbung. Vergr. 100 ×

noch nicht mit langfristigen Follikelpersistenzen. Da sich die Störung auf beide Cyclusphasen auswirkt, kann man nicht von einer isolierten Corpus luteum-Insuffizienz sprechen.

Diskussion

J.-H. NAPP (Hamburg):

Die Frage nach den Ursachen des Ödems im Endometrium ist wissenschaftlich und klinisch von großer Bedeutung. Herr KAISER hat bei seinen schönen Untersuchungen festgestellt, daß mit der ödematösen Schwellung des Endometriums eine vermehrte Ausscheidung der Oestriolfraktion einhergeht. Es ergibt sich hieraus die Frage, ob die Ursache des Ödems in einem primär gestörten Oestrogenstoffwechsel zu suchen ist oder ob die vermehrte Oestriolausscheidung auf eine veränderte Metabolisierung im ödematösen Endometrium zurückzuführen ist.

R. KAISER (München):

Als Ursache der erhöhten Oestriolausscheidung bei pathologischen Cyclen dürfte weder ein gestörter Abbau der Oestrogene in der Leber, noch das Endometrium in Frage kommen. Letzteres spielt z. B. beim Progesteron überhaupt keine Rolle. Es erscheint eher möglich, daß Ovarveränderungen, z. B. kurz- oder langfristige Follikelpersistenzen zu Abweichungen im Oestrogenstoffwechsel führen. Beim Aufbau der künstlichen Cyclen haben wir zwar eindeutig festgestellt, daß Oestriol in großen Mengen aus Oestradiol entsteht. Die Frage, ob dies der einzige Weg der Oestriolentstehung ist, kann noch nicht definitiv beantwortet werden. Ein Stromaödem kommt jedenfalls um so ausgeprägter zustande, je mehr Oestrogene und Progesteron auf ein atypisch proliferierendes Endometrium einwirken. Hierbei scheint der biologische Oestrioleffekt erheblich zu sein. Die letzte Ursache der pathologischen Cyclen liegt in der abnormen Ansprechbarkeit des Ovars auf die gonadotropen Hormone.

Aus der Medizinischen Universitäts-Klinik Leipzig (Direktor: Professor Dr. MAX BÜRGER)

Die Wechselbeziehungen zwischen Klimakterium und inneren Krankheiten

Von

F. H. SCHULZ

Mit 6 Abbildungen

Nachdem von WENNER ausführlich die hormonellen Umstellungen im weiblichen Organismus während des Klimakteriums dargestellt worden sind, erscheint es sinnvoll, Auswirkungen dieser innersekretorischen Vorgänge auf interne Krankheitsbilder zu untersuchen. Es ist dabei für den Standpunkt des Internisten wichtig, das durch die Menopause eingeleitete Klimakterium nicht als eine *plötzliche Zäsur im Alternsablauf* der Frau anzusehen. Es werden noch Jahre nach der erfolgten hormonellen Umschaltung im Ovar und vikariierend auch durch die Nebennierenrinde Oestrogene gebildet, bevor der allmählich sich vollziehende Übergang in das Senium erfolgt.

Trotz zahlreicher endokrinologischer Forschungsergebnisse ist die Frage nach der Pathogenese der klimakterischen Beschwerden noch offen geblieben. Es ist daran zu denken, daß neben dem Ausfall der Eierstocksfunktionen noch übergeordnete Zentren eine Rolle spielen. H. WAGNER hat in überzeugenden Untersuchungen wahrscheinlich gemacht, daß der Sitz dieses Zentrums im Zwischenhirn zu suchen ist.

Wir unterscheiden nach F. HOFFMANN am zweckmäßigsten eine genitale und extragenitale klimakterische Symptomatik, wie sie in der folgenden Tabelle dargestellt sind:

Die klinischen Erscheinungen des Klimakteriums

I. Genitale klimakterische Symptome

z. B. Pruritus vulvae, Leukoplaquie, Scheidenveränderungen, Harninkontinenz usw.

II. Extragenitale klimakterische Symptome

z. B. vegetative Störungen, Störungen des Vasomotorenzentrums mit Durchblutungsstörungen, psychische Alterationen usw.

Außerdem kennen wir eine Reihe von Krankheitsbildern, die mit dem Maximum ihrer Altersschichtung in der Zeit des Klimakteriums liegen.

III. Krankheitsbilder mit klimakterischen Häufigkeitsgipfeln

a) Fettsucht
b) Hochdruck
c) Cushing-Syndrom
d) Diabetes mellitus und insipidus
e) Hyper- und Hypothyreosen
f) Gelenkerkrankungen.

Wir wissen heute, daß das Klimakterium auch interne Krankheitsbilder wesentlich beeinflussen kann. Besonders die Diskussion um eine endogene Carcinomentstehung muß sich intensiv mit den hormonellen Umstellungen im Klimakterium auseinandersetzen.

Zur Klärung dieser Wechselbeziehungen sollen einige *sexualdualistische Alternsbefunde* besprochen werden.

VI. Beeinflussung innerer Krankheitsbilder durch das Klimakterium

a) chemischer, morphologischer und funktioneller Sexualdualismus
b) Regenerationsvermögen
c) Gefäßveränderungen
d) innersekretorische Wechselbeziehungen
e) endogene Carcinomentstehung.

Zu IVa. Der Bürgersche Arbeitskreis hat in den letzten Jahren die Beziehungen zwischen Geschlecht und Krankheit zu erarbeiten versucht und ist bisher zu folgenden Feststellungen gekommen:

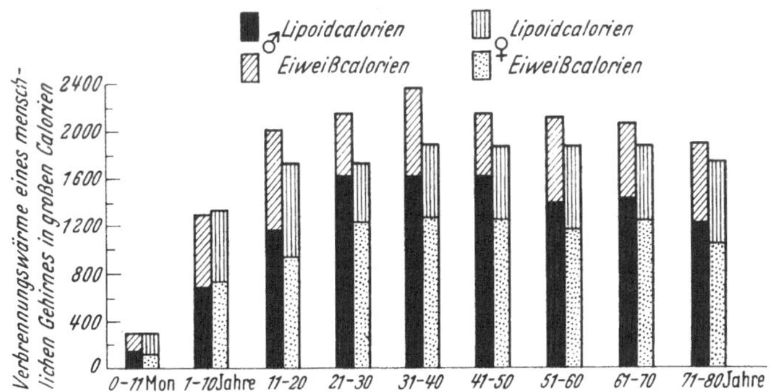

Abb. 1. Verbrennungswärmen des menschlichen Hirnes im Laufe des Lebens bei Männern und Frauen, aufgeschlüsselt nach Lipoid- und Eiweißcalorien

1. Neben den *cellulären Geschlechtsmerkmalen* (Barr, Davidson u.a.) finden sich auch im *chemischen Aufbau* des weiblichen Organismus wesentliche Differenzen gegenüber dem männlichen. Einige Befunde sollen Ihnen diesen chemischen Sexualdualismus näher beleuchten.

Die sexualdifferente chemische Zusammensetzung der Gehirnsubstanz. In der obenstehenden Abbildung sind die Brennwerte für die *Lipoid- und Eiweißkalorien* des menschlichen Gehirns nach Geschlechtern getrennt im Alternsablauf dargestellt (nach Bürger).

Man erkennt daraus, daß sich, beginnend mit der Pubertät, wesentliche Geschlechtsdifferenzen bei diesen Bestimmungen an 412 männlichen und 392 weiblichen Gehirnen ergeben haben. Diese Differenzen verwischen sich in der Zeit des Klimakteriums.

Auch bei der Bestimmung der *schwefelhaltigen Hirnlipoide* (Sulfatide) fand Bürger, daß die weiblichen Lipoide schwefelreicher sind als die männlichen.

Bürger folgert aus diesen und anderen sexualdualistischen Befunden, daß die Annahme von Bargmann und Spatz, das Gehirn sei in „seinen wesentlichen Teilen eine neurosekretorische Drüse", vollkommen zu Recht besteht. Umwelt,

Psyche und „Stimmung“ des Inkretoriums wirken vom Hypothalamus auf die Hypophyse und von hier aus auf die Korrelation der Gonaden.

Wir wissen aus den Befunden von HARTL und BURKHARDT, daß altersgemäße Beziehungen zwischen Hypophyse und Umbau des Knochensystems bestehen und daß diese Beziehungen bei Frauen besonders auffällig sind. Diese Beziehungen zwischen spezifischem Skeletgewicht und Lebensalter einer Frau treten besonders nach dem Klimakterium deutlich hervor.

Diese Befunde sprechen dafür, daß die gefundenen Geschlechtsunterschiede im Bau des Gehirns durch hormonelle Einflüsse bewirkt worden sind, die mit dem Klimakterium wieder langsam verschwinden.

Weitere Befunde über einen chemischen Sexualdualismus. RECHENBERGER hat bei Untersuchungen über den Eisenstoffwechsel festgestellt, daß die Depoteisenwerte des Mannes höher als die der Frauen liegen. Das Nachlassen der physiologischen Alterationen im Eisenstoffwechsel der Frau zur Zeit des Klimakteriums kann nach seinen Angaben auch zum Auftreten von Hämochromatose bei Frauen führen. Man erkennt aus dieser Feststellung, daß dem Klimakterium ein krankheitsgestaltender Geschlechtseinfluß zugesprochen werden muß. Auch im Kupferstoffwechsel finden sich zwischen Menarche und Menopause signifikante Geschlechtsdifferenzen. RECHENBERGER stellt der *Thiophilie* des Weibes die *Siderophilie* des Mannes gegenüber.

Auch in der chemischen Zusammensetzung der Fibrinflocke konnten wir bei verschiedenen Krankheitsbildern eine *Thiophilie* beim weiblichen Geschlecht nachweisen, die nach dem 50. Lebensjahr weniger deutlich wird.

Tabelle 1. *Schwefelgehalt des Fibrins bei:*

Alter Jahre	Geschlecht	Pneumonie g-%	Diabetes mellitus g-%
10—30	♂		0,70
	♀		0,73
31—50	♂	0,81	0,93
	♀	0,89	0,95
51—70	♂	1,01	1,10
	♀	1,05	1,06

Man erkennt aus diesen Befunden (weitere Angaben siehe b. BÜRGER: „Altern und Krankheit“ und BÜRGER: „Geschlecht und Krankheit“, z. Z. im Druck), daß neben morphologischen auch wichtige chemische Sexualdifferenzen im Aufbau des menschlichen Organismus bestehen. Die engen Beziehungen zwischen hormonellen Vorgängen und diesen Differenzen werden besonders dadurch deutlich, daß sich mit beginnendem Klimakterium diese Unterschiede verwischen.

In der Beurteilung der Biomorphose entzündlicher Vorgänge bei Frauen bedeuten diese Befunde, daß der Boden, auf dem sich Krankheitserreger ausbreiten, nur bis zum Klimakterium chemisch different ist.

Wir haben in ersten Untersuchungen auch nach sexualdualistischen Befunden in der Beantwortung von Infektionskrankheiten gesucht. Uns erschien dabei das Studium des Verhaltens des Fibrinogens besonders wichtig, weil dieser Bluteiweißkörper z. B. bei der Pneumonie und bei der Hepatitis, sehr große Schwankungen zeigt (SCHULZ und KIRSCH).

Auf Abb. 2 sieht man, daß zur Zeit der Geschlechtsreife eine Frau mit einer geringeren Fibrinerhöhung auf eine Pneumonie reagiert als ein Mann. Man kann dieses Verhalten als eine Spareinstellung des weiblichen Organismus bezeichnen, da er bei jeder Menstruation und Schwangerschaft große Mengen Fibrinogen zur Blutstillung verbraucht. Zur Zeit des Klimakteriums zeigen sich bei Mann und

Frau gleichartige Reaktionen. Bei der Hepatitis epidemica finden sich bei einem Abfall des Fibrinwertes ähnliche Verhältnisse.

Wir schließen aus diesen Befunden, daß wesentliche chemische und funktionelle Unterschiede bei beiden Geschlechtern bestehen. Es erscheint sinnvoll, als Ursache dieser Befunde das Verhalten innersekretorischer Vorgänge anzusehen, da sich zur Zeit des Klimakteriums diese Differenzen wieder aufheben.

Neuerdings hat GRAB auf interessante Geschlechtsunterschiede bei Stoffwechselvorgängen hingewiesen, die ebenfalls zur Deutung der o. a. Befunde beitragen können.

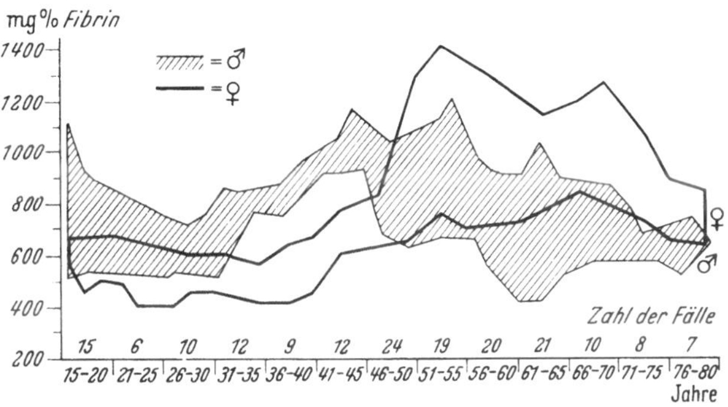

Abb. 2. Streubreite der höchsten Fibrinwerte bei 173 Patienten mit Pneumonie 84 ♀, 89 ♂)

Zu IV b. Beim Studium des Regenerationsstoffwechsels für das Fibrinogen im Verlaufe von Pneumonien konnten wir in ersten Untersuchungen auch sexualdualistische Befunde erheben. Die folgende Abbildung läßt erkennen, daß während der Gestationsperiode und in der Zeit des Klimakteriums bei Frauen scheinbar ein besseres Regenerationsvermögen besteht als bei Männern.

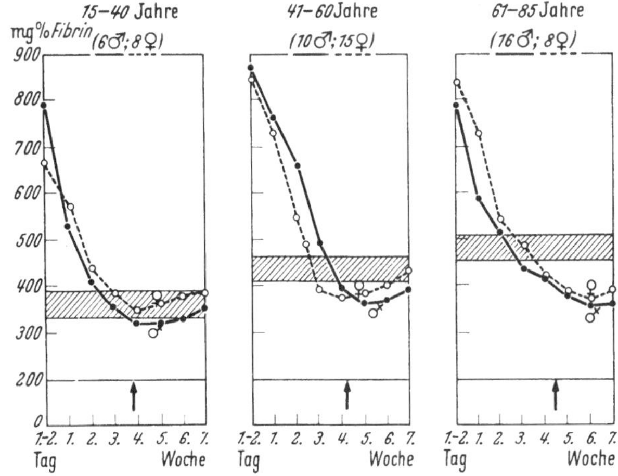

Abb. 3. Regenerationsvermögen für das Fibrinogen bei Pneumonien, nach Geschlechtern getrennt

Über die Ursachen dieser Differenzen können bisher noch keine bindenden Aussagen gemacht werden. Auch die Auswirkungen des klimakterischen Nachlassens von regeneratorischen Fähigkeiten auf innere Krankheitsbilder sind bisher noch nicht ausreichend studiert worden, sollten aber bei weiteren Untersuchungen berücksichtigt werden.

Zu IVc. Auch in der Biomorphose des *Gefäßsystems* sind uns Geschlechtsunterschiede bekannt, auf die bereits RATSCHOW vor vielen Jahren hingewiesen hat. Er gab damals an, daß die Intima der großen Gefäße bei Frauen durch die dauernde Bespülung mit Sexualhormonen widerstandsfähiger gegenüber entzündlichen Erkrankungen wird. Er bewies seine Annahme durch tierexperimentelle Untersuchungen und durch die Tatsache, daß entzündliche Gefäßerkrankungen bei geschlechtsreifen Frauen nahezu unbekannt sind, dagegen spastische Gefäßsyndrome fast nur bei Frauen vorkommen. Neuere Untersuchungen bestätigten seine Annahme. An einem großen Untersuchungsmaterial haben amerikanische Autoren zeigen können, daß die Häufigkeit der arteriosklerotischen Veränderungen bei geschlechtsreifen Frauen sehr niedrig liegt. Bei totalexstirpierten Frauen dagegen fanden sich frühzeitig gealterte und zusätzlich arteriosklerotisch veränderte Kranzgefäße in stärkerem Ausmaß.

Neuerdings haben JAMES, POST und SMITH zeigen können, daß das Altersmaximum bei 146 Frauen mit einem Myokardinfarkt zwischen dem 50. und 65. Lebensjahr liegt. Vor dem Klimakterium sei der Infarkt bei Frauen selten, weil der Schutzeffekt des Oestrogens, die veränderte Blutzusammensetzung, die geringere Ventrikelgröße und Muskelarbeit das Auftreten einer Coronarsklerose verhindern sollen. Die Oestrogene sollen auch die konstitutionelle Entwicklung und den Elektrolythaushalt in ähnlichem Sinne beeinflussen.

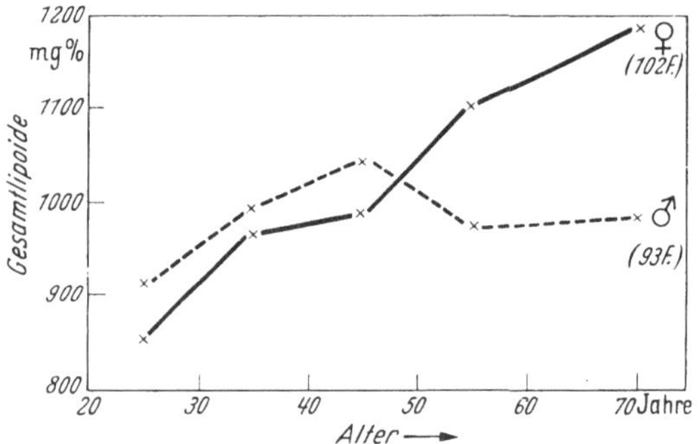

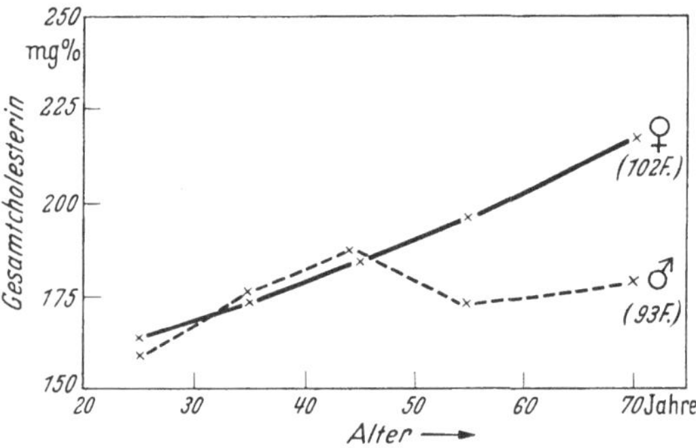

Abb. 4. Gesamtcholesterin nach Alter und Geschlecht. (Nach H. LINDHOLM)

Wichtig erscheinen uns in diesem Zusammenhang auch die Befunde von LINZBACH, der bei Querschnittsmessungen der Art. fem. feststellte, daß bei Männern der Mittelwert von 8,9 im zweiten und dritten Lebensjahrzehnt auf 24,6 im neunten Lebensjahrzehnt ansteigt. Bei Frauen läuft der Anstieg von 6,45 auf 18,35. Männer erkranken nach seinen Befunden viel schwerer und weit häufiger an der Mediaverkalkung der Art. fem. Er führt für diese Auffassung auch die Tatsache an, daß bei genuiner Hypertonie die Geschlechtsunterschiede sich verwischen, weil in Anpassung an die Hypertonie bei Mann und Frau die Art. fem. gleichstark verdickt wird.

Die *klimakterische Hypertonie* verläuft zuerst in Form einer Heterotonie und kann als Reaktion auf den Ausfall der im Ovar gefundenen vasodilatorischen und blutdrucksenkenden Substanzen, d. h. auf einen erhöhten Sympatikotonus, zurückgeführt werden. Die erläuterten Gefäßveränderungen führen letzten Endes zu den Blutdruckwerten, die zur Zeit des Klimakteriums deutlich über denen der Männer liegen und auch erhöht bleiben. Vielleicht können auch die klimakterischen *Vasalgien* auf diese Umbauvorgänge zurückgeführt werden.

Auch in der Biomorphose der Fette des menschlichen Serums sind sehr interessante Sexualdifferenzen beschrieben worden. Obwohl wir nicht an eine primäre pathogenetische Bedeutung des Blutcholesterins für die Arterioskleroseentstehung glauben, erscheinen uns die Befunde von LINDHOLM bemerkenswert.

Der Anstieg der Gesamtlipoide, des Gesamtcholesterins (auch der Phospholipoide und des freien Cholesterins) im Klimakterium lassen auf Zusammenhänge zwischen hormonellen Vorgängen und dem Fettstoffwechsel schließen.

Zusammenfassend läßt sich feststellen, daß das Klimakterium auch für das Gefäß- und — wie BÜRGER dargestellt hat — das Capillarsystem eine wichtige Umbauzeit darstellt. Es ist wohl verständlich, daß diese Gefäßumstellung einen wesentlichen Einfluß auf die Entstehung und den Ablauf von Herz- und Kreislaufkrankheiten darstellt.

Zu IV d. Nach LIEPELT können sich im Klimakterium neben der Hyperinkretion der gonadotropen Hormone auch Überfunktionszustände der somatotropen, thyreotropen, corticotropen oder des Stoffwechselhormons des Hypophysenvorderlappens entwickeln. In seltenen Fällen kann es so zu akromegalen Zuständen der postklimakterischen Frau kommen. Das thyreotrope Hormon bewirkt den häufig anzutreffenden klimakterischen Hyperthyreoidismus. Eine Überfunktion des corticotropen Hormons kann zu einer Stimulierung der Nebennierenrinde und zum virilen Klimaxsyndrom führen.

Das Wissen um diese möglichen hormonellen Dysregulationen erspart viele diagnostische Maßnahmen.

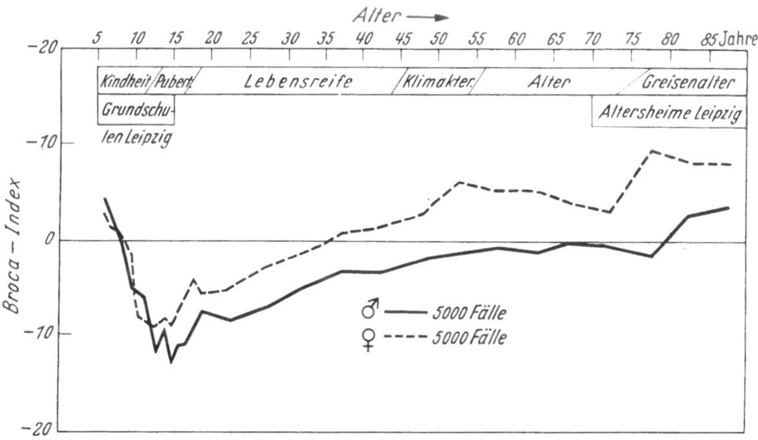

Abb. 5. Broca-Index nach Untersuchungen von RIES (Leipzig 1950—1954)

Ein großes Problem stellt für uns die Behandlung der klimakterischen Fettsucht dar. Trotz vieler bestechender Hypothesen führt die Gabe großer Follikelhormonmengen selten zu einem Erfolg.

Auch die *physiologische klimakterische Adipositas*, die RIES bei Berechnung des Broca-Index dargestellt hat (s. Abb. 5), führt zu Schwierigkeiten bei der Behandlung z. B. des Altersherzens. Jedes Mehrgewicht, gerade zur Zeit des Klimakteriums, wirkt als zusätzliche Belastung auf das physiologisch insuffizient werdende Herz- und Kreislaufsystem und sollte deshalb energisch bekämpft werden.

Außer den angedeuteten hormonellen Funktionssteigerungen kommt es auch zu klimakterischen *Unterfunktionen* bestimmter inkretorischer Drüsen. Als bekanntestes Beispiel soll das klimakterische Myxödem angeführt werden, das in ungefähr 45% aller Fälle klimakterisch bedingt sein soll.

Neben einer klimakterischen alimentären Glykosurie ist vor allem die Alternskurve der Diabetesmanifestation ein Beweis für eine klimakterische Unterfunktion des Pankreas.

Genaue Darstellungen der innersekretorischen Fehlleistungen im Klimakterium und ihre Auswirkungen auf interne Krankheitsbilder sind bereits veröffentlicht worden (z. B. LIEPELT, WAGNER, HOFFMANN, SCHULZ). Es erübrigt sich deshalb, zu diesem Punkt weitere Beispiele anzuführen.

Zu IV e. Neben den exogenen carcinoiden Substanzen gibt es sicher auch *endogene Produkte*, die für die *Carcinomentstehung* von Bedeutung sind. Wegen der engen chemischen Beziehungen zwischen den Phenanthrenen, den Sterinen und den Sexualhormonen liegt die Hypothese nahe, daß gerade in der Zeit des Klimakteriums durch Fehlleitungen von Stoffwechselvorgängen im Sterinhaushalt carcinogene Substanzen entstehen können. BÜRGER und UICKER konnten durch Injektionen von Trockengalle-Olivenöl-Emulsionen bei Mäusen Tumoren erzeugen und damit zeigen, daß diese Annahme zu Recht besteht. Neuerdings ist es INHOFFEN und COOK und KENNAWAY gelungen, den Weg der Umwandlung von Gallesäuren in carcinogene Substanzen nachzuweisen.

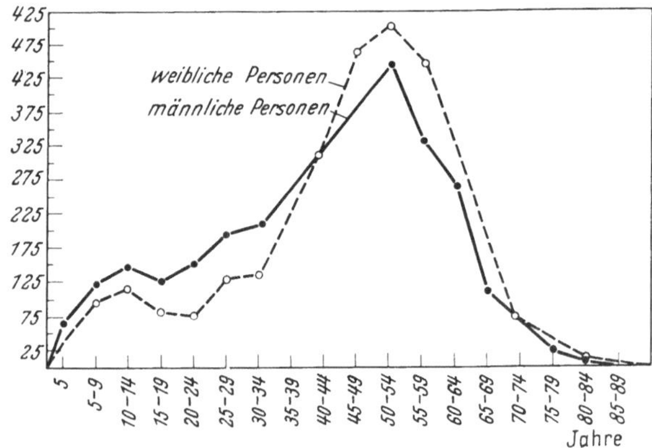

Abb. 6. Manifestationsalter bei 6357 Fällen von Zuckerkrankheit. (Nach JOSLIN)

Die Biomorphose des Gallensteinleidens ist ähnlich zu deuten.

Vor dem Klimakterium besteht infolge der Oestrogenbildung ein Geschlechtsunterschied im Cholesterinstoffwechsel, der für den „weiblichen" Sexualquotienten dieses Leidens verantwortlich gemacht wird.

Obwohl die letzte Frage nach der Entstehung endogener krebserzeugender Substanzen noch offen bleiben muß, ist es naheliegend, die zunehmende Krebshäufigkeit zwischen dem 50. und 70. Lebensjahr so einer Deutung entgegenzuführen. Wir möchten aber wie BÜNGELER betonen, daß ein hormoneller tumorauslösender Faktor nicht überschätzt werden sollte, obgleich den Hormonen wachstumsfördernde Eigenschaften zugesprochen werden müssen.

Schluß. Es kam uns darauf an, bei der Besprechung der Wechselbeziehungen zwischen Klimakterium und inneren Krankheiten auf die *pathogenetische Bedeutung sexualdualistischer* Befunde hinzuweisen. Es sollte gezeigt werden, daß die von BÜRGER inaugurierte *sexualdifferente Biomorphose* geeignet ist, diese Beziehungen weitgehendst zu erklären. Das Klimakterium ist jedenfalls nicht ein Alternsabschnitt, der nur das Interesse des Gynäkologen erfordert. Der Internist und auch Vertreter jedes anderen Fachgebietes müssen sich mit den *Auswirkungen* der *klimakterischen hormonellen Umstellungen* auseinandersetzen — letzten Endes zum Wohle der uns anvertrauten Patientinnen.

Literatur

BARGMANN, W.: Z. Zellforsch. **34**, 610 (1949).
BARR, M. L., and E. G. BERTRAM: Nature (Lond.) **163**, 676 (1949).
BÜRGER, M.: Altern und Krankheit. Leipzig 1957.
— u. R. UICKER: Klin. Wschr. **1937**, 334.
COOK, J. W., and F. L. KENNAWAY: Amer. J. Cancer **39**, 381 (1940); **39**, 521 (1940).
DAVIDSON, W. M., and D. R. SMITH: Brit. med. J. **11**, 6 (1954).
GRAB, W.: Medizin u. Chemie **5**, 1 (1956).
HARTL, F., u. L. BURKHARDT: Virchows Arch. path. Anat. **322**, 503 (1952).

HOFFMANN, F.: Die Sexualhormontherapie in der Gynäkologie. Leipzig 1956.
JAMES, T. N., H. W. POST and F. J. SMITH: J. Amer. Ger. Soc. **4**, 797 (1956).
INHOFFEN, H. H.: Angew. Chem. **63**, 297 (1951).
LIEPELT, A. O.: Die Symptomatologie des Klimakteriums und ihre Beziehungen zur Gesamtmedizin. Stuttgart 1952. Beilageheft z. Z. Geburtsh. Gynäk. **136** (1952).
LINDHOLM, H.: Scand. J. Clin. Invest. **8**, Suppl. 23 (1956).
LINZBACH, A. J.: Virchows Arch. path. Anat. **311**, 432 (1943).
RATSCHOW, M.: Die peripheren Durchblutungsstörungen. Dresden u. Leipzig 1953.
RECHENBERGER, J.: Med. Wiss. Ges. Leipzig, März 1956.
RIES, W.: Habilit. Arb. Leipzig 1956.
SCHULZ, F.-H.: Menstruation und innere Medizin. Leipzig 1954.
— u. K. KIRSCH: Z. Alternsforsch. (im Druck).
SPATZ, H.: Arch. Psychiatr. **108**, 1 (1938).
WAGNER, H.: Das Klimakterium der Frau. Stuttgart 1955. Beilageheft zur Z. Geburtsh. Gynäk. **142** (1955).

Diskussion

K.-D. VOIGT (Hamburg):

Zu dem Vortrag von Herrn SCHULZ, der sehr viel Problematisches ansprach, möchte ich drei Bemerkungen machen.

1. Wie erklären Sie die Zunahme des Schwefels im Fibrin der Frauen in der Menopause? Glauben Sie, daß das zugrunde liegende Eiweiß andersartig aufgebaut ist und z. B. vermehrt Cystin enthält?

2. Ihre Bemerkung über die endogene Carcinombildung durch cancerogene, endogene Steroide ist von großer Problematik. ENGEL und Mitarbeiter und DOBRINER und Mitarbeiter haben sich gerade mit dieser Frage extrem beschäftigt. Es gelang ihnen nur, ein cancerogenes Steroid nachzuweisen. Ein solches müßte ja durchgehend aromatisiert sein, ein Prozeß, der bis jetzt nicht aufgefunden wurde.

3. Im Hinblick auf die Beeinflussung der Gefäßwand durch Oestrogene möchte ich Herrn SCHULZ auf die Arbeit von BARR hinweisen, der wohl die grundlegenden Tatsachen zu diesem Gebiet gesammelt hat.

H. BERNHARDT (Berlin):

Nicht alle Frauen nehmen in der Klimax zu, nur etwa 50%, etwa 20—25% verlieren sogar an Gewicht, überwiegend wegen einer reaktiven Hyperthyreose. Entscheidend ist die Einstellung und die Reaktionskraft des Hypophysen-Zwischenhirnsystems. Keine endokrine Drüse kann allein für die Genese der Fettleibigkeit verantwortlich gemacht werden. Es spielen aber endokrine Faktoren als Teilursachen oft eine wesentliche, manchmal sogar eine entscheidende Rolle. Bei Frauen, die nach Geburten gute Lactationsverhältnisse gezeigt haben, besteht nach meiner Erfahrung wenig Gefahr für die Entwicklung einer Fettleibigkeit, sowohl nach den Geburten als auch im Klimakterium. Generell liegt fast immer ein reziprokes Verhältnis zwischen Muskulatur und Fettgewebe vor. Alles, was die Muskulatur schützt und kräftigt, wirkt im allgemeinen der Fettleibigkeit entgegen. Auf allen Gebieten sind aber extreme Maßnahmen zu meiden.

W. KÜHNAU (Bingen/Rhein):

Die Entstehung der klimakteriellen Fettsucht dürfte wohl im Hypothalamus zu suchen sein. ANAND in New Delhi hat in Versuchen mit in den Hypothalamus eingebrachten Elektroden bei Katzen und Macacus rhesus durch Variation der Stromstärke und der Stelle der Reizung Gewichtszu- und -abnahme erzeugen können.

W. GRAB (Gießen):

Herr SCHULZ erwähnte die interessanten Befunde der Leipziger Klinik über Geschlechts-Differenzen im biochemischen Aufbau einzelner Organe. Wir sind einem *funktionellen* Sexual-Dualismus nachgegangen, der sich in Toxicitäts-Versuchen an Mäusen gezeigt hatte. Ich möchte aber davor warnen, solche Geschlechts-Differenzen etwa nur auf Auswirkungen der Sexualhormone zu beziehen. TAYLOR und CARMICHAEL hatten 1949 beobachtet, daß Mäusemännchen die mehr als 5fache Dosis an Folsäure vertrugen, die für weibliche Tiere tödlich war.

Bei Nachprüfung dieses bemerkenswerten Befundes fanden wir aber zunächst gerade das Umgekehrte, daß nämlich die Dl 50 für Mäuseweibchen 2,3 mal höher war als die der Männchen. Bei 11 Wiederholungen solcher Vergleichsversuche an Gruppen von immer je 100 Tieren fanden wir nur einmal die beiden Geschlechter gleich empfindlich; bei einem Tierstamm waren 6 mal die Weibchen und zu anderer Jahreszeit 2 mal die Männchen widerstandsfähiger, bei 2 andern Tierstämmen die Männchen. Kastration machte alle Tiere empfindlicher gegen toxische Folsäure-Dosen, aber wiederum vertrugen die kastrierten Weibchen des ersten Stammes 1,5 mal so viel Folsäure und lebten 1,5 mal länger als die kastrierten Männchen. Die 3 fache der physiologischen Dosis von Androgen oder Oestrogen während 3 Wochen machte alle Tiere unempfindlicher; aber immer noch vertrugen die Oestrogen-Weibchen mehr Folsäure als die Androgen-Männchen. Die Toxicität der Folsäure beruht auf zentralen Wirkungen, die dann zustandekommen, wenn die Überflutung des Kreislaufes nicht durch eine rasche Ausscheidung der Folsäure durch die Niere kompensiert wird. Tatsächlich ist immer jenes Geschlecht gegen die Folsäure-Vergiftung empfindlicher, bei dem deren Ausscheidung durch die Niere verzögert ist. Der funktionelle Unterschied zwischen den beiden Geschlechtern zentriert sich also in der Ausscheidungs-Leistung der Niere, und diese ist offenbar weit stärker durch genetische Faktoren determiniert als durch Sexualhormone beeinflußt. Unsere vorläufigen Befunde weisen darauf hin, daß chromosomale Faktoren eine größere Bedeutung haben für das verschiedene Verhalten der Geschlechter im Stoffwechsel als die Sexualhormone.

G. W. PARADE (Neustadt):

Statistische Untersuchungen, auch von meiner Klinik, haben eindeutig gezeigt, daß der Herzinfarkt und die coronarsklerotisch bedingte Angina pectoris bei Frauen in der Zeit vor der Klimax praktisch nicht vorkommen, während die gleiche Krankheit beim Mann z. B. schon im 3. Lebensjahrzehnt beobachtet wird. Diese Feststellung läßt daran denken, daß bei der Frau die Zeit vor der Klimax einen relativen Schutz vor dem Auftreten dieser Krankheiten darstellt. Ob dieser Schutz hormonell, etwa durch das Follikulin, bedingt ist, dessen Produktion mit der Klimax langsam aufhört, ist noch nicht geklärt.

Steroid Hormones and the Aging Skeleton

By

E. C. Reifenstein, Jr.*

With 26 Figures

I. Introduction

Modern medical advances in many fields are responsible for reduced rates of death and disabling disease and for improved conditions of health, each of which increases life expectancy at all ages (*1*). One of the most important problems is the rapidly expanding group of aging people. It has been predicted that by 1980, approximately 40 per cent of the population of the United States (that is, 120 million people) will be over the age of 45 years (*2*). The corresponding number for Europe would be more than 240 million!

All human tissues undergo changes with aging which we shall group together under the term "atrophy". Bone is no exception, and the skeletal atrophy produces the metabolic bone condition which we call "Osteoporosis". I shall discuss our present concepts of the relationships of steroid hormones: 1. to the development of Osteoporosis in aging people, and 2. to the therapeutic management of this osseous disorder.

II. Osteoporosis and Metabolic Bone Disorders

I shall begin with a short review of our concepts of Osteoporosis and certain related disorders, in order to make clear exactly what I mean by these conditions (*3—8*). To conserve time, I must make some points that are obvious, some statements that are dogmatic, and some omissions that are intentional. I hope there will be no omissions that are not!

1. Dynamic Processes Affecting Bone Mass

a) Dynamic Equilibrium of Bone. The mass of calcified bone in the body of an adult man in good health is in a state of dynamic equilibrium, since two separate metabolic processes, bone formation and bone resorption, are taking place continuously, simultaneously, and at such rates that the quantity of mineral which enters bone is equal to the quantity of mineral which leaves it. This equilibrium is represented diagrammatically in Fig. 1. For simplicity, only pertinent details are included in this and the subsequent diagrams.

b) Alterations in Calcified Bone Mass. A change in the total mass of calcified bone can be brought about in two ways, either: 1. by an alteration in the amount

* From The Medical Division, The Squibb Institute for Medical Research, E. R. Squibb & Sons Division, Olin Mathieson Chemical Corporation, New York; and the Department of Medicine, New York Medical College, New York, N. Y.

of bone formation, or 2. by an alteration in the amount of bone resorption. The effect of such alterations is shown diagrammatically in Fig. 2.

c) Steps in Bone Formation. Bone formation consists of two steps: 1. the laying down of the protein matrix by the osteoblasts, and 2. the deposition of the calcium salts into this matrix. These steps are shown diagrammatically in Fig. 3.

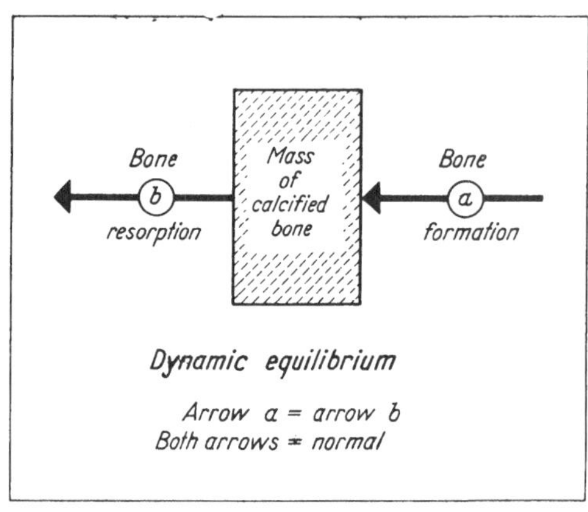

Fig. 1. Normal adult man

d) Mechanisms Leading to Decreased Bone Formation. Because of these two steps, it is necessary to make a further division in the mechanisms that can alter the total mass of calcified bone. Thus, there can be either: 1. a defect in the formation of matrix, or 2. a defect in the calcification of matrix, both of which lead to an insufficient amount of calcified bone. The two mechanisms of decreased bone formation are shown diagrammatically in Fig. 4.

e) Mechanisms Leading to Decreased Calcified Bone. In summary, therefore, there are three disturbances in the dynamic processes of bone which lead to

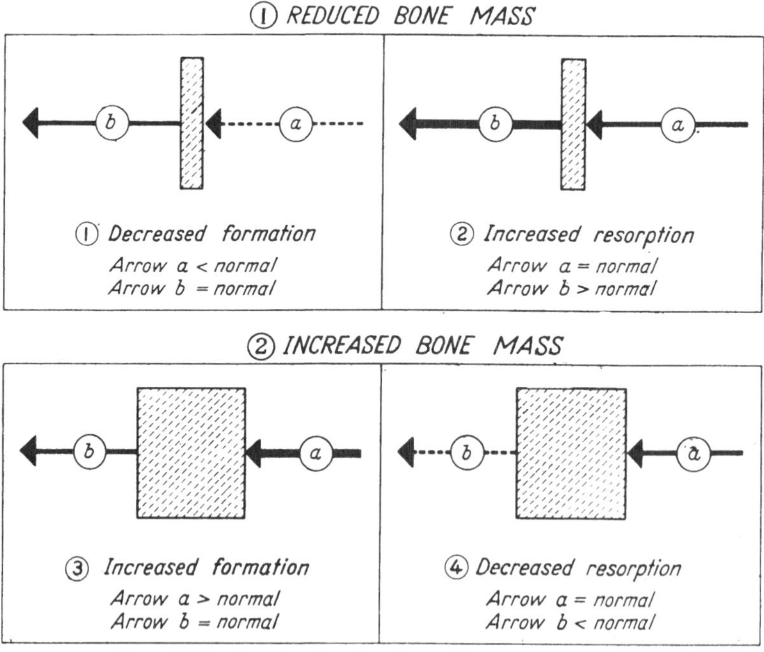

Fig. 2. Mechanisms for changing the total mass of calcified bone

"too-little" calcified bone: 1. decreased formation of matrix, 2. decreased calcification of matrix, and 3. increased resorption of bone. These are shown diagrammatically in Fig. 5.

2. Metabolic Disorders of Bone

a) Disorders with Decreased Calcified Bone. When the defect in the dynamic processes of bone is in matrix formation, the osseous disorder is called "Osteoporosis"; when the defect is in matrix calcification, the osseous disorder is called "Osteomalacia" or "Adult Rickets"; and when the disturbance is too much bone resorption, the osseous disorder is called "Osteitis fibrosa generalisata".

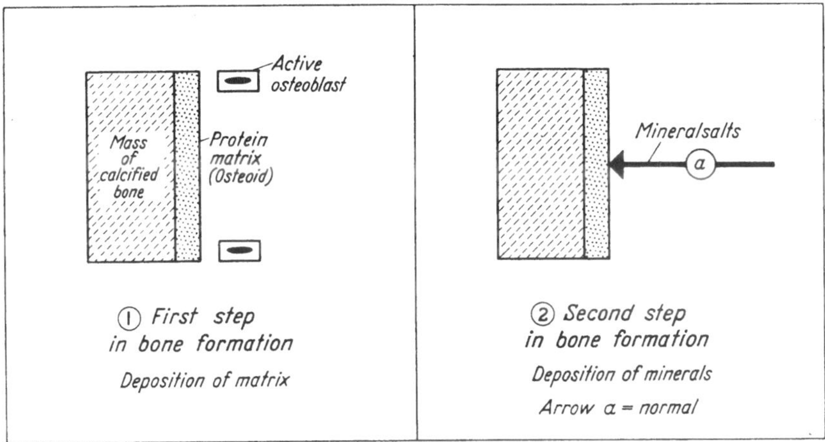

Fig. 3. Steps in bone formation

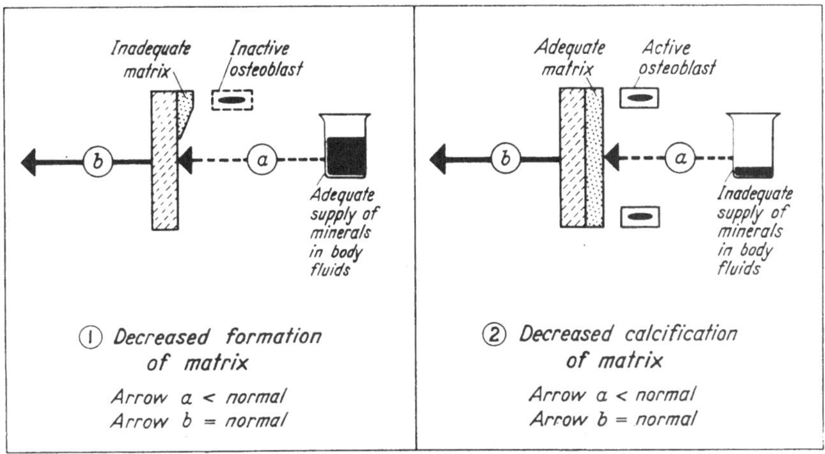

Fig. 4. Two mechanisms of decreased bone formation

b) Definition and Classification of Metabolic Bone Disorders. A metabolic disorder of bone is defined as a disturbance of bone arising from an alteration in systemic metabolism. The metabolic bone disorders in adults can be divided into two main groups in terms of the total amount of calcified bone that is present in the body; there can be either: 1. "too-little" calcified bone, or 2. "too-much" calcified bone. The metabolic bone conditions that occur in adults are classified according to this scheme in Table 1. This classification indicates our concept of the relationship of "Osteoporosis" to other metabolic bone disorders.

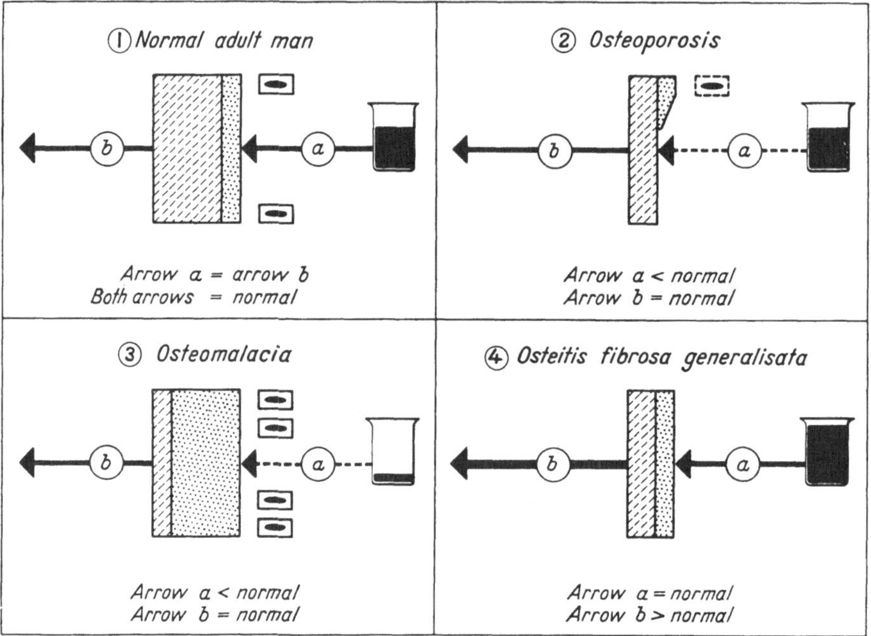

Fig. 5. Mechanisms leading to "too-little" calcified bone

Table 1. *Classification of Metabolic Bone Disorders in Adults*

I. *Too-little calcified bone*	
A. Bone formation too little	
1. Too little formation of matrix	Osteoporosis
2. Too little calification of matrix	Osteomalacia (Adult rickets)
B. Bone resorption too much	
1. Too much resorption of matrix and calcium	Osteitis fibrosa generalisata
II. *Too-much calcified bone*	
A. Bone formation too much	
1. Too much formation of matrix	Hyperosteogenesis
2. Too much calcification of matrix	(Nonexistent)
B. Bone resorption too little	
1. Too little resorption of matrix and calcium	Osteosclerosis

c) Definition of Osteoporosis. It must be emphasized that the term "Osteoporosis", as employed by Professor Albright (*8—14*) and those of us who follow his teachings (*4—7*, *15—22*), refers to a specific metabolic bone disease entity (*5*). "Osteoporosis" is defined as that category of "too-little" calcified bone in which there is "too-little" formation of bone because of insufficient formation of matrix. Osteoporosis primarily is a disorder of protein tissue metabolism, and only secondarily one of calcium and phosphorus metabolism. The serum total calcium and inorganic phosphorus levels are normal; the small amount of matrix that is formed is normally calcified; and the ratio of minerals to matrix by chemical analysis is the same as in normal bone. The serum total protein concentration is normal or occasionally slightly low. The abnormal feature is simply "too-little" calcified bone.

3. Pathologic Physiology and Characteristics of Osteoporosis

a) Initial Stage. The calcified mass of bone in Osteoporosis decreases because bone resorption continues unchanged, while bone formation practically ceases. The primary event is a decrease in the activity of the osteoblasts, so that they fail to produce a sufficient amount of matrix to maintain a normal rate of bone formation. The calcium diverted from bone formation is excreted in the urine. The discrepancy between bone resorption and bone formation determines the degree of hypercalcuria. When the Osteoporosis develops gradually, the increase in urinary calcium usually is not great; it may be marked when the condition develops rapidly. The reduced calcified mass of bone is indicated microscopically by fewer and less thick trabeculae rather than by a change in the bone contour, which is preserved until fracture occurs. The reduced skeletal mass in shown functionally by an increased susceptibility of the bone to fracture and compression.

b) Chronic (Clinical) Stage. As the bone mass steadily decreases, the skeleton becomes increasingly responsive to the stresses and strains of weightbearing, and reacts by applying a stronger and stronger stimulus to the sluggish osteoblasts. In time, the bone mass becomes so diminished that the skeleton responds to the stresses and strains with a sufficient increase in osteoblastic activity and bone formation so that: 1. the bone mass, although reduced in quantity, again is restored to a dynamic equilibrium; 2. the serum alkaline phosphatase level, which is an index of osteoblastic activity, is within the physiologic range; 3. the osteoblasts and osteoclasts appear qualitatively and quantitatively normal upon histologic examination; and 4. the hypercalcuria of the initial stage disappears.

4. The Diagnosis of Chronic (Clinical) Osteoporosis

There is no particular difficulty in diagnosing Osteoporosis when skeletal deformities or clinical manifestations are present. We have pointed out (see Table 1) that "too-little" calcified bone occurs in three conditions: Osteoporosis, Osteomalacia, and Osteitis fibrosa generalisata. It is impossible to distinguish between these disorders merely from the evidence of a generalized reduced bone density in roentgenograms. Furthermore, all structural deformities resulting from insufficient bone strength can arise in any bone with a reduced calcified mass. It is not surprising, therefore, that the same anatomic defects (such as vertebral deformities) occur in all three disorders. Some differences in bone structure may be apparent to those experienced in interpreting x-ray films (*20*). Roentgenograms are of greater assistance in establishing the nature of bone disorder by indicating the location of the osseous lesions and the presence of other associated manifestations (such as bone cysts in Osteitis fibrosa generalisata).

5. The Diagnosis of Early or Mild Osteoporosis

a) Cases Difficult to Diagnose. The major problem in diagnosing Osteoporosis is in identifying the cases with early stages or mild states of generalized bone involvement. The decreased bone mass that exists prior to the development structural deformities usually is not detectable at present, because of the limitations in the technics currently available for studying human bones during life.

b) Diagnostic Value of Laboratory Procedures. Osteoporosis is not recognizable by clinical or laboratory procedures for several years. The concentrations of minerals in the body fluids are normal, even in the presence of marked osseous involvement. For this reason, serum determinations are of no diagnostic value. The ability of the skeleton to take up intravenously infused stable or radioactive calcium (*23*), or radioactive strontium (*24*) has been proposed as a method for detecting Osteoporosis; these procedures may be valuable but need further study. Since the various areas of the skeleton differ markedly in anatomic structure, chemical composition, and responsiveness to physiologic and pathologic influences, a piece of bone removed by biopsy is not a representative sample of the entire skeletal mass, or of the bone from which the specimen was taken. Hence, data obtained from the study of bone samples may not indicate the true nature or degree of the generalized involvement. The technics for measuring mineral and nitrogen balances are expensive, time-consuming, and not suitable for routine evaluation of patients. The early stages or mild degrees of Osteoporosis are not recognized in roentgenograms, because it is not possible to recognize changes in bone density with certainty until a considerable quantity of the calcium content has been lost. Most investigators (*25—27*) agree that it requires a minimum calcium loss of 30 per cent, and possibly up to 50 or 60 per cent, before a decrease in the calcified mass of bone can be recognized roentgenographically (*28*).

Table 2. *Minimum Amount and Duration of Calcium Loss or Gain that can be Detected by Visual Examination of Roentgenograms in Chronic (Clinical) Osteoporosis*

Average normal skeleton	
Total calcium content	at least 1150 gm.
Minimum loss detectable by X-ray (from studies)	
Per cent of total calcium content	at least 30%
Amount of calcium	at least 345 gm.
Minimum gain detectable by X-ray (assumed)	
Per cent of total calcium content	at least 30%
Amount of calcium	at least 345 gm.
Chronic (clinical) Osteoporosis — untreated	
Average daily loss of calcium in balance studies	0.1 to 0.2 gm.
Average time required to lose 345 gm.	1725 to 3450 days
Minimum time for detectable loss by X-ray	4.7 to 9.7 years
Chronic (clinical) Osteoporosis — treated with steroids	
Average daily gain of calcium in balance studies	0.1 to 0.2 gm.
Average time required to gain 345 gm.	1725 to 3450 days
Minimum time for detectable gain by X-ray	4.7 to 9.7 years

c) Amount and Duration of Calcium Loss. Some calculations in Table 2 emphasize this difficulty. The total skeleton of the average normal man contains about 1150 gm. of calcium (*29*). Thirty per cent of this is 345 gm. The average calcium loss by patients with untreated clinical Osteoporosis during metabolic balance studies is about 100 to 200 mg. per day (*30*). The average time required to lose 345 gm. of calcium, therefore, would be 1725 to 3450 days, or 5 to 10 years! (*16, 31*). It should be noted that it is equally (if not more) difficult to detect repletion of the calcified bone mass by x-ray, because again a considerable amount of calcium must be regained before an increase in bone density can be recognized (*16, 31, 32*).

III. Senile Osteoporosis

With these concepts as background, let us consider the Osteoporosis of old age. We refer to the metabolic bone disorder that occurs in persons over 45 years of age. In earlier reports (4, *10*), we divided the elderly women with clinical Osteoporosis arbitrarily into two groups: 1. the Postmenopausal cases, in whom the clinical manifestations appeared before the age of 65, and 2. the Senile cases, in whom the clinical condition developed later. However, for this discussion, we will speak of the Osteoporosis of old age as "Senile Osteoporosis", and include "Postmenopausal Osteoporosis" as a special type of Senile Osteoporosis.

IV. Relationships of Steroid Hormones to Senile Osteoporosis

In 1940, Professor Albright called attention to the frequent occurrence of Osteoporosis in women about 5 to 10 years after the menopause, and suggested that this bone disorder is another manifestation of the decreased ovarian hormone production that accompanies the climacteric state (*9*). Subsequently, his clinic and associates have published additional reports supporting and extending this concept (*3—8*, *9—22*). The major relationships of steroid hormones to Senile Osteoporosis will be presented by discussing two questions: 1. Is there a deficiency of anabolic steroid hormones in Senile Osteoporosis ?, and 2. Is there an excess of anti-anabolic steroid hormones in this disorder ?

Question 1: Is there a deficiency of anabolic steroid hormones in Senile Osteoporosis?

1. The Nature of Anabolic Steroids

The androgenic and estrogenic steroid hormones produced by the gonads and the adrenal cortex stimulate the anabolism of protein and osseous tissues. These hormones will be referred to, hereafter, as "anabolic steroids". The evidence indicates that these steroids (whether endogenous in origin or administered as therapeutic agents) have favorable effects characterized by an acceleration in growth of protein tissue and bone (*33-35*). Since qualitatively identical effects are induced by androgen and estrogen, the term "androgenic" can not be employed as a synonym for "anabolic".

2. Primary Evidence Supporting Question 1

a) Anabolic Steroid Deficiency in Aging Persons. Some clinical features of aging (such as the reduction in muscle mass, the decrease in muscular power and activity, the increase in fatiguability, and the susceptibility of the bones to fracture) in themselves suggest a deficiency in anabolic steroids, since these manifestations are the opposite of those induced by these hormones (*33—35*). The decrease with age in ovarian activity is clearly indicated by the cessation of menstruation; the decrease with age in testicular and adrenal cortical anabolic function is less easily recognized.

Recent studies on the urinary excretion of anabolic steroid metabolites provide more definitive evidence. These investigations establish that the production of androgen and of estrogen diminishes in both sexes with declining years (*36—41*). The general pattern of these changes in women and in men at various ages is shown graphically in Fig. 6, which has been prepared from data of Pincus, Dorfman, and associates (*39—41*). This figure was constructed after the following steps (see Table 3): 1. the urinary estrogenic activity excreted at various ages was calculated for each sex in percentage of the amount excreted by women at the age of 25 years; 2. the urinary adrogenic activity excreted at various ages was calculated for each sex in percentage of the amount excreted by men at the age of 25 years; 3. then for each sex, the percentage excretions thus derived were added together at the respective age periods; 4. the resulting total excretion of androgenic and estrogenic activities was recalculated for each sex in percentage of the total quantity of steroids with these activities excreted by women at the age of 25 years; and 5) the resulting values were charted as Fig. 6.

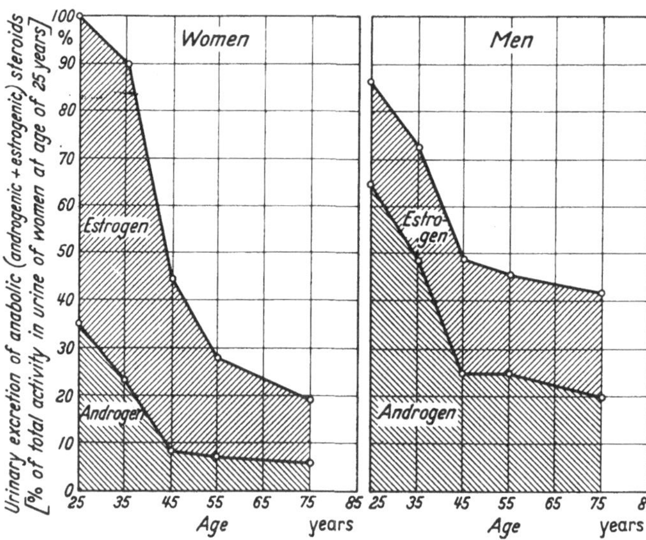

Fig. 6. Effect of age and sex on urinary excretion of steroids with anabolic activity (androgen plus estrogen)

Table 3. *The Effect of Age and Sex on Urinary Excretion of Steroids with Anabolic Activity (Androgen plus Estrogen)*

Age range	Androgen* mg. andro-sterone equivalents	Estrogen* rat units/ 24 hr.	A Androgen of excretion of men aged 20—29	B Estrogen of excretion of women aged 20—29	C Total androgen plus estrogen (A + B)	D Total (A + B) (% of total excretion of (A + B) of women aged 20—29	E Androgen % of total excretion of A + B of women aged 20—29	F Estrogen % of total excretion of A + B of women aged 20—29
years	1 hr.		%	%	%	%	%	%
				Women				
20—29	0.0817	33.62	53	100	153	100	35	65
30—39	0.0534	34.39	35	102	137	90	23	67
40—49	0.0193	18.75	12	56	68	44	8	36
50—59	0.0168	10.73	11	32	43	28	7	21
60—90	0.0126	6.96	8	21	29	19	6	13
				Men				
20—29	0.1546	11.50	100	34	134	87	65	22
30—39	0.1166	12.44	75	37	112	73	49	24
40—49	0.0607	12.01	39	36	75	49	25	24
50—59	0.0603	10.64	39	32	71	46	25	21
60—90	0.0484	10.95	31	33	64	42	20	22

* Data of Pincus, Dorfman, and associates (*39—41*).

The combined excretion of androgenic and estrogenic activities is assumed to be an index, if not a measure, of the production of anabolic steroids. In women, the level of estrogen is high in the young adult and falls rapidly at the menopause to a value below that of men. The level of androgen in women also is high in the young adult (although below that of men), and like that of estrogen, decreases markedly at the menopause. In men, the level of androgen is high in the young adult and decreases more gradually with age, while the level of estrogen, which is low initially, shows little or no change throughout life.

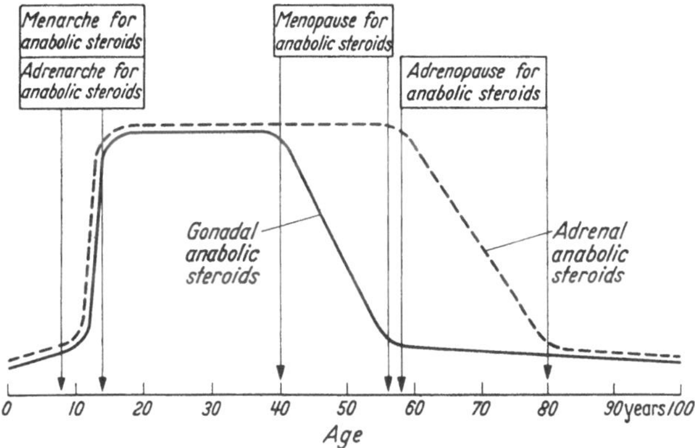

Fig. 7. Schematic life history of anabolic steroids in human female

The life history of the steroid anabolic hormones in the female is presented schematically in Fig. 7. In this sex, steroids of the anabolic group are first produced in significant quantity at the time of puberty. Since anabolic steroids in the female have their origin both in the ovary and in the adrenal cortex, this means that there is not only a menarche with respect to the ovarian anabolic steroid hormones, but also an "adrenarche" with respect to the adrenal anabolic steroid components (*13*). The production of ovarian anabolic steroids falls rather precipitously at the menopause. The amount of anabolic steroids produced by the adrenal cortex also decreases with age but less abruptly; this decline has been termed an "adrenopause" with respect to these anabolic steroids (*13*).

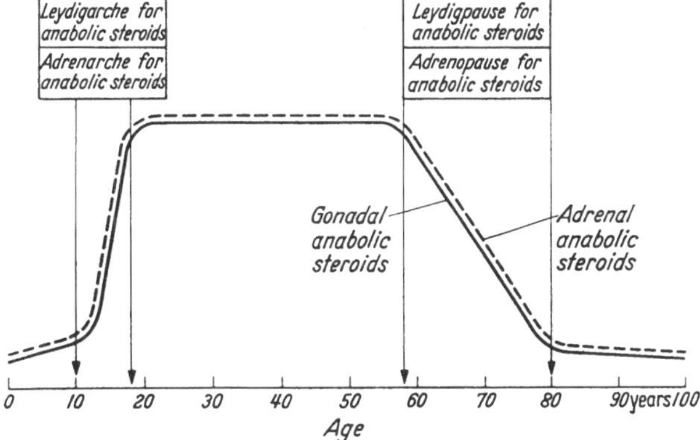

Fig. 8. Schematic life history of anabolic steroids in human male

The life history of these steroids in the male is presented schematically in Fig. 8. In this sex, steroids of the anabolic group likewise are first produced in a significant quantity at the time of puberty. Since both the testicular leydig cells and the adrenal cortex contribute hormones with anabolic activity, the events of puberty involving these glands have been called a "leydigarche"and an "adrenarche" with respect to the anabolic steroids (*13*). The production falls gradually in the aging male, approximately at the time of the female "adrenopause". Thus, the male has an "adrenopause", and at the same time, a "leydigpause" with respect to these hormones (*13*).

b) Association in Aging Persons of Osteoporosis with Deficiency of Anabolic Steroids. Senile Osteoporosis occurs much more frequently in aging women than in aging men (*10*, *31*, *32*, *42*). This point is illustrated in Fig. 9. In 359 cases of Senile Osteoporosis (see Table 4), 83 per cent were women and 17 per cent were men; that is, there were five times as many cases in women as in men (Table 4). Furthermore, women develop clinical manifestations of the bone disorder at an

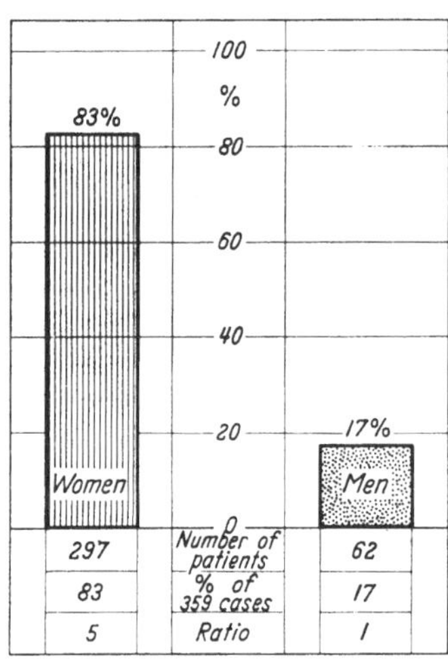

Fig. 9. Sex distribution of senile osteoporosis

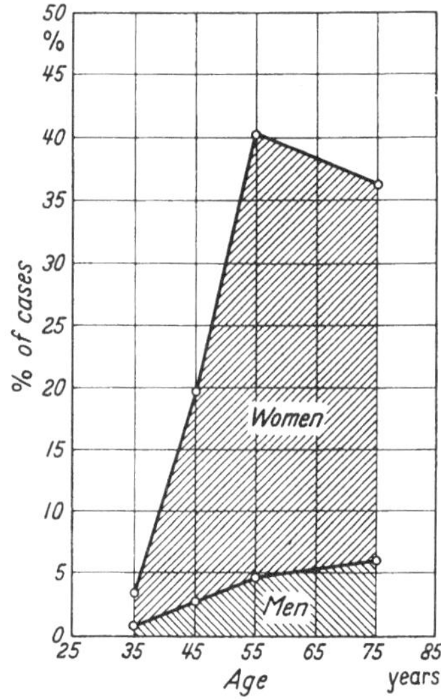

Fig. 10. Age distribution of onset of senile oesteoporosis

earlier age than men (*10*, *31*, *32*). This is apparent in Fig. 10. In 130 women with Senile Osteoporosis (see Table 5), there was a rapid increase in the number of cases to the age of 55, and then a moderate decrease thereafter; while in 21 men, there was a gradual steady rise in the number of cases as age advanced.

Table 4. *The Sex Distribution of Senile Osteoporosis*

Investigators	Number of men	Number of women	Total cases
Albright, Smith, and Richardson *(10)*	2	37	39
Cooke *(32)*	7	43	50
Black, Ghormley, and Camp *(42)*	41	167	208
Perloff, Boutwell, and Maas *(31)*	12	50	62
Total cases	62	297	359
Per cent of total cases	17%	83%	100%

Senile Osteoporosis tends to be more severe in elderly women than it is in aging men. A survey of 136 ambulatory and apparently healthy persons, whose ages ranged from 63 to 95 years, revealed asymptomatic vertebral fractures by roentgenographic examination in 29 per cent of the 82 women, and in only 20 per cent of the 54 men (*43*). Postmenopausal women are more susceptible than men of comparable age to the harmful effects upon bone of immobilization (*10*), or of chronic corticoid therapy (*33*). Removal of the ovaries accelerates the appearance of Senile Osteoporosis. In 10 women with artificial menopause, the average age at the onset of the osseous condition was 52 years, while in 27 women with physiologic menopause it was 56 years (*10*).

Table 5. *The Age Distribution of the Onset of Senile Osteoporosis*

Investigators	Age range 30—39		Age range 40—49		Age range 50—59		Age range 60—90		Total cases all ages
	women	men	women	men	women	men	women	men	
ALBRIGHT, SMITH and RICHARDSON (*10*)	0	0	10	2	15	0	12	0	39
COOKE (*32*)	1	1	4	0	8	3	30	3	50
PERLOFF, BOUTWELL, and MAAS (*31*)	3	0	12	2	31	4	4	6	62
Total cases	4	1	26	4	54	7	46	9	151
Total women . . .	4		26		54		46		130
Total men	1		4		7		9		21
Total women and men	5		30		61		55		151

Age range	Women		Men		Women and men	
	No. of cases	% of total cases	No. of cases	% of total cases	No. of cases	% of total cases
30—39	4	2.6	1	0.7	5	3.3
40—49	26	17.2	4	2.6	30	19.8
50—59	54	35.8	7	4.6	61	40.4
60—90	46	30.5	9	6.0	55	36.5
Total cases . .	130	86.1	21	13.9	151	100

These observations indicate that during the same period of aging two events take place: 1. the anabolic steroid hormone production decreases more abruptly and to much lower levels in women than in men, and 2. Senile Osteoporosis develops more rapidly and with much greater frequency and severity in women than in men. The similarity in the time sequence and course of these events suggests that they are related to each other.

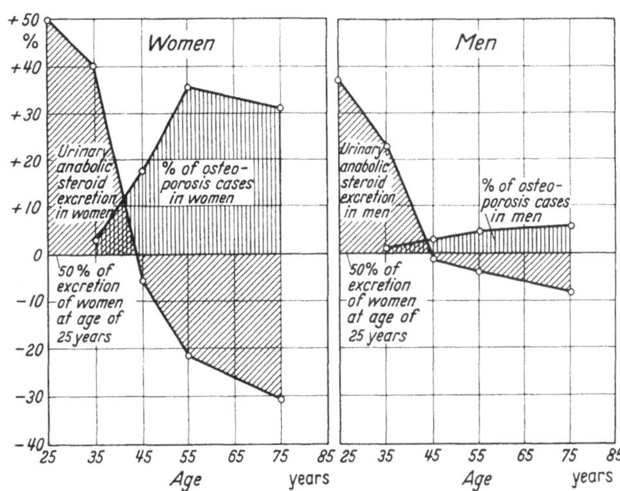

Fig. 11. Association in aging persons of senile osteoporosis with anabolic steroid deficiency

The relationships are shown graphically in Fig. 11, which is derived from the data in Fig. 6 and 10. In this chart, the baseline is constructed so that it represents 50 per cent of the maximal amount of anabolic (androgenic plus estrogenic) activity excreted by women at the age of 25 years. In women the rapid fall in anabolic steroid excretion to well below the 50 per cent baseline correlates in time with the rapid and marked rise in the percentage of cases of Senile Osteoporosis. In contrast, in men the more gradual fall in excretion to a level only slightly below the baseline correlates in time with the more gradual and less marked rise in the percentage of cases.

c) Effect of Anabolic Steroid Therapy on Osteoporosis in Aging Persons. In 1940, Professor Albright made a preliminary report (*9*, *10*), and in 1947, we published (*3*) detailed observations extending over a period of 8 years on the favorable effects of androgen alone, of estrogen alone, and of these two anabolic steroids in combination, upon the clinical manifestations and metabolic balances of protein and osseous constituents in women and in men with Senile Osteoporosis. These reports have been amplified in later communications (*4*—*8*, *11*—*14*).

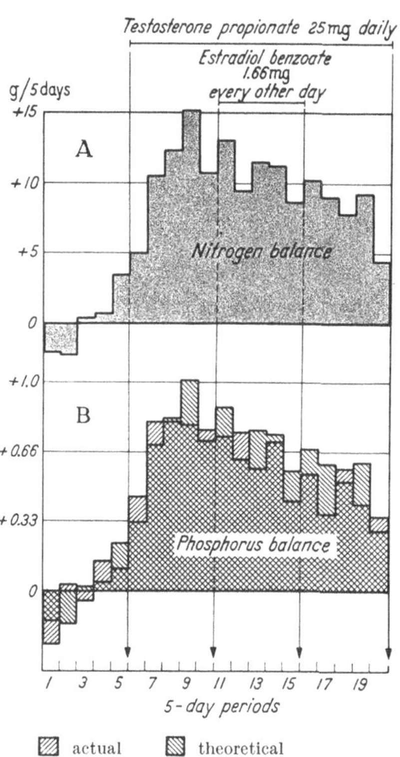

Fig. 12. The effect of anabolic steroid therapy on the nitrogen and phosphorus balances of a man with senile osteoporosis

We found that clinically the patients with Senile Osteoporosis respond very satisfactorily to anabolic steroid therapy. In the metabolic balance studies, we evaluated relatively large doses of estradiol benzoate, diethylstilbestrol, testosterone propionate, and 17-methyl testosterone; the minimum effective dosage was not determined. Our data demonstrated that estrogen alone has a greater effect on calcium retention than androgen alone, whereas androgen alone has a greater effect on nitrogen retention than estrogen alone; however, the combination of androgen with estrogen induces a greater retention of calcium than either steroid alone. Therefore, we recommend for therapy that these anabolic steroids be combined.

A portion of one metabolic balance study on a 72-year-old man with Senile Osteoporosis (*3*, *8*, *44*) is shown graphically in Fig. 12. This study consists of 20 five-day periods. The balances are charted as deviations from the average of the control periods rather than as the balances actually measured. In this and the subsequent charts, the scales are chosen so that one unit of phosphorus is equal to 15 units of nitrogen and to 2 units of calcium to express the constant interelationships of these substances that exists in normal protein and osseous tissues. The chart has two divisions: A — the measured nitrogen balance, and B — the measured nitrogen balance with superimposed theoretical nitrogen balance explainable by the measured phosphorus balance (after the phosphorus theoretically retained with calcium has been subtracted). There is a close correspondence between the measured and the theoretical nitrogen balances. This is evidence that testosterone propionate alone and in combination with estradiol benzoate induced a retention of nitrogen and phosphorus in the proportions that exist in protein tissues.

Another portion of this balance study (*3*, *8*, *44*) is given in Fig. 13. This chart has two divisions: A — the measured calcium balance, and B — the measured calcium balance with superimposed theoretical calcium balance explainable by the measured phosphorus balance (after the phosphorus theoretically retained with nitrogen has been subtracted). Again, there is a close correspondence between the measured and the theoretical calcium balances. This is evidence that testosterone propionate alone and in combination with estradiol benzoate induced a retention of calcium and phosphorus in the proportions that exist in bone.

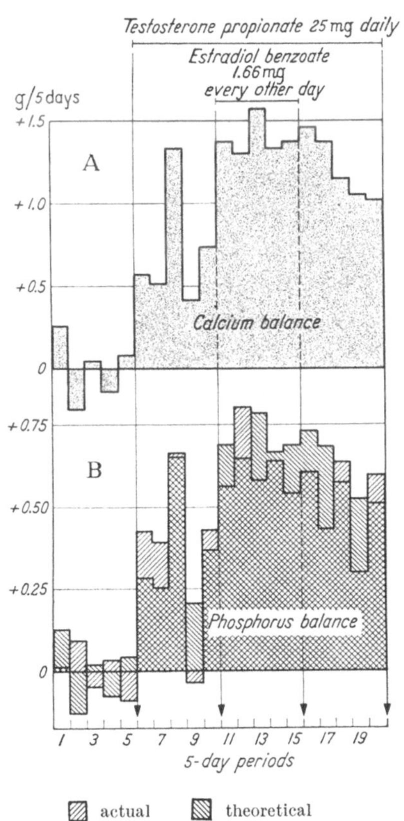

Fig. 13. The effect of anabolic steroid therapy on the calcium and phosphorus balances of a man with senile osteoporosis

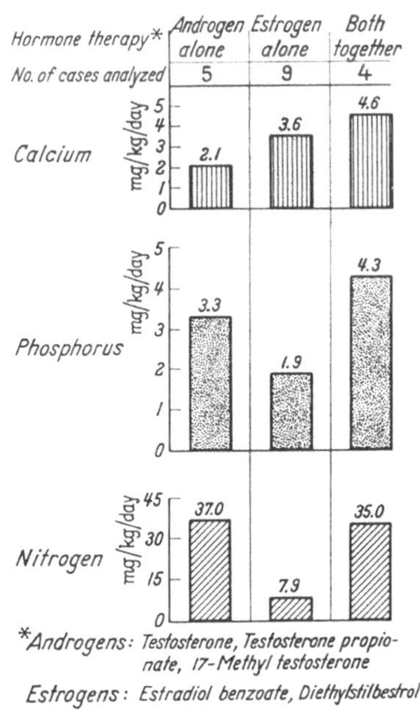

Fig. 14. Anabolic steroid therapy in senile osteoporosis: Average retention of minerals and nitrogen during the first 30 days of administration of large doses

Our observations on the effectiveness of anabolic steroids as therapy for Senile Osteoporosis have been confirmed by many investigators (*16*, *18*, *30—32*, *45—70*), who have evaluated the clinical response, and occasionally metabolic balance studies. By combining the published balance data that were reported in detail (*48*, *61*) with those from our own investigations (*3*), we have calculated the average retention of minerals and nitrogen during the first 30 days of anabolic steroid therapy. The results are given in Fig. 14 (see Table 6). The dosage of anabolic steroids in these studies was: 25 to 50 mg. per day of testosterone propionate by injection; 375 mg. of free testosterone as pellets (evaluated during the first 21 days after implantation); 40 to 100 mg. per day of 17-methyl testosterone by mouth; 0.55 to 1.66 mg. per day of estradiol benzoate by injection; and 6 to

Table 6. *Anabolic Steroid Therapy in Senile Osteoporosis: Minerals and* (Average Retention in Milli-

Sex of patient	Investigator and cases	Body weight (approx.) (kg.)	Days on therapy	Calcium Control mg./24 hr.	Calcium Retention mg./24 hr.	Calcium Net retention mg./24 hr.	Calcium Net retention mg./kg./day
							Androgen
F	REIFENSTEIN and ALBRIGHT *(3)* case 4a	48	24	—146	+ 77*	+223	+4.6
F	REIFENSTEIN and ALBRIGHT *(3)* case 4b	51	24	+148	+161*	+ 13	+0.25
M	REIFENSTEIN and ALBRIGHT *(3)* case 6	70	20	+145	+295*	+150	+2.1
M	SHORR et al. *(48)* case J. McD.	70**	28	+161	+241	+ 80	+1.1
F	SHORR et al. *(48)* case M. O'H.	70**	21	+146	+321	+175	+2.5
	Average		23.4				+2.1
							Estrogen
F	REIFENSTEIN and ALBRIGHT *(3)* case 1	51	20	— 65	+102*	+167	+3.3
F	REIFENSTEIN and ALBRIGHT *(3)* case 2	54	35	— 21	+104*	+125	+2.3
F	REIFENSTEIN and ALBRIGHT *(3)* case 3	74	40	0	+ 76*	+ 76	+1.0
F	REIFENSTEIN and ALBRIGHT *(3)* case 5	37	48	—305	+ 41*	+346	+9.3
M	REIFENSTEIN and ALBRIGHT *(3)* case 6	67	20	+236	+296*	+ 60	+0.90
F	SHORR et al *(48)* case E. P.	70**	21	— 29	+309	+338	+4.8
M	BOGDONOFF et al. *(61)* case W. Ra.. .	87	15	+ 54	+149	+ 95	+1.1
M	BOGDONOFF et al. *(61)* case G. S. . .	59	15	+ 11	+167	+156	+2.6
M	BOGDONOFF et al. *(61)* case A. Ha. . .	49	15	— 11	+45	+ 46	+1.2
	Average		22.9				+3.6
							Androgen and
F	REIFENSTEIN and ALBRIGHT *(3)* case 4.	48	24	—135	+173*	+308	+6.4
M	REIFENSTEIN and ALBRIGHT *(3)* case 6a	70	20	+145	+424*	+279	+4.0
M	REIFENSTEIN and ALBRIGHT *(3)* case 6b	69	30	+116	+191*	+ 75	+1.1
F	SHORR et al. *(48)* case E. P.	70**	21	— 29	+629	+658	+9.4
	Average		24				+4.6

* First collection period (5 to 7 days) on therapy omitted.

** Data not reported; calculations based on 70 kg. Reported weights averaged approximately 60 kg. Steroids and Dosage: testosterone propionate 25 to 50 mg./day by injection; testosterone pellets 375 mg. (first 21 days after implantation); 17-methyl testosterone 40 to 100 mg./day by mouth; estradiol benzoate 0.55 to 1.66 mg./day by injection; and diethylstilbestrol 6 to 7 mg./day (average) by mouth.

7 mg. (average) per day of diethylstilbestrol by mouth. The data for the first 5 to 7 days after the start of therapy are omitted from the calculations to eliminate the transitional period of adjustment to the therapeutic regimen.

The analysis shows that estrogen alone induces a greater retention of calcium and a lesser retention of nitrogen than androgen alone. Although the combination of both anabolic hormones does not cause a greater nitrogen retention, it results in a considerably greater calcium retention than either estrogen or androgen alone. These findings are evidence that androgen and estrogen have qualitatively identical but quantitatively different anabolic effects upon protein and osseous tissues.

Some additional calculations from the data in Fig. 14 are of interest. In Table 7 (see data in Table 6), the theoretical phosphorus retention has been calculated and compared with the measured phosphorus retention. The theoretical

Nitrogen Retained During the First 30 Days of the Administration of Large Doses
grams per Kilogram per Day)

Phosphorus				Nitrogen			
Control	Retention	Net retention	Net retention	Control	Retention	Net retention	Net retention
(mg./24 hr.)	mg./24 hr.	mg./24 hr.	mg./kg./day	mg./24 hr.	mg./24 hr.	mg./24 hr.	mg./kg./day
alone							
— 20	+209*	+229	+4.8	+1437	+3570*	+2133	+44.4
+ 28	+281*	+253	+5.0	+ 570	+3510*	+2940	+57.6
+109	+335*	+226	+3.2	+1060	+3480*	+2420	+34.6
+166	+261	+ 95	+1.4	+ 610	+2910	+2300	+32.9
+139	+311	+172	+2.5	+3130	+4040	+ 910	+13.0
			+3.3				+37.0
alone							
+ 4	+127*	+123	+2.4	+ 123	+ 765*	+ 642	+12.6
— 8	+102*	+110	+2.0	+ 200	+ 910*	+ 710	+13.1
— 2	+ 64*	+ 66	+0.9	— 565	+ 658*	+1223	+16.5
—184	— 41*	+143	+3.9	— 80	+ 306*	+ 386	+10.4
+109	+193*	+ 84	+1.3	— 540	— 55*	+ 485	+ 7.2
+319	+524	+205	+2.9	+2650	+3440	+ 790	+11.3
+146	+141	— 5	—0.06	+3300	+2700	— 600	— 6.9
+164	+207	+ 43	+0.73	+3625	+3200	— 425	— 7.2
— 9	+ 18	+ 27	+0.55	+2233	+1467	— 766	—15.6
			+1.9				+ 7.9
Estrogen together							
— 15	+212*	+227	+4.7	+1460	+3200*	+1740	+36.3
+109	+359*	+250	+3.9	+1060	+3100*	+2040	+29.1
+ 75	+216*	+141	+2.0	— 10	+1781*	+1791	+26.0
+319	+878	+559	+8.0	+2650	+6280	+3630	+51.9
			+4.3				+35.0

phosphorus retention is obtained by adding together the phosphorus that theoretically should have been retained with calcium (that is, the calcium retention divided by 2.3, the calcium to phosphorus ratio in normal bone) and the phosphorus that theoretically should have been retained with nitrogen (that is, the nitrogen retention divided by 15, the nitrogen to phosphorus ratio in normal muscle protein). The values agree very well. In fact, the correspondence is sur-

Table 7. *Anabolic Steroid Therapy in Senile Osteoporosis: Comparison of Calculated (Theoretical) Retention of Phosphorus ($P_{calcium} + P_{nitrogen}$) with Measured Retention of Phosphorus During the First 30 Days of Administration of large Doses* (see Table 6)

Hormone therapy	A $P_{Calcium}$ $\left[\frac{\text{calcium}}{2.3}\right]$ mg./kg./day	B $P_{nitrogen}$ $\left[\frac{\text{nitrogen}}{15}\right]$ mg./kg./day	C Theoretical phosphorus retention [A + B] mg./kg./day	D Measured phosphorus retention mg./kg./day	E Difference: theoretical over measured [C — D] mg./kg./day
Androgen alone . .	+0.91	+2.47	+3.38	+3.34	+0.04
Estrogen alone . .	+1.56	+0.52	+2.08	+1.94	+0.14
Both together . . .	+2.00	+2.33	+4.33	+4.34	—0.01

prisingly good considering the difficulties in carrying out balance studies in man! This agreement provides strong evidence that in patients with Senile Osteoporosis, the anabolic steroids induce a retention of nitrogen and phosphorus in the proportions that exist in normal protein tissue, and also a retention of calcium and of additional phosphorus in the proportions that exist in normal bone. Furthermore, androgen alone, estrogen alone, and both steroids in combination, have qualitatively identical effects as anabolic agents.

A calculation of the quantitative differences between the anabolic steroids (see Tables 6 and 8) shows that estrogen alone induced 1.7 times as much calcium retention as androgen alone, and that both steroids together resulted in 1.3 times as much retention as estrogen alone, and 2.2 times as much retention as androgen alone. Thus, a person who weighs 60 kg. (the average weight of the patients with Senile Osteoporosis whose data were employed in the calculations) will retain per day 126 mg. of calcium with androgen alone, 216 mg. with estrogen alone, and 276 mg. with both steroids together during the initial response to steroid therapy. The quantities accumulated in 30 days and in one year are sizeable. In fact, the amount of calcium retained is so great that it can not be accounted for unless it has been deposited in bone. Simple calculations show that this conclusions is inevitable. It has been demonstrated that all except one per cent (approximately 11.5 gm.) of the total calcium content of the body is in the skeleton (*29*). If all of the retained calcium were to accumulate in the non-osseous tissues, the accretion during the first year of therapy alone would raise the calcium content of these tissues to between 57 and 111 gm. depending upon which steroid agents were administered. The increased content could be achieved either by increasing the calcium concentration of the non-skeletal tissues or by expanding the volume of the plasma and extracellular fluids. To account for the quantity of calcium retained, it would be necessary to have a 5 to 10 fold increase in calcium contentration, which obviously is impossible; furthermore, it has been shown in the metabolic balance studies that the calcium concentration of the serum does not change significantly with the anabolic steroid therapy. To account for the quantity of calcium retained with an expanded volume of plasma and extracellular fluids, it would require an increase of 454 to 944 liters, which is untenable. Thus,

Table 8. *Anabolic Steroid Therapy in Senile Osteoporosis: The Quantity and Time Relationships of Calcium Retention* (see Table 6)

	Androgen alone	Estrogen alone	Both together
Gain per kg. per day	+ 2.1 mg.	+ 3.6 mg.	+ 4.6 mg.
Gain per 60 kg.* per day	+126 mg.	+216 mg.	+276 mg.
Gain per patient* per 30 days	+ 3.8 gm.	+ 6.5 gm.	+ 8.3 gm.
Gain per patient* per year	+ 45.4 gm.	+ 77.8 gm.	+ 99.4 gm.
For 345 gm** per patient*:			
Gaining at a constant rate	7.6 years	4.4 years	3.5 years
Gaining at 10% less each year	14.3 years	5.5 years	4.1 years

* Average weight (60 kg.) of patients with Senile Osteoporosis (Table 6).
** Minimum calcium gain recognizable by X-ray (assumed; Table 2).

the quantitative data from the balance studies also support the conclusion that the anabolic steroids induce anabolism of bone in patients with Senile Osteoporosis.

The time sequence of the calcium changes in Senile Osteoporosis is illustrated graphically in Fig. 15 (based on Tables 2 and 8). We have estimated the time required to produce roentgenographic evidence that will permit: 1. the recognition of the calcium loss and the establishment of the diagnosis, and 2. the recognition of the calcium gain with anabolic steroid therapy. These estimates are based on

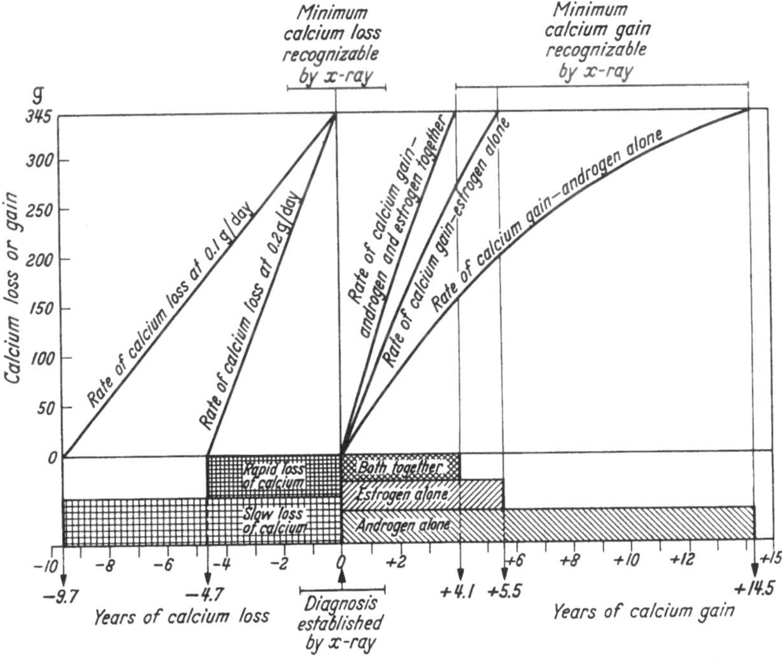

Fig. 15. Estimated time required in senile osteoporosis to produce roentgenographic evidence of the changes in the calcium content of the bones that will permit: (1) The recognition of the calcium loss and the establishment of the diagnosis, (2) the recognition of the calcium gain with anabolic steroid therapy

the observation previously presented that it requires a minimum calcium loss of 30 per cent (or 345 gm.) before the decrease in the calcified bone mass can be recognized in roentgenograms (*25—28*). If we assume that this same minimum amount of 30 per cent (that is, 345 gm.) must be restored to the skeleton before the increase can be recognized roentgenographically, and that the patient would gain 10 per cent less osseous tissue during each consecutive year of therapy, it would required 14.3 years with androgen alone, 5.5 years with estrogen alone, and 4.1 years with both steroids together to add 345 gm. of calcium to the skeleton. It is not surprising, therefore, that few reports have appeared in which undisputable evidence of increased calcified bone mass has been demonstrated in the roentgenograms following anabolic steroid therapy; few patients have been treated continuously with adequate dosage and for sufficient time to allow visualization of the calcium increment. If the diagnosis of Senile Osteoporosis is not established until a greater than 30 per cent calcium depletion has occurred, the time required to induce recognizable repletion with therapy may be prolonged considerably.

The previous discussion concerned anabolic steroids with relatively short action. We have made one preliminary study (*71*) of a steroid ester with a more prolonged duration of action, testosterone enanthate* prepared by Professor JUNKMANN (*72*). This study is charted in Fig. 16 (see Table 9). We have compared at two dosage levels the effect of one injection of testosterone propionate with that of one injection of testosterone enanthate upon the retention of calcium, phosphorus, and nitrogen during metabolic balance studies in patients with Senile Osteoporosis. The retentions are charted as deviations from the average

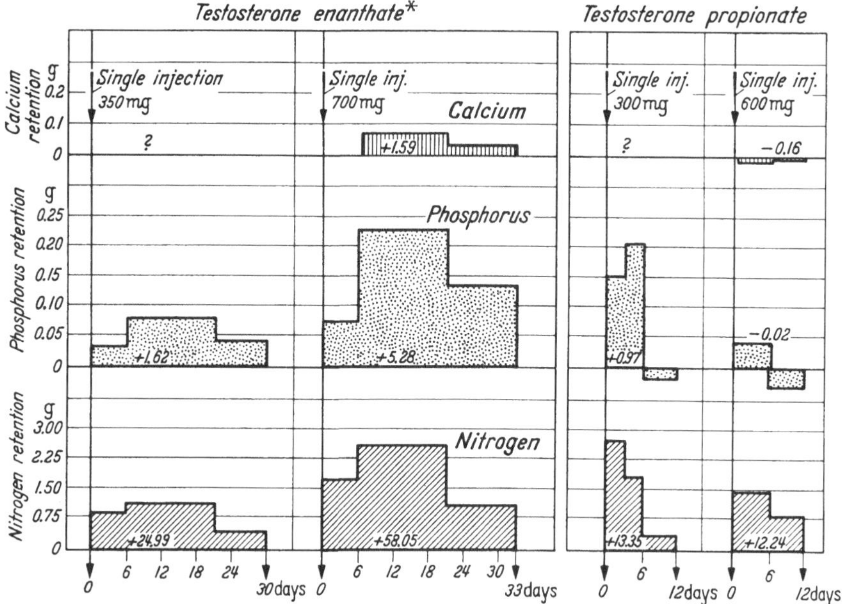

Fig. 16. Calcium, phosphorus and nitrogen retention in senile osteoporosis: A comparison at two dosage levels of the effect of one injection of testosterone propionate with that of one injection of testosterone enanthate

of the control periods. At each of the two dosage levels, the esters were given in amounts that contained equivalent quantities of testosterone. The calcium retention was not measured for the smaller doses.

The single injection of 300 mg. of testosterone propionate had an effect which lasted for 12 days, during which 13 gm. of nitrogen were retained. Doubling the dose to 600 mg. as one injection did not increase the duration of the nitrogen retention beyond 12 days, and also did not increase the total quantity which was retained (12 gm.) during this longer period. Phosphorus retention occured with the smaller dose, but not with the larger. The 600 mg. dose of the propionate ester had an insignificant effect upon calcium retention. In contrast, the single injection of testosterone enanthate at both dosage levels had a much more marked and prolonged anabolic effect. A single injection of 350 mg. of the enanthate ester had an action that persisted for 30 days, during which 25 gm. of nitrogen and over $1^1/_2$ gm. of phosphorus were retained. When the dose of testosterone enanthate was doubled to 700 mg. as one injection, the duration of anabolic action

* Delatestryl, E. R. Squibb & Sons, New York; Testoviron-Depot, Schering, A. G., Berlin.

Table 9. *Anabolic Steroid Therapy in Senile Osteoporosis: A Comparison at Two Dosage Levels of the Effect of One Injection of Testosterone Propionate with that of One Injection of Testosterone Enanthate Upon the Retention of Calcium, Phosphorus, and Nitrogen*

Steroid ester given as single injection	Duration of effect	Days of collection	Calcium		Phosphorus		Nitrogen	
			Net retention*	Total retention	Net retention*	Total retention	Net retention*	Total retention
	(days)		mg./24 hr.	gm.	mg./24 hr.	gm.	gm./24 hr.	gm.
			Testosterone propionate					
Study *1 . . . 300 mg. . .	12	1—3	—	—	+144	+0.43	+2.52	+ 7.56
		4—6	—	—	+196	+0.59	+1.75	+ 5.25
		7—12	—	—	— 9	—0.05	+0.09	+ 0.54
Total				—		+0.97		+13.35
Study *2 . . . 600 mg. . .	12	1—6	—21	—0.13	+ 32	+0.19	+1.34	+ 8.04
		7—12	— 5	—0.03	— 35	—0.21	+0.70	+ 4.20
Total				—0.16		—0.02		+12.24
			Testosterone enanthate**					
Study *1 . . . 350 mg. . .	30	1—6	—	—	+ 29	+0.17	+0.89	+ 5.34
		7—21	—	—	+ 74	+1.11	+1.13	+16.95
		22—30	—	—	+ 38	+0.34	+0.30	+ 2.70
Total				—		+1.62		+24.99
Study *2 . . . 700 mg. . .	33	1—6	+16	+0.10	+ 72	+0.43	+1.70	+10.20
		7—21	+72	+1.08	+221	+3.31	+2.43	+36.45
		22—33	+34	+0.41	+128	+1.54	+0.95	+11.40
Total				+1.59		+5.28		+58.05

* Data from REIFENSTEIN and HOWARD *(71)*.
** Delatestryl, E. R. Squibb and Sons, New York; Testoviron-Depot, Schering A. G., West-Berlin.

was increased to 33 days, and the total retention was more than doubled to 58 gm. of nitrogen and over 5 gm. of phosphorus. The most important effect was the significant retention of over $1^1/_2$ gm. of calcium. With the propionate ester, the greatest anabolic effect occurred during the first 3 to 6 days, while with the enanthate ester, the maximal response did not appear until after 6 days. The potential of testosterone enanthate as a therapeutic agent for inducing bone anabolism in Senile Osteoporosis must be evaluated further. We have the impression that a still larger quantity as a single injection may have an even greater amount and duration of effect.

3. Secondary Evidence Supporting Question 1

Anabolic Steroid Deficiency in Presenile Persons. If a deficiency of anabolic steroids in aging persons leads to Senile Osteoporosis, a deficiency of these steroids in the pre-senile individual also should result in the occurrence of Osteoporosis. This appears to be true. Osteoporosis often develops about 20 years after the normal time of puberty in patients with hypogonadism who have not received hormonal treatment (*8, 59, 73—76*). Also, untreated patients with congenital absence of the gonads and the syndrome of "gonadal dysgenesis" frequently have Osteoporosis (*8, 77—84*). Furthermore, no cases of the osseous disorder have been encountered in patients with hypogonadism or gonadal dysgenesis who have received adequate gonadal steroid therapy.

4. Conclusions from Evidence on Question 1

The evidence concerning the first question leads to the following conclusions: 1. an absolute deficiency of anabolic steroid hormones occurs in aging persons; 2. this deficiency is one of the factors that leads to the development of Senile Osteoporosis in these aging individuals; 3. anabolic steroid therapy has a beneficial effect upon Senile Osteoporosis and tends to restore the calcified bone mass toward the normal state; and 4. anabolic steroid deficiency at any age is a factor that may lead to Osteoporosis. We may answer our first question, therefore, by stating that there is an absolute deficiency of anabolic steroid hormones in Senile Osteoporosis.

Question 2: Is there an excess of anti-anabolic steroid hormones in Senile Osteoporosis?

1. The Nature of Anti-Anabolic Steroids

The anterior pituitary adrenocorticotropic hormone (ACTH), and the adrenal cortical steroids [hydrocortisone (cortisol), cortisone, and related compounds] have adverse effects upon the protein and osseous tissues characterized by protein depletion and osteoporosis (*33*). These hormones will be referred to, hereafter, as "corticoid steroids". We will speak of these substances also as "anti-anabolic steroids", since we believe that under most circumstances corticoid hormones have an anti-anabolic rather than a catabolic action.

Some of the evidence favoring the anti-anabolic concept can be summarized as follows:

1. When patients with Cushing's syndrome are in a negative nitrogen balance, the excessive excretion of nitrogen in the urine can be reduced to the normal amount by supplying in the diet additional carbohydrate and fat (*12*). *If corticoid hormones were catabolic, loss of nitrogen in the urine would be independent of the carbohadrate and fat intake.*

2. Patients with Cushing's syndrome in nitrogen equilibrium excrete approximately twice as much radioactive nitrogen from ingested labeled amino acids as do normal subjects (*85, 86*). *If corticoid hormones were catabolic, the amounts of ingested amino acids that are not utilized for protein synthesis and hence are available for degradation and excretion would be the same in Cushing's syndrome and in the normal state.*

3. The administration of adrenocorticotropic hormone to normal subjects increases the excretion of radioactive nitrogen from ingested labeled amino acids by 30 to 50 per cent (*85, 86*). *If corticoid hormones were catabolic, the amounts of ingested amino acids that are not utilized for protein synthesis and hence are available for degradation and excretion would not change.*

4. The rate of growth is markedly retarded in children with Cushing's syndrome (*12, 87, 88*). In animals, corticoid hormones inhibit spontaneous growth (*89, 90*), and likewise inhibit the action of administered growth hormone (*91*). *If corticoid*

hormones were catabolic, growth would not be inhibited, since increased bone catabolism cannot prevent bone anabolism.

5. By microscopic examination, the bone disease found in Cushing's syndrome and in patients chronically treated with corticoid medications proves to be Osteoporosis (decreased bone formation) rather than Osteitis fibrosa generalisata (increased bone resorption) (*12*). *The latter would be expected if corticoid hormones were catabolic.*

2. Association of Osteoporosis with Excess of Anti-Anabolic Steroids

a) Osteoporosis and Endogenous Excess of Anti-Anabolic Steroids. Cushing's syndrome results from an excessive production and/or release of corticoid hormones (*12, 92, 93*). Certain of the characteristic clinical features obviously involve depletion of the protein tissues; a negative nitrogen balance has been observed in some patients during balance studies (*12, 92—94*). In addition, the excess corticoid hormones frequently induce insufficient formation of protein matrix, and hence, inadequate formation of calcified bone. This results in Osteoporosis, one of the most common serious manifestations of Cushing's syndrome. The incidence of bone involvement (see Table 10) was 85 per cent in 139 cases (*95—97*). The Osteoporosis appears as soon as several month after the pathologic state is recognized. The manifestations include back pain; normal serum levels for calcium, inorganic phosphorus, and alkaline phosphatase; hypercalcuria in most patients; generalized increased radiolucency of the bones most marked in the spine and ribs; and collapsed vertebrae, most commonly in the lumbar and thoracic areas. The Osteoporosis of Cushing's syndrome in all respects is similar to that observed in Senile Osteoporosis.

Table 10. *The Incidence of Osteoporosis in Cushing's Syndrome*

Investigators	Number of total cases	Number of cases with osteoporosis	Per cent of cases with osteoporosis %
ALBRIGHT [reported by IRWIN, et al. *(95)*] . . .	43	39	91
EISENHARDT and THOMPSON *(96)*	61	53	87
KNOWLTON *(97)*	35	26	74
Total	139	118	85

b) Osteoporosis and Exogenous Exess of Anti-Steroids. The manifestations of Cushing's syndrome arise from an endogenous excess of corticoid hormones. It was anticipated, therefore, that the same findings would be induced by an administered excess of corticoid hormones if the therapy was given continuously in large amounts and/or for a sufficiently long period; almost all of these manifestations have been observed (*94, 95, 98—113*). As might be expected the reported findings include adverse effects not only upon the protein tissues, but also upon the osseous system with the development of Osteoporosis, spontaneous fractures, and hypercalcuria.

Recently, we surveyed (*33*) published reports (*95, 103—106, 110—122*) for evidence of disturbed bone metabolism following chronic corticoid medication. We found that after therapy for considerable periods of time and/or large doses

38 cases had developed spontaneous fractures. The patients were receiving treatment for rheumatoid and related forms of arthritis, Still's disease, lupus erythematosus, pemphigus vulgaris, asthma, and leukemia. Additional cases that did not fracture were reported to have developed Osteoporosis. The amount and the duration of corticoid therapy prior to fracture in 26 of these patients is shown graphically in Fig. 17. The data on the complete series are given in Table 11. In

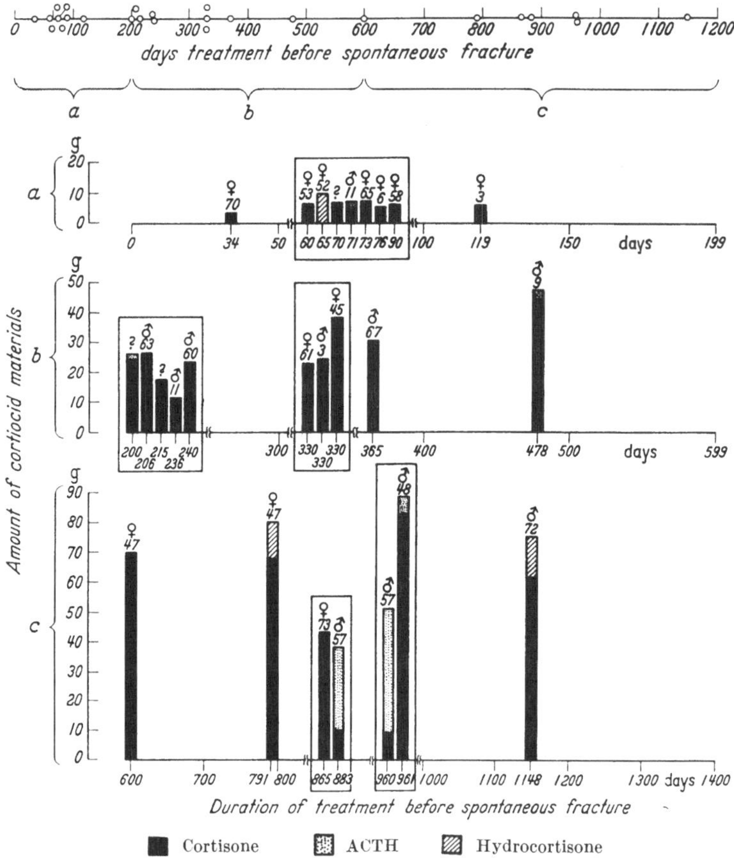

Fig. 17. The amount and the duration of corticoid therapy prior to spontaneous fracture in 26 patients with various disorders

the figure, there are four different time scales (top, A, B, and C), and five areas enclosed in rectangles are enlarged horizontally but not vertically. The chart has four divisions: Top — the distribution of spontaneous fractures in relation to the amount of treatment on a continuous time scale; A — the amount of medication and the occurrence of fractures during therapy from 0 to 199 days; B — during therapy from 200 to 599 days; and C — during therapy from 600 to 1400 days.

The occurrence of spontaneous fractures was related both to the amount and to the duration of therapy, and resulted from treatment with all three corticoid medications alone or in combination. Before fracture, the average dosage of cortisone was 26.1 mg., of hydrocortisone 11.7 gm., and of ACTH 11.6 gm. The duration of therapy before fracture ranged from approximately one month to over three years. The entire series included 6 children, 28 adults, and 4 cases in which the age and sex was not stated. In adults, fractures occurred in over two times as many females as males. The vertebrae were involved much more frequently than other bones. From the point of view of the duration of therapy before fracture, the patients seem to fall into two groups: 1. children, and persons of middle age

Table 11. *The Amount and the Duration of Corticoid Therapy before Spontaneous Fracture in Children and Adults of both Sexes*

Type of patient	Number of patients	Age average and range years	Total therapy* before fracture average and range gm.	Duration of therapy before fracture average and range days
Girls	2	4.5 (3—6)	5.3 (4.9—5.72)	97 (76—119)
Boys	4	8.5 (3—11)	22.8 (7.09—47.5)	279 (71—478)
Women	9	56.2 (45—70)	30.5 (3.4—72.9)	352 (34—865)
	10	not stated	not stated	not stated
Total	19	—	—	—
Men	8	61.1 (48—72)	42.7 (7.3—88.2)	605 (73—1148)
	1	not stated	not stated	not stated
Total	9	—	—	—
Not stated . .	3	not stated	17.3 (7.0—26.8)	162 (70—215)
	1	not stated	3.5	not stated
Total	4	—	—	—
Total cases . .	38	—	—	—

Adapted from the compilation of REIFENSTEIN *(33)*.
* Cortisone plus hydrocortisone plus adrenocorticotropic hormone (ACTH).

and beyond who developed the complication within the first one and one-half years of therapy; and 2. middle-aged and elderly persons who did not develop the complication until they had been treated for over two years. The reason for this difference is not clear; it may be related to the status of the bones before therapy. In the early group, the bones were immature or described as osteoporotic before therapy in 13 cases; in 6 cases of this group, the status of the bones prior to medication was not stated. In the 7 patients in the late group, the status of the bones before therapy was described as normal by x-ray in 1 case, osteoporotic in 1 case, and not stated in 5 cases. We concluded that spontaneous fractures following corticoid therapy are prone to occur particularly in: 1. patients with pre-existing osteoporosis, 2. persons of middle and advanced age, 3. postmenopausal women, 4. children, 5. individuals with marked restriction of physical activity or enforced bed rest, and 6. patients who are given corticoid materials in large amounts and/or prolonged periods.

The disturbed bone metabolism during chronic corticoid medication is indicated also by persistent hypercalcuria (*95*). The urinary calcium excretion of 21 asthmatic patients on corticoid therapy is shown in Fig. 18. Each patient required at least 600 mg. of cortisone to become cleared of asthma, and from 50 to 150 mg. of cortisone each day to be maintained in a symptom-free state. The calcium determinations were made when the patients were on a maintenance regimen. Of the 21 patients, 14 had at least one urinary calcium value over 150 mg. per 24 hours; and 9 had no values under this level. Of the 56 determinations, 31 were over 150 mg. per 24 hours. Thus, two-thirds of the patients had at least one elevated urinary calcium value, over one-third had all of their values above the normal maximal level, and more than half of the values were in the hypercalcuric range. These findings are evidence that corticoid therapy tends to have an adverse effect upon osseous tissue.

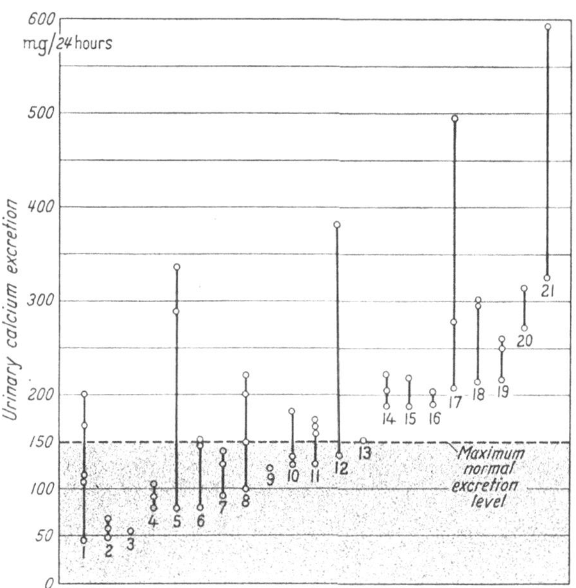

Fig. 18. The urinary calcium excretion of 21 patients with asthma on prolonged cortisone therapy

c) Effect of Anabolic Steroid Therapy on Osteoporosis Associated with Excess of Anti-Anabolic Steroids. Let us examine the effect of anabolic steroid therapy in patients who have Osteoporosis associated with excessive amounts of antianabolic steroids. It had been postulated by Professor Albright (*92*) that anabolic steroids would counteract the adverse effects of corticoid hormones upon the protein and osseous tissues. A number of reports provide substantial evidence that this concept is correct.

The administration of androgenic compounds to patients with Cushing's syndrome has resulted in clinical improvement (*3, 4, 8, 12—14, 92—94, 123—128*); similar but less pronounced clinical benefit has been observed with estrogenic hormones (*3, 4, 8, 129—134*). The favorable effect of androgen has been demonstrated in patients with Cushing's syndrome who were fed amino acids containing radioactive nitrogen (*85, 86*). Before the steroid was administered, the radioactive nitrogen was excreted in the urine in about twice the normal quantity; after the hormone was given, the excretion fell to the normal level. This indicates that the anabolic steroid caused larger amounts of the ingested amino acids to be utilized for protein synthesis, and hence, reduced the amounts available for degradation and excretion. In patients with Cushing's syndrome, it has been demonstrated by balance studies that anabolic steroids cause growth of protein and osseous tissues (*8, 12—14, 85, 92, 94, 98, 102, 123, 134, 135*).

The effect of androgen alone and in combination with estrogen upon the nitrogen and mineral balances of a 25-year-old woman with Cushing's syndrome and Osteoporosis (*3, 8, 12, 44, 92*) is illlstrated in Fig. 19. The data consist of 18 five-day periods. The balances are charted as deviations from the average of the control periods. The chart has five divisions: A — the measured nitrogen balance; B — the measured nitrogen balance with superimposed theoretical nitrogen balance explainable by the measured potassium balance; C — the measured nitrogen balance with superimposed theoretical nitrogen balance explainable by the measured sulfur balance; D — the measured nitrogen balance with superimposed theoretical nitrogen balance explainable by the measured phosphorus balance (after the phosphorus theoretically retained with calcium has been subtracted); and E — the theoretical balance of phosphorus explainable by the measured calcium balance.

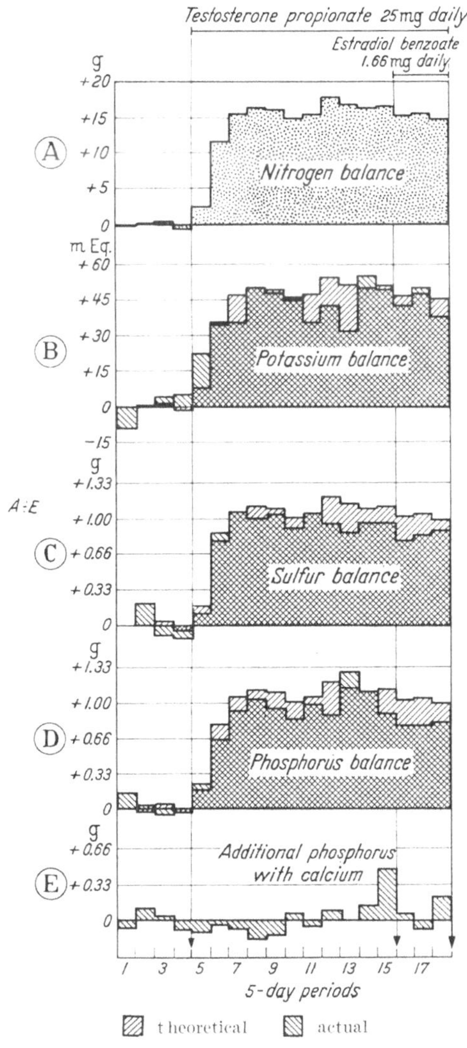

Fig. 19. The effect of anabolic steroid therapy upon nitrogen and mineral balances of a woman with Cushing's syndrome

The hormonal preparations induced a retention of over 3 gm. of nitrogen per day, and simultaneously a retention of sufficient quantities of potassium, of sulfur, of phosphorus, and of calcium to approximate their proportions in protein and osseous tissues for this amount of retained nitrogen. The calcium balance did not become positive until after 30 days of treatment; hence, estradiol benzoate was not given for a sufficient time to evaluate its effect upon the slowly responding calcium balance. There is aclose correspondence between the measured and the theoretical balances. This is evidence that the anabolic steroid therapy induced anabolism of protein and osseous tissues.

Patients with a variety of clinical conditions are being maintained on continuous corticoid therapy for months or even years. We have pointed out previously that many of these individuals develop manifestations of protein depletion and Osteoporosis (*94, 95, 98—113*). Thus far, the simultaneous administration of anabolic steroids has been employed infrequently in such patients, and then only for relatively short periods.

The effect of corticoid therapy alone and in combination with androgen upon the urinary calcium excretion of a 60-year-old man with bronchial asthma and Osteoporosis (*95*, *113*) is illustrated in Fig. 20. Observations were made for more than 18 months. The urinary calcium excretion was considerably elevated in May, June, and July 1953 after the patient had been on continuous cortisone therapy for approximately one year. The calcium excretion fell to the normal range as soon as a sufficient amount (50 mg. per day) of testosterone propionate was administered along with the corticoid therapy; the excretion became elevated again as soon as the androgenic therapy was omitted; and the excretion returned to the

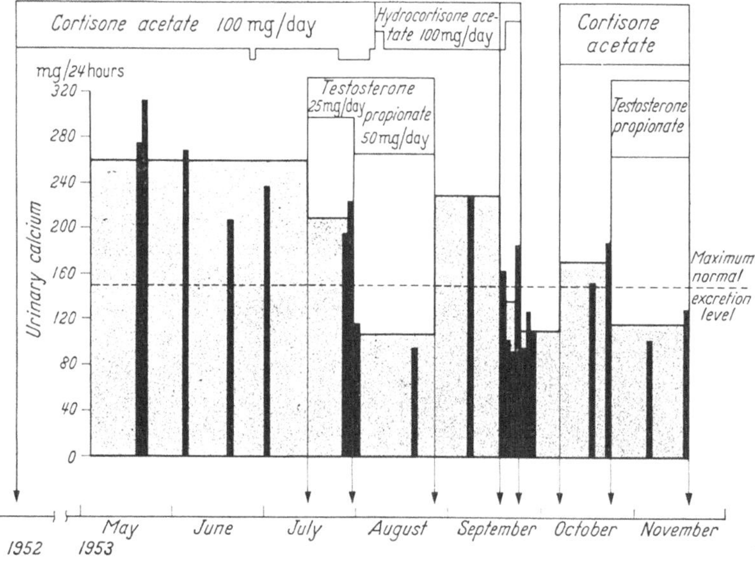

Fig. 20. The effect of anabolic steroid (testosterone propionate) therapy on the hypercalcuria induced by chronic corticoid therapy in a elderly man with asthma and osteoporosis

normal range as soon as the corticoid therapy was reduced to low doses or omitted. This is evidence that the simultaneous administration of the anabolic steroid eliminated and/or prevented the adverse effect of chronic corticoid therapy upon osseous tissue and calcium metabolism. It should be mentioned that the control of the asthmatic condition which had been achieved by the use of the corticoid substances was not interfered with by the simultaneous administration of the androgen.

3. Primary Evidence Supporting Question 2

Anti-Anabolic Steroid Excess in Aging Persons. Certain of the clinical features of aging are similar to those observed in persons with an excess of corticoid hormones. As examples, we can mention the thin skin, the reduced muscle mass, the decreased muscular power and weakness, and the susceptibility of the bones to fracture. The urinary excretion of anti-anabolic steroid metabolites, however, is not elevated in old people as it is in patients with Cushing's syndrome and in persons who are being treated with corticoid medications (*136*—*138*). Thus, there is no absolute excess of anti-anabolic hormones in Senile Osteoporosis.

Recent investigations (*13, 39—41, 138—140*) have established a very important point: with aging, the anabolic steroid production declines markedly, while in contrast, the anti-anabolic steroid production decreases only very slightly. The general pattern of these changes in women and in men at various ages is shown graphically in Fig. 21, which has been prepared from data of PINCUS, DORFMAN, and associates (*39—41*). This figure is the chart given before as Fig. 6, to which data have been added for the anti-anabolic steroid excretion (see Table 12). The data were treated as follows: 1. the urinary excretion of neutral reducing lipids was used as an index of the anti-anabolic steroid excretion; 2. the approximate

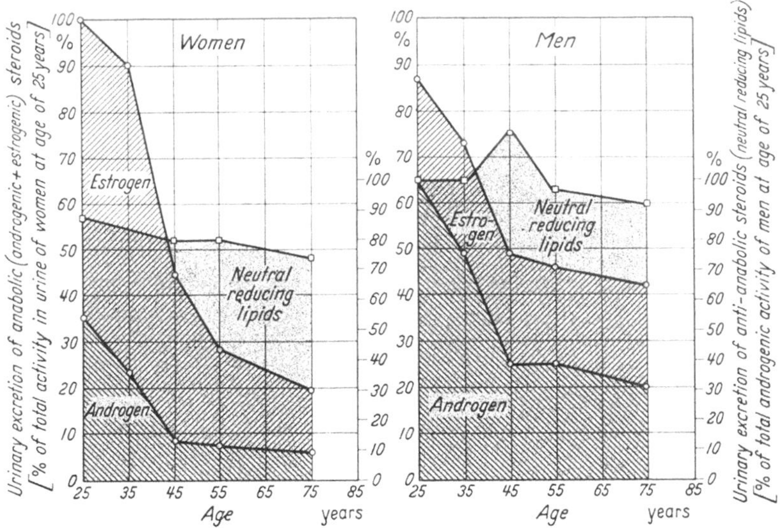

Fig. 21. Effect of age and sex on urinary excretion of steroids with anabolic activity (androgen and estrogen) and with anti-anabolic activity (neutral reducing lipids)

excretion at various ages was calculated for each sex by averaging the values for the sleeping, waking, and day collections of the original study; 3. the urinary anti-anabolic activity excreted at various ages was calculated for each sex in percentage of the amount excreted by men at the age of 25 years; 4. then for each sex, the activity values were recalculated as the percentage equivalent of the androgen excretion of men at the age of 25 years; and 5. the resulting values were charted in Fig. 21.

The urinary excretion of neutral reducing lipids is assumed to be an index, if not a measure, of the production of anti-anabolic steroids. In women, the level of the neutral reducing lipids is somewhat below that of men and declines steadily but moderately throughout life. As a result of the pronounced fall in the anabolic steroid excretion after the age of 35, there is a marked relative excess of anti-anabolic steroids over anabolic steroids in the women during the latter years of life. In men, the initial level of neutral reducing lipids is a little higher than that of women, increases still further to a peak at about the age of 45, then declines even more gradually than that of women to a value at the end of life which is only slightly below the initial level. Because there is also a fall in the anabolic

Table 12. *The Effect of Age and Sex on Urinary Excretion of Steroids with Anti-Anabolic Activity (Neutral Reducing Lipids)*

Age range	Neutral reducing lipids				A	B
	Sleeping*	Waking*	Day*	Average	Neutral reducing lipids % of excretion of men	Neutral reducing lipids % equivalent to % of androgen excretion of men aged 20—29 from table 4, column (E)
years	mg./hr.	mg./hr.	mg./hr.	mg./hr.	Aged 20—29	%
			Women			
20—29	1.61	2.22	1.88	1.90	88	57
30—39	1.60	1.86	2.07	1.84	85	55
40—49	1.34	1.77	2.04	1.72	80	52
50—59	1.67	1.81	1.72	1.73	80	52
60—90	1.50	1.55	1.69	1.58	73	48
			Men			
20—29	1.76	2.52	2.19	2.16	100	65
30—39	1.79	2.66	2.02	2.16	100	65
40—49	2.27	2.69	2.57	2.50	116	75
50—59	1.87	2.20	2.23	2.10	97	63
60—90	1.90	2.12	1.98	2.00	93	60

Age range	C	D	E	F	G
	Total androgen plus estrogen (from table 4, column D)	Total neutral reducing lipids combined with total androgen plus estrogen (column B Plus Column C)	Neutral reducing lipids (% of total in column D)	Total androgen plus estrogen (% of total in column D)	Neutral reducing lipids Difference from equilbrium with anabolic steroids (difference of E from 50 per cent)
years	%	%			%
			Women		
20—29	100	157	36	64	—14
30—39	90	145	38	62	—12
40—49	44	96	54	46	+ 4
50—59	28	80	65	35	+15
60—90	19	67	72	28	+22
			Men		
20—29	87	152	43	57	— 7
30—39	73	138	47	53	— 3
40—49	49	124	60	40	+10
50—59	46	109	58	42	+ 8
60—90	42	102	59	41	+ 9

* Data of Pincus, Dorfman, and associates *(39—41)*.

steroid excretion in men, there is likewise a relative excess of anti-anabolic steroids over anabolic steroids in the elderly male; the excess, however, is not nearly as great as in women. Thus, the aging individual develops as steroid imbalance qualitatively similar to that of Cushing's syndrome.

The life history of the anti-anabolic steroid hormones in the female *(13)* is presented schematically in Fig. 22, a chart shown previously as Fig. 7 with certain additions. In the female, steroids of the anti-anabolic group are first produced in a significant quantity very early in childhood, years before the menarche and adrenarche of the anabolic steroids. The production of anti-anabolic steroids decreases only slightly with age, so that there is still a considerable amount being produced at the end of life. There is, therefore, no period of marked decline with age that corresponds to the menopause or adrenopause with respect to the anabolic steroids.

The life history of the anti-anabolic steroid hormones in the male (*13*) is presented schematically in Fig. 23, which is similar to Fig. 8 with certain additions. In the male, the pattern of anti-anabolic steroid production is very similar to that in the female. A high level is reached in early childhood, and the amount produced declines only slightly with age so that the level is still high at the end of life. There are no periods of changing production, therefore, that correspond either to the leydigarche and the adrenarche or to the leydigpause and the adrenopause with respect to the anabolic steroids.

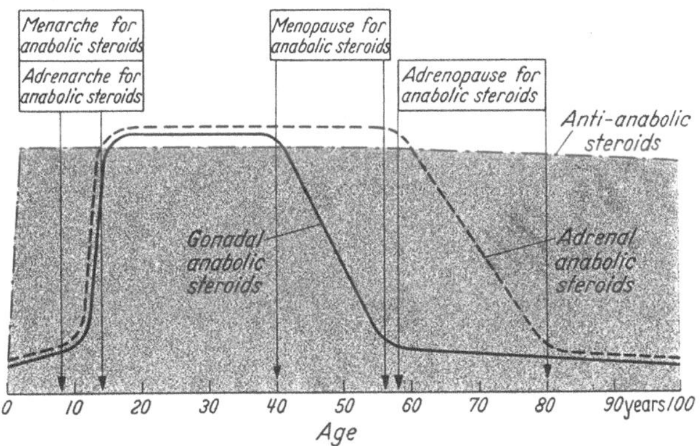

Fig. 22. Schematic life history of anabolic and anti-anabolic steroids in human female

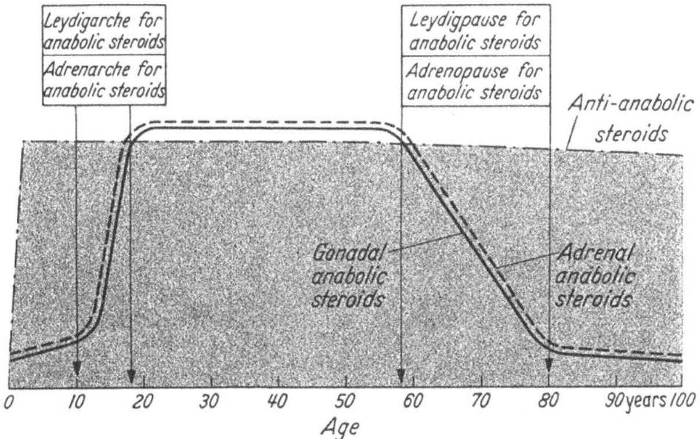

Fig. 23. Schematic life history of anabolic and anti-anabolic steroids in human male

The time sequence of the excretion of anabolic and anti-anabolic steroids and of the occurrence of Senile Osteoporosis is presented graphically in Fig. 24. This figure is the chart shown before as Fig. 11, to which data have been added for the difference (see Table 12) between the neutral reducing lipid excretion and the total anabolic steroid excretion. This difference was derived by: 1. adding the percentage excretion of the neutral reducing lipids to that of the anabolic steroids for each of the respective age periods of each sex, and 2. then calculating the percentages of the components in the summation.

Fig. 24 illustrates the point that in women, the rapid and marked increase in the cases of Senile Osteoporosis correlates not only with the abrupt fall in the absolute amount of anabolic steroids, but also equally well with the abrupt rise in the relative amount of anti-anabolic steroids. In contrast in men, the more gradual and less pronounced increase in the cases of Senile Osteoporosis correlates not only with the more gradual and less marked fall in the absolute amount of anabolic steroids, but also equally well with the more gradual and less marked rise in the relative amount of anti-anabolic steroids. Thus, Osteoporosis is associated with the alterations in both types of steroid.

4. Conclusions from Evidence on Question 2

The evidence concerning the second question leads to the following conclusions: 1. a relative excess of anti-anabolic steroid hormones occurs in aging persons; 2. the imbalance between the endogenous anti-anabolic and anabolic steroid which results is qualitatively similar to that in Cushing's syndrome and in chronic corticoid therapy; 3. the absolute excess of anti-anabolic steroids in Cushing's syndrome and in chronic corticoid treatment results in the development of Osteoporosis identical to Senile Osteoporosis in its manifestations and in its response to anabolic steroid therapy; 4. the time sequence of the development of Senile Osteoporosis correlates with the occurrence of the relative excess of anti-anabolic hormones in aging persons; and 5. this relative excess is one of the factors that leads to the development of Senile Osteoporosis in aging individuals. We may answer the second question, therefore, by stating that there is a relative excess of anti-anabolic steroid hormones in Senile Osteoporosis.

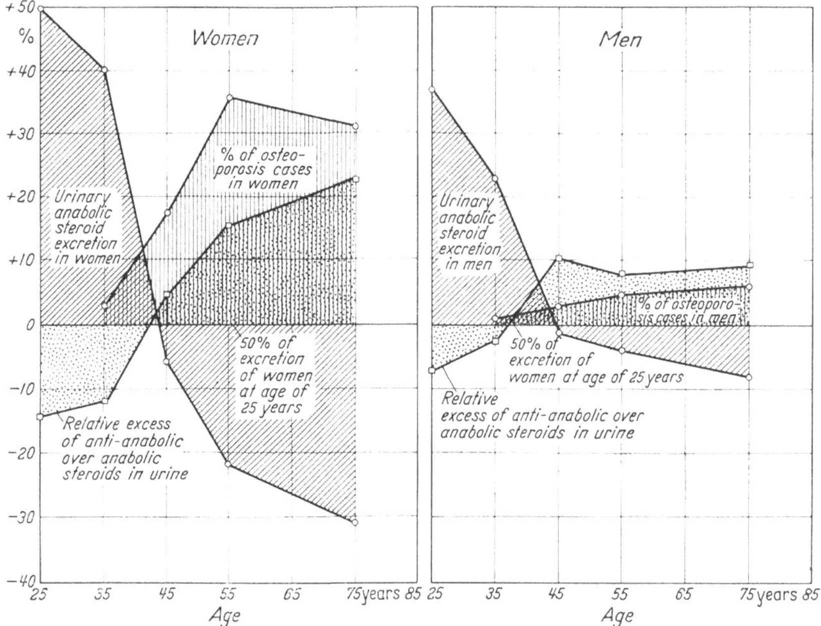

Fig. 24. Association in aging persons of senile osteoporosis with absolute anabolic steroid deficiency and with relative anti-anabolic steroid excess

Recapitulation of answers: There is an absolute deficiency of anabolic steroid hormones and a relative excess of anti-anabolic steroid hormones in Senile Osteoporosis.

The major relationships of steroid hormones to Senile Osteoporosis have been discussed by considering two questions; it is time to restate and integrate the answers. The evidence reviewed indicates that there is both an absolute deficiency of anabolic steroid hormones, *and at the same time* a relative excess of anti-anabolic steroid hormones in Senile Osteoporosis. The latter alteration appears to be the more important for the development of the bone condition. This is suggested by the observation that an absolute deficiency of anabolic steroids without a relative excess of anti-anabolic hormones apparently does not lead to Osteoporosis. For example, we are not aware of any reports of this bone disorder in patients with congenital panhypopituitarism (*13*), in whom there is an absolute deficiency of the anabolic steroids and also, at the same time, of the anti-anabolic hormones. The relative excess of anti-anabolic steroids probably is an important factor also in the protein depletion of aging persons. This interpretation receives support from the recent studies of SOBEL and MARMORSTON (*141—144*). These investigators showed that in rats, the ratio of the mucopolysaccharide constituent, hexosamine, to the collagen in the skin and the bones is decreased with age, is decreased in young adult rats by the administration of cortisone acetate, and is maintained at the ratio of the young adult rat in aging animals by the administration of an anabolic steroid such as testosterone.

V. Discussion

Our concept of the balance between anabolic and anti-anabolic steroids in various physiologic and pathologic states is illustrated schematically in Fig. 25. An arrow pointing toward the top of the chart represents a stimulating effect; an arrow pointing toward the bottom of the chart represents an inhibiting effect. The stippled arrows indicate anabolic steroids; the cross-hatched arrows anti-anasteroids. The chart shows a balance between the hormonal influences in the normal adult (diagram A); an absolute increase in the anti-anabolic activity in Cushing's syndrome and in the previously normal adult receiving chronic corticoid therapy (diagrams B and C); and a relative increase in the anti-anabolic activity (as a result of a decrease in the anabolic activity) in old age, in postmenopausal women, and in hypogonadism with normal adrenal cortical function (diagrams D, E, and F). The normal child has a level of anabolic steroids that is low for a mature individual, but has an adult amount of anti-anabolic steroids (*36, 136—138, 145*). The adverse effects of the relative excess of corticoid materials do not occur, however, presumably because the normal child also has a considerable production of anterior pituitary growth hormone, which is an anabolic agent.

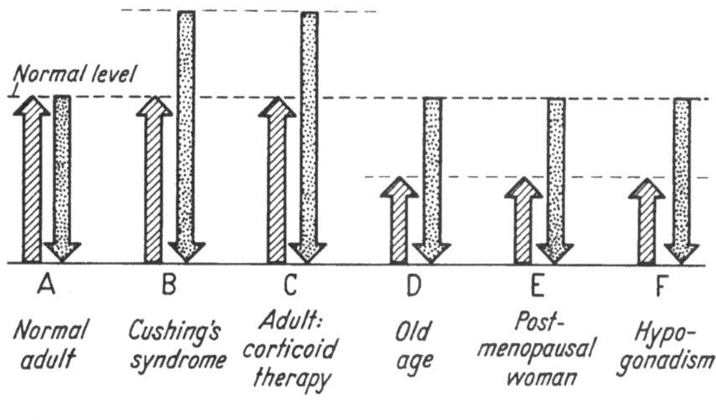

Fig. 25. Schematic diagrams of the balance between anabolic and anti-anabolic steroids in various physiologic and pathologic states

1. Implications for the Development of Senile Osteoporosis

The alterations in hormonal balance previously discussed apparently take place in all persons as they age, and presumably are adjustments which accompany the physiologic event we term senescence. Since the hormonal imbalance is an important factor in the development of Osteoporosis, some degree of Senile Osteoporosis should be present in all aging persons. This reasoning leads to the concept that Osteoporosis is a physiologic process in aging bone (*8*).

Investigators agree that Senile Osteoporosis is a very common condition. The question is, does it occur in all old people? It is most difficult to determine this, because of the problems in detecting early or mild Osteoporosis which we already have discussed. Furthermore, in old persons we encounter the additional difficulty of being uncertain as to what constitutes a "normal" roentgenographic bone image density.

The fact remains that only a portion of the older population develops the skeletal deformities or presents the clinical manifestations of Senile Osteoporosis. This suggests that in certain individuals, additional factors have an important influence on the course of the osseous disorder. We do not know the nature of these factors. We can speculate that they might include such influences as the amount of calcium and phosphorus in the skeleton at the time bone formation decreases, the diet, the physical activity, the degree of alteration in the endogenous hormone levels, the development of other systemic derangements (such as vascular, renal, hepatic, or acid-base disturbances), the occurrence of superimposed osseous disorders (such as atrophy of disuse, osteomalacia, fracture, arthritis, or Paget's disease of bone), and such vague and non specific factors as individual variability and susceptibility. Difficulty in analyzing the role of these possible factors arises from the fact that in many cases, osteoporosis of disuse, of malnutrition, of the postmenopausal state, and of senility are inseparably superimposed. Furthermore, in some of the published studies, cases reported to have been "osteoporosis" appear from the data to have been cases of Osteomalacia superimposed upon Senile Osteoporosis (for example, see *146*); in others, the patients appear to have had Osteomalacia or other metabolic bone disorders rather than Osteoporosis (for example, see *147*).

2. Implications for the Treatment of Senile Osteoporosis

The obvious implication of the imbalance of the anti-anabolic and the anabolic steroids for the treatment of Senile Osteoporosis is to restore the balance through the administration of anabolic steroid medication. The therapy should be given in adequate amounts and for a sufficient time to correct the protein depletion and osteoporosis.

In Fig. 26 we have illustrated with schematic diagrams the relationships of steroid hormones to the development and the treatment of Senile Osteoporosis. In this chart, the rectangle is the mass of calcified bone; the black arrows are the processes of bone formation and bone resorption with the size of the arrows representing the rates of these processes; the circles are the adrenal cortex as a source of anti-anabolic hormones and the gonads as a source of anabolic steroids; the stippled arrows are the anti-anabolic steroids and the cross-hatched arrows the anabolic steroids with the size of the arrows representing the amount of hormonal influence; the arrows with open heads are hormones with an inhibiting action, and those with solid heads are hormones with a stimulating action; the syringe labeled "anabolic steroids" represents administered anabolic therapy.

The chart has three divisions: A — the normal status, in which the calcified mass of bone is in a state of dynamic equilibrium because the rate of bone formation is equal to the rate of bone resorption, and in which the endogenous hormonal influences upon bone formation are in balance; B — Senile Osteoporosis, in which the mass of calcified bone has decreased because bone formation is reduced, and in which the endogenous hormonal influences upon bone formation are altered so that there is an absolute deficiency of anabolic steroids and a relative excess of anti-anabolic steroids; and C — Senile Osteoporosis treated with anabolic steroid therapy, in which the calcified mass of bone is being increased toward normal by

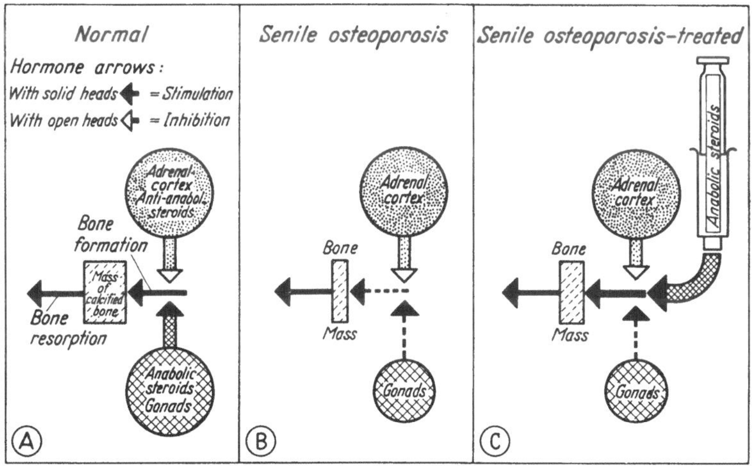

Fig. 26. Schematic diagrams of the relationship of steroid hormones to the development and the treatment of senile osteoporosis

an increase in bone formation, and in which the imbalance between the endogenous anti-anabolic and the anabolic hormones is being corrected by the administration of anabolic steroid therapy. This figure illustrates the relationship of steroid hormones to the development of Senile Osteoporosis, and the rationale for the use of anabolic steroid therapy in controlling the adverse effects of corticoid hormones upon osseous tissues.

3. Implications for the Prevention of Senile Osteoporosis

The evidence in this presentation provides strong support for the contention that anabolic steroids should be administered to all persons who have passed the prime of life and are becoming elderly, and particularly to all women at and after the time of the menopause, in order to prevent the development of protein depletion and Osteoporosis. The dosage should be adjusted to maintain the patient in an optimal clinical state. Prolonged treatment will be required, since the underlying endogenous imbalance between anabolic and anti-anabolic steroids is still present whenever the anabolic steroid therapy is discontinued.

4. Practical Anabolic Steroid Therapy

At present, the combination of androgen with estrogen provides the most potent and most practical anabolic preparation that is available for the control of

Senile Osteoporosis. Such a combination has the advantages of: 1. adding the more marked osseous-anabolic effect of the estrogen to the more marked protein-anabolic effect of the androgen, and 2. reducing the undesirable actions of either hormone alone upon the genital organs and the accessory sexual structures. The preparation recently introduced by Professor JUNKMANN and his colleagues (*72, 148—150*), in which 90 mg. of testosterone enanthate* and 4 mg. of estradiol valerate* are dissolved in each milliliter of vehicle, seems to meet the requirements for anabolic steroid therapy very satisfactorily. It has a potent anabolic effect (see Fig. 16) that is sustained for 3 to 4 weeks after a single intramuscular injection of 1 to 2 ml., and it appears to have an optimal androgen-to-estrogen ratio that results in undesirable masculinizing or feminizing actions in only a very small percentage of patients of either sex. Senile Osteoporosis may be treated, with less convenience to the patient or to the physician, by administering shorter-acting androgen-estrogen combinations at more frequent intervals by injection, or daily by mouth. A few patients may develop moderate edema; this can be controlled by a low sodium diet, diuretics, and reduction of the steroid dosage. This latter step rarely is necessary.

In addition, the patients should: 1. eat a high-protein diet to provide materials with which they can build the protein bone matrix; 2. take an adequate amount of water to avoid any tendency toward a concentrated urine when hypercalcuria is present; 3. avoid extra calcium or vitamin D during the initial phase of treatment when there is insufficient matrix to take up the mineral; 4. increase the calcium intake moderately after several months of steroid therapy to assure calcification of all of the matrix that is being formed; 5. begin a maximal amount of mobilization as soon as possible and avoid excessive immobilization to prevent adding atrophy of disuse to the bone condition; 6. wear a corset or brace to support the mechanically-defective areas; and 7. use their muscles so that strain of the weakened vertebral column is avoided.

VI. Conclusions

1. Osteoporosis is a specific metabolic bone disease entity defined as that category of "too-little" calcified bone in which there is "too-little" formation of bone because of insufficient formation of matrix.

2. Early or mild Osteoporosis cannot be recognized at present because of the limitations in current diagnostic procedures. For undisputable roentgenographic evidence with the existing technics, the amount of calcified bone must change at least 30 per cent, which usually takes 5 to 10 years. These requirements apply also to evaluating in roentgenograms the initial response of Osteoporosis to treatment.

3. Anabolic steroids (androgenic and estrogenic hormones of gonadal and adrenal cortical origin) stimulate the growth of protein and osseous tissues.

---

* In the United States, these steroid esters are available from E. R. Squibb & Sons, New York: testosterone enanthate, as Delatestryl; estradiol valerate, as Delestrogen; and testosterone enanthate combined with estradiol valerate, as Deladumone. In Europe, these esters are available from Schering, A. G., Berlin: testosterone enanthate, as Testoviron-Depot; estradiol valerate as Progynon-Depot; and testosterone enanthate combined with estradiol valerate as Primodian-Depot.

4. Anti-anabolic steroids (corticoid hormones of adrenal cortical origin, such as hydrocortisone) inhibit the growth of protein and osseous tissues.

5. The endogenous amounts of anabolic and of anti-anabolic hormonal activity usually are in a state of balance in the normal presenile adult.

6. In the presenile adult, an endogenous imbalance in the anabolic to anti-anabolic hormone ratio can result from either: 1. an absolute increase in the amount of anti-anabolic steroids when the quantity of anabolic steroids is not changed, as in Cushing's syndrome or in chronic corticoid therapy, or 2. a relative increase in the amount of anti-anabolic steroids when the quantity of anabolic steroids is decreased, as in hypogonadism with normal adrenal cortical function.

7. In the presenile adult, an endogenous imbalance in the anabolic to anti-anabolic hormone ratio is one of the important factors that leads to the development of Osteoporosis.

8. In the presenile adult, anabolic steroid therapy has a beneficial effect upon Osteoporosis because it corrects the imbalance in the anabolic to anti-anabolic hormone ratio in two ways: 1. it replaces the missing quantity of anabolic steroids, and 2. it counteracts the excessive quantity of anti-anabolic steroids.

9. The aging person develops a form of Osteoporosis which is called Senile Osteoporosis or Postmenopausal Osteoporosis (a special category of the senile group).

10. In the aging person, there is an actual deficiency of endogenous anabolic hormones which creates at the same time a relative excess of endogenous anti-anabolic hormones. The imbalance qualitatively is the same as in Cushing's syndrome.

11. In the aging person, the endogenous imbalance in the anabolic to anti-anabolic hormone ratio, and particularly the relative excess of anti-anabolic hormones, is one of the important factors that leads to the development of Senile Osteoporosis.

12. In the aging person, anabolic steroid therapy has a beneficial effect upon Senile Osteoporosis; it corrects the hormonal imbalance both by replacing the missing quantity of anabolic steroids, and by counteracting the excessive quantity of anti-anabolic steroids.

13. Some degree of Senile Osteoporosis is present but not recognizable in all old people. In addition to the hormonal imbalance, unknown factors influence the course of the osseous disorder in many aging individuals so that symptoms and deformities arise; when these manifestations appear, the diagnosis can be made with existing technics.

14. In patients who have recognizable Senile Osteoporosis, anabolic steroid therapy in adequate amounts for sufficient time is indicated *to restore* the protein and osseous tissues.

15. In persons who are becoming elderly and particularly in women at and after the menopause, anabolic steroid therapy in adequate amounts for sufficient time is indicated *to prevent* the adverse effects of protein depletion and Senile Osteoporosis.

16. The combination of androgen with estrogen appears to be the most potent and the most practical anabolic preparation now available either for the treatment or for the prevention of Senile Osteoporosis.

VII. Summary

Anabolic steroids (androgenic and estrogenic hormones of gonadal and adrenal cortical origin) stimulate the growth of protein and osseous tissues. Anti-anabolic steroids (corticoid hormones of adrenal cortical origin, such as hydrocortisone) inhibit the growth of protein and osseous tissues. In the presenile adult, these two opposing hormonal activities usually are in a state of balance. An endogenous imbalance can result from either: 1. an absolute increase in the amount of anti-anabolic steroids when the quantity of anabolic steroids is not changed, as in Cushing's syndrome or in chronic corticoid therapy, or 2. a relative increase in the amount of anti-anabolic steroids when the quantity of anabolic steroids is decreased, as in hypogonadism with normal adrenal cortical function. The imbalance is an important factor in the development of Osteoporosis, a specific metabolic bone disease entity defined as that category of "too-little" calcified bone in which there is "too-little" formation of bone because of insufficient formation of matrix. The Osteoporosis can be corrected by anabolic steroid therapy.

In the aging person, there is an actual deficiency of endogenous anabolic hormones which creates at the same time a relative excess of endogenous anti-anabolic hormones. The imbalance qualitatively is the same as in Cushing's syndrome. The endogenous imbalance, and particularly the relative excess of anti-anabolic hormones, is one of the important factors in the development of Senile Osteoporosis in the aging person. Again, the imbalance can be corrected by anabolic steroid therapy which replaces the missing quantity of anabolic steroids and counteracts the excessive quantity of anti-anabolic steroids. Some degree of Senile Osteoporosis is present but not recognizable in all old people. Early stages or mild states of the osseous disturbance cannot be recognized at present because of the limitations in current diagnostic procedures. For undisputtable roentgenographic evidence with existing technics, the bone calcium content must change at least 30 per cent, which usually takes 5 to 10 years. These requirements apply also to evaluating in roentgenograms the initial response of Senile Osteoporosis to treatment. In addition to the hormonal imbalance, unknown factors influence the course of the osseous disorder in many aging individuals so that symptoms and deformities arise; when these manifestations appear, the diagnosis can be made with existing technics.

Anabolic steroids should be administered to restore and/or to protect the protein and osseous tissues in patients with recognizable Senile Osteoporosis, in persons who are becoming elderly, and particularly in women at and after the menopause. The combination of androgen with estrogen appears to be the most potent and the most practical anabolic preparation now available either for the treatment or for the prevention of Senile Osteoporosis.

Acknowledgement

The author is indebted to Audrey Randall and her staff of secretaries, Marie Schumann, Helen McIvor, and D. R. Zimmerman, for assistance in preparing the manuscript; and particularly to Don Forer and Paul Lawler, for making the charts.

References

1. Nelson, W. O.: Endocrinology — Achievement and Challenge. Endocrinology **59**, 140—152 (1956).
2. Stieglitz, E. J.: Medicine Today and Tomorrow. Read at Medical Research Conference on the Clinical Problems of Advancing Years, Smith, Kline, and French Laboratories. Philadelphia March 16, 1949.
3. Reifenstein, E. C., jr., and F. Albright: The Metabolic Effects of Steroid Hormones in Osteoporosis. J. clin. Invest. **26**, 24—56 (1947).
4. — Metabolic Disorders of Bone. In Principles of Internal Medicine, T. R. Harrison, Editor. 2nd Edition, Chapter 49, pp. 404—418, and Chapters 97—105, pp. 697—730. New York: Blakiston Co. 1954; and 3rd Edition, 1958 (in press).
5. — The Definitions, Terminology, and Classification of Metabolic Bone Disorders. In Clinical Orthopedics, A. F. DePalma, Editor. Number 9, pp. 30—45. Philadelphia: J. B. Lippincott Co. 1957.
6. — Diseases of the Parathyroid Glands. In Textbook of Endocrinology, R. H. Williams, Editor. 2nd Edition, pp. 483—581, and 717—727, Philadelphia: W. B. Saunders Co., 1955.
7. — and R. P. Howard: The Parathyroid Glands. In Glandular Physiology and Therapy Published under the auspices of the Council on Pharmacy and Chemistry, American Medical Association. Chapter 51, pp. 351—385, Philadelphia: J. B. Lippincott Co. 1954.
8. Albright, F., and E. C. Reifenstein jr.: The Parathyroid Glands and Metabolic Bone Disease: Selected Studies. Baltimore: Williams & Wilkins Co. 1948.
9. — E. Bloomberg and P. H. Smith: Postmenopausal Osteoporosis. Trans. Assoc. Amer. Phycns **55**, 298—305 (1940).
10. — P. H. Smith and A. M. Richardson: Postmenopausal Osteoporosis: Its Clinical Features. J. Amer. med. Assoc. **116**, 2465—2474 (1941).
11. — C. H.. Burnett, O. Cope and W. Parson: Acute Atrophy of Bone (Osteoporosis) Simulating Hyperparathyroidism. J. clin. Endocr. **1**, 711—716 (1941).
12. — Cushing's Syndrome: Its Pathological Physiology, Its Relationship to the Adrenogenital Syndrome, and Its Connection with the Problem of the Reaction of the Body to Injurious Agents ("Alarm Reaction" of Selye). Harvey Lect. Ser. **38**, 123—186 (1942—1943).
13. — Osteoporosis. Ann. intern. Med. **27**, 861—882 (1947).
14. — The Effect of Hormones on Osteogenesis in Man. Recent Progr. Hormone Res.: Proc. Laurentian Hormone Conf. **1**, 293—353 (1947).
15. Kinsell, L. W.: Consideration of Calcium and Phosphorus Metabolism, Including the Normal and Pathologic Physiology of the Parathyroid Glands. Amer. Practit. **3**, 499—505 (1949).
16. Howard, R. P.: Medical Aspects of Bone Disease with Particular Reference to Osteoporosis. Canad. med. Assoc. J. **63**, 258—264 (1950).
17. Gordan, G. S.: Metabolic Bone Diseases in Practice: Osteoporosis, Paget's Disease, von Recklinghausen's Disease, and Albright's Syndrome. Amer. Practit. **2**, 113—1951).
18. — Evaluation and Use of Anabolic Steroids. GP **10**, 87—102 (1954).
19. Bauer, W., and F. C. Bartter: Diseases of the Bones. In Textbook of Medicine, R. L. Cecil and R. F. Loeb, Editors. 9th Edition, pp. 1445—1475. Philadelphia: W. B. Saunders Co., 1954.
20. Moldawer, M.: Senile Osteoporosis: The Physiological Basis of Treatment. A. M. A. Arch. intern. Med. **96**, 202—214 (1955).
21. — Pathogenesis and Treatment of Senile Osteoporosis. Geriatrics **11**, 319—331 (1956).
22. Kolb, F. O.: Metabolic Bone Diseases in the Adult. Kaiser Fdn. med. Bull. **4**, 348—360 (1956).
23. Laszlo, D., and H. Spencer: Newer Techniques in the Study of Calcium Metabolism in Man and Effects of Hormones Thereon. In Hormones and the Aging Process, E. T. Engle and G. Pincus, Editors. pp. 175—200, Academic Press, Inc., 1956.
24. Tutt, M., B. Kidman, B. Raynor and J. Vaughan: The Deposition of Sr 89 in Rabbit Bones Following Intravenous Injection. Brit. J. exp. Path. **33**, 207—215 (1952).
25. Babaiantz, L.: The Osteoporoses. Radiol. clin. **16**, 291—322 (1947).

26. Fusi, G.: Experimental Studies on the First Radiological Manifestation of Osteoporosis. Radiol. clin. **22**, 123—129 (1953).
27. Lachman, E., and M. Whelan: Roentgen Diagnosis of Osteoporosis and Its Limitations. Radiology **26**, 165—177 (1936).
28. — Osteoporosis: The Potentialities and Limitations of Its Roentgenologic Diagnosis. Amer. J. Roentgenol. **74**, 712—715 (1955).
29. Shohl, A. T.: Mineral Metabolism. p. 19. New York: Reinhold Publ. Corp. 1939.
30. Whedon, G. D.: Steroid Hormones in Osteoporosis. In Hormones and the Aging Process, E. T. Engle and G. Pincus, Editors. pp. 221—239. New York: Academic Press, Inc. 1956.
31. Perloff, W. H., J. H. Boutwell, jr. and R. Maas: The Endocrine Treatment of Climacteric (Steroid-Deficiency) Osteoporosis. J. Amer. Geriat. Soc. **4**, 760—765 (1956).
32. Cooke, A. M.: Osteoporosis. Lancet **1955**, 877—882; 929—937.
33. Reifenstein, E. C., jr.: The Rationale for the Use of Anabolic Steroids in Controlling the Adverse Effects of Corticoid Hormones Upon Protein and Osseous Tissues. South. med. J. (Bgham, Ala.) **49**, 933—960 (1956).
34. Talbot, N. B., E. H. Sobel, J. W. McArthur and J. D. Crawford: Functional Endocrinology: From Birth Through Adolescence. Cambridge, Mass.: Harvard University Press 1952.
35. Wilkins, L.: A Feminizing Adrenal Tumor Causing Gynecomastia in a Boy of Five Years Contrasted with a Virilizing Tumor in a Five-Year-Old Girl: Classification of Seventy Cases of Adrenal Tumor in Children According to Their Hormonal Manifestations and a Review of Eleven Cases of Feminizing Adrenal Tumor in Adults. J. clin. Endocr. **8**, 111—132 (1948).
36. Fraser, R. W., A. P. Forbes, F. Albright, H. W. Sulkowitch and E. C. Reifenstein, jr.: Colorimetric Assay of 17-Ketosteroids in Urine. A Survey of the Use of This Test in Endocrine Investigation, Diagnosis, and Therapy. J. clin. Endocr. **1**, 234—256 (1941).
37. Hamilton, H. B., and J. B. Hamilton: Ageing in Apparently Normal Men. I. Urinary Titers of Ketosteroids and of Alpha-Hydroxy and Beta-Hydroxy Ketosteroids. J. clin. Endocr. **8**, 433—452 (1948).
38. Hamburger, C.: Normal Urinary Excretion of Neutral 17-Ketosteroids with Special Reference to Age and Sex Variations. Acta endocr. (Kbh.) **1**, 19—37 (1948).
39. Pincus, G., L. P. Romanoff and J. Carlo: The Excretion of Urinary Steroids by Men and Women of Various Ages. J. Geront. **9**, 113—132 (1954).
40. — R. I. Dorfman, L. P. Romanoff, B. L. Rubin, E. Bloch, J. Carlo and H. Freeman: Steroid Metabolism in Aging Men and Women. Recent Progr. Hormone Res.: Proc. 1954 Laurentian Hormone Conf. **11**, 307—341 (1955).
41. — Aging and Urinary Steroid Excretion. In Hormones and the Aging Process, E. T. Engle and G. Pincus, Editors. pp. 1—20. New York: Academic Press, Inc. 1956.
42. Black, J. R., R. K. Ghormley and J. D. Camp: Senile Osteoporosis of the Spinal Column. J. Amer. med. Assoc. **117**, 2144—2150 (1941).
43. Gershon-Cohen, J., A. M. Rechtman; and H. Schraer: Asymptomatic Fractures in Osteoporotic Spines of the Aged. J. Amer. med. Assoc. **153**, 625—627 (1953).
44. Reifenstein, E. C., jr., F. Albright and S. L. Wells: The Accumulation, Interpretation, and Presentation of Data Pertaining to Metabolic Balances, Notably Those of Calcium, Phosphorus, and Nitrogen. J. clin. Endocr. **5**, 367—395 (1945).
45. Shorr, E.: Effect of Strontium on the Calcium Balance of Patients with Osteoporosis. Trans. Macy Conference on Metabolic Aspects of Convalescence, Including Bone and Wound Healing **6**, 124—129 (1944).
46. — and A. C. Carter: Studies on the Effect of Estrogens, Androgens, and Vitamin D_2 on the Calcium and the Strontium Metabolism. Trans. Macy Conference on Metabolic Aspects of Convalescence, Including Bone and Wound Healing **15**, 99—113 (1947).
47. — — Strontium as an Adjuvant in the Treatment of Post-Menopausal Osteoporosis. Trans. Macy Conference on Metabolic Aspects of Convalescence, Including Bone and Wound Healing **16**, 122—146 (1947).
48. — — The Value of Strontium as an Adjuvant to Calcium in the Remineralization of the Skeleton in Osteoporosis in Man. Trans. Macy Conference on Metabolic Interrelations, with Special Reference to Calcium. **2**, 144—154 (1950).

49. Shorr, E., and A. C. Carter: The Usefulness of Strontium as an Adjuvant to Calcium in the Remineralization of the Skeleton in Man. Bull. Hosp. Jt. Dis. **13**, 59—66 (1952).
50. Michon, P., Lochard and Gaussin: Implantation of Estradiol (Estrogen) in Postmenopausal Osteoporosis; Report of a Case. Rev méd. Nancy **73**, 143—147 (1948).
51. Sherman, M. S.: Estrogens and Bone Formation in the Human Female. J. Bone Jt. Surg. **30**A, 915—930 (1948).
52. Anderson, I. A.: Postmenopausal Osteoporosis; Clinical Manifestations and the Treatment with Oestrogens. Quart. J. Med. 19, 67—96 (1950).
53. Hart, G. M.: Postmenopausal Osteoporosis of the Spine. Geriatrics **5**, 321—330 (1950).
54. Greisheimer, E. M.: Postmenopausal Osteoporosis. J. Amer. med. Women's Assoc. **6**, 183—184 (1951).
55. Labhart, A. and A. Schüpbach: Treatment of Osteoporosis with Sex Hormones. Schweiz. med. Wschr. **1951**, 992—995.
56. Snapper, I.: Osteoporosis. Med. clin. N. Amer. **1952**, 847.
57. Schoene, R. H.: A Clinical Attempt at Treating Senile Osteoporosis. Ohio State med. J. **48**, 126 (1952).
58. Bartelheimer, H.: The Clinical Significance, the Diagnosis, and the Treatment of Osteoporosis. Ärztl. Wschr. **1953**, 1137.
59. — J. M. Schmitt-Rohde: The Pathogenesis of Osteoporosis. Ergebn. inn. Med. Kinderheilk. N. F. **7**, 454—585 (1956).
60. Banghart, H. E.: A Clinical Evaluation of Methyl Androstenediol in the Treatment of Osteoporosis. Amer. Practit. **5**, 964—966 (1954).
61. Bogdonoff, M. D., N. W. Shock and J. Parsons: The Effects of Stilbestrol on the Retention of Nitrogen, Calcium, Phosphorus, and Potassium in Aged Males With and Without Osteoporosis. J. Geront. **9**, 262—275 (1954).
62. Lichtwitz, A., and D. Clément: Hormone Regulation and Tissue Metabolism. Sem. Hôp. Paris **9**, 2911 (1954).
63. — R. Parlier, D. Clément and M. Delaville: The Metabolism of Calcium and Steroids. Sem. Hôp. Paris **10**, 554 (1955).
64. MacKenzie, D. A., and J. M. Janes: Postmenopausal Osteoporosis: A Programme of Treatment in 42 Cases. Canad. med. Assoc. J. **71**, 339—340 (1954).
65. Pearson, S., J. Weissberg and T. H. McGavack: Steroid Studies. I. Metabolic Effects of Androstanolone in Aged People. J. Amer. Geriat. Soc. **2**, 26—31 (1954).
66. Spencer, H., A. Hausinger and D. Laszlo: The Calcium Tolerance Test in Senile Osteoporosis. J. Amer. Geriat. Soc. **2**, 19—25 (1954).
67. Wolf, J. and A. A. Loeser: Testosterone Therapy for Fractures and Certain Malignant and Nonmalignant Bone Conditions. J. clin. Endocr. **14**, 107—109 (1954).
68. Watkins, D. M., J. M. Parsons, M. J. Yiengst and N. W. Shock: Metabolism in the Aged: The Effect of Stanolone on the Retention of Nitrogen, Potassium, Phosphorus, and Calcium and on the Urinary Excretion of 17-Keto, 11-Oxy, and 17-Hydroxy Steroids in Eight Elderly Men on High and Low Protein Diets. J. Geront. **10**, 268—287 (1955).
69. Gordan, G. S.: Anabolic Therapy. Proceedings of a Conference on The Clinical Use of Anabolic Agents. Searle Res. Lab., Chicago (April 9) 1956.
70. Weinberg, M.: Osteoporosis: Diagnosis and Treatment. J. Amer. Geriat. Soc. **4**, 429—437 (1956).
71. Reifenstein, E. C., jr., and R. P. Howard: The Protein Anabolic Effectiveness in Postmenopausal and Senile Osteoporosis of a Single Injection of the Long-Acting Steroid Ester, Testosterone Enanthate. Metabolism **7**, 365—373 (1958).
72. Junkmann, K.: Long-Acting Androgens. Naunyn-Schmiedebergs Arch. exp. Path. Pharmak. **215**, 85—92 (1952).
73. Labhart, A., and B. Courvoisier: Osteoporosis in a Case of Eunuchism. Helv. med. Acta **17**, 475—479 (1950).
74. Nowakowski, H., and E. Gadermann: Regressive Vertebral Column Changes with Bilateral Testicular Atrophy and Anorchism. Verh. dtsch. Ges. inn. Med. **58**, 400—405 (1952).
75. — The Action of Sex Hormones on the Skeleton and Its Metabolism. The Metabolic Action of Steroid Hormones. pp. 93—110. Berlin-Göttingen-Heidelberg: Springer-Verlag 1955.

76. PASCHKIS, K. E., A. E. RAKOFF and A. CANTAROW: Clinical Endocrinology. p. 552—553. New York: Paul B. Hoeber, Inc. 1954.
77. VARNEY, R. F., A. T. KENYON and F. C. KOCH: An Association of Short Stature, Retarded Sexual Development and High Urinary Gonadotropin Titers in Women. J. clin. Endocr. **2**, 137—145 (1942).
78. ALBRIGHT, F., P. H. SMITH and R. FRASER: A Syndrome Characterized by Primary Ovarian Insufficiency and Decreased Stature. Report of 11 Cases with a Digression on Hormonal Control of Axillary and Pubic Hair. Amer. J. med. Sci. **204**, 625—648 (1942).
79. PHILIPP, E.: Congenital Absence of the Genital Organs. Geburtsh. u. Frauenheilk. **11**, 193 (1951).
80. JORES, A.: The Genital Organs and Their Diseases. In Handbuch der inneren Medizin. 4. Aufl., 7. Bd. Berlin-Göttingen-Heidelberg: Springer-Verlag 1955.
81. CASTILLO, E. B. DEL, F. A. DE LA BALZE and J. ARGONZ: Syndrome of Rudimentary Ovaries with Estrogenic Insufficiency and Increase in Gonadotropins. J. clin. Endocr. **7**, 385—422 (1947).
82. GREENBLATT, R. B., and H. E. NIEBURGS: Turner's Syndrome. J. clin. Endocr. **8**, 993—1003 (1948).
83. SOHVAL, A. R., and L. J. SOFFER: Congenital Testicular Deficiency. I. Absence of Spermatogonia, Sertoli and Leydig Cells as a cause of Eunuchoidism with Cryptorchidism. J. clin. Endocr. **12**, 1229—1238 (1952).
84. ROTH, K.: Combination Hormone Treatment of Dystrophia Adiposagenitalis with Hypothyroidism and Severe Osteoporosis. Ther. Gegenw. **91**, 433 (1954).
85. PARSON, W., K. R. CRISPELL and A. EBBERT, jr.: Abnormalities in N^{14} Excretion Rates after Ingestion of Tagged Glycine in Cushing's Syndrome and Following ACTH Administration. J. clin. Invest. **31**, 548—554 (1952).
86. CRISPELL, K. R., W. PARSON and G. HARDEN: The Relation of Dietary Protein Consumption to N-15 Excretion in Normal Subjects and in Cushing's Syndrome Utilizing N-15 Glycine Orally and Intravenously. J. clin. Invest. **33**, 342—346 (1954).
87. WILKINS, L.: The Diagnosis and Treatment of Endocrine Disorders in Childhood and Adolescence. p. 229. Springfield, Ill.: Charles C. Thomas, Publ. 1950.
88. TALBOT, N. B., E. H. SOBEL, J. W. MCARTHUR and J. D. CRAWFORD: Functional Endocrinology, From Birth Through Adolescence. p. 235. Cambridge, Mass.; Harvard University Press 1952.
89. WELLS, B. B., and E. C. KENDALL: The Influence of Corticosterone and C_{17} Hydroxydehydrocorticosterone (Compound E) on Somatic Growth. Proc. Staff Meet. Mayo Clin. **15**, 324—328 (1940).
90. BECKS, H., M. E. SIMPSON, C. H. LI and H. M. EVANS: Effects of Adrenocorticotrophic Hormone (ACTH) on the Osseous System in Normal Rats. Endocrinology **34**, 305—310 (1944).
91. — — W. MARX, C. H. LI and H. M. EVANS: Antagonism of Pituitary Adrenocorticotrophic Hormone (ACTH) to the Action of Growth Hormone on the Osseous System of Hypophysectomized Rats. Endocrinology **34**, 311—316 (1944).
92. ALBRIGHT, F.. W. PARSON and E. BLOOMBERG: Cushing's Syndrome Interpreted as Hyperadrenocorticism leading to Hyperglueoneogenesis: Results of Treatment with Testosterone Propionate. J. clin. Endocr. **1**, 375—384 (1941).
93. KEPLER, E. J., R. G. SPRAGUE, H. L. MASON and M. H. POWER: Aspects of Clinical Endocrinology: The Pathologic Physiology of Adrenal Cortical Tumors and Cushing's Syndrome. Recent Progr. Hormone Res. **2**, 345—389 (1948).
94. SPRAGUE, R. G., H. L. MASON and M. H. POWER: Chemistry, Physiology, and Clinical Endocrinology of the Adrenal Cortex: Physiologic Effects of Cortisone and ACTH in Man. Recent Progr. Hormone Res. **6**, 315—372 (1951).
95. IRWIN, J. W., P. H. HENNEMAN, D. M. K. WANG and W. S. BURRAGE: Maintenance Cortisone in Intractable Asthma: Preliminary Observations of Undesirable Cortisone Effects. J. Allergy **25**, 201—209 (1954).
96. EISENHARDT, L., and K. W. THOMPSON: Brief Consideration of the Present Status of So-Called Pituitary Basophilism, with Tabulation of Verified Cases. Yale J. Biol. Med. **11**, 507—522 (1939).
97. KNOWLTON, A. I.: Cushing's Syndrome. Bull. N. Y. Acad. Med. **29**, 441—465 (1953).

98. Sprague, R. G., M. H. Power, H. L. Mason, A. Albert, D. R. Mathieson, P. S. Hench, E. C. Kendall, C. H. Slocumb and H. F. Polley: Observations on the Physiologic Effects of Cortisone and ACTH in Man. A. M. A. Arch. intern. Med. **85**, 199—258 (1950).
99. Pearson, O. H., and L. P. Eliel: Hormone Therapy in Cancer. Experimental Studies with ACTH and Cortisone in Patients with Neoplastic Disease. Recent Progr. Hormone Res. **6**, 373—416 (1951).
100. Eliel, L. P., L. Hellman, O. H. Pearson and B. Katz: The Effects of ACTH on the Electrolyte Content of Various Body Tissues. In Proceedings of the Second Clinical ACTH Conference, J. R. Mote, Editor. Vol. 1, pp. 196—212. New York: The Blakiston Company 1951.
101. Thorn, G. W., D. Jenkins, J. C. Laidlaw, F. C. Goetz, J. F. Dingman, W. L. Arons, D. H. P. Streeten and B. B. McCracken: Pharmacologic Aspects of Adrenocortical Steroids and ACTH in Man. New Engl. J. Med **248**, 232—245, 284—294, 323—337 and 369—378, 414—423, 588—601 (1953), and (Concluded): Clinical Uses of ACTH, Cortisone, and Hydrocortisone: Specific Replacement Therapy. New Engl. J. Med. **248**, 632—646 (1953).
102. Teabeaut, R.. F. L. Engel and H. Taylor: Hypokaliemic, Hypochloremic Alkalosis in Cushing's Syndrome. Observations on the Effects of Treatment with Potassium Chloride and Testosterone. J. clin. Endocr. **10**, 399—409 (1950).
103. Boland, E. W., and N. E. Headley: Management of Rheumatoid Arthritis with Smaller (Maintenance) Doses of Cortisone Acetate. J. Amer. med. Assoc. **144**, 365 — 372 (1950).
104. Steinbrocker, O., M. E. Ehrlich, M. Silver, W. Sicher, S. Berkowitz, S. Carp and H. Feinstein: The Clinical Application of Cortisone and ACTH in Arthritis and Related Conditions: Methods and Problems. Part. II: Side-Effects, Complications, Contraindications, Precautions, and Conclusions. Arizona Med. **8**, 29—35 (1951).
105. Soffer, L. J., and R. Bader: Corticotropin and Cortisone in Acute Disseminated Lupus Erythematosus. Results of Long-Term Use. J. Amer. med. Assoc. **149**, 1002—1008 (1952).
106. — S. K. Elster and D. J. Hamerman: Treatment of Acute Disseminated Lupus Erythematosus with Corticotropin and Cortisone. A. M. A. Arch. intern. Med. **93**, 503—514 (1954).
107. Kinsell, L. W.: ACTH and Cortisone — After Nearly Four Years of Intensive Clinical and Experimental Evaluation. J. clin. Endocr. **13**, 120—122 (1953).
108. Berrios de la Luz, R., and R. Eulufi Marin: Rheumatoid Arthritis and Cushing's Syndrome Consecutive to Prolonged Use of Cortisone; Clinical Case. Rev. Méd. (Santiago) **81**, 565—568 (1953).
109. Robinson, W. D., E. W. Boland, J. J. Bunim, D. C. Crain, E. P. Engleman, W. Graham, L. M. Lockie, M. M. Montgomery, C. Ragan, M. W. Ropes, E. F. Rosenberg and C. J. Smyth: Rheumatism and Arthritis. Review of American and English Literature of Recent Years (Tenth Rheumatism Review). Ann. intern. Med. **39**, 498—618, 757—906 (1953).
110. West, H. F., and G. R. Newns: Cortisone and Rheumatoid Disease. Lancet **1953**, 1123—1126.
111. Engleman, E. P., M. A. Krupp, W. W. Saunders, L. E. Wilson and E. W. Fredell: Rheumatoid Arthritis: An Evaluation of Long-Term Treatment with Cortisone. Calif. Med. **80**, 369—374 (1954).
112. Bunim, J. J., M. Ziff and C. McEwen: Evaluation of Prolonged Cortisone Therapy in Rheumatoid Arthritis: A Four Year Study. Amer. J. Med. **18**, 27—40 (1955).
113. Burrage, W. S., A. C. Ritchie, H. C. Mansmann, jr., J. W. Irwin and A. B. Russfield: The Use of Cortisone and Hydrocortisone in Allergy. Ann. intern. Med. **43**, 1001—1018 (1955).
114. Demartini, F., A. W. Grokoest and C. Ragan: Pathological Fractures in Patients with Rheumatoid Arthritis Treated with Cortisone. J. Amer. med. Assoc. **149**, 750—752 (1952).
115. Teicher, R., and C. T. Nelson: Osteoporosis and Pathological Fractures following Treatment with ACTH and Cortisone. J. invest. Dermat. **19**, 205—210 (1952).
116. Case Records of the Massachusetts General Hospital: Case 39221. New Engl. J. Med. **248**, 945—950 (1953).

117. SÈZE, S. DE, A. HUBALT and J. C. RENIER: Four Cases of Spontaneous Fractures Observed in Disorders Treated with Cortisone. Soc. Ophthal. Paris Meeting 4·18·53; through Presse méd. **1953**, 819.
118. WELCH, R. G., and C. C. FORSYTH: Still's Disease Treated with A. C. T. H. and Cortisone. Gt. Ormond Str. J. (Lond.) **5**, 1—6 (1953).
119. LUDER, J.: Vertebral Collapse after Cortisone Therapy. Gt. Ormond Str. J. **7**, 15—21 (1954).
120. CURTISS, P. H., jr., W. S. CLARK and C. H. HERNDON: Vertebral Fractures Resulting from Prolonged Cortisone and Corticotropin Therapy. J. Amer. med. Assoc. **156**, 467—469 (Oct. 2) 1954.
121. EISENSTADT, W. S., and E. B. COHEN: Osteoporosis and Compression Fractures from Prolonged Cortisone and Corticotropin Therapy. Ann. Allergy **13**, 252—256 (1955).
122. ALBRIGHT, F., and P. H. HENNEMAN: (Osteoporosis Produced by Cortisone-Like Steroids). Trans. Macy Conference on Metabolic Interrelations, with Special Reference to Calcium **5**, 191—195 (1953).
123. DEAKINS, M. L., H. B. FRIEDGOOD and J. W. FERREBEE: Some Effects of Testosterone, Testosterone Propionate, Methyl Testosterone, Stilbestrol, and X-Ray Therapy in a Patient with Cushing's Syndrome. J. clin. Endocr. **4**, 376—384 (1944).
124. WHITELAW, M. J.: A Case of Cushing's Syndrome Treated with Testosterone Propionate. J. clin. Endocr. **4**, 480—482 (1944).
125. HUBBLE, D.: Cushing's Syndrome and Thymic Carcinoma. Quart. J. Med. **18**, 133—147 (1949).
126. KINSELL, L. W., L. BOILING, J. W. PARTRIDGE and N. FOREMAN: Corticotropin (ACTH) and Cortisone; Newer Concepts of Their Use in Clinical Practice. Calif. Med. **78**, 487—490 (1953).
127. BISHOP, P. M. F., R. R. DE MEWBRAY, F. N. GLOVER and M. G. THORNE: The Treatment of Cushing's Syndrome. Lancet **1954**, 1137—1140.
128. GREENLEE, R. G.: Hyperfunction of the Adrenal Cortex. Med. Clin. N. Amer. **39**, 1081—1099 (1955).
129. GILL, A. M.: Treatment of Cushing's Syndrome with Large Doses of Oestrin. Lancet **1937**, 70.
130. DUNN, C. W.: Estrin in the Treatment of Cushing's Syndrome. Lancet **1937**, 344 and 828.
131. — The Cushing Syndrome. Endocrinology **22**, 374—385 (1938).
132. RAKOFF, A. E.. A. CANTAROW and K. E. PASCHKIS: Cushing's Syndrome (Two Cases Treated with Stilbestrol). J. clin. Endocr. **1**, 912—915 (1941).
133. PASCHKIS, K. E., P. A. HERBUT, A. E. RAKOFF and A. CANTAROW: A Case of Cushing's Syndrome with Adrenal Cortical Hyperplasia, Without Pituitary Basophilic Adenoma or Hyperplasia. J. clin. Endocr. **3**, 212—217 (1943).
134. PERLOFF, W. H., E. ROSE and F. W. SUNDERMAN: Therapeutic Observations in Cushing's Syndrome: Effect of Various Agents on Calcium, Phosphorus, and Nitrogen Excretion in a Patient with Pituitary Basophilism. A. M. A. Arch. intern. Med. **72**, 491—505 (1943).
135. KOCHAKIAN, C. D.: The Protein Anabolic Effects of Steroid Hormones. In Vitamins and Hormones, R. S. Harris and K. V. Thimann, Editors. Vol. IV: 255—310. New York: Academic Press. Inc. 1946.
136. VENING, E. H., and J. S. L. BROWNE: Excretion of Glycogenic Corticoids and of 17-Ketosteroids in Various Endocrine and Other Disorders. J. clin. Endocr. **7**, 79—101 (1947).
137. TALBOT, N. B.. M. S. WOOD, J. WORCESTER, E. CHRISTO, A. M. CAMPBELL and A. S. ZYGMUNTOWICZ: Further Observations on the Urinary Excretion of Water-Soluble Corticosteroids by Normal and Abnormal Subjects. J. clin. Endocr. **11**, 1224—1236 (1951).
138. — A. S. ZYGMUNTOWICZ, M. WOOD and E. CHRISTO: Chapter 4: Observations on Adrenal Cortical "Sugar-Fat-Nitrogen" Hormone ("11-17-OCs") and "17-Ketosteroid Precursor" Production by Normal and Abnormal Individuals of Various Ages with Comments on the Fact that (a) There May Be Two ACTH's and (b) The Normal Adrenal Cortex May Not Produce True Androgens. In Proceedings of the First Clinical ACTH Conference, J. R. Mote, Editor. pp. 32—37, Philadelphia: Blakiston Company 1950.

139. Bliss, E. A., A. A. Sandberg, D. H. Nelson and K. Eik-Nes: The Normal Levels of 17-Hydroxycorticosteroids in the Peripheral Blood of Man. J. clin. Invest. **32**. 818—823 (1953).
140. Samuels, L. T.: Effect of Aging on the Steroid Metabolism as Reflected in Plasma Levels. In Hormones and the Aging Process, E. T. Engle and G. Pincus, Editors. pp. 21—38. New York: Academic Press, Inc. 1956.
141. Sobel, H.: H. A. Zutrauen and J. Marmorston: The Collagen and Hexosamine Content of the Skin of Normal and Experimentally Treated Rats. Arch. Biochem. **46**, 221—231 (1953).
142. — and J. Marmorston: The Effect of Cortisone on the Collagen and Hexosamine Content of the Skin and Femurs of One Year Old Rats. Endocrinology **55**, 21—27 (1954).
143. — — and F. J. Moore: Collagen and Hexosamine Content of Femurs of Rats. Proc. Soc. exp. Biol. (N. Y.) **87**, 346—349 (1954).
144. — — The Possible Role of the Gel-Fiber Ratio of Connective Tissue in the Aging Process. J. Geront. **11**, 2—7 (1956).
145. Talbot, N. B., and A. M. Butler: Urinary 17-Ketosteroid Assays in Clinical Medicine. J. clin. Endocr. **2**, 724—729 (1942).
146. Vinther-Paulsen, N.: Calcium and Phosphorus Intake in Senile Osteoporosis. Geriatrics **8**, 76—79 (1953).
147. Cooke, W. T., J. A. Barclay, A. D. T. Govan and L. Nagley: Osteoporosis Associated with Low Serum Phosphorus and Renal Glycosuria. A. M. A. Arch. intern. Med. **80**, 147—164 (1947).
148. Junkmann, K.: Long-Acting Estrogens. Naunyn-Schmiedebergs Arch. exp. Path. Pharmak. **220**, 358 (1953).
149. Ufer, J.: Treatment of Climacteric Symptoms with Long-Acting Hormone Mixtures. Geburtsh. u. Frauenheilk. **14**, 650 (1954).
150. Frank, E., J. Froewis, A. Rockenschaub and R. Ulm: Combined Treatment of Ovarian Insufficiency Phenomena with Estrogenic and Androgenic Steroid Hormones in a Depot Form. Zbl. Gynäk. **22**, 859 (1954).

Diskussion

Mit 2 Abbildungen

H. Nowakowski (Hamburg):

Herr Reifenstein hat auf die Tatsache hingewiesen, daß der vollständige Ausfall der Keimdrüsenfunktion sowohl bei der Frau wie beim Mann zur Entwicklung osteoporotischer Knochenveränderungen disponiert. Ich habe schon vor längerer Zeit zeigen können, daß man bei eunuchoiden Männern und Kastraten in einem sehr hohen Prozentsatz Porosen findet. Inzwischen verfügen wir über ein Material von 62 Patienten der genannten Art, bei denen die Hoden entweder fehlten oder hochgradig atrophisch waren, so daß man mit Sicherheit eine inkretorische Insuffizienz der Gonaden annehmen durfte. Interessant ist in dieser Gruppe einmal die *Häufigkeit* der Osteoporose und ferner die *Relation* letzterer *zum Lebensalter*, was sich aus nebenstehender Tabelle ergibt.

Tabelle 1

Alter Jahre	Zahl der Patienten mit Osteoporosen	Zahl der Patienten ohne Osteoporosen
21—30		13
31—35		5
36—40	6	4
41—50	16	5
51—60	11	
61—70	2	
	35	27

Danach hatten über 50% der Patienten eine röntgenologisch eindeutig nachweisbare Osteoporose, die vom 36. Lebensjahr ab gehäuft auftrat, während bei den jüngeren Patienten keine Knochenveränderungen dieser Art nachweisbar waren. Hieraus geht m. E. hervor, daß der Ausfall der testiculären Androgenproduktion die Entstehung der Osteoporose begünstigt, andererseits aber — worauf auch Herr Reifenstein hingewiesen hat — viele Jahre vergehen müssen, ehe die Knochenatrophie im Röntgenbild sichtbar wird. Die Erfahrungen beim männlichen Hypogonadismus stimmen also weitgehend mit denen bei der alternden Frau überein.

Ein weiterer Punkt erscheint mit aber noch erwähnenswert. Herr REIFENSTEIN vertritt die Meinung, daß nicht allein der Mangel an anabolen Steroidhormonen die Entwicklung der senilen Osteoporose begünstigt, sondern daß auch ein relatives Überwiegen der antianabolen Steroide dabei eine wesentliche Rolle spielt. Er erwähnt in diesem Zusammenhang den Panhypopituitarismus, bei dem nach seiner Theorie keine Osteoporose zu erwarten wäre, weil in solchen Fällen die Produktion der anabolen Keimdrüsenhormone wie auch der ACTH-abhängigen antianabolen NNR-Steroide gleichermaßen verringert sei. Ich habe in meinem klinischen Material 10 Fälle von Früh- und Späteunuchoidismus mit gonadotroper *und* adrenocorticotroper HVL-Insuffizienz, von denen insgesamt 9 eine schwere Osteoporose hatten. Von 2 Kranken liegt ein Sektionsbefund vor, der zeigt, daß in beiden Fällen der HVL durch den Tumor (Chromophobes Adenom) total zerstört war und bei beiden Patienten (im Alter von 37 und 41 Jahren) fand man eine schwere Osteoporose. Aus diesen Beobachtungen und den bereits erwähnten Befunden beim hypergonadotropen Hypogonadismus ergibt sich, daß der Ausfall der Keimdrüsenfunktion für die Entwicklung der Osteoporose offensichtlich den ausschlaggebenden Faktor darstellt und man keinen zusätzlichen Einfluß der antianabolen Steroide in Betracht zu ziehen braucht. Ich halte es daher für gerechtfertigt die beim männlichen und weiblichen Hypogonadismus auftretende Knochenatrophie als *Steroidmangelosteoporose* zu bezeichnen.

Schließlich ist noch ein weiteres klinisches Argument zugunsten der bedeutenden Rolle der Keimdrüsenhormone für den Knochenstoffwechsel zu berücksichtigen: ich meine die Erfahrungen beim kongenitalen AGS mit NNR-Hyperplasie. Hier zeigt sich beim Röntgenstudium des Skelets älterer Patienten, daß die Knochen — beim Vergleich mit normalen Personen gleichen Alters — eine ungewöhnliche Dichte ihrer Struktur aufweisen, die durch eine Verdickung der Corticalis und die Vergröberung der Spongiosabälkchen hervorgerufen wird. Auch auf diesen Punkt habe ich schon vor längerer Zeit (2. Symposion D. G. E. 1955) hingewiesen.

H. BARTELHEIMER (Berlin):

Die Osteoporose beim alten Menschen ist in ihrer Entstehung und in ihren Behandlungsmöglichkeiten doch sehr wenig einheitlich. Sicher ist es ein wesentlicher Unterschied, ob sie nur Ausdruck der allgemeinen senilen Atrophie des Organismus ist oder aber ob sie durch spezielle, mit dem Alter allerdings verknüpfte Änderungen wie Rückbildung der Funktion der endokrinen Drüsen oder Resorptionsinsuffizienz des Intestinaltraktes oder im Senium häufiger vorkommende rein exogen alimentär verursachter Mängel erzeugt wird. Meines Erachtens liegt hier eine wichtige differentialdiagnostische Aufgabe, die für die Behandlung bestimmend ist. Da man diese Unterscheidung oft klinisch nicht treffen kann, haben wir ein direktes Untersuchungsverfahren für den ständigen Gebrauch weiter entwickelt, die Knochenbiopsie. Nach unseren Erfahrungen führt sie zusammen mit der eingehenden klinischen Analyse, wie wir sie kürzlich mit Schmitt-Rhode in einer Arbeit in den Ergebnissen der Inneren Medizin festgelegt haben, zu den sichersten Resultaten. Technisch ließ sie sich wesentlich einfacher gestalten. Zur histologischen Auswertung haben aus unserem Arbeitskreis SCHMITT-RHODE, DETTMER und HABERICH dazu schon näheres berichtet.

Ich möchte mich darauf beschränken, Ihnen dazu einige mit der Azanfärbung hergestellte Abbildungen zu demonstrieren. Diese hat sich für die praktische Auswertung als am besten geeignet erwiesen, wobei allerdings Vergleichsuntersuchungen mit anderen Verfahren ausgiebigst durchgeführt worden sind. 8 μ dicke Knochenschnitte wurden zunächst mit Azokarmin gefärbt und nach der üblichen Differenzierung mit Anilinblau nachgefärbt. Damit erhält man beim Gesunden eine gleichmäßig dichte Rotfärbung der Knochenstrukturen. HABERICH, DETTMER und SCHMITT-RHODE haben mikrodensometrisch nachweisen können, daß bei der reinen Alters-Osteoporose die Ultrastruktur des Knochengewebes so dicht ist, daß nur die wesentlich kleineren Farbstoffteilchen des Azokarmins in die intermicellaren Räume gelangen, nicht aber im 2. Färbegang die größeren Anilinblauteilchen. Ist dagegen eine Ultrastrukturauflockerung eingetreten, so sieht man bei der Azanfärbung fleckig blaue Einlagerungen in den rot gefärbten Strukturen, was in einigen Fällen von Osteoporose im Alter demonstriert wird (Abb. 1).

Eine solche Ultrastrukturauflockerung tritt ein, wenn es zu einem Verlust an Mucopolysacchariden in der Kittsubstanz gekomnen ist. Das ist, wie wir in zahllosen Punktionsschnitten gesehen haben, sehr häufig der Fall. Bei den Patienten mit der typischen senilen

Atrophie ist im Gegensatz dazu die Ultrastruktur in den verschmälerten Spongiosabälkchen, die auch zahlenmäßig vermindert sind, verdichtet, sie färben sich abnorm rot und es kommt nicht zur Blaueinlagerung (Abb. 2). Natürlich fehlen hier die osteoiden Säume, die bei der ersten Gruppe allenfalls vermindert sind. Dieser Knochen des Greises ist ganz anders zu bewerten, als wenn die genannten Schädigungen der Kittsubstanz vorliegen. Hier, bei der

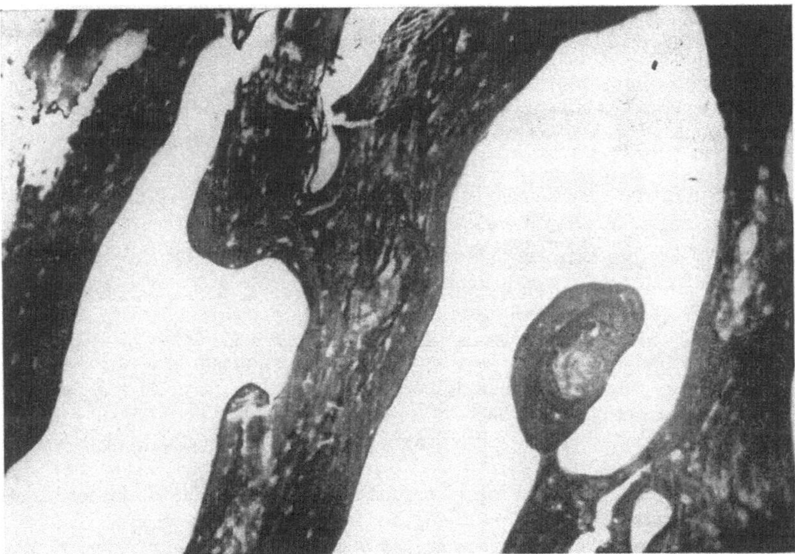

Abb. 1. Postmenopausische Osteoporose. 62jährige Frau (F. W.) mit typischem postmenopausischem Osteoporose-Syndrom. Deutliche Auflockerung der Ultrastruktur in der rarefizierten Corticalis und Spongiosa. Keine osteoiden Säume. (Azanfärbung, 1:24)

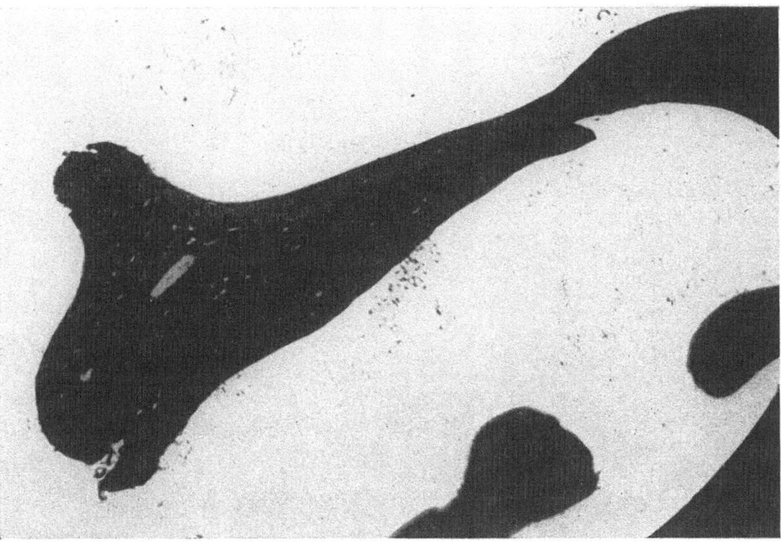

Abb. 2. Senile Osteoporose. 76jährige Frau (S. B.), Apoplexie. Röntgenologisch Osteoporose, keine Skeletbeschwerden. Starke Rarefizierung der Knochenstrukturen. Kaum Osteoid. Verstärkte Ultrastrukturdichte bei Azanfärbung. (Azanfärbung, 1:24)

echten senilen Osteoporose, ist auch das klinische Verhalten anders. Es bestehen keine Beschwerden, die bei der ersten Gruppe mehr oder weniger ausgeprägt sein können, so daß die Behandlungsnotwendigkeit gegeben ist. Die zu Knochenveränderungen führenden Schäden sollen ausgeglichen werden, das bedeutet häufig den Ausgleich des Defizites an Steroidhormonen. Hier ist die Testosteronbehandlung unerläßliches Glied der Therapie. Bei der mit Verdichtung der Struktur verbundenen Umwandlung des rarefizierten Altersknochens dagegen kann allenfalls zwar durch Testosteron ein Anbau von Osteoid erreicht werden, es ist aber nicht zu verstehen, warum hier noch mehr Mineralien in die vorhandenen Bälkchen eingelagert werden sollen, die dort sowieso schon reichlich vorhanden sind. Eine solche wohl sehr in ihrem Umfang begrenzte Osteoblastenstimulation ist bei diesen Fällen nur dann angebracht, wenn die Heilung einer Fraktur gefördert werden soll. Sonst kann ihnen die Testosteronbehandlung erspart bleiben, was auch aus wirtschaftlichen Erwägungen nicht unwichtig ist. Man müßte ja sonst jeden Greis so behandeln. Vor allem ist es mir wesentlich, auch aus praktischen Gründen, hinsichtlich der Therapie, auf den differentialdiagnostischen Wert hinzuweisen, den die Knochenbiopsie gerade beim alten Menschen besitzt.

Dr. E. C. REIFENSTEIN, jr. (New York):

Dr. NOWAKOWSKI has performed a very useful service for us by collecting the cases of long-standing untreated hypogonadism in which osteoporosis has developed. His evidence provides strong support for our concept.

I agree with Dr. NOWAKOWSKI that the adrenal androgenic compounds must have an anabolic action on protein and osseous tissues. The clinical manifestations of the adrenogenital syndrome (in which these compounds are produced in excess) support this interpretation. However, since the exact nature of these hormones remains to be determined, it has not been possible to confirm this activity by administering compounds in metabolic balance studies to patients with osteoporosis.

We thank Dr. BARTELHEIMER for his comments. We are grateful to him for his efforts to develop more accurate methods for studying bone biopsy specimenes.

What one sees under the microscope on the bone sections from untreated Senile Osteoporosis is the static state of a piece of bone at one given moment. This may give no indication as to whether or not the patient will respond to hormones with bone anabolism.

The fact is, that with the combination of androgen and estrogen our patients with senile osteoporosis have stored large amounts of calcium and phosphorus in the proportions that exist in bone. Therefore, we recommend treating these cases with both hormones in combination, regardless of the bone biopsy specimens.

Aus der II. Med. Univ.-Klinik und Poliklinik in Hamburg-Eppendorf
(Direktor: Prof. Dr. A. Jores)

Das Altern der männlichen Keimdrüsen*

Von

H. Nowakowski und H. Schmidt

Mit 3 Abbildungen

Über Altersvorgänge der männlichen Keimdrüsen ist im Gegensatz zu den Verhältnissen bei der Frau relativ wenig bekannt. Es ist daher nicht weiter erstaunlich, daß die Meinungen über die Existenz des männlichen Klimakteriums, das mit der Involution der männlichen Keimdrüsen in einem unmittelbaren Zusammenhang steht, bis heute noch sehr geteilt sind.

Will man beim Mann eine Parallele zum Begriff des weiblichen Klimakteriums herstellen, muß man, wie Belonoschkin kürzlich hervorhob, beide Begriffe vergleichen können. Hierzu ist es nötig, objektive und subjektive Zeichen des Klimakteriums scharf voneinander zu trennen. Im Folgenden wird in erster Linie von den objektiven Zeichen der männlichen Keimdrüseninvolution die Rede sein.

Es darf als bekannt vorausgesetzt werden, daß die Keimdrüsen des Mannes eine doppelte Funktion besitzen. Es ist die Spermienproduktion auf der einen Seite, welche an die Intaktheit des tubulären Hodenanteils geknüpft ist, und andererseits die Hormonbildung, worunter in erster Linie die Testosteronproduktion zu verstehen ist. Auf die Existenz weiterer vom Hoden gebildeter Hormone soll in diesem Zusammenhang nicht weiter eingegangen werden.

An der Tatsache, daß als Bildungsstätte des Testosterons nur die Leydigschen Zwischenzellen in Betracht kommen, wird heute niemand mehr zweifeln. Andere Auffassungen diesbezüglicher Art müssen als unbegründet abgelehnt werden.

Die Annahme Steinachs (1920), daß die Hoden im Alter eine physiologische Involution generell durchmachen, konnte von anderen Untersuchern, die sich mit der gleichen Frage beschäftigten (von deutscher Seite seien vor allem Romeis, Stieve u. Staemmler erwähnt) nicht bestätigt werden.

Aus den Untersuchungen von Rössle und Roulet (1932) geht klar hervor, daß der Hoden mit fortschreitendem Alter keine wesentliche Reduktion weder der Größe noch des Gewichts erfährt, sich also in dieser Beziehung ganz anders als die weiblichen Keimdrüsen verhält, die vom 40. Lebensjahr ab makroskopisch und mikroskopisch deutlich atrophieren.

Bezüglich der mikroskopischen Befunde zeigt sich im einzelnen, daß beim Mann im höheren Alter die Spermiogenese in den Kanälchen herabgesetzt ist, eine

---

* Herrn Prof. Dr. K. Junkmann zum 60. Geburtstag gewidmet.

stärkere Verödung des Tubulusepithels jedoch fehlt und, falls überhaupt nachweisbar, als pathologisch und außerhalb der physiologischen Involution liegend angesehen werden muß. Aus diesem Grunde unterschied schon Spangaro (1902) den normalen vom atrophischen senilen Hoden. Ersterer zeigt histologisch keine wesentlichen Unterschiede gegenüber den Keimdrüsen jüngerer geschlechtsreifer Männer, wohingegen beim senil-atrophischen Testikel alle Zeichen der Atrophie zu finden sind, der sich damit histologisch von den primären Hodenatrophien in keiner Weise unterscheidet. Diese wichtige Tatsache ist von späteren Untersuchern (z. B. Heller und Myers) unbeachtet geblieben und hat in der ganzen Frage des Klimakterium virile zu unnötigen Verwirrungen Anlaß gegeben. Das einzige, was Stieve beim Altershoden regelmäßig feststellte, war die Verdickung der Eigenhaut der Tubuli contorti, welche somit als einzige und wirkliche Altersveränderung anzusehen ist.

Die Angaben über das Verhalten der Leydigzellen im menschlichen Altershoden sind wechselnd. So sollen nach Spangaro (1902), Thaler (1904) und Kasai (1908) die Zwischenzellen vermehrt sein, während andere (Oiye, Stieve) unterschiedliche Zellzahlen fanden. In jüngster Zeit haben Sargent und McDonald (1948) genauere Zählungen durchgeführt und fanden mit zunehmendem Alter eine deutliche Abnahme der Anzahl der Leydigzellen. Zu den gleichen Schlußfolgerungen gelangte jüngst auch Tillinger (1957). Ein weiteres cytologisches Merkmal des alternden Hodens ist die von Clara festgestellte Größenabnahme der Hodenzwischenzellen und nach den Untersuchungen von Romeis auch ihr Pigmentreichtum. In den letzten Jahren haben Lynch und Scott (1950) auch den Lipoidgehalt der Leydigzellen untersucht und fanden im höheren Alter eine deutliche Abnahme desselben. Faßt man die im Schrifttum niedergelegten makroskopischen und mikroskopischen Ergebnisse zusammen, so ergibt sich folgendes: Eine signifikante Abnahme der Hodengröße und des Hodengewichtes tritt beim Manne im Alter nicht ein, die Veränderungen an den Samenkanälchen sind geringfügig und bestehen in einer mäßigen Reduktion der spermiogenetischen Aktivität sowie in einer Verdickung der Tunica propria. Eindeutige Altersveränderungen zeigen eigentlich nur die Leydigzellen.

Die intensive Beschäftigung der Morphologen mit den Altersveränderungen des Hodens steht in auffälligem Mißverhältnis zum Interesse der Physiologen und Kliniker an dieser Frage. Die klinischen Untersuchungen zum Thema des Klimakterium virile behandeln fast ausschließlich die subjektiven Symptome, was natürlich keinen entscheidenden Beitrag zu dem in Frage stehenden Problem zu liefern vermochte.

Eine Objektivierung der Hodenfunktion ist auf verschiedene Weise möglich: Einmal durch Analyse des Ejaculats, zum anderen der Hormonausscheidungen. Der Arbeitskreis um Pincus in den USA konnte bezüglich der Androgenausscheidung im Harn zeigen, daß diese mit zunehmendem Alter kontinuierlich abnimmt. — Die Angaben über die Gonadotropinausscheidung des alternden Mannes gehen sehr auseinander. Auf der einen Seite stehen die Ergebnisse von Pedersen-Bjergaard und Tonnesen sowie von Heller und Myers, welche erhöhte Werte feststellten, was wiederum von Schou (1951) und Albert (1956) *nicht* bestätigt werden konnte.

Wir sind einen anderen Weg gegangen und haben uns vorzugsweise der Analyse des Ejaculates zugewandt, wobei uns dessen chemische Zusammensetzung in den verschiedensten Lebensaltern interessierte. Die Zusammensetzung der Samenflüssigkeit reflektiert den Funktionszustand des Hodens, und zwar nicht nur der Tubuli, sondern auch der Leydigzellen[1].

Für die Prüfung Letzterer ist, wie wohl MANN als erster zeigen konnte, die Bestimmung des Fructosegehaltes im Ejaculat von Bedeutung, da zwischen Leydigzellfunktion (d. h. also in erster Linie Testosteronproduktion) und Ejaculatfructose sehr enge funktionelle Beziehungen bestehen. Auf Einzelheiten der damit zusammenhängenden Fragen, wie auch auf solche der Methodik, kann hier nicht näher eingegangen werden. So viel ist jedoch auf Grund der von NOWAKOWSKI mit SCHIRREN (1956) durchgeführten Untersuchungen gewiß, daß derzeit schon genügend Anhaltspunkte dafür vorliegen, daß auch beim Menschen der Fructosegehalt des Ejaculats eine Beurteilung der Leydigzellfunktion zuläßt.

Wir haben uns allerdings bei unseren Untersuchungen nicht allein auf die mikroskopische und chemische Analyse der Samenflüssigkeit beschränkt, sondern die diesbezüglichen Befunde — in Zusammenarbeit mit VOIGT — durch fraktionierte Steroidhormonanalysen (unter besonderer Berücksichtigung des Androsteron-Etiocholanon-Anteils), Gonadotropinbestimmungen und eingehende klinische Untersuchungen der Patienten ergänzt. Soweit sich Anhaltspunkte für ein Testosterondefizit ergaben, wurde auch die Wirkung einer künstlichen Testosteronbehandlung über längere Zeit studiert.

Abb. 1 zeigt die Ergebnisse der Spermaanalysen. Insgesamt wurden 83 Männer im Alter zwischen 20 und 70 Jahren untersucht, die aus verschiedenen Gründen die Poliklinik aufsuchten. In allen Fällen handelte es sich um Patienten mit normaler Spermienquantität und -qualität des Ejaculats. Oligospermiker blieben unberücksichtigt. Auf der Abbildung sind die Mittelwerte für die Spermien- und Fructosekonzentration in jeder Altersgruppe eingezeichnet. Was den Fructosegehalt angeht, so zeigt sich ein kontinuierlicher und statistisch gesicherter Abfall mit zunehmendem Lebensalter. Zwischen 20 und 30 Jahren liegen die Mittelwerte bei 2800 γ/ml Ejaculat und sinken in der 6. bis 7. Lebensdekade auf 800 γ. Der Mittelwert in den Altersgruppen zwischen 60 und 70 beträgt also nur ein Drittel jenes zwischen 20 und 30 Jahren. Der Verlauf dieser Fructosekurve zeigt auffällige Parallelen zu den Ausscheidungskurven der 17-Ketosteroide, des Androsteron-Etiocholanons und der biologisch bestimmten Androgene. Nach den Untersuchungen HAMBURGERs beträgt der prozentuale Abfall der 17-Ketosteroide

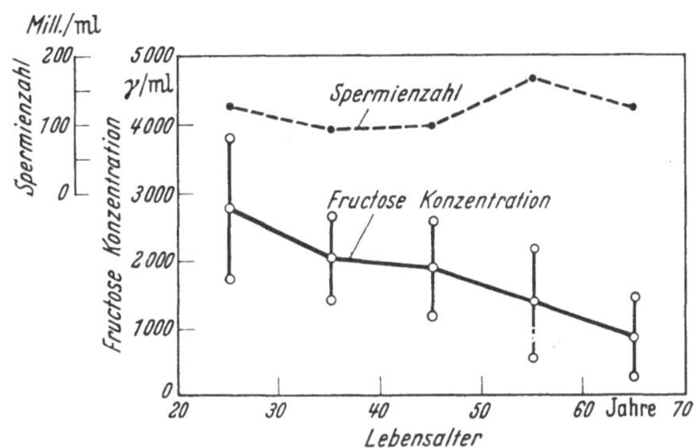

Abb. 1. Fructosekonzentrationen und Spermienzahlen in verschiedenen Altersgruppen

[1] Intaktheit der ableitenden Samenwege und normale Funktion der akzessorischen Geschlechtsdrüsen (Prostata, Samenblasen) werden vorausgesetzt.

in der Altersgruppe zwischen 60 und 70 etwa ein Drittel gegenüber dem jüngerer Männer, was mit den eigenen Befunden gut übereinstimmt. Ergänzend sei bemerkt, daß auch der Gesamtfructosegehalt des Ejaculats im Alter eindeutig absinkt. Die Annahme ist überaus naheliegend, die Verringerung des Fructosegehaltes im Ejaculat älterer Männer auf eine insuffiziente Testosteronproduktion der alternden Leydigzellen zu beziehen. Durch künstliche Testosteronzufuhr gelingt es — wie noch gezeigt werden wird — die erniedrigte Ejaculatfructose bei älteren Männern zu normalisieren. Diese beim Menschen erhobenen Befunde bilden unseres Erachtens eine wichtige Stütze der von Mann vertretenen Vorstellung über die enge funktionelle Beziehung zwischen Ejaculatfructose und Leydigzellfunktion. Sie geben ferner eine Erklärung für die außerordentlich große Schwankungsbreite der Normalwerte: Unter Berücksichtigung der Standardabweichung schwanken diese nämlich bei Außerachtlassung des Altersfaktors zwischen 300 und 4000 γ/ml.

Ganz anders liegen die Verhältnisse bezüglich der tubulären Hodenleistung. Wie aus den aufgezeichneten Mittelwerten der Spermienzahlen hervorgeht, ändern sich diese bis zum 70. Lebensjahr nach unseren Untersuchungen nicht und das gleiche gilt auch für die Gesamtspermienzahl. In dieser Beziehung befinden wir uns in Übereinstimmung mit den jüngsten Befunden von Belonoschkin.

Faßt man die Ergebnisse unserer Untersuchungen zusammen, so zeigt sich beim alternden Mann eine auffällige Divergenz zwischen Leydigzellfunktion (und damit Testosteronproduktion) und tubulärer Leistung. *Während die inkretorische Funktion des Hodens mit zunehmendem Alter kontinuierlich abnimmt, bleibt die Spermienproduktion weitgehend intakt.* Die Ergebnisse der klinischen Untersuchungen lassen sich mit den angeführten morphologischen Daten, vor allem hinsichtlich des Verhaltens der Leydigzellen, in gute Übereinstimmung bringen.

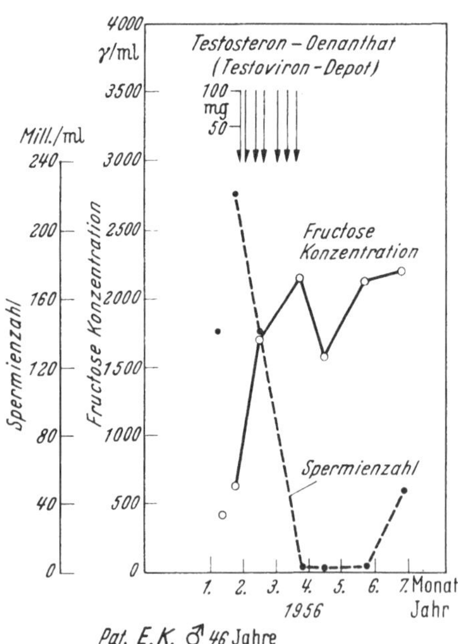

Abb. 2. Effekt der Testosteron-Oenanthat-Behandlung auf die Ejaculatfructose und Spermienquantität bei einem 46jährigen Mann: Normalisierung der Fructosekonzentration und typische Spermiendepression.

Die gleichzeitig durchgeführten Steroid-Hormonanalysen ergaben in der Mehrzahl jener Fälle, wo auf Grund einer verringerten Spermaplasmafructosekonzentration eine reduzierte Testosteronsekretion angenommen wurde, eine deutlich herabgesetzte Ausscheidung des Androsteron-Etiocholanon-Anteils. Die Gonadotropinausscheidung im Harn lag dagegen in den untersuchten Altersklassen meist innerhalb des Normbereiches, in einzelnen Fällen an der unteren Grenze desselben.

Wenn die Annahme richtig war, daß verringerter Fructosegehalt der Samenflüssigkeit Ausdruck einer defizitären Testosteronproduktion sei, mußte man logischerweise eine Normalisierung der Ejaculatfructose bei künstlicher Zufuhr des Hormons erwarten.

Abb. 2 zeigt die Wirkung einer Testosteron-Oenanthat-Behandlung bei einem 46jährigen Mann, wo auf Grund der extrem niedrigen Fructosewerte von 500 γ/ml eine Leydigzellinsuffizienz vermutet wurde. Man sieht, daß unter der Hormonzufuhr die Fructose auf das 4—5fache des Ausgangswertes ansteigt. Dabei kommt es gleichzeitig zu einer typischen Spermiendepression.

Abb. 3 demonstriert das Ergebnis der Hormonbehandlung bei einem 65jährigen Mann. Die Kontrollwerte vor der Behandlung lagen zwischen 500 und 700 γ und entsprachen damit den für dieses Lebensalter gültigen Normalwerten. Die Testosteronzufuhr führte zu einem eindeutigen Anstieg der Fructosekonzentration um über 100 % der Ausgangswerte und danach zur typischen Spermiendepression. Interessant ist nun, daß nach Beendigung der Hormontherapie die Fructosewerte nicht etwa absinken, sondern mit den Spermienzahlen weit über die Ausgangswerte hinaus ansteigen. Offenbar kommt es unter der Hormonzufuhr zunächst zu einer Blockade der gonadotropen Hypophysenfunktion und nach Absetzen des Testosterons zu gesteigerter Stimulation, und zwar nicht nur des tubulären, sondern auch des inkretorischen Hodenanteils. *Der sogenannte Rebound-Effekt beschränkt sich also nicht allein auf die Spermienproduktion, sondern gilt auch für die Funktion der Leydigzellen.*

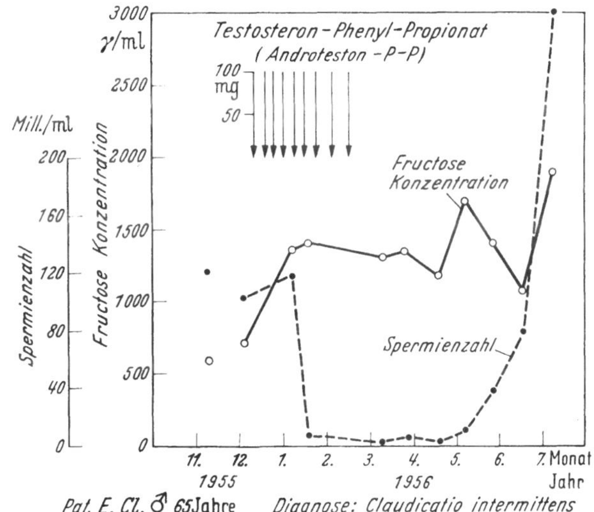

Abb. 3. Wirkung einer Testosteronbehandlung auf Ejaculatfructose und Spermienzahl bei einem 65jährigen. Typischer "Rebound-Effect" nach Beendigung der Testosteronmedikation auf Spermien und Ejaculatfructose

Zum Schluß noch einige kurze Bemerkungen über die subjektiven Erscheinungen der untersuchten Männer. Dabei war auffällig, daß vom 45.—50. Lebensjahr ab, wo also der Fructosegehalt des Ejaculats im Mittel um 50% gegenüber dem jüngerer Jahrgänge abgesunken war, Klagen über depressive Erscheinungen, Nachlassen von Gedächtnis und Konzentrationsfähigkeit, Schlafstörungen, cardiovasculäre Beschwerden (ohne irgendwelche Anhaltspunkte für organische Veränderungen von seiten des Herz-Kreislaufsystems) sowie Potenzstörungen sich häuften. In jenen Fällen, wo eine längerdauernde Testosteron-Behandlung zu einer Normalisierung der Ejaculatfructose geführt hatte, kam es zur eindeutigen Besserung, in vielen Fällen sogar zum völligen Verschwinden der genannten subjektiven Erscheinungen.

Faßt man die Resultate unserer Untersuchungen über das Altern der männlichen Keimdrüsen kurz zusammen, so ergibt sich, daß man auch beim Manne mit einer physiologischen Involution seiner Gonaden zu rechnen hat. Diese bleibt aber im wesentlichen auf die inkretorische Hodenleistung beschränkt. Da die Leydigzellen gegenüber den Tubuli nur einen sehr geringen Anteil des gesamten Hodenparenchyms (nämlich nur 12%) ausmachen, ist es nicht weiter verwunderlich, wenn sich das Hodengewicht beim Manne mit zunehmendem Alter nicht verringert Der bislang daraus gezogene Schluß, es gäbe keine Altersinvolution der Hoden, dürfte nach den mitgeteilten Ergebnissen kaum noch aufrecht zu erhalten sein. Die Objektivierung einer Leydigzell-Insuffizienz beim Manne erfordert allerdings spezielle Untersuchungsmethoden, von denen wir die quantitative Fructosebestimmung im Ejaculat in Verbindung mit den erwähnten Steroid-Hormonanalysen als die für klinische Zwecke brauchbarsten halten.

Literatur

ALBERT, A.: Recent Progr. Hormone Res. **12**, 227 (1956).
BELONOSCHKIN, B.: Fertil. and Steril. **5**, 182 (1954).
— Münch. med. Wschr. **1956**, 1468.
CLARA, M.: Z. mikrosk.-anat. Forsch. **20**, 51 (1930).
HAMBURGER, C.: Acta endocr. (Kbh.) **1**, 19 (1948).
HELLER, C. G., and G. B. MYERS: J. Amer. med. Ass. **126**, 472 (1944).
KASAI, K.: Virchows Arch. path. Anat. **194**, 1 (1908).
LYNCH, K. M., and W. W. SCOTT: Fertil. and Steril. **3**, 35 (1952).
MANN, T.: Biochem. J. **40**, 481 (1946).
— and U. PARSONS: Nature (Lond.) **160**, 294 (1947).
— — Biochem. J. **46**, 440 (1950).
NOWAKOWSKI, H., u. C. SCHIRREN: Klin. Wschr. **1956**, 19.
OIYE, T.: Mitt. Path. u. path. Anat. **4**, 393 (1928).
PEDERSEN-BJERGAARD, K., u. M. TONNESEN: Acta med. scand. Suppl. **213**, 284 (1948).
PINCUS, G., L. P. ROMANOFF and J. CARLO: J. Geront. **9**, 113 (1954).
ROMEIS, B.: Handbuch der inneren Sekretion II/2, S. 1783, 1933.
RÖSSLE, R., u. F. ROULET: Maß und Zahl in der Pathologie. Berlin: Julius Springer 1932.
SARGENT, J. W., and J. R. MCDONALD: Proc. Staff Meet. Mayo Clin. **23**, 249 (1948).
SCHOU, H. I.: Acta endocr. (Kbh.) **8**, 149 (1951).
SPANGARO, S.: Anat. H. **18**, 593 (1902).
STAEMMLER, M.: Z. menschl. Vererb.- u. Konstit.-Lehre **26**, 464 (1942).
STEINACH, E.: Verjüngung. Berlin: Julius Springer 1920.
STIEVE, H.: Ergebn. Anat. Entwickl.-Gesch. **23**, 1 (1921).
— Arch. mikrosk. Anat. Entwickl.-Mech. 99, 390 (1923).
— Z. mikrosk.-anat. Forsch. **2**, 111 (1925).
THALER, H. A.: Zieglers Beitr. **36**, 528 (1904).
TILLINGER, K. G.: Acta endocr. (Kbh.) Suppl. **30** (1957).

Diskussion

E. TONUTTI (Gießen):

Die von dem Herrn Vortragenden vermerkte, für den alternden Hoden kennzeichnende Verdickung der Tunica propria der Samenkanälchen ist vielleicht nicht auf eine echte Zunahme der Bindegewebsstrukturen der Kanälchenwand zurückzuführen, sondern Folge einer gewissen Kanälchenverkleinerung. Am Rattenhoden ließ sich zeigen, daß die Fläche des Kanälchenwandquerschnittes praktisch stets gleich ist, gleichgültig ob es sich um atrophische Kanälchen mit verdickter Wand oder normale Kanälchen mit dünner Wand handelt [EIGLER: Endokrinologie **33**, 296 (1956)].

Das besondere Hervortreten der Sertolizellen ist stets beobachtbar, wenn aus irgendwelchen Gründen die Intensität der Spermiogenese abnimmt.

Das im Rahmen des Vortrages erwähnte „Rebound-Phänomen" der Spermiogenese hat ein Gegenstück im Verhalten der Leydig-Zellen. Das Kernvolumen nimmt auf dem Höhepunkt der Testosteronbehandlung stark ab und steigt nach Absetzen der Testosteronzufuhr auf Werte an, die die Ausgangslage überschreiten. Dieser Anstieg tritt ein, bevor die Spermiogenese wiederkehrt.

Zwischen der Fähigkeit der Samenblase, Fructose abzugeben, und der Stimulierung der Samenblase durch Androgene besteht zweifellos, wie der Herr Vortragende anführte, eine Korrelation. Jedoch scheint noch nicht genügend geklärt, wie eng die Korrelation beim Menschen ist. Diese Frage stellt sich besonders nach den Untersuchungen von TYLER [Fertil. and Steril. **6**, 247 (1955)]. Vielleicht ist Herr Dr. GASSNER so freundlich, seine großen Erfahrungen über diese Frage, die er bei Tieren gewonnen hat, uns mitzuteilen.

F. X. GASSNER (Fort Collins):

On the basis of individual analyses of several thousand ejaculates obtained from dairy bulls, we have found that:

1. There is a highly significant correlation (> 0.82) between the rate of fructolysis in semen samples incubated for 1, 2 and 3 hours at the fertilizing capacity of such semen when tested by the splitt-sample technique on from ten to twenty cows [F. X. GASSNER and H. J. HILL: II. International Congress of Physiology and Pathology of Animal Reproduction and Artificial Insemination, Copenhagen, Proceedings 1952; F. X. GASSNER, H. J. HILL and L. SULZBERGER: Fertil. and Steril. **3**, 121 (1952)].

2. These findings have been verified by ERB et al. [J. Dairy Sci. **39** (3), 326 (1956)] who used a large number of samples under similar conditions.

3. This relationship holds as long as the initial fructose concentration in semen does not fall below 200 mg-%.

4. The initial level of seminal fructose found does not indicate fertilizing capacity since totally azospermic bulls may show a fructose concentration of normal or above normal levels.

5. When bulls are castrated, fructose disappears entirely within a week to ten days. Upon testosterone therapy, the seminal sugar reappears to attain normal or above normal levels, which adequately demonstrates that fructose production is directly controlled by testicular steroids.

6. When in intact bulls testicular function is experimentally altered either by chronic treatment with estrogens, thermo-insulation of scrotum or surgical insult attending open testicular biopsy, spermatogenesis ceases rapidly and only after long-term chronic treatment with estrogen the Leydig cell system becomes inactive with a progressive decline in fructose production.

7. While it may appear that following thermo-insulation or surgical insult, the increase in number of Leydig cells seen is only apparent, due to loss of tubular substance planimetric measurements and cell counts within such areas have definitely shown that there occurs an actual hyperplasia of Leydig cells with a corresponding increase in fructose production (F. X. GASSNER: Michigan State University Centennial Symposium Report 1955, *Reproduction and Infertility*).

8. We have been able to further demonstrate that the levels of fructose produced is a measurement of masculine behavior and sex drive and that an improvement in breeding behavior following therapy with testes steroids is usually associated with an improvement in fructose production.

9. Finally, it can be stated that there exist a positive and direct relationship between testicular steroid production and elaboration of fructose by the accessory sex glands.

H. NOWAKOWSKI (Hamburg):

Mit Recht muß man sich die Frage vorlegen, ob die bis jetzt bei allen untersuchten Tieren nachgewiesene positive und direkte Korrelation der Fructosebildung in den Samenbläschen zur testiculären Androgenproduktion auch für den Menschen Gültigkeit besitzt. MANN selbst hat die Brauchbarkeit des Fructosetestes beim Menschen wegen der außerordentlich großen Streubreite der bisher bekanntgewordenen Normalwerte bezweifelt [Recent Progr. Hormone Res. **12**, 353 (1956)]. Niemand hat allerdings bis jetzt geprüft, ob zwischen der Fructosekonzentration des Spermaplasmas und dem Lebensalter eine Beziehung besteht. Aus den von mir mitgeteilten Befunden geht aber wohl klar hervor, daß ein Fructosewert beim Menschen nur dann richtig beurteilt werden kann, wenn das Lebensalter Berücksichtigung findet. In diesem Sinne sind unsere Untersuchungen geeignet, die *Gültigkeit des Mannschen Fructosetestes als Index der testiculären Androgenproduktion auch beim Menschen* zu bestätigen und vor allem die Auswertbarkeit dieser Methode für klinische Fragestellungen zu verbessern. — In der zitierten Arbeit von TYLER wird die Frage nach der Relation der Fructose zur Testosteronproduktion des menschlichen Hodens kaum berührt, da den Autor in erster Linie die Beziehung zur Spermienzahl- und -motilität interessierten. Entscheidende Argumente *gegen* unsere Auffassung von der Gültigkeit des Fructosetestes beim Manne enthält diese Arbeit meines Erachtens nicht.

Aus der Hautklinik der Medizinischen Akademie Düsseldorf
(Direktor: Prof. Dr. H. TH. SCHREUS)

Oestrogenexkretion im Urin bei normalen Männern in verschiedenen Lebensaltern im Vergleich zur Androgenausscheidung

Von

H. RUHRMANN und K. H. SCHULTEN

Mit 5 Abbildungen

Wenn es auch im Rahmen der Dermatologie nicht viele Dermatosen gibt, deren Ätiologie auf eine Dysendokrinie zurückgeht, so verlangt allein die Erforschung der Acne, eines Leidens, bei dem Störungen in der Relation zwischen männlichen und weiblichen Sexualhormonen ursächlich eine bedeutsame Rolle spielen, die nähere Beschäftigung mit Fragen der Hormonexkretion.

Während die Bestimmung der 17-Ketosteroid-Ausscheidung (17-KSA) mit der von ZIMMERMANN angegebenen Methode und auch die Fraktionierung in α- und β-Fraktion nach HASLAM und KLYNE keine Schwierigkeiten mehr bietet und auch für klinische Zwecke vollkommen ausreicht, war man bei der Erfassung der Oestrogene auf zeitraubende, z. T. sehr kostspielige biologische oder chemische Methoden, die in den meisten Fällen mit zu viel Fehlerquellen belastet waren, als daß sie für Routineuntersuchungen verwendbar gewesen wären, angewiesen.

Eine von PONTIUS kürzlich veröffentlichte Methode zur Bestimmung der phenolischen Steroide mit Überchlorsäure schien uns geeignet, ihre klinische Brauchbarkeit zu überprüfen. Analog der Schwefelsäure bildet die Überchlorsäure mit phenolischen Steroiden Farbkomplexe, die eine photometrische Auswertung erlauben. Auf methodische Einzelheiten möchten wir im Rahmen dieser Abhandlung nicht eingehen. Wir verweisen vielmehr auf die Originalarbeit.

Mit Hilfe der hier angewandten Methode lassen sich die gesamten phenolischen Steroide erfassen. Alle natürlichen oestrogenen Stoffe sind ungesättigte Verbindungen mit alkoholischen und phenolischen bzw. Ketogruppen. In Wasser sind sie unlöslich, dagegen leicht löslich in Äther, Chloroform, Alkohol, Aceton und pflanzlichen Ölen. Dank ihrer phenolischen Struktur sind sie ebenfalls leicht löslich in wäßrigen Alkalien, wodurch ihre leichte Trennung von den Androgenen der gleichen Fraktion möglich wird.

Die weitaus aktivste oestrogene Substanz aller bisher bekannten weiblichen Sexogene scheint das Oestradiol zu sein, das in den Follikeln gebildet wird. Neben diesen, in verhältnismäßig kleinen Mengen vorkommenden Hormon lassen sich im menschlichen Harn, im Blut und in der Follikelflüssigkeit Oestron und Oestriol in vielfach größeren Mengen isolieren. Während bislang letztere als Abbauprodukte des Oestradiols angesehen wurden, lassen die Ergebnisse neuerer Untersuchungen über den Metabolismus des Oestrons mit durch 14-C markierten Hormonen zweifelhaft erscheinen, ob sie dies in der Tat ihrer Gesamtheit nach sind.

In der vorliegenden Arbeit haben wir uns nun die Aufgabe gestellt, durch Untersuchungen der Oestrogenexkretion im Harn normaler Männer in verschiedenen Lebensaltern eine Beurteilungsgrundlage für die Pontiussche Methode zu gewinnen und herauszufinden, wie hoch die so bestimmten Normalwerte liegen und ob sich eine Abhängigkeit der Exkretionsrate vom Lebensalter finden ließ, eine Tatsache, die bei der Androgen-Ausscheidung schon seit langem bekannt ist.

Zum Vergleich bestimmten wir im gleichen Harn die 17-KSA und fraktionierten die Totalexkretion in ihre α- und β-Bestandteile. Zur Untersuchung zogen wir Männer heran, bei denen klinisch kein Anhalt für eine Störung im Endokrinium bestand.

Versuchsergebnisse

Die von PONTIUS gefundene Eichkurve für Oestron war reproduzierbar. Bei Filter S 53 und 1 cm Schichtdicke fanden wir für 10 γ Oestron eine Extinktion von durchschnittlich 0,41. Die Streubreite lag bei $\pm 7\%$. Abb. 1 gibt die von uns gefundene Eichkurve wieder.

Wurden dem hydrolysierten Harn 100 γ Oestron zugesetzt, fanden sich beim Vergleich mit einer aus dem gleichen Harn bestimmten zweiten Messung 50—60% des nachträglich beigegebenen Oestrons wieder.

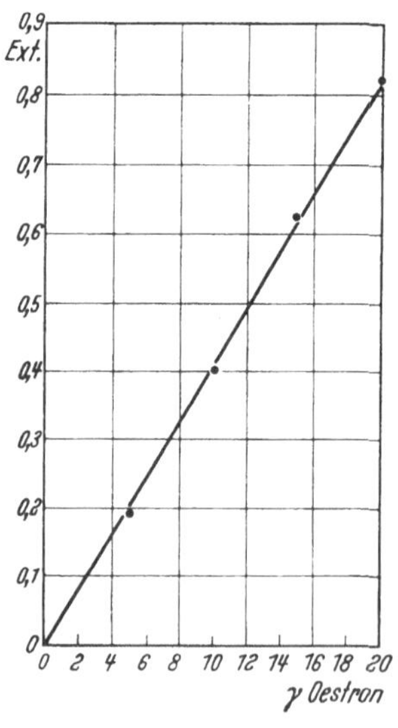

Abb. 1. Eichkurve mit Oestron

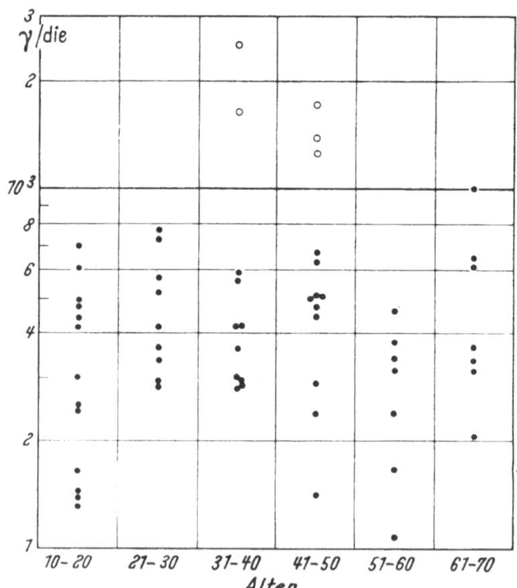

Abb. 2. Oestrogenexkretion im Urin bei 60 Männern im Alter von 10—70 Jahren in Dezennien zusammengefaßt

Die bei 60 Männern im Alter von 10—70 Jahren errechneten Oestrogenwerte gibt Abb. 2 wieder.

Die Oestrogenwerte schwankten zwischen 100 und 2500 γ, wobei 90% aller Fälle zwischen 160 und 820 γ sich bewegten. Nach der Häufigkeitsanalyse bilden die Werte zwischen 100 und 1000 γ mit einem Mittel von 390 γ ein Kollektiv. Ein zweites Kollektiv wird von 5 Werten über 1000 γ dargestellt. Die bei einer unberechtigten Einreihung in die erste Gruppe in Erscheinung tretende erhöhte Ausscheidung von Oestrogenen in den mittleren Lebensaltern wäre nur vorgetäuscht. Zwischen unseren Werten und den von SULAK und ZIMMERMANN mitgeteilten — 100—500 γ bei gesunden Männern — besteht weitgehende Übereinstimmung.

Während die Oestrogenexkretion offenbar bei Männern vom Lebensalter unabhängig ist, zeigte die gleichzeitig durchgeführte Bestimmung der 17-KSA die bekannte Abhängigkeit vom Lebensalter (*2*, *7*, *10*). Interessant war für uns darüber hinaus die Frage, ob sich in den verschiedenen Lebensaltern merkbare Schwankungen zwischen dem α- und β-Anteil der Gesamtketosteroidfraktion zeigen ließ. In Abb. 3 sind — zusammengefaßt als Mittelwert für ein Dezennium — die α- und β-Werte dargestellt (schwarze Säule = β-Werte).

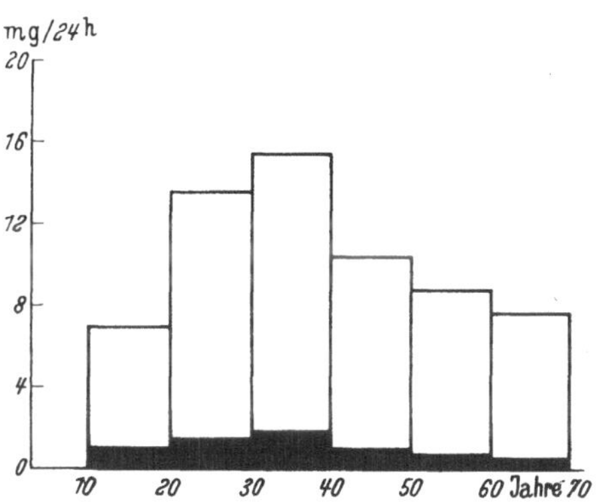

Abb. 3. Fraktionierung der Gesamt-17-KSA in α- und ß-Fraktion (schwarze Säule gleich β-Fraktion)

Deutlicher als aus dieser Darstellung geht aus nachfolgendem Bild hervor, daß in den von uns untersuchten Lebensaltern eine altersunabhängige Relation zwischen α- und β-Fraktion besteht dahingehend, daß der β-Anteil etwa 10—20 und der α-Anteil 80—90% der Gesamtfraktion betragen (Abb. 4).

Obwohl die von uns ermittelten Oestrogenwerte in Übereinstimmung mit denen von SULAK und ZIMMERMANN deutlich höher liegen als die von anderen Autoren, allerdings mit differenten Methoden bestimmten Werte (*1*, *2* u. a.), scheint uns die Pontiussche Methode für klinische Untersuchungen wertvoll zu sein. Einen weiteren

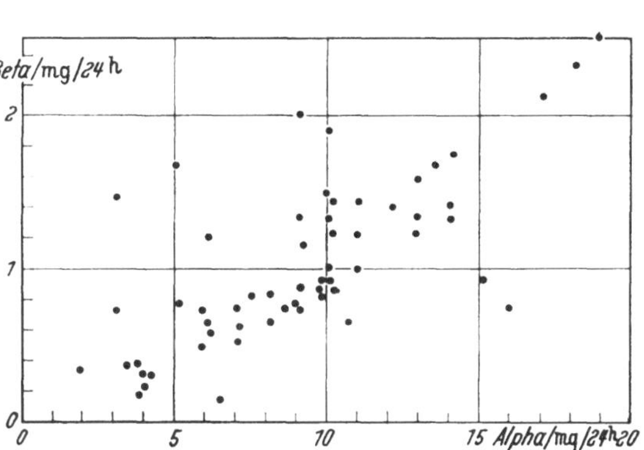

Abb. 4. Relationskurve der α- und β-Fraktion (Abszisse: α-Fraktion. Ordinate· β-Fraktion)

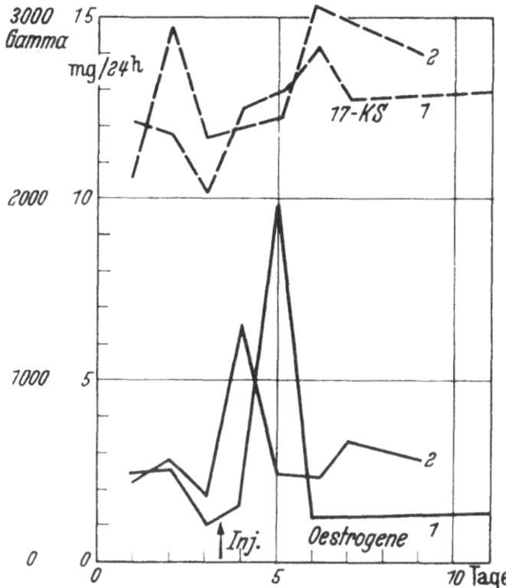

Abb. 5. Oestrogen-Ausscheidung und 17-KSA vor und nach i. m. Injektion von 5 mg Prosynon B oleosum forte. (Untere Kurve: Oestrogen-Ausscheidung. Obere Kurve: 17-KSA)

Beweis für ihre Verwertbarkeit sehen wir darin, daß es gelang, nach i. m. Zufuhr von 5 mg Progynon B oleosum forte (Oestradiol-Benzoat) eine merkbare Erhöhung der Oestrogenausscheidungsraten im Urin festzustellen im Vergleich zu den Werten vor der Injektion. Abb. 5 zeigt die Oestrogenausscheidung vor und nach Einspritzung des o. a. Hormons. Die gleichzeitig bestimmte 17-KSA blieb durch die Zufuhr weiblichen Hormons unbeeinflußt.

SULAK und ZIMMERMANN (*8*) nehmen an, daß das Höherliegen der mit der hier verwandten Methode bestimmten Werte möglicherweise darauf zurückzuführen ist, daß außer den eigentlichen phenolischen Steroiden noch andere, bisher nicht geklärte Stoffe erfaßt werden. Wenn man voraussetzen darf, daß diese Substanzen in allen Urinen die gleichen oder ähnliche sind, schränkt das unseres Erachtens den Wert der Methode nicht ein. Somit liegen zwar die Normalwerte schon hoch, signifikante Abweichungen von der Norm dürften sich aber ohne Schwierigkeiten ablesen lassen. Noch laufende Untersuchungen zeigen, daß die Werte bei Frauen im allgemeinen höher sind als bei den von uns untersuchten Männern. Näheres darüber wird demnächst bekannt gegeben.

Zusammenfassung

An 60 gesunden Männern durchgeführte Untersuchungen der Oestrogenexkretion im Urin zeigen, daß die Ausscheidung an weiblichen Sexualhormonen im Harn offenbar unabhängig vom Lebensalter ist. Gleichzeitig bestimmte 17-KSA hingegen ergab die bekannte Abhängigkeit der Androgenexkretion vom Lebensalter. Es ließ sich nachweisen, daß die Relation zwischen α- und β-Fraktion keinen altersabhängigen Schwankungen unterworfen ist, sondern während der verschiedenen Lebensabschnitte zwischen 10—20% der β- und 80—90% der α-Fraktion der totalen Steroide schwankt.

Literatur

1. GIANNETTASIO, G.: Zit. nach (8).
2. HAMBURGER, CH.: Zit. nach FRANKE, Münch. med. Wschr. **1951**.
3. HASLAM, R. M., and W. KLYNE: Lancet **1952**, 285 u. 399.
4. NATHANSON et al.: Endocrinology **18**, 851 (1941).
5. PONTIUS, D.: Klin. Wschr. **1953**, 1010.
6. — Z. physiol. Chem. **298**, 268 (1954).
7. SCHREUS, H. TH., W. DÖRNER u. H. RUHRMANN: Z. Haut- u. Geschl.-Kr. **12**, (1952).
8. SULAK, B., u. W. ZIMMERMANN: Acta endocr. (Kbh.) **19**, 213—216 (1955).
9. ZIMMERMANN, W.: Dtsch. med. Wschr. **1951**, 1363.
10. — Chemische Bestimmungsmethoden von Steroidhormonen in Körperflüssigkeiten. S. 89. Berlin-Göttingen-Heidelberg: Springer 1955.
11. — H. U. ANTON u. D. PONTIUS: Z. physiol. Chem. **289**, 91 (1952).

Diskussion

J. H.-NAPP (Hamburg):

Der Oestrogenausscheidung beim Manne liegt nach der heutigen Kenntnis zwischen 30—50 γ innerhalb von 24 Std. Diese Werte wurden früher bereits durch biologische Verfahren ermittelt und konnten in jüngster Zeit durch moderne chemisch-physikalische Methoden bestätigt werden. Werte bis zu 2000 γ lassen sich normalerweise nur in der Gravidität feststellen. Die außerordentliche Schwankungsbreite in den Ergebnissen und die teilweise extrem hohen Werte zeigen, daß mit der Methode des Vortragenden nicht allein die Oestrogene, sondern ein Großteil unspezifischer Substanzen mitgemessen wurde. Ich möchte dem Vortragenden die 1955 von J. B. BROWN angegebene Methode für seine Untersuchungen empfehlen. Diese Methode gilt heute als das exakteste Verfahren zur chemisch-physikalischen Oestrogenbestimmung.

Aus der 2. Medizinischen Klinik der Medizinischen Akademie Düsseldorf
(Direktor: Prof. Dr. K. OBERDISSE)

Altersveränderungen der Schilddrüse

Von

E. KLEIN

Mit 5 Abbildungen

Über Altersveränderungen der Schilddrüse und ihrer Funktion liegen seit jeher recht widerspruchsvolle Angaben vor. Wenn hier trotzdem versucht wird, eine bestimmt geartete Vorstellung darüber zu entwickeln und zu begründen, so sollen dabei auch die anderslautenden Befunde erörtert werden und dazu beitragen, den Stand unseres Wissens über das Thema als noch nicht endgültig erkennen zu lassen. Denn im Laufe eines langen Lebens wird die Schilddrüse an so zahlreichen pathogenen und den Organismus belastenden Einflüssen beteiligt, daß ein „Normalzustand" im Alter nur mehr schwer zu definieren ist [FERRIANINI u. FERRIANINI (1951)].

Die Schilddrüse war das erste Organ, von dem eine anatomische bzw. histologische „Lebenskurve" bekannt wurde. Trotz erheblicher regionaler Unterschiede, die vor allem dem Gehalt des Milieus an Jod und strumigen Substanzen zur Last zu legen sind, ist eine ausgesprochene Lebensrhythmik des Organs durch zahlreiche Arbeiten gut belegt. Nach BÜRKLE DE LA CAMP (1924) und BÜCHNER (1924) sind die Schilddrüsen in verkropften und kropffreien Gegenden zwar verschieden schwer, erreichen aber übereinstimmend um das 25.—30. Lebensjahr herum ihr höchstes Gewicht, um anschließend wieder kleiner zu werden. Während sich WEGELIN (1926) diesen Befunden anschloß, fanden RÖSSLE u. ROULET (1932) bei einem 1399 knotenfreie Drüsen umfassenden Material aus Jena und Basel das durchschnittlich größte Gewicht im 4. Lebensjahrzehnt und von da ab, ebenso wie ISENSCHMID (1910), CLERK (1912) und ORATOR u. SCHLEUSSING (1931) praktisch keine Gewichtsveränderungen mehr. Knoten sind zwar in Gebieten mit endemischem Kropf durchweg schon besonders groß, nehmen aber ebenso wie hier so auch im kropffreien Flachland mit dem Alter noch an Umfang zu [BÜRKLE DE LA CAMP (1924)]. An Zahl sind sie, wie auch KLÖPPEL (1911) schon festgestellt hatte, nach dem 40. Lebensjahr nicht häufiger als vorher [BÜCHNER (1924, 1950)].

Beurteilt man zu dem Gewicht auch noch die histologische Struktur der Schilddrüse, so ergeben sich nach dem großen deutschen Material von MAY (1928) und den praktisch knotenfreien japanischen Drüsen von DE OCA (1932) übereinstimmend rhythmische Veränderungen derart, daß Follikeldurchmesser, Kolloidfüllung und Proliferationsknospen nach einem ersten Gipfel in der Spätpubertät um die Lebensmitte herum wieder abnehmen, um dann nach dem 50. Lebensjahr und bei Männern gelegentlich im Greisenalter nochmals mit stärkerer Intensität in Erscheinung zu treten. ASCHOFF (1925, 1937) und SCHMID (1940) sprachen von einer gelegentlichen „Verjugendlichung" der Greisendrüse und BÜCHNER (1924) sowie ROSENKRANZ (1935) dachten an den Keimdrüsenausfall als mögliche Ursache dieser nach dem Klimakterium und im Greisenalter wieder zutage tretenden pubertätsähnlichen Bilder. Von MCFARLAND u. ROBSON (1929) sowie DOGLIOTTI u. NIZZI-NUTI (1935) wurden histologische Altersveränderungen der Schilddrüse völlig vermißt und eine gewisse Kolloidverarmung als Ausdruck eines vermehrten Hormonbedarfs der Peripherie gedeutet. Im großen ganzen aber soll eine senile Involution der Drüse durch Abnahme der Epithelhöhe, Verminderung der Vascularisierung und Bindegewebsvermehrung unverkennbar sein [ASCHOFF (1925, 1937), COOPER (1925), ORATOR u. SCHLEUSSING (1931), SAKA (1938), GHIGI u. REGGIANI (1939), COWDRY (1942), MUSTACCHI u. LÖWENHAUPT (1950)]. Hieraus allerdings auf eine mit dem Alter nachlassende Funktion des Organs schließen zu wollen, ist durchaus irrig, und ASCHOFF (1937) sowie SCOPINARO u. PENDE (1953) betonen denn auch, daß das morphologische Bild der Altersschilddrüse keineswegs dem einer Hypothyreose oder gar eines Myxödems entsprächen. So gilt denn auch die extreme Auffassung von LORAND (1932), daß das Altern auf eine primär Degeneration der Schilddrüse zurückzuführen sei, heute als überholt [BÜRGER (1954)].

Für die Fragen nach dem Zusammenhang zwischen Altern und Funktion der Schilddrüse sind zunächst Rückschlüsse allein aus dem Verhalten des Sauerstoffverbrauches des Organismus zweifellos ebenso fehlerhaft wie solche aus dem morphologischen Bild. Es ist erwiesen, daß der Grundumsatz mit zunehmendem Lebensalter abnimmt [BOOTHBY u. SANDIFORD (1929), BENEDICT (1932, 1935), MATSON et al. (1934), LEWIN (1938), BINET u. BOURLIERE (1951), SHOCK u. YIENGST (1952), ROBERTSON u. REID (1952)] und daß der Erholungsquotient diesem Verhalten sinngemäß folgt [BÖHLAU (1953)]. Doch sind diese Größen eine Resultante so verschiedenartiger endogener Prozesse, daß man sie nicht auf die Schilddrüse als ja nur einen derselben beziehen darf [D'ANTUONO u. GUNELLA (1953), CARLSON (1952)].

Da die Schilddrüse im Zentrum des Jodhaushaltes steht und dessen Analyse heute mittels chemischer und radiologischer Methoden schon bis in sehr viele Einzelheiten hinein möglich ist, haben Jodstoffwechseluntersuchungen einen weitgehend spezifischen Aussagewert. Leider sind von den weitaus meisten Autoren, welche über die Schilddrüsenfunktion gearbeitet haben, die Gesichtspunkte der Biomorphose [BÜRGER 1954)] nicht beachtet worden, so daß hier nur über noch sehr lückenhafte Befunde berichtet werden kann. Diese betreffen zunächst:

1. Die Bestimmung des Hormonjodes im Blut.

Die dort zirkulierenden Schilddrüsenhormone werden durch die chemische Bestimmung des organischen, mit dem Eiweiß ausfallenden Serumjods, des sog. PBI., oder noch besser seines butanollöslichen Anteils, des sog. BEI, erfaßt [KLEIN (1952, 1953, 1954)]. Die Normalwerte betragen 4,0—8,0 γ-% für das PBI bzw. 3,5—6,5 γ-% für das BEI.

Als erste konnten BÜRGER u. MÖBIUS (1934) in Bonn nachweisen, daß im Gegensatz zu den Befunden von LEIPERT (1934), LÖHR (1935, 1936), GLIMM (1930) und PERKIN u. LAHEY (1940) das Gesamtblutjod mit zunehmendem Alter ansteigt. Wir haben diese Befunde später mit verbesserter Methodik in Leipzig bestätigen (KLEIN (1951)] und dann durch Isolierung der einzelnen Blutjodfraktionen bei Probanden aus einer wiederum anderen Gegend noch ergänzen können [KLEIN (1954)]. Abb. 1 zeigt die Altersverteilung für das Gesamtjod, PBI und BEI im Blut von 180 endokrin gesunden Personen. Die beiden Hormonjodfraktionen weisen in Übereinstimmung mit TALBOT et al. (1944), MAN et al. (1947), PERLMUTTER u. RIGGS (1949), KOUNTZ et al. (1949), STARR et al. (1950), RAPAPORT u. CURTIS (1950), CHESKY et al. (1953) sowie DAILEY u. SKAHEN (1956) keinen Altersgang auf. Auch bei Kindern ließen sich keine wesentlichen Unterschiede gegenüber Erwachsenen feststellen [DANOWSKI et al. (1952), DURHAM et al. (1954)]. SCAZZIGA et al. (1955) fanden bei Greisen meist stark erhöhte, BONATI et al. (1954) bei alten Menschen eher an der unteren Normgrenze liegende Werte. Die Differenz zwischen dem PBI und dem Gesamtjod, in Abb. 1 gestrichelt dargestellt, wird durch anorganisches Jod repräsentiert. Dieses nun ist für den Anstieg des Gesamtblutjodes mit zunehmendem Alter verantwortlich. Gegenüber im Durchschnitt 0,4 γ-% bei 20jährigen beträgt es bei über 70jährigen durchschnittlich 3,4γ-%.

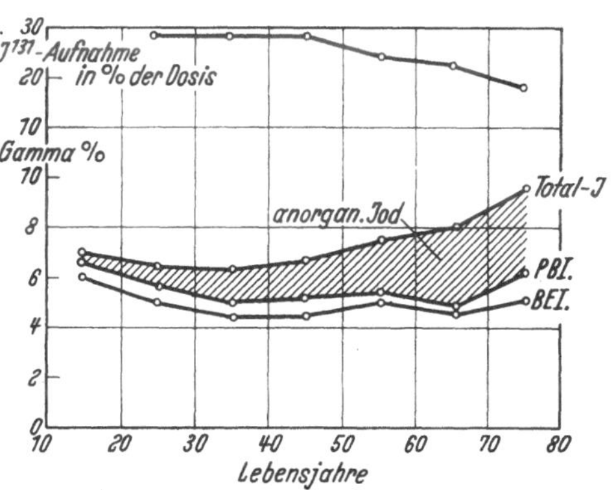

Abb. 1. Die Altersabhängigkeit der Blutjodfraktionen und der Jodaufnahme durch die Schilddrüse

2. Weitere Einblicke in den thyreoidalen Jodhaushalt vermag das Radiojodstoffwechselstudium zu geben. Wir unterscheiden dabei mit MCCONAHEY et al. (1949) und HORST (1952, 1954) die Jodidphase von der Hormonphase. Erstere wird durch die Messung der Jodaufnahme der Schilddrüse zu verschiedenen Zeiten nach einer Spurendosis J^{131} bis zur 24. oder 48. Std. hin erfaßt. In Abb. 1 sind zugleich von 136 gesunden Personen in Altersklassen die Mittelwerte unserer Messungen nach 24 Std. aufgezeichnet. Sie nehmen nach dem 50. Lebensjahr mit steigendem Alter ab. Auf gleiche Weise stellten auch WERNER et al. (1949), PERLMUTTER u. RIGGS (1949), QUIMBY et al. (1950) und STRAUSS et al. (1953), durch Messung des Schilddrüsen-Oberschenkelaktivitätsquotienten KÜHNE u. BILLION (1955) diese Altersregression der Jodaufnahme durch die Schilddrüse fest. Während TUBIANA u. RAVAUD (1956) bei 500 Kindern und Jugendlichen keine anderen Werte als bei Erwachsenen bis zum 50. Lebensjahr fanden, sind nach GALI et al. (1956) die Schilddrüsen von 10—15jährigen gegenüber vorher und später vermehrt jodhungrig. In diesem Alter treten auch die jugendlichen Hyperthyreosen stark gehäuft auf [MCCLINTOCK et al. (1956)] und vielleicht steht auch der erhöhte Kupfergehalt jugendlicher Schilddrüsen [KASANEN u. VIITANEN (1956)] damit in Zusammenhang. Wenn die durch Registrierung der Harnaktivitäten ermittelten indirekten Ergebnisse keine Altersabhängigkeit der Jodaufnahme der Schilddrüse erkennen lassen [ARNOTT et al. (1949), SKANSE (1948, 1949), ACKERMAN u. IVERSEN (1953)], so könnte dies durch Veränderungen der Nierenfunktion im Alter bedingt sein [LEWIS u. ALVING (1938), DAVIES u. SHOCK (1950)].

Aus der Altersregression der Jodidphase auf eine verminderte Schilddrüsenfunktion zu schließen [ALBEAUX-FERNET (1956)], ist jedoch nicht angängig, weil das Ausmaß der Hormonproduktion hiermit nicht parallel zu verlaufen braucht [BILLION et al. (1955)] und erst durch die Daten der Hormonphase belegt werden kann. Man mißt dabei am besten das Serum-PBI^{131} 1, 2 oder 3 Tage nach der Spurendosis oder als sog. Konversionsrate dessen prozentualen Anteil am gleichzeitig bestimmten Totaljod^{131}. MORTON (1951) soll keine Altersabhängigkeit dieser Daten, welche den Jodumsatz in der Schilddrüse widerspiegeln, gefunden haben, während SCAZZIGA et al. (1955) bei 20 alten Leuten einen wesentlich erhöhten Umsatz gegenüber Jugendlichen feststellten. Mehr von den zahlreichen Untersuchern haben sich über Beziehungen ihrer Daten zum Lebensalter der betr. Probanden meines Wissens nicht geäußert. Wir haben deshalb in Fortsetzung unserer bisherigen Untersuchungen die Ergebnisse der Hormonphasenbestimmungen von 54 über 50 Jahre alten gesunden Leuten denen von ebensovielen jüngeren gegenübergestellt und wählten dazu das im Durchflußzählrohr oder im Bohrlochkristall mit großer methodischer Genauigkeit gemessene PBI^{131} 48 Std. nach der Dosis (Abb. 2). Ausgedrückt als % der Dosis pro Liter Serum liegen dabei die Normalwerte unter 0,25 [WILLIAMS et al. (1949), MCCONAHEY et al. 1949), SILVER et al. (1952), SCHULTZ at al (1954), HORST (1954)]. Während nun über die Hälfte aller jüngeren Probanden Daten unter 0,05 aufweisen und die Anzahl derjenigen, die höhere Werte bieten, stetig abnimmt, zeigt sich bei den über 50 Jahre alten Menschen eine ganz andere Verteilung. Sie ist wesentlich gleichmäßiger, und 8 Personen von durchweg mehr als 65 Lebensjahren haben sogar Werte über 0,25. Ansonsten liegen aber alle Daten im Normalbereich. Die Art ihrer Verteilung spricht dafür, daß mit zunehmendem Alter eine Neigung zu vermehrtem intrathyreoidalen Jodumsatz besteht, wie ihn OLINER et al. (1957) mit gleicher Methodik auch bei Kindern von unter 4 Jahren fanden.

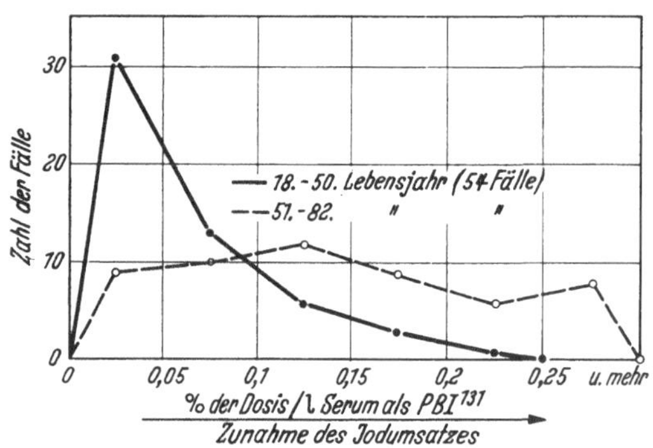

Abb. 2. Altersabhängigkeit des Jodumsatzes in der Schilddrüse

In guter Übereinstimmung hiermit stehen die schon genannten anatomischen Befunde einer Verjugendlichung mancher Greisenschilddrüsen, ihre relative Kolloid- [ASCHOFF (1925, 1937), WEGELIN (1926)] und vor allem ihre Jodarmut [MONERY (1903), AESCHBACHER (1905), GLIMM (1930), LUNDE et al. (1929), LÖHR et al. (1941)]. Mit zunehmendem Alter mehr Jod enthielten nur die kropfigen Schilddrüsen Badens [SCHMIDT-MOORMANN (1926)].

Wie lassen sich die hier dargestellten Altersveränderungen im Jodstoffwechsel erklären und besonders, welche Bedeutung haben sie?

Die relative Erhöhung des aktiven PBI^{131} als Ausdruck eines beschleunigten Jodumsatzes in der Schilddrüse kann bei unverändertem Gehalt des Blutes an inaktivem Hormonjod ein Ausdruck des verminderten Jodreservoirs der Altersdrüsen sein. Wir kennen solche Befunde von den Untersuchungen der Schilddrüsenstümpfe nach subtotaler Thyreoidektomie. Daß bei den Altersbefunden aber eine beschleunigte Jodaufnahme, wie sie sonst zu dem erhöhten Umsatz gehört, fehlt und überdies eine Zunahme des Blutjodids festzustellen ist, läßt sich nicht rein thyreoidal deuten, sondern an periphere Faktoren denken. Es handelt sich dabei um das Ausmaß der Verwertung und des Abbaus der Schilddrüsenhormone.

Nachdem uns vor einigen Jahren, als das Jodthiourazil Eingang in den Arzneischatz suchte, bei Versuchen mit diesem Mittel auffiel, daß es bei Hyperthyreosen viel schneller als normalerweise dejodiert wurde [KLEIN (1952, 1953)], sind wir diesem Vorgang damals auch bei 170 gesunden Personen unter dem besonderen Aspekt einer evtl. Altersabhängigkeit nachgegangen. Es ergab sich, daß die Dejodierung des Jodthiouracils mit steigendem Alter zunahm [KLEIN (1954)]. Wie faßten dies als Ausdruck einer gesteigerten Dejodierung in den peripheren Geweben und somit einer verstärkten Aktivität der dort wirkenden Dejodasen [KEATING u. ALBERT (1949), BLUM (1953)] auf. Auch die von STURM u. ROCKMANN (1936) nachgewiesene Zunahme des Zellwandjodes im Alter dürfte hiermit zusammenhängen.

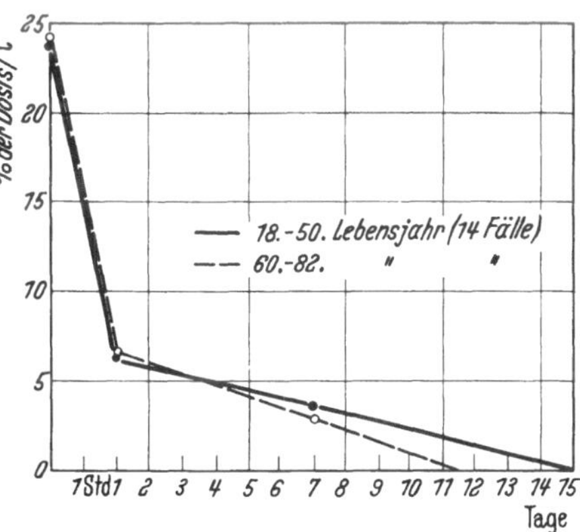

Abb. 3. Altersabhängigkeit der Thyroxinwertung (PBI^{131} nach 10—40 μC Thyroxin^{131})

Inzwischen sind die methodischen Möglichkeiten, etwas über die periphere Hormonverwertung zu erfahren, durch die Verwendung von radioaktivem Thyroxin^{131} bereichert und in ihrer Genauigkeit wesentlich zuverlässiger geworden [ALBERT u. KEATING (1951), BENUA et al. (1952), O'NEAL (1953), TRIANTAPHYLLIDIS et al. (1955), STERLING u. CHODOS (1956)]. Nach einer i. v. Injektion von 10—40 μC Thyroxin^{131} von hoher spezifischer Aktivität lassen sich dessen Verteilung im Körper und der Verbleib des abgespaltenen Jodes recht genau verfolgen. Abb. 3 zeigt als vorläufiges Ergebnis die Mittelwerte unserer Untersuchungen an je 14 unter 50 und über 60 Jahre alten, endokrin gesunden Leuten. Dargestellt ist der Abfall der Aktivität des Hormonjodes im Blut (PBI^{131}) im Verlauf von 14 Tagen nach der Injektion von Radiothyroxin. Innerhalb der ersten 24 Std. kommt es bei beiden Kontingenten zu einem völlig gleichartigen steilen Abfall der Aktivitäten infolge Verteilung auf den extravasalen Hormonraum. Nach Erreichen eines Gleichgewichtes nimmt dann die Aktivität als Maß des wirklichen Thyroxinumsatzes langsamer und stetig weiter ab. Diese Abnahme erfolgt bei der höheren Altersklasse im Durchschnitt schneller, d. h., der Thyroxinumsatz ist hier lebhafter. Besonders ausfallende Differenzen sind innerhalb des Normalbereiches, um den es sich hier ja handelt sich, nicht zu erwarten und die relativ geringe Zahl der Fälle erklärt sich durch Aufwand und Kosten der Untersuchungen.

Es findet sich also folgende, dem normalen Altern eigene Situation im Stoffwechsel der Schilddrüsenhormone:

1. Ein normaler Hormonjodgehalt des Blutes.
2. Ein erhöhter Blutspiegel an anorganischem Jod.
3. Eine Jodarmut der Schilddrüsen alter Leute.

4. Die Tendenz zu hochnormalen oder leicht erhöhten Werten für das PBI[131] und die Konversionsrate.

5. Verstärkte Dejodierungsprozesse bzw. beschleunigte periphere Verwertung von Thyroxin.

6. Eine Regression der Jodaufnahme durch die Schilddrüse.

Ob nun diese Altersregression der Jodaufnahme durch die Schilddrüse mit dem erhöhten Blutjodid zusammenhängt [KLEIN (1954, 1955)] oder eine direkte Folge der Involution der übrigen endokrinen Drüsen darstellt, muß zunächst noch offen bleiben. Während Testosteron keinen Einfluß auf die Schilddrüsenfunktion haben soll [ARON u. MARESCAUX (1952), GITSCH u. REITINGER (1953), KOCHAKIAN u. EVANS (1956)], ist ein solcher von den Oestrogenen [LEDERER (1939, 1946, 1953), FLAMAND (1952), VANOTTI (1954), NOACH (1955), FELDMAN (1956)] und den NNR-Hormonen [HILL et al. (1950), WOLFSON et al. (1950), HARDY et al. (1950), WOODBURY et al. (1951), FREDERIKSON et al. (1952), HALMI u. BARKER (1952)] wohlbekannt. Je nach der Menge dieser Hormone und ihrem Mischungsverhältnis ist er allerdings in seiner Qualität sehr unterschiedlich, so daß z. Z. noch keine genauere Vorstellung hierüber möglich ist.

Zugleich wird aber durch diese Hormone die Ansprechbarkeit der peripheren Gewebe gegenüber den Schilddrüsenhormonen teils synergistisch, teils antagonistisch, beeinflußt [LONG et al. (1951), ALBERT et al. (1952), SALGADO u. SELYE (1954), LEVIN u. DAUGHADAY (1955), CLOSON et al. (1955), GOLDENBERG et al. (1955), LACROIX u. HEUSEN (1956), SELYE u. BOIS (1956), DOWLING et al. (1956), FELDMAN u. DANOWSKI (1956), SENDRAIL et al. (1956)], so daß hier ein heute noch nicht näher definierbarer Ansatzpunkt für eine Erklärung der Altersveränderungen im Jodhaushalt zu liegen scheint. Einige neuere Untersuchungen über den Einfluß von Cortison, ACTH [INGBAR u. FREINKEL (1955)] und Oestradiol [CRUCHAUD et al. (1955)] auf den peripheren Thyroxinumsatz hatten allerdings negative Resultate.

Insgesamt sprechen die angeführten Befunde dafür, daß im Alter eine Einschränkung der Schilddrüsenfunktion nicht vorliegen kann. Es sind vielmehr genügend Hinweise auf einen in diesem Lebensabschnitt eher lebhaften Hormonumsatz vorhanden. Da er mit einem niedrigen Basalstoffwechsel einhergeht, hat heute die Annahme eines wegen herabgesetzter Empfindlichkeit vermehrten Hormonbedarfs der Peripherie die meiste Wahrscheinlichkeit für sich [KLEIN (1955)].

Ob nun, wie DUM (1946), KIMBLE u. STIEGLITZ (1952) und PATRONO (1953) glauben, eine Diskrepanz zwischen diesem vermehrten Bedarf und der an sich normalen Hormonsynthese vorliegt und die Ursache für eine relative hypothyreote Stoffwechsellage des alternden Menschen abgibt, läßt sich kaum belegen. Es käme dies auf eine sog. periphere Hypothyreose hinaus. ANTOGNETTI u. SCOPINARO (1954) sowie BONATI et al. (1954) dagegen sind der Meinung, daß sich mit dem Alter im Rahmen einer generellen Unterfunktion der Hypophyse eine sekundäre Hypothyreose einstelle. Gegenüber diesen beiden Auffassungen machen es der normale Hormonjodgehalt des Blutes und der radiologisch nachgewiesene vermehrte intrathyreoidale Jodumsatz im Alter wahrscheinlicher, daß sich die Schilddrüse den an sie gestellten Anforderungen anzupassen und eine euthyreote Stoffwechsellage aufrechtzuerhalten vermag.

Wesentlich gestützt wird diese Beurteilung durch die Art der Altersverteilung der Hypothyreosen. Abb. 4 läßt anhand des Krankengutes von BANSI (1955), REINWEIN (1955) und BARON (1956) erkennen, daß die Krankheit ganz überwiegend zwischen dem 45. bis 65. Lebensjahr beginnt. Noch ältere Patienten oder gar Greise sind dabei ausgesprochen selten. Die Erwachsenenhypothyreose kann deshalb in Übereinstimmung mit den eingangs angeführten anatomischen Daten der Lebenskurve kaum auf einer Altersinvolution der Schilddrüse, sondern nur auf sekundären Vorgängen beruhen. Auf solche entzündlichen, sklerosierenden oder degenerativen Prozesse in der Schilddrüse mag der ältere Organismus mit dem vermehrten Hormonbedarf seiner peripheren Gewebe allerdings empfindlicher als der jugendliche reagieren [MONROE (1951)].

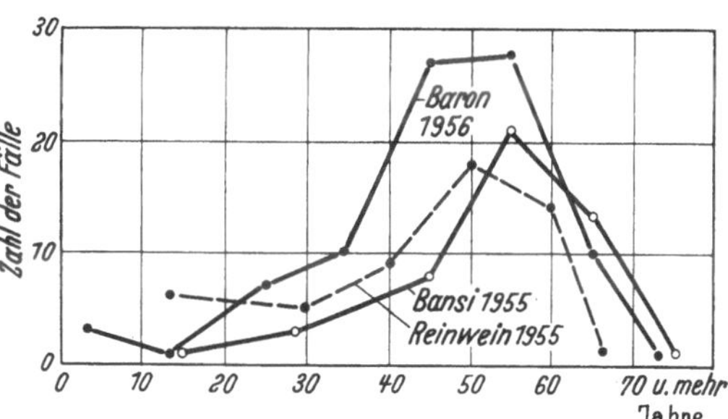

Abb. 4. Die Altersverteilung der Hypothyreosen

Es besteht also keine Veranlassung, das Problem „Altern und Schilddrüse" ausschließlich für ein solches von nicht diagnostizierten Altershypothyreosen [Editorial J. Amer. Med. Ass. (1952), BARTHELHEIMER (1954), BOURNE (1955)] zu halten. Danach soll nämlich eine rechtzeitige Substitutionstherapie in vielen Fällen vorzeitige Alterungsprozesse verhüten können. Für eine solche Maßnahme ist aber zweifellos die Sicherung der Diagnose „Hypothyreose" oder „Myxödem" ebenso erforderlich wie bei allen differentialtherapeutischen Erwägungen dieser Art. Wenn dabei die Grundumsatzwerte auch nicht immer besonders niedrig zu liegen brauchen, so geben Radiojodstoffwechselstudium und die Bestimmung des Hormonjodes im Blut stets eine zuverlässige Auskunft. Die Übereinstimmung gewisser Symptome einer Schilddrüsenunterfunktion mit normalen Altersbeschwerden allein darf jedenfalls keine Indikation für eine Substitutionstherapie der letzteren abgeben, denn auch ein Zuviel an Hormonen beschleunigt den Alternsvorgang [BOURNE (1955)].

Typische, dem Alter korrelierte Eigenarten weisen auch Vorkommen und Formen des blanden Kropfes auf. JÄRVINEN u. LEIKOLA (1955) haben an einem großen klinischen Krankengut feststellen können, daß seine Häufigkeit mit zunehmendem Alter abnimmt. Dabei verschiebt sich das Verhältnis von diffusen zu knotigen Strumen mit dem Altern immer mehr zugunsten der Knotenkröpfe. Sind vor dem 20. Lebensjahr diffuse Kröpfe 3,5 mal so häufig wie knotige, so überwiegen letztere nach dem 70. Lebensjahr 2,6fach. Obgleich die zumeist inaktiven Knoten zu einer Druckatrophie des umgebenden Parenchyms führen können [ASCHOFF (1925), BÜCHNER (1950)], finden sich keine Angaben über entsprechende Einschränkungen der Schilddrüsenfunktion.

Galt die Hyperthyreose bisher als Krankheit, welche das 2. bis 4. Dezennium entschieden bevorzugt [MEANS (1948), RICHARD (1951), OTTO (1954)], so haben sich diese Verhältnisse seit etwa 1940 geändert. Laut Abb. 5 sind seither mehr als die Hälfte der Patienten bei Krankheitsbeginn älter als 40 Jahre, und auch der Anteil der zu diesem Zeitpunkt über 60 Jahre alten Kranken hat zugenommen. ZIEVE et al. (1955) fanden ihren Häufigkeitsgipfel bei 45—60 Jahren.

Allerdings kann diese Zunahme nicht für echt, sondern eher für eine Folge der gerade seit dieser Zeit wesentlich verbesserten und häufiger angewandten Laboratoriumsdiagnostik gelten. Dem entsprechend fand IVERSEN (1947, 1949, 1953) bei seinem großen Material in Dänemark gegenüber vor 1938 zugleich mit der Bevorzugung höherer Altersklassen eine besonders auffallende Zunahme schwerer oligosymptomatischer Formen. Die typischen Erscheinungen der Merseburger Trias waren nur bei weniger als der Hälfte seiner älteren Kranken vorhanden, cardiovasculäre Insuffizienzen standen dafür im Vordergrund. Solche Patienten sind meistens nur durch Jodstoffwechselanalysen zu erfassen [BORTIN et al.(1951)].

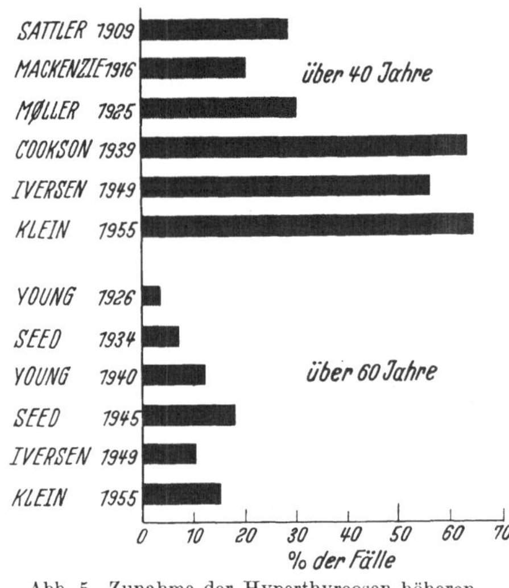

Abb. 5. Zunahme der Hyperthyreosen höheren Lebensalters

Hyperthyreosekranke höheren Lebensalters haben etwa doppelt so häufig wie jüngere keinen Kropf und wenn, dann häufiger als diese ein toxisches Adenom [IVERSEN (1953), KLEIN (1955)]. Das erklärt sich zwanglos durch die vorhin angeführte Altersverteilung der beiden blanden Kropfformen diffus und adenomatös.

Auch die Stoffwechseldaten der Hyperthyreosen lassen vom Alter abhängige Eigenarten erkennen, welche Beziehungen zu den normalen Altersveränderungen im Jodhaushalt zu haben scheinen. So hatten unsere ältesten Kranken bei einem mit durchschnittlich 11,1 γ-% relativ niedrigen Serum-PBI mit im Mittel + 55% die höchsten Grundumsatzwerte unter 3 Altersklassen [KLEIN (1955)]. Desgleichen fand IVERSEN (1953) die stärksten Stoffwechselsteigerungen bei seinen ältesten Kranken, welche durchweg auch am meisten an Gewicht verloren hatten. Der relativ niedrige Hormonjodgehalt im Blut steht sicherlich mit dem bei älteren Menschen schon normalerweise gesteigerten Hormonverbrauch in Zusammenhang. Im übrigen bleibt auch die Altersregression der Jodaufnahme durch die Schilddrüse, im Durchschnitt gesehen, unter den Umständen der hyperthyreoten Stoffwechsellage erhalten [KLEIN (1955)].

Abschließend soll bemerkt sein, daß die hier vorgetragenen Auffassungen über die Biomorphose der Schilddrüse ein Anfang sind, und zahllose Fragen insbesondere nach den Ursachen für die Altersveränderungen noch nicht beantwortet werden können.

Literatur

ACKERMANN, P. G., and K. IVERSEN: J. Geront. 8, 458 (1953).
AESCHBACHER: Mitt. Grenzgeb. Med. Chir. **15**, H. 3 (1905).
ALBEAUX-FERNET, M.: Rev. franç. Geront. **2**, 351 (1956).
ALBERT, A., and F. R. KEATING JR.: J. clin. Endocr. **11**, 996 (1951).
— A. TENNEY and E. FORD: Endocrinology **50**, 324 (1952).
ANTOGNETTI, L., e D. SCOPINARO: 4. Congr. Soc. Ital. Gerontol. Roma **29**, 1 (1954).
ARNOTT, D. C., E. W. EMERY, R. FRASER and Q. J. G. HOBSON: Lancet **1949 II**, 460.
ARON, CL., et J. MARESCAUX: C. R. Soc. Biol. (Paris) **146**, 1388 (1952).

ASCHOFF, L.: Vorträge über Pathologie. Jena: G. FISCHER 1925.
— Med. Klin. **1937**, 257.
BANSI, H. W.: Münch. med. Wschr. **1955**, 1130.
BARON, D. N.: Lancet **1956 II**, 277.
BARTHELHEIMER, H.: Med. Klin. **1954**, 245.
BENEDICT, F. G.: New Engl. J. Med. **212**, 1111 (1935).
— and H. M. MEYER: Proc. Amer. phil. Soc. **71**, 143 (1932).
BENUA, R. S., A. ALBERT and F. R. KEATING JR.: J. clin. Endocr. **12**, 1461 (1952).
BILLION, H.: Strahlenther. **97**, 78 (1955).
— J. BRIX, P. FREYSCHMIDT, J. KREMPIEN u. H. G. MEHL: Klin. Wschr. **1955**, 23.
BINET, L., et F. BOURLIERE: Presse méd. **1951**, 557.
BLUM, F.: Schweiz. med. Wschr. **1953**, 513.
BÖHLAU, V.: Med. wiss. Ges. Leipzig, März 1953.
BONATI, B., A. SALVI e G. B. RANCATI: Acta geront. (Milano) **4**, 1 (1954).
BOOTHBY, W. M., and I. SANDIFORD: Amer. J. Physiol. **90**, 290 (1929).
BORTIN, M. M., S. SILVER and S. B. YOHALEM: Amer. J. Med. **11**, 40 (1951).
BOURNE, G. H.: Nature (Lond.) **176**, 291 (1955).
BÜCHNER, F.: Arch. klin. Chir. **130**, 199 (1924).
— Allgemeine Pathologie. München-Berlin: Urban & Schwarzenberg 1950.
BÜRGER, M.: Altern und Krankheit, 2. Aufl. Leipzig: Georg Thieme 1954.
— u. W. MÖBIUS: Klin. Wschr. **1934**, 1349.
BÜRKLE DE LA CAMP, H.: Arch. klin. Chir. **130**, 207 (1924).
CARLSON, A. J.: In COWDRY, S. 347—381, 1942.
CHESKY, V. E., W. C. DREESE, B. O. DUBOCZKY, W. H. HALL and C. A. HELLWIG: Amer. J. clin. Path. **23**, 41 (1953).
CLERK, E.: Frankf. Z. Path. **10**, 1 (1912).
CLOSON, J., H. E. BETZ et H. VAN CAUWENBERGE: Ann. Endocr. (Paris) **16**, 295 (1955).
COOKSON, H.: Lancet **1939**, 1363.
COOPER, E. R.: The histology of the more important human endocrine organs at various ages. p. 57. London: Oxford Univ. Press 1925.
COWDRY, E. V.: Problems of ageing, biological and medical aspects. Baltimore: Williams & Wilkins 1942.
CRUCHAUD, S., A. VANOTTI, C. MAHAIM and J. DECKELMANN: Lancet **1955 II**, 906.
DAILEY, M. E., and J. R. SKAHEN: New Engl. J. Med. **254**, 907 (1956).
DANOWSKI, T. S., S. J. HUFF, L. H. ERHARD, M. PRICE, M. BROWN, P. WIRTH and S. S. STEVENSON: Amer. J. Dis. Child. **84**, 5 (1952).
D'ANTUONO, G., G. GUNELLA: G. Geront. **1**, 82 (1953).
DAVIES, D. F., and N. W. SHOCK: J. clin. Invest. **29**, 496 (1950).
DOGLIOTTI, G. C., and G. NIZZI-NUTI: Endocrinology **19**, 289 (1935).
DOWLING, J. TH., N. FREINKEL and S. H. INGBAR: J. clin. Endocr. **16**, 1491 (1956); J. clin. Invest. **35**, 1263 (1956).
DUM, C. W.: Clinicas **5**, 847 (1946).
DURHAM, J. R., R. E. COOKE, J. W. LANCASTER and E. B. MAN: Amer. J. Dis. Child. **87**, 468 (1954).
Editorial: J. Amer. med. Ass. **149**, 664 (1952).
FELDMAN, J. D.: Endocrinology **58**, 327 (1956); **59**, 289 (1956).
— and T. S. DANOWSKI: Endocrinology **59**, 463 (1956).
FERRIANINI, L., e A. FERRIANINI: Le tireopatia. Torino: Cecchini 1951.
FLAMAND, CH.: Ann. Endocr. (Paris) **13**, 456 (1952).
FREDERIKSON, D. S., P. H. FORSHAM and G. W. THORN: J. clin. Endocr. **12**, 541 (1952).
GALI, P., M. ZARA, et M. GILBERT-DREYFUS: Ann. Endocr. (Paris) **17**, 419 (1956).
GHIGI, C., e E. REGGIANI: Endocr. Sci. Cost. **14**, 402 (1939).
GITSCH, E., u. J. REITINGER: Z. Gynäk. **75**, 1743 (1953).
GLIMM, E.: Biochem. Z. **219**, 148 (1930).
GOLDENBERG, I. S., L. LUTWAK, P. J. ROSENBAUM and M. A. HAYES: J. clin. Endocr. **15**, 227 (1955).
HALMI, N. S., and S. B. BARKER: Endocrinology **51**, 127 (1952).

HARDY, J. D., D. C. RIEGEL and E. P. ERISMAN: Amer. J. med. Sci. **220**, 290 (1950).
HILL JR., S. R., R. S. REISS, P. H. FORSHAM and G. W. THORN: J. clin. Endocr. **10**, 1375 (1950).
HORST, W.: Klin. Wschr. **1952**, 439.
— Strahlenther. **94**, 169 (1954).
INGBAR, S. H., and N. FREINKEL: J. clin. Invest. **34**, 1375 (1955).
ISENSCHMID, R.: Frankf. Z. Path. **5**, 205 (1910).
IVERSEN, K.: Temporary rise in the frequency of thyrotoxicosis in Denmark 1941—1945, Copenhagen: Rosenkilde & Bagger 1948.
— Amer. J. med. Sci. **217**, 121 (1949).
— J. Geront. **8**, 65 (1953).
JÄRVINEN, K. A. J., u. E. LEIKOLA: Ann. Med. intern. Fenn. **44**, 31 (1955).
KASANEN, A., and I. VIITANEN: Acta med. scand. **153**, 467 (1956).
KEATING JR., F. R., and A. ALBERT: Recent Progr. Hormone Res. **4**, 429 (1949).
KIMBLE, S. T., and E. J. STIEGLITZ: Geriatrics **7**, 20 (1952).
KLEIN, E.: Z. Altersforsch. **5**, 181 (1951); **8**, 119 (1954).
— Klin. Wschr. **1952**, 462; **1953**, 17.
— Röntgen- u. Lab.-Prax. **6**, 120 (1953).
— Biochem. Z. **322**, 388 (1952).
— Schweiz. med. Wschr. **1954**, 146.
— Verh. dtsch. Ges. inn. Med. **60**, 909 (1954).
— Dtsch. Internistentagung Leipzig **1955**, 350
KLÖPPEL, C.: Beitr. path. Anat. **49**, 588 (1910); Diss. Freiburg 1911.
KOCHAKIAN, CH. D. and W. M. EVANS: Endocrinology **58**, 279 (1956).
KOUNTZ, W. B., M. CHIEFFI and E. KIRK: J. Geront. **4**, 132 (1949).
KÜHNE, P., u. H. BILLION: Ärztl. Wschr. **1955**, 62.
LACROIX, E., et I. LEUSEN: Ann. Endocrin. (Paris) **17**, 123 (1956).
LEDERER, J.: Rev. Belge Soc. med. **11**, 326 (1939).
— Les Relations thyro-ovariennes. Paris: Masson 1946.
— Ann. med. chir. Centre **9**, 192 (1953).
— Ann. Endocr. (Paris) **14**, 916 (1953).
LEIPERT, TH.: Biochem. Z. **270**, 448 (1934).
LEVIN, M. E., and W. H. DAUGHADAY: J. clin. Endocr. **15**, 1499 (1955).
LEWIS, W. H.: Amer. J. Physiol. **121**, 502 (1938).
— and A. S. ALVING: Amer. J. Physiol. **123**, 500 (1938).
LÖHR, H.: Naunyn-Schmiedebergs Arch. exp. Path. Pharmak. **180**, 332 (1936).
— H. WILMANNS u. H. SCHRÖDER: Z. exp. Med. **109**, 730 (1941).
LONG, D. A., A. A. MILES and W. L. M. PERRY: Lancet **1951 I**, 1392.
LORAND, C.: Das Altern, seine Ursache und Behandlung. 7. Aufl. Leipzig: J. A. Barth 1932.
LUNDE, G., K. CLOSS u. W. WÜLFERT: Biochem. Z. **206**, 248 (1929).
MATSON, J. R., and F. A. HITCHCOCK: Amer. J. Physiol. **110**, 329 (1934).
MACKENZIE, H.: Lancet **1916**, 815.
MAN, E. B., C. S. CULOTTA, D. A. SIEGFRIED and G. STILSON: J. Pädiat. **31**, 154 (1947).
MAY, K.: Arch. klin. Chir. **149**, 501 (1928).
MCCONAHEY, W. M., F. R. KEATING JR. and M. H. POWER: J. clin. Invest. **28**, 191 (1949).
MCCLINTOCK, J. C., TH. F. FRAWLEY and J. H. P. HOLDES: J. clin. Endocr. **16**, 62 (1956).
MCFARLAND, J., and G. M. ROBSON: Arch. Path. Bact. **7**, 628 (1929).
MEANS, J. H.: The Thyroid and its diseases, 2. Ed. Philadelphia, Pa.: J. B. Lippincott Co. 1948.
MOLLER, E.: Zit. bei IVERSEN 1953.
MONERY, L.: Recherches nouvelles sur la fonction jodée de la glande thyroide. Lyon 1903.
MONROE, R. T.: Diseases in old age. Harvard Univ. monographs in Med. and Public Health, Nr. 11. Cambridge, Mass. 1951.
MORTON, M. E., and P. STARR: The clinical problems of advancing years. Philadelphia: Smith, Kline and French Labor. 1951.
MUSTACCHI, P. O., and E. LÖWENHAUPT: Geriatrics **5**, 268 (1956).
NOACH, E. L.: Acta endocr. (Kbh.) **18**, 454 (1955); **19**, 127 u. 139 (1955).

OCA, M. DE: Beitr. path. Anat. **85**, 333 (1930).
O'NEAL, L. W.: Endocrinology **53**, 358 (1953).
ORATOR, V., u. H. SCHLEUSSING: Kriegs- u. Konstitutionspath. 1931.
OTTO, H.: Z. inn. Med. **9**, 113 (1954).
OLINER, L., R. M. KOHLENBRENNER, TH. FIELDS and R. H. KUNSTADTER: J. clin. Endocr. **17**, 61 (1957).
PATRONO, V.: G. Geront. **1**, 371 (1953).
PERKIN, H. J., and F. H. LAHEY: Arch. intern. Med. **65**, 882 (1940).
PERLMUTTER, M., and D. S. RIGGS: J. clin. Endocr. **9**, 430 (1949).
QUIMBY, E. H., S. C. WERNER and C. SCHMIDT: Proc. Soc. exp. Biol. (N. Y.) **75**, 537 (1950).
RAPPORT, R. L., and G. M. CURTIS: J. clin. Endocr. **10**, 735 (1950).
REINWEIN, H.: Med. Klin. **1955**, 20.
RICHARD, M.: Schweiz. med. Wschr. **1951**, 1165.
ROBERTSON, J. D., and D. D. REID: Lancet **1952 II**, 940.
RÖSSLE, R., u. F. ROULET: Maß und Zahl in der Pathologie. In Pathologie und Klinik, V. Berlin-Wien: Julius Springer 1932.
ROSENKRANZ, K. D.: Endokrinologie **16**, 1 u. 225 (1935).
SAKA, O.: Virchows Arch. path. Anat. **302**, 228 (1938).
SALGADO, E., and H. SELYE: J. Endocr. **11**, 331 (1954).
SATTLER, H.: Handbuch ges. Augenheilkunde. 2. Aufl. Bd. 9, S. 1—667, 1909.
SCAZZIGA, B. R., L. L. BARBIERI u. T. BERAUD: Schweiz. med. Wschr. **1955**, 393.
SCOPINARO, D., e G. PENDE: Arch. «E. Maragliano» 8, 735 (1953).
SEED, E., and A. M. LINDSAY: Geriatrics **4**, 136 (1949).
SHOCK, N. W., and M. J. YIENGST: J. Geront. **7**, 495 (1952).
SELYE, H., and P. BOIS: Proc. Soc. exp. Biol. (N. Y.) **92**, 164 (1956).
SENDRAIL, M., L. GLEIZES et M. BARRAUD: Concours méd. **21** (1956).
SILVER, S., M. H. FIEBER and S. B. YOHALEM: Amer. J. Med. **13**, 725 (1952).
SKANSE, B.: Acta med. scand. **136**, suppl. 235, 186 (1949); **131**, 251 (1948).
SCHMID, M.: Z. menschl. Vererb.- u. Konstitut.-Lehre **24**, 313 (1940).
SCHMITZ-MOORMANN, P.: Mitt. Grenzgeb. Med. Chir. **39**, 83 (1926).
SCHULTZ, A. L., S. SANDHAUS, H. L. DEMOREST and L. ZIEVE: J. clin. Endocr. **14**, 1062 (1954).
STARR, P., D. W. PETIT, A. L. CHANEY, H. ROLLMAN, J. B. AIKEN, B. JAMIESON and J. KLING: J. clin. Endocr. **10**, 1237 (1950).
STERLING, K., and R. B. CHODOS: J. clin. Invest. **35**, 806 (1956).
STRAUSS, E., J. HILLER u. A. JAKOB: 17. Tag. dtsch. Ges. Stoffw. und Verdauungskrankh. Stuttgart **1953**, 181.
STURM, A., u. L. ROCKMANN: Biochem. Z. **297**, 50 (1936).
TALBOT, N. B., A. M. BUTLER, A. H. SALZMAN and P. M. RODRIGUEZ: J. biol. Chem. **153**, 479 (1944).
TRIANTAPHYLLIDIS, E., G. AMBROSINO, M. TUBIANA and R. CUKIER: Ann. d'Endocrinologie **16**, 733 (1955).
TUBIANA, M., et G. RAVAUD: Ann. Endocr. (Paris) **17**, 175 (1956).
VANOTTI, A.: Helv. med. Acta **21**, 313 (1954).
— G. LANINI u. B. R. SCAZZIGA: Schweiz. med. Wschr. **1954**, 103.
WEGELIN, C.: Henke-Lubarsch Handbuch der Pathologischen Anatomie 8, 1926.
WERNER, S. C., E. H. QUIMBY and C. SCHMIDT: J. clin. Endocr. **9**, 342 (1949).
WILLIAMS, R. H., H. JAFFÉ and B. BERNSTEIN: J. clin. Invest. **54**, 35 (1954).
WOLFSON, W. R., W. H. BEIERSWALTES, I. F. ROBINSON, J. R. DUFF, J. R. JONES, C. T. KNORPP and M. EYA: J. Lab. clin. Med. **36**, 1005 (1950).
WOODBURY, D. M., B. N. GHOSH and G. SAYERS: J. clin. Endocr. **11**, 761 (1951).
YOUNG, T. D.: West. J. Surg. **49**, 431 (1941).
ZIEVE, L., B. SKANSE and A. L. SCHULTZ: J. Lab. clin. Med. **45**, 281 (1955).

G. W. Parade (Neustadt):

Es ist auffällig, daß Menschen mit jahrelang bestehender Hyperthyreose weniger zum Auftreten einer Arteriosklerose neigen. Die echte Angina pectoris bzw. der Herzinfarkt kommen nach statistischen Erhebungen bei Hyperthyreotikern kaum zur Beobachtung. Im Gegensatz dazu stehen die Hypothyreosen, die zu frühzeitiger Gefäßsklerosierung neigen, und bei denen auch die Coronarsklerose häufig ist. Bei der Frage nach den Bedingungen, welche das Auftreten der Gefäßsklerose hemmen bzw. fördern, muß man an den in der Regel niedrig liegenden Blutcholesterinspiegel bei Hyperthyreose und den hochliegenden Blutcholesteringehalt bei der Hypothyreose denken. Der erniedrigte Cholesterinspiegel bei Hyperthyreose hängt wahrscheinlich auch mit dem gesteigerten Cholesterinstoffwechsel zusammen. Die Hyperthyreose stellt somit einen gewissen Schutz vor Gefäßsklerosierung dar. Es muß aber ausdrücklich darauf hingewiesen werden, daß die Situation grundsätzlich verändert wird, wenn ein Mensch mit bereits vorhandener Gefäßsklerose von einer Hyperthyreose befallen wird. Dann liegen sehr ungünstige Verhältnisse vor, weil die gesteigerte Belastung des Kreislaufs ein Gefäßsystem vorfindet, das wegen der Sklerose nicht anpassungsfähig ist. Es kommt infolgedessen frühzeitig zu schweren Herz- und Kreislaufschädigungen.

Aus der Medizinischen Universitätsklinik Leipzig (Direktor: Prof. Dr. Dr. h. c. M. Bürger)

Alters- und Geschlechtsverteilung endokrinologischer Erkrankungen

Von

K. Seidel

Mit 5 Abbildungen

Jedes Krankheitsgeschehen ist als Vorgang am Lebenden den Gesetzen des Alterns unterworfen. Die verschiedenen Krankheiten nehmen in den verschiedenen Lebensaltern unterschiedliche Bilder an, dabei ist es von Bedeutung zu wissen, daß gewisse Erkrankungen in bestimmten Altersgruppen und in Abhängigkeit vom Geschlecht selten oder nicht vorzukommen pflegen. Gerade auf dem Gebiet der Endokrinologie geben das Manifestationsalter und das Geschlecht der erkrankten Person wichtige differentialdiagnostische Hinweise. Das Erstmanifestationsalter endokrinologischer Erkrankungen zeigt bei Männern und Frauen in bestimmten Zeiten des Lebens differente Gipfel der Häufigkeit, und Geschlechtsverschiedenheiten sind bei einigen endokrinologischen Krankheitsbildern sowohl in statistischer als auch in phänomenologischer Hinsicht besonders ausgeprägt.

Anhand des Krankenmaterials der Leipziger Medizinischen Univ.-Klinik der Jahre 1941—1955 habe ich für verschiedene endokrinologische Erkrankungen das Manifestationsalter und die Geschlechtsverteilung festgestellt und diese Ergebnisse mit den Literaturangaben in Beziehung gesetzt.

I. Krankheiten des Hypophysen-Zwischenhirnsystems

Die *Überproduktion von Wachstumshormon* führt während der Wachstumsperiode zum *Riesenwuchs* und nach Abschluß der Wachstumsperiode zur *Akromegalie*. Doch gibt es auch Beobachtungen, nach denen eine Akromegalie in der Kindheit auftrat. Nach der Theorie von Marinesco hängt die Beantwortung der Frage, ob sich eine Akromegalie oder ein Riesenwuchs entwickelt, von der Konstitution des Individuums ab. Der athletische und der pyknische Typ reagieren auf die Überproduktion von Wachstumshormon mit einer Akromegalie, der asthenische Typ mit Riesenwuchs. Der Gigantismus entwickelt sich meist dicht vor Abschluß der Wachstumsperiode, die Mehrzahl der Riesen ist männlichen Geschlechts. In den Sagen und Märchen wird fast ausschließlich von männlichen Riesen berichtet. Nach Feststellungen von Günther sind bis 1942 159 männliche und nur 22 weibliche Riesen beschrieben worden. Der Sexualquotient beträgt demnach 0,14. Etwa 40% aller Riesen zeigen akromegale Züge und etwa 20% aller Akromegalen sind Riesen (Sternberg). Nach Williams haben die Riesen eine durchschnittliche Lebenserwartung von 21 Jahren. Da die Akromegalie erst nach Abschluß der Wachstumsperiode auftritt, wird ihr Hauptmanifestationsalter zwischen dem 20. und 40. Lebensjahr liegen. Bei 33 von 56 Akromegalen der Leipziger Klinik trat die Erkrankung in diesem Zeitabschnitt erstmalig auf. Der Sexualquotient (♀/♂) ist 1,0, d. h. die Erkrankung befällt Männer und Frauen gleichermaßen.

Der *hypophysäre Zwergwuchs* manifestiert sich in der Jugend, er ist beim männlichen Geschlecht häufiger als beim weiblichen. Auch die *Dystrophia adiposogenitalis* manifestiert sich in den ersten beiden Lebensjahrzehnten, sie findet sich beim männlichen und weiblichen Geschlecht gleich häufig. Von unseren 27 Fällen waren 14 Knaben und 13 Mädchen.

Die *Hypophysenvorderlappen-Insuffizienz* (Simmondssche Krankheit) hat ihre Ursache in einer vollständigen oder partiellen Zerstörung der Hypophyse durch Blutungen, Infarkte, Thrombosen, spezifische oder unspezifische Entzündungsprozesse, Tumoren und Metastasen. Die Postpartum-Nekrose des Hypophysenvorderlappens (Sheehan-Syndrom) entwickelt sich im Anschluß an schwere Geburten mit starkem Blutverlust und Kollaps. KYLIN berichtet über insgesamt 149 Fälle von Hypophysenvorderlappen-Insuffizienz, von denen 104 Frauen und 40 Männer waren, in 5 Fällen war das Geschlecht nicht angegeben. Unter 101 Patienten von ESCAMILLO und LISSER war das Durchschnittsalter 41 Jahre. Bei der Post-Partum-Nekrose fanden SHEEHAN und MURDOCH 58% im Alter von 30—45, 20% im Alter von 25—29 und 22% im Alter von 15—24 Jahren. Unter den 54 Patienten der Leipziger Klinik waren 47 Frauen und 7 Männer (Sexualquotient 7,8) (Abb. 1). Das Hauptmanifestationsalter lag bei den Frauen zwischen 21 und 45 Jahren. Es sei daran erinnert, daß bei dem Sheehan-Syndrom keineswegs alle Fälle diagnostiziert werden, da die Kachexie kein obligates, sondern eher ein relativ seltenes Symptom ist und deshalb weniger an eine Hypophysenvorderlappen-Insuffizienz gedacht wird. Die häufigsten Fehldiagnosen sind Hypothyreose, Myxödem, Morbus Addison und unklare Anämie.

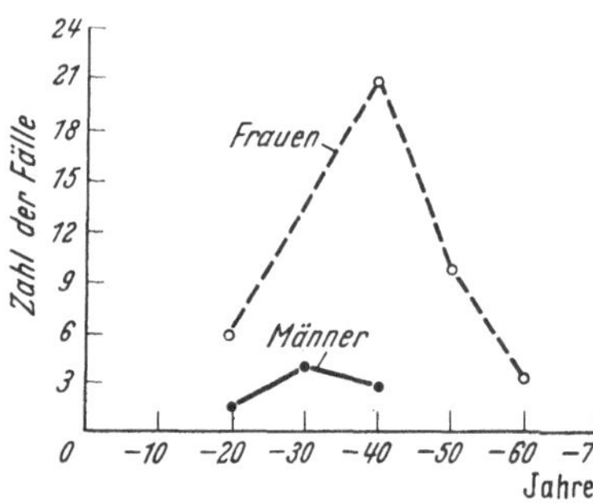

Abb. 1. Alters- und Geschlechtsverteilung der Hypophysenvorderlappen-Insuffizienz. (54 Fälle der Med. Univ.-Klinik Leipzig 1945—1955)

Beim *Diabetes insipidus* unterscheidet man eine hereditäre und eine erworbene Form. Als Ursachen der erworbenen Form kommen Traumen, Tumoren, Cysten, basale Meningitiden, luische oder tuberkulöse Prozesse in der Hypophyse in Frage. Nach JORES überwiegen bei der selteneren hereditären Form die Männer. In einem von WEIL und JUST und CAMERER bis zur 6. Generation verfolgten Stammbaum war das Verhältnis von Kranken zu Gesunden wie 35:33. Bei 396 Fällen von STRAUSS, VON DER HEYDEN, ATABEK und HANHORST läßt sich bei einem Verhältnis von 144 Frauen zu 262 Männern ein Sexualquotient von 0,44 berechnen. HANHART fand unter 169 Fällen nur 61 Frauen und damit einen Sexualquotienten von 0,56. Von 33 an Diabetes insipidus Erkrankten, die in der Leipziger Med. Klinik beobachtet wurden, waren 20 Männer und 13 Frauen, der Sexualquotient war 0,54. Das Hauptmanifestationsalter lag bei beiden Geschlechtern zwischen dem 11. und 40. Lebensjahr.

Tumoren der Hypophyse und ihrer Nachbarschaft verursachen drei Gruppen von Symptomen:

1. Allgemeinsymptome: Stirnkopfschmerz, Störungen der Wärmeregulation (Untertemperatur) und des Stoffwechsels (Fettstoffwechsel, Wasserhaushalt), Schlafstörungen, mangelnde Blutversorgung des Gehirns.

2. Veränderungen in Größe und Form der Sella turcica (röntgenologischer Nachweis) und

3. Störungen der benachbarten Nerven, insbesondere Opticus. Über die Häufigkeit der einzelnen Tumorarten gibt eine Statistik von CUSHING Auskunft. Unter 170 operierten Fällen fanden sich 54 Adenome, 47 kraniopharyngeale Cysten, 16 supraselläre Meningiome, 14 Gliome des Opticus bzw. des Chiasmas und 3 Aneurysmen. Die restlichen Fälle waren ungewöhnliche oder negative Befunde. Die Kraniopharyngiome entwickeln sich vorwiegend im Jugendalter, ihr Wachstum ist relativ langsam. Sie führen mindestens zu Zwergwuchs oder Dystrophia adiposogenitalis. Die Meningiome finden sich vorwiegend im mittleren Erwachsenenalter, ebenso wie die Gliome (30.—50. Lebensjahr).

II. Morbus Cushing und Morbus hypersuprarenalis Günther

Im allgemeinen wird von einem Morbus Cushing gesprochen, wenn die auslösende Ursache der Erkrankung ein basophiles Hypophysenadenom ist, und von einem Cushing-Syndrom, wenn Veränderungen an der Nebennierenrinde mit Hypercorticoidismus gefunden werden. GÜNTHER hat im Jahre 1929, also 3 Jahre vor der Cushingschen Veröffentlichung, unter dem Namen Morbus hypersuprarenalis bereits das klinische Bild des späteren Cushing-Syndroms beschrieben und auch die Ursache klar erkannt. Es ist jedoch schwierig, beide Krankheitsbilder klinisch zu trennen, da auch bei einem Hypercorticoidismus ein basophiles Adenom vorhanden sein kann. Es dürfte nach JORES auch höchst fraglich sein, ob bei der Aktionseinheit Hypophyse-Nebennierenrinde wirklich wesensverschiedene Krankheitsbilder erfaßt werden.

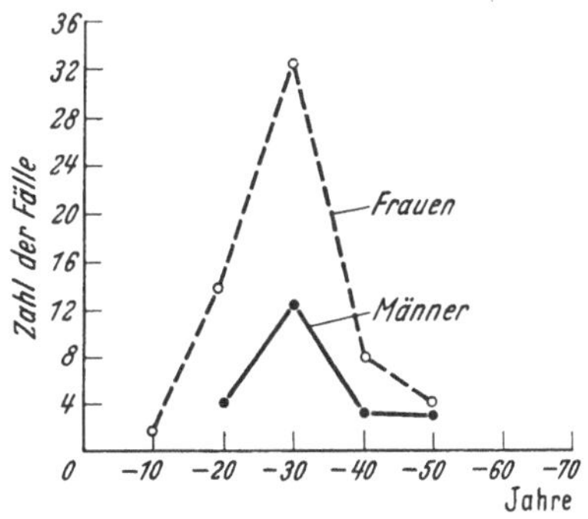

Abb. 2. Alters- und Geschlechtsverteilung des Morbus Cushing. (75 Fälle der Med. Univ.-Klinik Leipzig 1945—1955)

Nach den Literaturangaben manifestiert sich das Cushingsche Krankheitsbild zwischen 20. und 40. Lebensjahr und befällt Frauen häufiger als Männer. MALAGUZZI-VALERI fand unter 155 Fällen nur 9 Kinder, davon 6 Mädchen vor dem 15. Lebensjahr. WILKINS beobachtete 20 Mädchen und 4 Knaben, bei denen Tumoren der Nebennierenrinde die Krankheit auslösten. RAAB hat darauf hingewiesen, daß Frauen im fortgeschrittenen Alter dem Cushing-Syndrom ähnliche Züge aufweisen. Wir beobachteten an unserer Klinik 75 Patienten mit einem Cushing-Syndrom, davon waren 56 Frauen und 19 Männer. Der Sexualquotient liegt bei 3,0. Der Höhepunkt der Erstmanifestation liegt für beide Geschlechter zwischen dem 21. und 30. Lebensjahr (Abb. 2).

III. Erkrankungen der Schilddrüse

Es ist eine Erfahrungstatsache, daß krankhafte Vergrößerungen der Schilddrüse bei Frauen häufiger als bei Männern zu beobachten sind. Für das Auftreten des Kropfes werden folgende Sexualquotienten angegeben: Willer (230 Fälle) 1,7, Wegelin (1345 Fälle) 1,94, Orator und Schilling (266) 2,8, Kocher 5,0 und Klose und Hellwig (466 Fälle) 5,6. Eine Vergrößerung der Schilddrüse kommt bereits bei Neugeborenen vor. Das Manifestationsmaximum liegt für Männer im 3. und für Frauen im 3. und 4. Lebensjahrzehnt. Das Übergewicht der Frauen gilt sowohl für die Hyperthyreose als auch für das Myxödem.

Das Manifestationsmaximum unserer 169 Fälle mit Hyperthyreose liegt bei Männern zwischen dem 21. und 30. Lebensjahr, bei den Frauen im 2.—4. Lebensjahrzehnt mit einem Gipfel im 3. Dezennium, also während der Gestationsperiode (Abb. 3). Das Myxödem dagegen hat seinen Manifestationsgipfel bei Frauen zwischen dem 41. und 60. Lebensjahr, also während und nach der Menopause. Bei den Männern ist ein Maximum wegen der kleinen Zahl nicht zu erkennen (Abb. 4). Wir fanden bei der Hyperthyreose einen Sexualquotienten von 5,0 und beim Myxödem von 5,6.

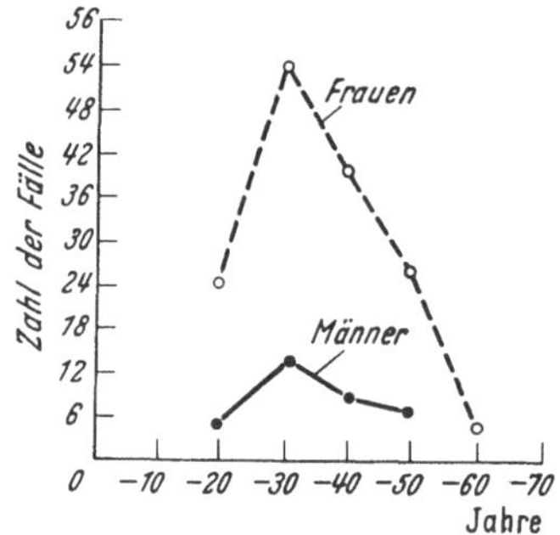

Abb. 3. Alters- und Geschlechtsverteilung der Hyperthyreose. (169 Fälle der Med. Univ.-Klinik Leipzig 1945—1955)

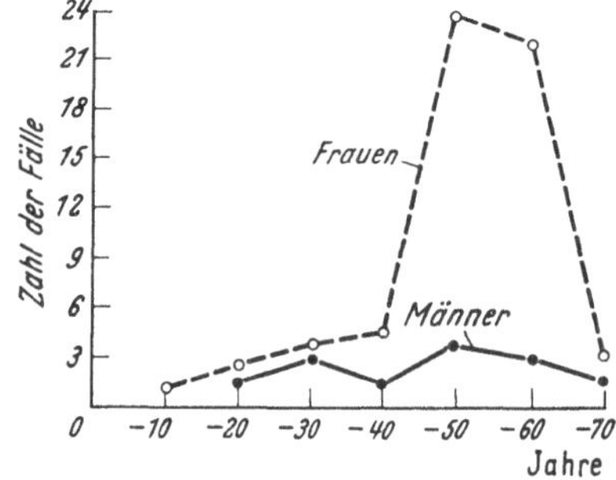

Abb. 4. Alters- und Geschlechtsverteilung des Myxödems. (66 Fälle der Med. Univ.-Klinik Leipzig 1945—1955)

Daß Frauen häufiger an Hyperthyreose erkranken, liegt wohl im wesentlichen an der psychischen Labilität der Frau. Es darf wohl unbestritten gelten, daß das weibliche Geschlecht auf seelische Traumen stärker anspricht als Männer. Interessant ist, daß in den Nachkriegsjahren deutlich eine Abnahme der Erkrankungen an Hyperthyreose zu verzeichnen war. Nach Untersuchungen von Bürger und Nöcker nimmt bei Eiweißmangelzuständen die Schilddrüse unter allen Organen am meisten ab. Als Folge davon sinkt der Grundumsatz, es kommt zum Haarausfall, zur Impotenz, zur Onychodystrophie, also einem Krankheitsbild, das man als *alimentäres Myxödem* bezeichnen könnte.

IV. Erkrankungen der Epithelkörperchen

Der primäre *Hyperparathyreoidismus* beruht auf einer meistens durch Adenome oder Hypertrophie der Hauptzellen hervorgerufenen Hyperfunktion der Epithelkörperchen und geht mit Knochenveränderungen, Nierensymptomen, Hypercalcämie und Markfibrose einher. Die markanten Knochenveränderungen führten zu der Bezeichnung *Osteodystrophia fibrosa generalisata* (Recklinghausensche Erkrankung). Sie ist eine nicht sehr häufige Erkrankung und bevorzugt das weibliche Geschlecht. SCHINZ, BAENSCH, FRIEDL und UEHLINGER geben eine Häufung der Erkrankung zwischen dem 30. und 50. Lebensjahr an. Auch wir beobachteten, daß das Maximum der Erkrankung im 4. und 5. Lebensdezennium liegt. Frauen werden doppelt so häufig befallen wie Männer, von 40 Erkrankungsfällen waren 27 Frauen, der Sexualquotient liegt bei 2,0.

Das führende Symptom des *Hypoparathyreoidismus* ist die manifeste oder latente *Tetanie*. Die idiopathische Tetanie des Erwachsenen ist eine relativ seltene Erkrankung und häufig an bestimmte Gegenden gebunden. In gewissen Familien kommt sie gehäuft vor. Ein Zusammenhang zwischen Kropf und Tetanie scheint wahrscheinlich. Die Neugeborenentetanie (Spasmophilie) ist eine ernst zu nehmende Erkrankung der Frühgeburten und der ersten Lebensmonate und beruht auf einer Labilität der Calcium-, Phosphat- und anderen Stoffwechselvorgängen. Ihr Zusammenhang mit einem Hypoparathyreoidismus ist ungewiß (FANCONI). Bei der Erwachsenentetanie dominiert das weibliche Geschlecht. Von 19 beobachteten Erkrankungsfällen waren 13 Frauen, der Sexualquotient ist 2,2. Bei der geringen Zahl der Fälle kann über eine Altersverteilung nichts gesagt werden. Das mittlere Erwachsenenalter scheint bevorzugt zu sein.

V. Erkrankungen der Nebennieren

Der *Hypercorticoidismus* wurde als Morbus hypersuprarenalis bei der Cushingschen Krankheit erwähnt. Das *genitoadrenale Syndrom* (Interrenalismus, Virilismus) ist eine relativ seltene Erkrankung, die fast ausschließlich beim weiblichen Geschlecht und familiär gehäuft auftritt (WILKINS). Das Syndrom kann angeboren sein oder sich während oder kurz nach der Pubertät entwickeln.

Eine Hypofunktion der Nebennierenrinde finden wir bei der *Addisonschen Krankheit*, die das mittlere Lebensalter und das männliche Geschlecht bevorzugt. Kinder werden nur sehr selten befallen. Nach einer Zusammenstellung von ROSIN und FRIEDEMANN sind bis 1944 nur 10 Fälle unter 10 Jahren beschrieben. Die häufigste Ursache ist die Tuberkulose, daneben kommen nach Hypoplasie, Carcinom, Amyloidose oder Lues in Frage. GUTTMANN fand in einem Material von 566 Fällen in 68,3% der Fälle eine Tuberkulose, in 19,4% eine primäre Atrophie, in 1,7% eine Amyloidose und in 1,2% einen Tumor als Ursache der Addisonschen Krankheit. Das Verhältnis Männer zu Frauen ist nach einer amerikanischen Sammelstatistik von LEWIN und mehreren kleinen Zusammenstellungen (BITTORF, MÖCKEL u. a., zit. bei GÜNTHER) wie 445:224. Nach GUTTMANN beträgt der Sexualquotient 0,55. Wir beobachteten 46 Addison-Erkrankungen. Der Häufigkeitsgipfel lag zwischen dem 21. und 40. Lebensjahr. Das Verhältnis Männer zu Frauen war 32:14, der Sexualquotient 0,43 (Abb. 5).

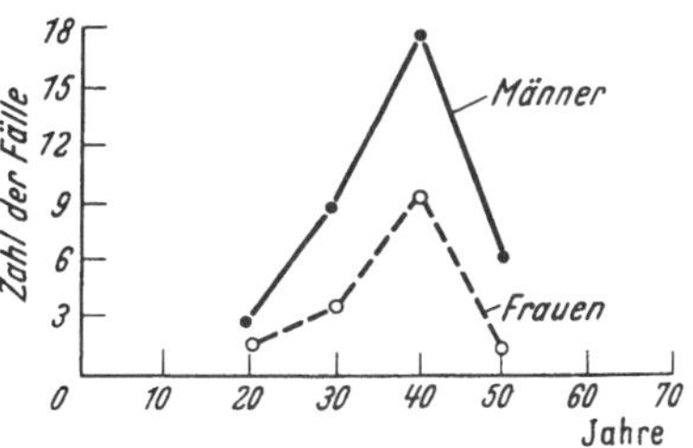

Abb. 5. Alters- und Geschlechtsverteilung der Addisonschen Erkrankung. (46 Fälle der Med. Univ.-Klinik Leipzig 1945—1955)

VI. Pubertas praecox

Den verfrühten Pubertätsbeginn mit vorzeitiger Ausbildung der primären und sekundären Geschlechtsmerkmale kann man in 3 Gruppen einteilen:

1. Die *primär konstitutionelle Pubertas praecox* ist ausgesprochen familiär und wird fast nur bei Mädchen beobachtet.

2. Die *hormonale Pubertas praecox* hat als Ursachen Tumoren der Keimdrüsen oder der Nebennierenrinde. Unter 544 Fällen, die von BING und Mitarbeitern zusammengestellt wurden, waren 130 Knaben und 414 Mädchen. Eine ätiologische Klärung (Operation oder Autopsie) war in 104 Fällen möglich. Einen Nebennierentumor hatten 33 Mädchen und 11 Knaben, ein Ovarialtumor wurde 42 mal, ein Hodentumor 4 mal und ein Prostatatumor einmal gefunden. Bei beiden Gruppen überwiegt eindeutig das weibliche Geschlecht.

3. Bei der *zentral-nervösen Form der Pubertas praecox* kommen ätiologisch Zirbel- und Hypothalamustumoren, entzündliche Prozesse im Bereich des Zwischenhirns und Hyperplasien des Tuber cinerum (DRIGGS und SPATZ) mit möglicher Inkretproduktion in Frage. Bei diesen Fällen überwiegen stets die Knaben. Nach einer Statistik von HALDEMANN kommt auf 20 Knaben nur ein Mädchen.

In Tab. 1 sind die Alters- und Geschlechtsverteilungen der Manifestationen verschiedener endokrinologischer Krankheitsbilder, wie wir sie an der Leipziger

Tabelle 1. *Alters- und Geschlechtsverteilung verschiedener endokriner Krankheiten* (zusammengestellt aus dem Material der Med. Univ.-Klinik Leipzig der Jahre 1941—1955)

Diagnosen		0 bis 10	11 bis 20	21 bis 30	31 bis 40	41 bis 50	51 bis 60	61 bis 70 J.	ins-gesamt	Sexual-quotient
Hypophysäre Erkrankungen										
Akromegalie	♂		4	8	8	5	3		28	1
	♀		3	9	8	4	4		28	
Dystrophia adiposogenitalis	♂	8	6						14	0,93
	♀	7	6						13	
Hypophysenvorderlappen-Insuffizienz	♂		1	3	2				7	7,8
(SIMMONDS; SHEEHAN)	♀		5	12	20	9	2		47	
Diabetes insipidus	♂	2	5	6	5	2			20	0,54
	♀		3	5	3	2			13	
Hypophysäre bzw. Nebennierenerkrankung										
Morbus Cushing und	♂		4	11	2	2			19	3,0
Mb. hypersuprarenalis	♀	1	13	32	7	3			56	
Erkrankungen der Schilddrüse										
Morbus Basedow, Thyreotoxikose	♂		4	12	7	5			28	5,0
	♀		23	53	38	24	3		141	
Myxödem	♂		1	2	1	3	2	1	10	5,6
	♀	1	2	3	4	23	21	2	56	
Erkrankungen der Epithelkörperchen										
Hyperparathyreoidismus	♂		1	1	2	7	2		13	2,0
	♀			4	8	11	4		27	
Tetanie	♂		1	2	2	1			6	2,2
	♀	1	2	4	5	1			13	
Erkrankungen der Nebennieren										
Addisonsche Erkrankung	♂		2	8	17	5			32	0,43
	♀		1	3	9	1			14	

Medizinischen Univ.-Klinik beobachtet haben, zusammengestellt. Wir erkennen aus den vorgetragenen Tatsachen, daß die Biomorphose nicht nur die normalen Funktionen des Endokriniums beherrscht, sondern daß auch die gestörten Funktionen, als welche wir die Krankheiten auffassen, denselben biomorphotischen Wandlungen unterworfen sind. Das Erstmanifestationsalter endokrinologischer Erkrankungen zeigt in Abhängigkeit vom Geschlecht in bestimmten Altersstufen differente Gipfel der Häufigkeit.

Literatur

Bing, J. F., J. H. Glohus and H. Simon: J. Mt. Sinai Hosp. **4**, 935 (1938).
Cushing, H.: Intrakranielle Tumoren. Berlin. 1935.
Driggs, M., u. H. Spatz: Virchows Arch. path. Anat. **305**, 576 (1939).
Escamilla, R. F., and H. Liesser: J. clin. Endocr. **2**, 65 (1942).
Günther, H.: Zbl. allg. Path. path. Anat. **77**, 5 (1941).
— Endokrinologie **4**, 109 (1929).
— Endokrinologie **25**, 50 (1942).
Guttmann, P. H.: Arch. Path. Bact. **10**, 742 (1930).
Haldemann, K. O.: Arch. Neurol. Psychiat. (Chicago) **18**, 724 (1927).
Hanhart, E.: Zit. in Handbuch der Erbbiologie **2**, 4, 1940.
Jores, A.: Klinische Endokrinologie. III. Aufl. Berlin 1949.
— Im Handbuch der inneren Medizin, IV. Aufl. Bd. 7, 1. Teil. Berlin 1955.
Just, G., u. W. Camerer: Zit. bei A. Jores, Klinische Endokrinologie, 3. Aufl. Berlin 1949.
Klose, H., u. A. Hellwig: Klin. Wschr. **1922**, 1885.
Köcher, A.: Spezielle Pathologie und Therapie innerer Krankheiten. Berlin 1917.
Kylin, E.: Erg. inn. Med. **49**, 1 (1935).
Lewin, G.: Charité-Ann. **17**, 536 (1892).
Malaguzzi-Valeri, C.: Erg. inn. Med. **58** (1940).
Marinesco, G., N. Jonesco Sisesti u. G. Alexianu-Buttu: Bull. sect. sci. Acad. roumaine **18**, 53 (1936).
Orator, V., u. H. Schilling: Veröff. Kriegs-Konstit. path. (Jena) II. Teil, 48 (1931).
Raab, W.: Erg. inn. Med. **51**, 125 (1930).
Rosin, S., and N. B. Friedemann: J. clin. Endocr. **3**, 1937 (1944).
Sheehan, H. L., and R. Murdoch: J. Obstet. Gynaec. Brit. Emp. **45**, 456 (1938).
Sternberg, J.: Zit. bei A. Jores, Klinische Endokrinologie. 3. Aufl. Berlin 1949.
Endokrinologie **25**, 46 (1942).
Wegelin, C.: Im Handbuch der speziellen Pathologie und Histologie. Berlin 1926.
Weil jr., M. P.: Zit. bei A. Jores, Klinische Endokrinologie. 3. Aufl. Berlin 1949.
Wilkins, L.: Schweiz. med. Wschr. **1950**, 766.
—, W. Fleischmann u. J. E. Howard: Endocrinology **26**, 385 (1940).
Willer, A.: Veröff. Kriegs-Konstit. path. (Jena) **25**, 38 (1930).
Williams, R. H.: Textbook of Endocrinology, Philadelphia u. London 1955.

Aus dem Anatomischen Institut der Justus Liebig-Universität Gießen

Über die Einflußnahme des Hypothalamus auf die corticotrope Partialfunktion der Adenohypophyse*

Von

E. TONUTTI

(Nach Untersuchungen mit R. BLOBEL, L. GONZALO, E. MUSCHKE und R. SCHMID).

Mit 6 Abbildungen

Das Problem der hypothalamischen Regulation der ACTH-Sekretion umfaßt eine Reihe von Teilfragen, deren wichtigste folgende sind:

1. Neurale oder humorale Impulse? Die neueren Untersuchungen von GUILLEMIN (*3*, *4*, *5*), SAFFRAN u. Mitarb. (*8*, *9*), PORTER u. JONES (*7*) weisen eindringlich auf das Bestehen einer humoralen Regulation hin.

2. Weg der Impulsübertragung vom Hypothalamus zur Adenohypophyse? Hier brachten die Untersuchungen von HARRIS (*6*) im wesentlichen Klarheit, die die bedeutsame Rolle des sog. Portalgefäßsystems erwiesen. Nachdem es PORTER u. JONES (*7*) gelang, im Portalvenenblut Stoffe nachzuweisen, die die ACTH-Abgabe zu stimulieren vermögen, kann an der Bedeutung des Portalgefäßsystems als *einem* Weg der Impulsübertragung nicht gezweifelt werden.

3. Lokalisation der für ACTH-Regulation bedeutsamen Hypothalamusbereiche? Auf Grund von Reiz- und Ausschaltungsversuchen in verschiedenen Hypothalamusbereichen wurde von einer großen Anzahl von Autoren eine vom Hypothalamus ausgehende Beeinflussung der ACTH-Produktion der Hypophyse postuliert. Insbesondere wurde der „median eminence“ eine große Bedeutung für die ACTH-Mobilisierung aus der Hypophyse beigemessen. [Lit. s. bei FORTIER (*2*), HARRIS (*6*) und SCHMID u. Mitarb. (*10*)].

4. Hypothalamische Regulation der ACTH-Abgabe ausschließlich bei Stress-Situationen oder auch Regulation der sog. basalen ACTH-Produktion? Die meisten Untersucher konnten bisher lediglich eine Einflußnahme des Hypothalamus auf die ACTH-Mobilisierung nach Reizeinwirkung feststellen. Die Frage, ob auch die sog. basale Produktion an ACTH vom Hypothalamus abhängig ist, ist dagegen noch weitgehend offen. [Lit. s. FORTIER (*2*), HARRIS (*6*)].

Wir haben in Ausschaltungsversuchen die Frage der hypothalamischen Steuerung der Adenohypophyse an Diphtherietoxin vergifteten Meerschweinchen geprüft. Mittels eines stereotaktischen Verfahrens wurden verschiedene Hypothalamusbereiche aufgesucht und durch Elektrocoagulation bilateral zerstört. Als Indicator einer regulären und situationsgerechten bzw. einer gehemmten ACTH-Abgabe dienten:

1. Das Auftreten bzw. das Ausbleiben der hämorrhagischen Nekrose der Nebennierenrinde nach Verabreichung von 5. d. l. m. Diphtherietoxin. Der Eintritt der hämorrhagischen

* Herrn Prof. Dr. G. HERTWIG zum 70. Geburtstag gewidmet.

Nekrose des Rindenorgans ist strikt an die gleichzeitige ACTH-Stimulierung der Nebennierenrinde gebunden [s. bei *(11)*]. Der Verfolg dieser pathologischen Reaktion kann daher als spezifisches Kriterium für die Abgabe von ACTH aus der Hypophyse verwendet werden.

2. Das Verhalten der doppelbrechenden Lipoide, die vorwiegend Cholesterinester darstellen. Diese nehmen nach der durch Diphtherietoxin ausgelösten ACTH-Stimulierung ab.

3. Die Größe der Zellkerne in der Zona fasciculata. Diese nimmt nach ACTH-Stimulierung, wie sie durch Diphtherietoxin ausgelöst wird, zu *(1)*, bei ACTH-Mangel, wie z. B. einige Wochen nach Hypophysektomie, ab *(12)*.

240 Versuchstiere, die nach der Hypothalamuscoagulation die Verabreichung von 5 d. l. m. Diphtherietoxin mindestens 20 Std. überlebten, kamen zur Auswertung. Bei sämtlichen Tieren wurde Sitz und Ausdehnung des Coagulationsherdes im Hypothalamus anhand von Serienschnitten der Gehirne histologisch kontrolliert. Auf Grund dieser Sichtung ergaben sich bei 64 Tieren 6 verschiedene lage- und größenmäßig miteinander gut übereinstimmende Coagulationsherde im Hypothalamus [s. weiteres bei SCHMID, GONZALO, BLOBEL, MUSCHKE u. TONUTTI *(10)*].

Außerdem wurde bei Meerschweinchen mit Läsionsherden im N. hypothalamicus ventromedialis und dorsomedialis, die den Eingriff 4—6 Wochen überlebt hatten, das Kernvolumen der Zellen der Zona fasciculata *ohne* vorausgehende Diphtherietoxingabe untersucht.

Ergebnisse

Zur Erleichterung der Orientierung stellen wir der nachfolgenden Befundtabelle eine schematische Darstellung des Hypothalamus des Meerschweinchens im Sagittalschnitt voraus. Die Abb. 1 gibt Hypophyse und Hypothalamus im

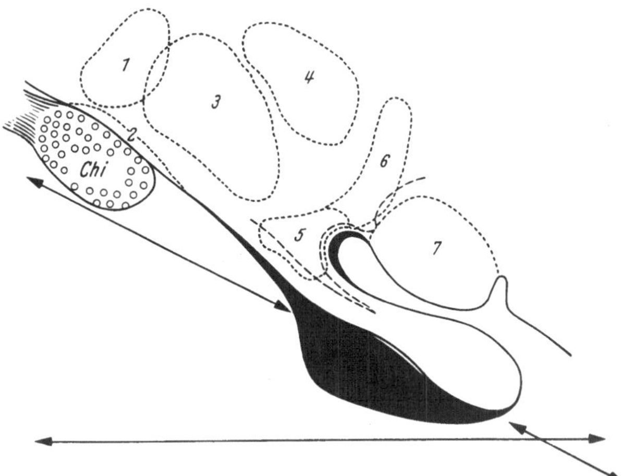

Abb. 1. Schematischer Sagittalschnitt durch Hypothalamus-Hypophyse des Meerschweinchens: Horizontaler Pfeil = Ebene der Fixation des Schädels bei der Elektrocoagulation; schräger Pfeil = Ebene der Schädelbasis; schwarz = Adenohypophyse mit Pars infundibularis adenohypophyseos; weiß = Hinterlappen (Zwischenlappen nicht eingezeichnet); *Chi* = Chiasma opticum; gestrichelte Linie = Recessus infundibularis und Recessus mamillaris. *1* N. paraventricularis; *2* N. subraopticus; *3* N. hypothalamicus ventromedialis; *4* N. hypothalamicus dorsomedialis; *5* N. infundibularis tuberis; *6* Area periventricularis posterior; *7* Corpus mamillare

Zusammenhang wieder, ferner enthält sie die einzelnen Kerngebiete eingezeichnet, deren Bedeutung für die ACTH-Abgabe wir bei unseren Versuchstieren studieren konnten.

In Tab. 1 sind die uns interessierenden Befunde an der Nebennierenrinde bei den 6 sich auf Grund des Coagulationssitzes ergebenden Gruppen zusammengestellt.

Gruppe 1 und Gruppe 2. Coagulationen im vorderen (N. supraopticus, N. paraventricularis und oraler Teil des N. hypothalamicus ventromedialis) oder im hinteren Hypothalamusbereich (Corpus mamillare und Area periventricularis posterior) haben die Entstehung der hämorrhagischen Nekrose der Nebennierenrinde nicht verhindert und somit zu keiner Beeinträchtigung der ACTH-Mobilisierung geführt. Abb. 2 zeigt die schwere hämorrhagische Nekrose des Rindenorgans bei einem Versuchstier aus Gruppe 1.

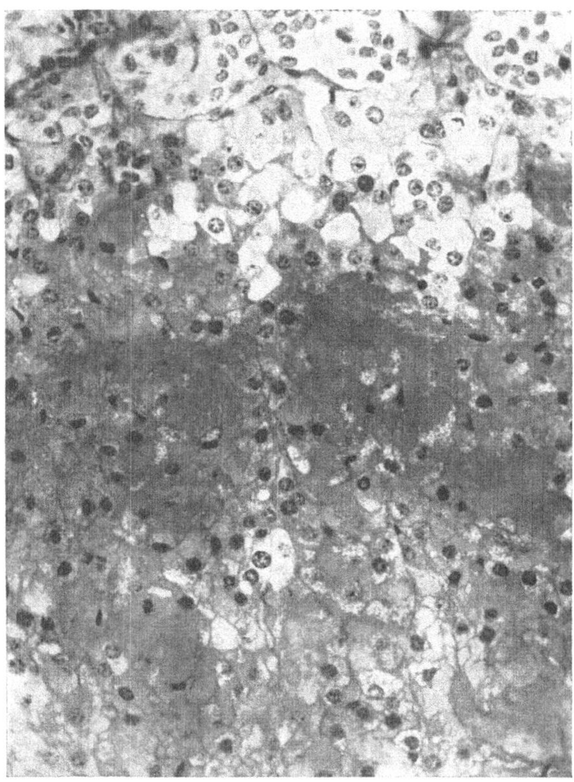

Abb. 2. Ausgedehnte hämorrhagische Nekrose der Nebennierenrinde nach 5 d. l. m. Diphtherietoxin. Coagulationsherd im Bereich des N. supraopticus, N. paraventricularis und des oralen Teiles des N. hypothalamicus ventromedialis. Versuchsgruppe 1

Gruppe 3 und Gruppe 4. Zerstörungen, umfassend hypophysennahe Hypothalamusbereiche (N. infundibularis tuberis und Area periventricularis posterior) und Hypophysenteile selbst (Infundibulum und Pars infundibularis adenohypophyseos) haben lediglich zu einer Abschwächung, aber zu keiner Verhinderung der hämorrhagischen Nekrose der Nebennierenrinde geführt. Die ACTH-Abgabe kann daher durch die Zerstörung der genannten Bereiche nur mäßig beeinträchtigt worden sein.

Gruppe 5 und Gruppe 6. Coagulationen im mittleren Hypothalamusbereich (Infundibulum, Pars infundibularis adenohypophyseos, N. infundibularis tuberis, Area periventricularis posterior. N. hypothalamicus ventromedialis und N. hypothalamicus dorsomedialis) und ferner die *alleinige* Ausschaltung des *N. hypo-*

thalamicus ventromedialis und des *N. hypothalamicus dorsomedialis* vermochte die hämorrhagische Nekrose am Rindengewebe *ebenso vollständig wie nach Hypophysektomie*, d. h. nach gänzlichem ACTH-Ausfall, zu unterbinden. Die mittleren Hypothalamusbereiche, und zwar der *Bereich* des N. hypothalamicus ventromedialis und des N. hypothalamicus dorsomedialis sind daher von entscheidender Bedeutung für die Regulation der ACTH-Produktion im Rahmen der durch Diphtherietoxin hervorgerufenen schweren und anhaltenden Stress-Situation. Dies dokumentiert sich auch in der bei dieser Versuchsgruppe fehlenden Verminderung der doppelbrechenden Lipoide in der Nebennierenrinde (s. Tab. 1).

Tabelle 1

Gruppe	Sitz der Koagulation im Hypothalamus		Gesamtzahl der Tiere	Zahl der Tiere mit hämorrh. Nekrose d. Nebennierenrinde n. 5. d. l. m. Di.-Toxin	Zahl der Tiere mit normalen (+), verminderten (±) oder fast fehlenden (—) doppelbrechenden Lipoiden i. d. Nebennierenrinde + ± —		
					+	±	−
1	Vorderer Hypothalamus	N. supraopt., N. paraventr., oraler Teil d. N. hypoth. ventromedialis	6	6			6
2	Hinterer Hypothalamus	Area periventr. post., corpus mamillare	3	3			3
3	Hypophysennaher Hypothalamus, inkl. Hypophysenteile	N. infund. tuberis, Infundibulum, Pars infund. adenohypophyseos	8	8 (schwach)			8
4	Hypophysennaher Hypothalamus, inkl. Hypophysenteile	gleiche Gebiete wie bei Gruppe 3, zusätzlich Area periventr. post.	4	4 (schwach)			4
5	Mittlerer Hypothalamus inkl. Hypophysenteile	N. hypothal. ventromed., N. hypothal. dorsomed., Area periventr. post., N. infund. tuberis, Infundibulum, Pars infund. adenohypophyseos	28	1 (schwach)	19	9	
6	Mittlerer Hypothalamus	N. hypothal. ventromed., N. hypothal. dorsomed.	15	0	15		

Da die bei Gruppe 6 beobachteten Ergebnisse von besonderer Wichtigkeit sind, fügen wir als Beleg für den tatsächlichen Sitz des Ausschaltungsherdes ein Mikrofotogramm des Hypothalamus-Hypophysenbereiches dieser Gruppe bei (Abb. 3). Die nach 5 d. l. m. Diphtherietoxin völlig intakte Nebennierenrinde desselben Tieres zeigt Abb. 4.

Abb. 5 zeigt das Verhalten der *Volumina der Zellkerne* der *Zona fasciculata* bei einzelnen Versuchsgruppen. Es ist ersichtlich, daß nach Diphtherietoxin beim Normaltier, wie früher beschrieben, ein erheblicher Volumenzuwachs als Ausdruck der ACTH-Stimulierung stattfindet (*1*). Bei Versuchsgruppe 1 (Zerstörung im Bereich des N. supraopticus u. paraventricularis), aber auch bei Versuchsgruppe 3 (Zerstörung im Bereich der "median eminence") löst Diphtherietoxin einen Anstieg des Kernvolumens wie bei Normaltieren aus. Daraus läßt sich folgern, daß eine ACTH-Stimulierung der Nebennierenrinde stattgefunden hat.

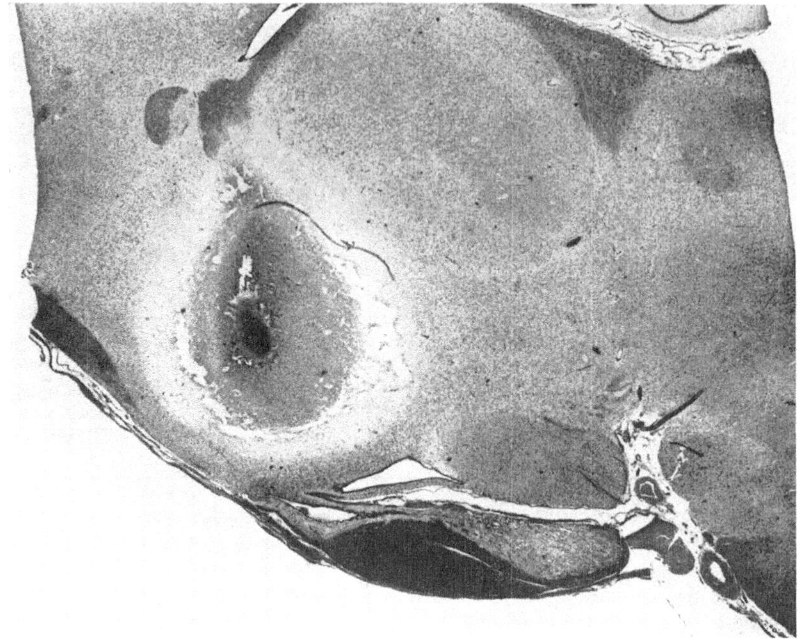

Abb. 3

Abb. 3. Sagittalschnitt durch Hypothalamus-Hypophyse. Koagulationsherd im Bereiche des N. hypothalamicus ventromedialis und dorsomedialis. Hypophysennahe Strukturen (siehe Recessus infundibularis und Recessus mamillaris) intakt

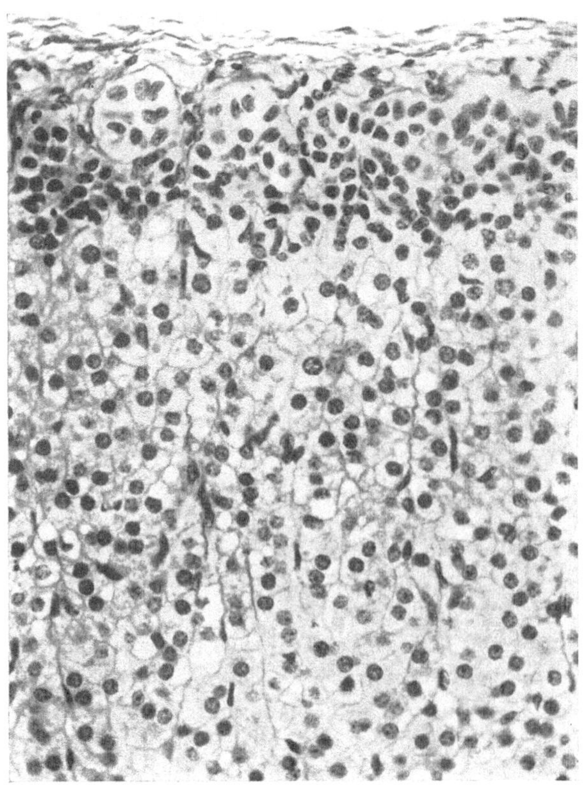

Abb. 4. Nebennierenrinde nach 5 d.l.m. Diphtherietoxin bei einem Versuchstier mit Zerstörung des N. hypothalamicus ventromedialis und dorsomedialis (gleiches Tier wie bei Abb. 3). Keine hämorrhagische Nekrose

Bei Versuchsgruppe 6 (Zerstörung im Bereich des N. hypothalamicus ventromedialis und dorsomedialis) dagegen bleibt die Erhöhung des Kernvolumens trotz Diphtherietoxingabe aus, ein weiterer Hinweis, daß die ACTH-Abgabe bei dieser Versuchsgruppe blockiert war[1].

Schließlich zeigt das Diagramm weiter, daß das Kernvolumen der Zona fasciculata nach Zerstörung des N. ventro- und dorsomedialis im Laufe von

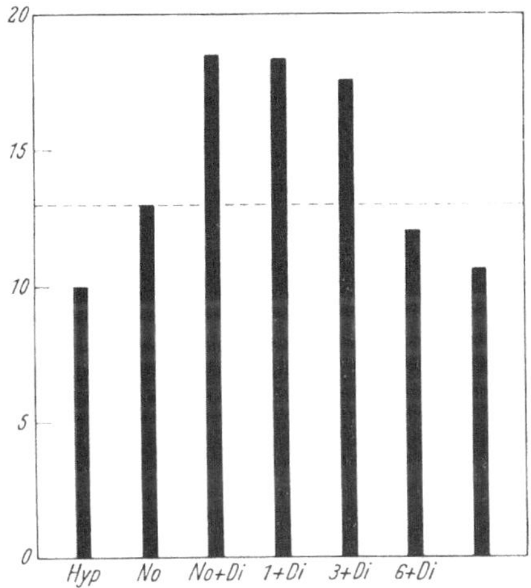

Abb. 5. Volumen pro 100 Zellkerne der Zona fasciculata bei verschiedenen Versuchsgruppen. Die Zahlen bedeuten je 1000 μ^3. *Hyp* 4 Wochen nach Hypophysektomie, *No* unbehandelte Normaltiere, *No + Di* Normaltiere nach Diphtherietoxin, *1 + Di* Tiere der Versuchsgruppe 1 (Läsion im Bereich des N. supraopticus, N. paraventricularis und des oralen Teiles des N. hypothalamicus ventromedialis) nach Diphtherietoxin, *3 + Di* Tiere der Versuchsgruppe 3 (Läsion im Bereich der Median eminence) nach Diphtherietoxin, *6 + Di* Tiere der Versuchsgruppe 6 (Läsion des N. hypothalamicus ventromedialis und dorsomedialis) nach Diphtherietoxin, *unbezeichnet* Versuchstiere mit Läsion im Bereich des N. hypothalamicus ventromedialis und dorsomedialis, 4—6 Wochen nach der Läsion ohne weitere Behandlung

4—6 Wochen auf Werte absinkt, die dem Bereich nahekommen, auf den das Zellkernvolumen 4 Wochen nach Hypophysektomie, d. h. bei völligem ACTH-Ausfall,

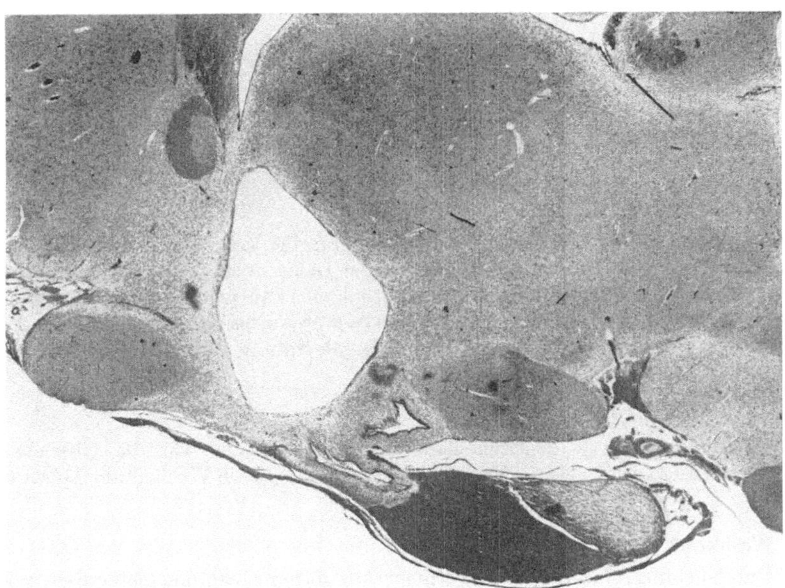

Abb. 6. Sagittalschnitt durch Hypothalamus-Hypophyse bei einem Versuchstier 5 Wochen nach Elektrokoagulation im Bereiche des N. hypothalamicus ventromedialis und dorsomedialis. Der Läsionsherd ist zu einer Cyste umgeformt

[1] Inzwischen konnte in der gleichen Versuchsanordnung festgestellt werden, daß bei normalen Meerschweinchen die 17-OH-Corticoidausscheidung nach Diphtherietoxin ansteigt. Bei Tieren mit bilateraler Ausschaltung des Bereiches der Ncl. hypothalamici ventro- et dorsomediales bleibt dieser Anstieg aus. Die Ausscheidungswerte fallen im Gegenteil bereits nach der Ausschaltungsoperation unter die Norm ab. Naturwissenschaften **45**, 13 (1958), G. Winkler, R. Blobel und E. Tonutti.

zurückgeht. Dies bedeutet, daß die Ausschaltung dieser beiden Hypothalamusbereiche auch die sog. basale ACTH-Produktion außerhalb von Stress-Situationen beeinträchtigt. Den 5 Wochen nach Elektrokoagulation zu einer Cyste umgeformten Läsionsbereich eines solchen Versuchstieres gibt Abb. 6 wieder.

Trotz der Schlüsselposition, die den Nuclei hypothalamici ventromediales und dorsomediales für die Regulation der ACTH-Produktion im Rahmen der Diphtherietoxinvergiftung zukommt, ist es ungeklärt, ob die beiden genannten Kerne auch bei andersartigen Stress-Situationen die gleiche Bedeutung besitzen. Wir möchten daher die beiden genannten Kerne vorläufig noch *nicht* als „corticotropes Zentrum" bezeichnen.

Literatur

1. BOGUTH, W., H. LANGENDORFF u. E. TONUTTI: Med. Welt **1951**, 408
2. FORTIER, CL.: Hypothalamic Control of the Adrenocorticotrophic Function. Abstracts of Reviews. XXth Int. Physiol. Congress 1956.
3. GUILLEMIN, R., W. R. HEARN, W. R. CHEEK and D. E. HOUSHOLDER: Fed. Proc. **15**, 268 (1956).
4. — Hypothalamic-Hypophysial Interrelationships, S. 46. Springfield: Clark C. Thomas Publ. 1956.
5. — Endokrinologie **34**, 193 (1957).
6. HARRIS, G. W.: Neural Control of the Pituitary Gland. London: Edw. Arnold Publ. Ltd. 1955.
7. PORTER, J. C., and J. C. JONES: Endocrinology **58**, 62, 559 (1956).
8. SAFFRAN, M., and A. V. SCHALLY: Endocrinologie **56**, 523 (1955).
9. — — and B. C. BENFEY: J. clin. Endocr. **15**, 840 (1955); Endocrinology **57**, 439 (1955).
10. SCHMID, R., L. GONZALO, R. BLOBEL, E. MUSCHKE u. E. TONUTTI: Naturwissenschaften **43**, 424 (1956); Endokrinologie **34**, 65 (1957).
11. TONUTTI, E.: Verh. dtsch. Ges. Path. **36**, 123 (1953).
12. —, F. BAHNER u. E. MUSCHKE: Endokrinologie **31**, 266 (1954).

Diskussion

S. JANSSEN (Freiburg/Br.):

Aus den Projektionen des Herrn Vortragenden ergibt sich, daß die im Hypothalamus gesetzten Läsionen verhältnismäßig groß sind. Bei Gelegenheit von Hypophysektomien an Hunden ergaben sich bei Verletzungen des Hypothalamus häufig komatöse Zustände und eine hohe Mortalität. Mich würde interessieren, welche Symptome bei den Versuchstieren des Herrn Vortragenden eingetreten sind, und wie hoch die Mortalität war und wie lange die Tiere überlebten.

E. TONUTTI (Gießen):

Nach Zerstörung der N. ventromedialis und dorsomedialis war die Überlebensdauer unserer Versuchstiere sehr gering. Nur etwa 10% konnten 4—6 Wochen am Leben erhalten werden.

F. HOFF (Frankfurt am Main):

Eine Untersuchung kann natürlich nie mehr Antworten geben, als methodisch in ihr enthalten sind. Wenn Herr TONUTTI durch seine Versuchsanordnung nach der Bedeutung des Hypothalamus für die ACTH-Sekretion fragt, so erhält er nur auf diese Frage eine Antwort. Dabei ist es sehr wahrscheinlich, daß durch die Coagulation von Zentren des Hypothalamus auch zahlreiche andere vegetative Regulationen beeinflußt werden, nicht nur die Gonadenfunktion, wie soeben in der Diskussion gesagt wurde, sondern wahrscheinlich auch die Blutregulation, die Wärmeregulation, der Wasser- und Mineralhaushalt und manches andere mehr. Hierfür sprechen die klinischen Beobachtungen bei lokalen Erkrankungen des Hypothalamus, z. B. bei Blutungen, und auch die Experimente mit Luftfüllung der Hirnventrikel, wie wir sie oft vorgenommen haben. Sie führen zu weitgehenden vegetativen Umschaltungen. Es ist deshalb auch vielleicht nicht verwunderlich, wenn Herr ENGELHARDT bei Läsionen des Hypothalamus auch Veränderungen am Infundibulum und am Tractus supraopticohypophyseus findet. Diese Gebilde liegen der Läsionsstelle doch immerhin recht nahe, und es ist naheliegend, daß sie auch bei der beabsichtigten rein lokalen Läsion im Hypothalamus durch Mitreaktion in Mitleidenschaft gezogen werden. Ich erinnere daran, daß eine relativ kleine lokale Läsion in einer Hirnhemisphäre, etwa durch eine Blutung, zunächst durch kollaterales Ödem und durch Hirnschwellung das vollständige Bild einer Halbseitenlähmung machen kann. So kann wohl auch nach einer Zerstörung im Hypothalamus die funktionelle Schädigung weit über die lokale Schädigung hinausgreifen. Je mehr man bei solchen Experimenten auch andere vegetative Regulationen methodisch mit berücksichtigt, desto mehr dürfte man außer dem Einfluß auf die ACTH-Bildung auch andere Regulationsstörungen finden. Es ist aber zunächst sehr erfreulich, daß durch die Untersuchungen von Herrn TONUTTI die Frage nach der Bedeutung des Hypothalamus für die ACTH-Sekretion eine so klare Antwort gefunden hat.

R. DIEPEN (Gießen):

Wie kompliziert der funktionelle Zusammenhang zwischen Hypothalamus und Hypophyse sein dürfte, geht wohl daraus hervor, daß bei experimenteller Verletzung eben derselben Zellareale im Tuber cinereum, die Herr TONUTTI zur Klärung der Frage nach der hypothalamischen Steuerung der ACTH-Abgabe durch die Hypophyse ausgeschaltet hat (bei Läsion des kleinzelligen Gebietes im medialen Feld des markarmen Hypothalamus), auch die schwersten Ausfallserscheinungen der Keimdrüsenfunktion mit atrophischen Veränderungen des Keimdrüsengewebes auftreten (s. die Beobachtungen bei längerer Zeit nach den Eingriffen am Leben gehaltenen Kaninchen durch BUSTAMANTE, SPATZ und WEISSCHEDEL (1942); BUSTAMANTE (1943); vgl. auch SPATZ, DIEPEN und GAUPP (1948); SPATZ (1951—1956)]. Offenbar hat also das mediale ventrikelnahe Feld des markarmen Hypothalamus funktionell sowohl mit der adrenocorticotropen als auch mit der gonadotropen Partialfunktion der Hypophyse zu tun. Aus den Ergebnissen experimenteller Untersuchungen von Herrn ENGELHARDT an Ratten geht aber außerdem hervor, daß bei beiderseitiger Schädigung im oben genannten Zellbereich — sogar bei kleinen und umschriebenen Läsionen — auch das System des (weiter lateral verlaufenden, nicht direkt betroffenen) Tractus supraoptico-hypophyseus im Gomoripräparat sich ganz anders verhält als unter normalen Bedingungen. — Es ist in diesem Zusammenhang an die Befunde aus der experimentellen Diabetes insipidus-Forschung zu erinnern, die gezeigt haben, daß das Auftreten dieser Wasserhaushaltsstörung keineswegs allein vom Ausmaß des Ausfalls des supraoptico-hypophysären Systems abhängig ist, sondern vielmehr ebenfalls davon, inwieweit der Vorderlappen der Hypophyse (bei der Hypophysektomie) mitentfernt worden ist.

Aus der Neuro-chirurgischen Abteilung (Prof. R. KAUTZKY) der Neurologischen Klinik des Universitätskrankenhauses Hamburg-Eppendorf (Prof. H. PETTE) und aus dem Max-Planck-Institut für Hirnforschung, Neuro-anatomische Abteilung (Prof. H. SPATZ) in Gießen

Veränderungen am supraoptico-hypophysären System nach Koagulationen im Tuber cinereum der Ratte

Von

FR. ENGELHARDT u. R. DIEPEN* **

Mit 7 Abbildungen

A. Einleitung

Man kann heute zwei hypothalamo-hypophysäre Systeme unterscheiden: 1. das *supraoptico-hypophysäre System* und 2. das *tubero-hypophysäre System*. Unter dem supraoptico-hypophysären System fassen wir diejenigen Neurone zusammen, deren Ursprung im großzelligen, vorderen Hypothalamus *(Nucleus supraopticus* und *paraventricularis)* liegt, während die Hauptmasse der Endigungen im Hypophysenhinterlappen zu finden ist. Wir sprechen daher mit SPATZ auch vom „*Hypothalamus-Hinterlappensystem*". — Das tubero-hypophysäre System dagegen hat seinen Ursprungsort im kleinzelligen, mittleren Hypothalamus (Tuber cinereum). Diese Neurone endigen im Infundibulum. Der Ursprungsort umfaßt folgende Kerne: *1. Nucleus infundibularis; 2. Nucleus principalis tuberis* (CAJAL) oder *Nucleus hypothalamicus ventromedialis* (GURDJIAN); 3. *Nucleus hypothalamicus dorsomedialis* und 4. die *Area periventricularis posterior*. Die Beziehung der genannten Neurone zur Adenohypophyse bzw. ihre Anteilnahme an bestimmten Vorderlappenfunktionen kennzeichnen offenbar dieses System, weshalb SPATZ die Bezeichnung „*Hypothalamus-Vorderlappensystem*" wählt und dieses dem erstgenannten System gegenüberstellt. Grundsätzlich haben demnach Hinterlappen und Vorderlappen *getrennte neuronale* Verknüpfungen mit dem Hypothalamus.

Wir haben im Zusammenhang mit früheren Untersuchungen, die sich vor allem mit der Frage nach der zentralen Steuerung der Keimdrüsen befaßten, an geschlechtsreifen Ratten beider Geschlechts umschriebene Ausschaltungen im Ursprungsort des tubero-hypophysären Systems (also im Tuber cinereum) vorgenommen. Bei der Durchsicht der Gehirnschnittserien, die vor allem der Feststellung von Lokalisation und Ausdehnung der Koagulationsherde dienen sollte,

* Herrn Prof. H. PETTE zu seinem 70. Geburtstag in Verehrung gewidmet.

** Die Untersuchungen wurden mit Unterstützung der Akademie der Wissenschaften und Literatur (Mainz) sowie der Deutschen Forschungsgemeinschaft durchgeführt.

wurden wir überraschenderweise auf Veränderungen am supraoptico-hypophysären System aufmerksam. Wir konnten feststellen, daß *umschriebene Zerstörungen an bestimmten Stellen im Ursprungsort des tubero-hypophysären Systems die Neurone des supraoptico-hypophysären Systems mitbeeinflussen können, ohne daß eine unmittelbare Schädigung dieser Neurone* (im Zellkörper- oder Axonabschnitt) *durch die Koagulation zu finden war.* Auch gab es Ausschaltungen, die sich nicht auf das tubero-hypophysäre System beschränkten, sondern die Neurone des supraoptico-hypophysären Systems unmittelbar mitschädigten. Solche Läsionen verursachten ganz andere morphologische Erscheinungen; wir haben daher *indirekte* und *direkte* Läsionsfolgen scharf voneinander getrennt.

B. Material und Methodik

1. Tiermaterial. Die Experimente wurden an geschlechtsreifen weiblichen und männlichen Ratten (Körpergewicht zwischen 120 und 200 g) durchgeführt. Die Gesamtzahl der Tiere betrug 35.

2. Operation. Die Tiere wurden in Äthernarkose operiert. Die Elektrokoagulationen erfolgten mittels eines stereotaktischen Gerätes unter Verwendung von Diathermiestrom (Apparatur: „Mikrotherm" der Firma Siemens). Ausgeschaltet wurden Kernanteile im kleinzelligen Areal des Tuber cinereum (Beschreibung der Lage der Kerne s. Abschn. C). Bei den meisten Tieren erfolgte die Ausschaltung doppelseitig. Die Tiere überstanden den Eingriff sehr gut.

3. Sektion und Bearbeitung des Materials. 25 Tage nach dem Eingriff und nach Haltung mit gewöhnlicher Kost sowie unveränderten Lebensbedingungen wurden die Tiere getötet.

Die Gehirne wurden unter Erhaltung der Verbindung der Hypophyse mit dem Hypothalamus in Bouinscher Lösung fixiert. Die Hypothalamusblöcke wurden in 8 μ dicke Serienfrontalschnitte zerlegt. Die Behandlung der Schnitte erfolgte nach Nissl und mit Gomoris Chromalaun-Hämatoxylin-Phloxin sowie mit Häm.-Eos. Zur Darstellung der Nervenfasern wurden die Schnitte auszugsweise nach Palmgren silberimprägniert.

C. Anatomische Vorbemerkungen

1. Topographie der Ursprungsorte und Ausbreitungsgebiete der beiden hypothalamo-hypophysären Systeme (Abb. 1a—c)

a) Das tubero-hypophysäre System. Der Abb. 1 a entnehmen wir die Lage der zu diesem System gehörenden Kerne: der Nucleus infundibularis umgibt dicht an den III. Ventrikel heranreichend den Recessus infundibuli ringförmig; es folgt dorsalwärts der Nucleus principalis tuberis (= Nucleus hypothalamicus ventromedialis) und der Nucleus hypothalamicus dorsomedialis. Caudalwärts von diesen beiden zuletzt genannten Kernen schließt sich die Area periventricularis posterior an [vgl. die Topographie der gleichen Kerne bei der Maus, Becker (1955)]. Die Endigungen der Neuronenfortsätze dieses Systems liegen im Infundibulum, sie nehmen hier die äußere Zone ein[1]. Diese Zone steht, wie unseren Abbildungen zu entnehmen ist, in einem innigen Kontakt mit der Pars infundibularis adenohypophyseos — (Infundibulum + Pars infundibularis adenohypophyseos = Hypophysenstiel [= Supraselläre oder Proximale Hypophyse, Spatz]). Dieser Kontakt spielt in der Beziehung zwischen den genannten Neuronen und der

[1] Erstmalig wurde der Tractus tubero-hypophyseus bei Vögeln von Wingstrand (1951), ferner von Benoit u. Assenmacher (1951—52), bei der Katze von Nowakowski (1951) beschrieben.

Adenohypophyse offenbar eine besondere Rolle. Es ist jedoch hervorzuheben, daß in der Regel die Nervenfasern diese Kontaktfläche nicht überschreiten; sie enden vielmehr an den sog. „Spezialgefäßen“, die von der Pars infundibularis der Adenohypophyse aus in das Infundibulum eindringen.

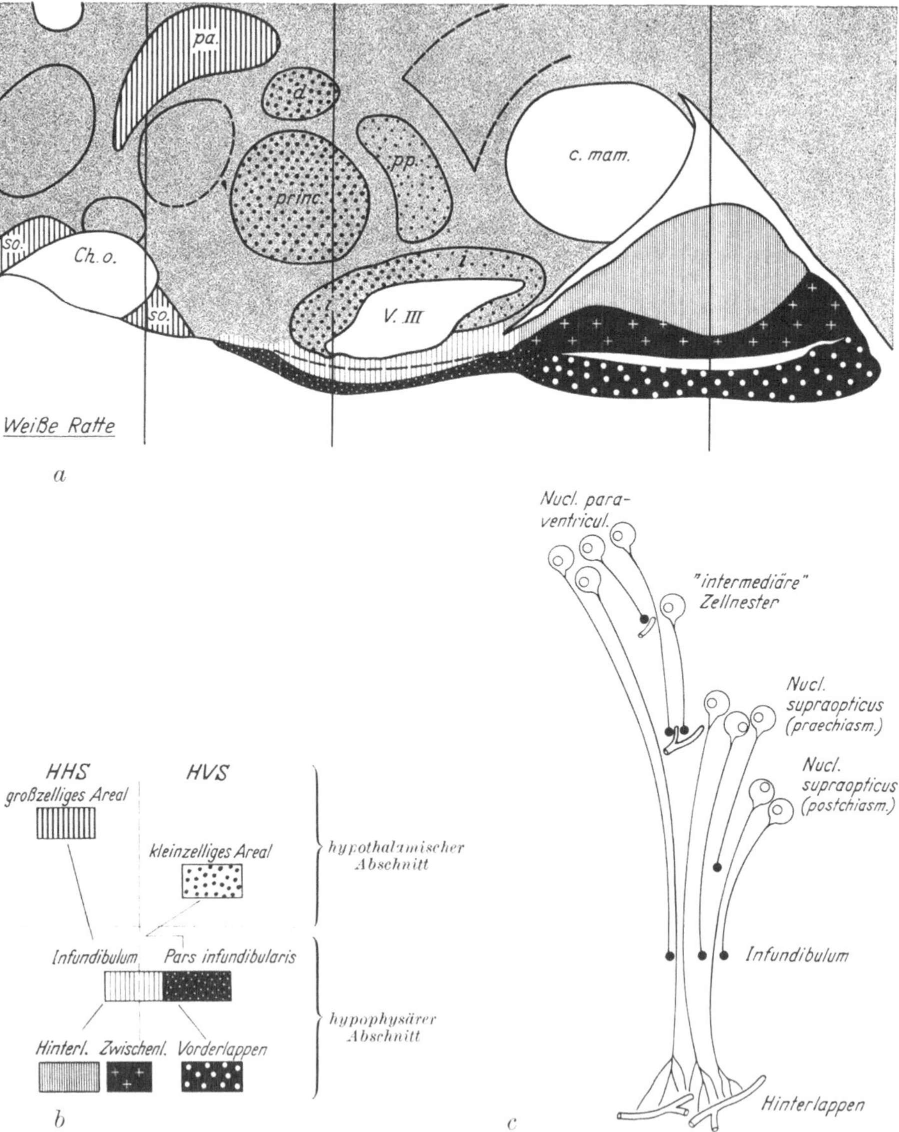

Abb. 1. *Topographie der hypothalamo-hypophysären Systeme der Ratte* (*Schema*). — a) *Hypothalamus* und *Hypophyse (sagittal)*. Beachte die Lage der großzelligen Kerne: Nucleus supraopticus (so.) und paraventricularis (pa.), ferner die Lage der kleinzelligen Tuberkerne: Nucleus infundibularis (i), principalis tuberis (= hypothalam. ventromedialis) (princ.), hypothalam. dorsomedialis (d) und Area periventricularis posterior (pp.). — Ch. o. = Chiasma opticum; c. mam. = Corpus mamillare; V. III = III. Ventrikel. Die drei Senkrechten geben ungefähr die Lage der in den folgenden Abb. 2—7 dargestellten Frontalschnitte an. — b) *Zeichenerklärung* zu Abb. a mit Gruppierung der zum Hypothalamus-Hinterlappensystem (HHS) und Hypothalamus-Vorderlappensystem (HVS) gehörenden Abschnitte. —c) *Aufbau des supraoptico-hypophysären Systems* (nach DIEPEN und ENGELHARDT 1957). Die Neurone sind verschieden lang. *Kurze* Neurone endigen bereits im Hypothalamus, weitere im Infundibulum und *lange* Neurone ziehen bis zum Hinterlappen

Immer wieder fragen wir im Hinblick auf die enge nachbarliche Beziehung dieser kleinzelligen Kerne im Tuber cinereum zur Adenohypophyse — vor allem auf den innigen unvergleichbaren Kontakt zwischen der Pars infundibularis und Infundibulum — nach der funktionellen Bedeutung bei der Regulation des endokrinen Systems. Allerdings erschwert die komplizierte topographische Situation, wie sie Abb. 1a bei der Ratte zeigt und in praktisch gleicher Weise auch für alle anderen Säugetiere, im Prinzip auch für den Menschen gilt, das Experimentieren in dieser Gegend, sowohl in der Anlage des Experimentes als auch hinsichtlich der Auswertung bzw. Deutung der Ergebnisse.

Spatz, Diepen u. Gaupp haben 1948 darauf hingewiesen, daß das kleinzellige, hypophysennahe Zellareal im Tuber cinereum u. a. an der zentralen *Regulation der Keimdrüsen* teilnimmt. Auf Grund der von Bustamante, Spatz u. Weisschedel (1942) erhobenen experimentellen Ergebnisse an Kaninchen postulieren die Autoren ein sog. ,,*hypothalamisches Sexualzentrum*", das in dem kleinzelligen Kernareal des Tuber cinereum zu suchen ist.

Die kleinzelligen Tuberkerne wurden in letzter Zeit auch im Hinblick auf andere adenohypophysäre Funktionen untersucht. So berichtet Harris über ihre Bedeutung für die Produktion von *thyreotropem* Hormon; und im vorangegangenen Vortrage hörten wir über die Anteilnahme bestimmter Kerne dieses Bereiches an der *ACTH-Produktion* des Vorderlappens [Tonutti u. Mitarb. (1957)]; zu beachten sind schließlich die soeben von Bogdanove veröffentlichten Ergebnisse nach Ausschaltung hypothalamischer Kerne bei der Ratte.

b) Das supraoptico-hypophysäre System. Der Ursprungsort der Neurone dieses Systems (der Nucleus supraopticus und paraventricularis) liegt, wie in der Einleitung bereits erwähnt, im großzelligen, vorderen Hypothalamus (Regio supraoptica, also mehr ,,hypophysenferne"). Der Nucleus supraopticus besteht aus zwei Anteilen jeder Seite, aus einem vor und einem hinter dem Chiasma liegenden Teil. Zwischen dem Nucleus supraopticus und dem Nucleus paraventricularis finden wir noch viele weitere Zellkörper derselben Neurone entlang von Gefäßen. Diese dicht an den Gefäßen liegenden Zellen faßt man unter dem *Nucleus supraopticus accessorius* (= ,,intermediäre" Zellnester) zusammen. Das Hauptbündel der Fortsätze der supraoptico-hypophysären Neurone (Tractus supraoptico-hypophyseus) endigt, nachdem er das Infundibulum in dessen innerer Zone (Zona interna) passiert hat, im Hypophysenhinterlappen. Wichtig erscheint uns, auf folgende Tatsache erneut hinzuweisen: *Das supraoptico-hypophysäre System besteht aus verschieden langen Neuronen.* Wie wir in dem Schema Abb. 1c zeigen, endigen viele Neurone bereits im Infundibulum. Sehr kurze Neurone endigen bereits im Hypothalamus, hier sogar im Ursprungsort selbst.

Wie wir seit Ranson u. Mitarb. wissen, steht das supraoptico-hypophysäre System im Dienste der Regulation des Wasserhaushaltes. Früher dachte man, daß diese Neurone die Pituicyten im Hinterlappen ,,innervierten". Heute dagegen herrscht die Vorstellung, daß die supraoptico-hypophysären Neurone das antidiuretisch wirkende Hormon *selbst* produzieren, nachdem es Bargmann 1949 gelang, durch Anwendung der Gomori-Färbung Neurosekret an diesen Neuronen im Schnittpräparat nachzuweisen. Doch konnte bald darauf festgestellt werden, daß dieses sog. Neurosekret nicht das Hormon selbst ist, wohl aber die Intensität der Anfärbbarkeit von Neurosekret in einem gewissen Verhältnis zur Produktion der Hormone steht. Wo viel Neurosekret im Gomori-Präparat erscheint, läßt sich viel Hormon biologisch nachweisen. Somit gibt die Gomori-Färbung einen eindrucksvollen Einblick in die Funktion dieser Neurone. Selbstverständlich sind zur Beurteilung auch andere Färbmethoden heranzuziehen, wie wir es auch im folgenden getan haben.

Ob eine funktionelle Beziehung der Endigungen der supraoptico-hypophysären Neurone im Infundibulum zur Adenohypophyse vorliegt, weiß man heute noch nicht genau. Immerhin gibt es morphologische Hinweise auf einen solchen Zusammenhang (Bargmann). Wie wir noch sehen werden, endigen viele Neuronenfortsätze dieses Systems — wie die Axone des vorher beschriebenen tubero-hypophysären Systems — an Gefäßen im Infundibulum. Auch diese Gefäße (sog. *Spezialgefäße*) entstammen dem Gefäßnetz der Adenohypophyse; eine Anzahl von ihnen bis in die innere Zone, haben Schlingenform und führen das Blut wieder dem adenohypophysären Netz (zum Vorderlappen über die sog. Portalgefäße) zu. So ist es denkbar, daß *Wirkstoffe von den supraoptico-hypophysären Neuronen in die Adenohypophyse und insbesondere in den Vorderlappen gelangen.*

Kurze und lange Neurone ermöglichen diesem System eine vielseitige topographische Beziehung. Davon haben wir auszugehen, wenn wir nach seiner Funktion fragen. Auch hier stellen sich beim Experimentieren große Schwierigkeiten ein, vor allem bei der Auswertung der Ergebnisse. So sind nicht nur der Ursprungsort oder der Hinterlappen, sondern vielmehr alle Strecken des ganzen Systems zu berücksichtigen, die durch die verschieden langen Neurone mit ihrer jeweils besonderen Beziehung zur Umgebung gekennzeichnet sind.

2. Der normale histologische Befund beider Systeme (Abb. 2a—d)

a) Das tubero-hypophysäre System (Abb. 2a). Wir beschränken uns auf die Wiedergabe eines Übersichtspräparates einer intakten geschlechtsreifen Ratte. Zu beachten ist die Anordnung der kleinzelligen Tuberkerne (Nucleus infundibularis, Nucleus principalis tuberis [= hypothalamicus ventromedialis], Nucleus hypothalamicus dorsomedialis). Zu achten ist ferner auf die Beziehung zwischen Pars infundibularis und Infundibulum (=,,Proximaler adeno-neurohypophysärer Kontakt“). Im mittleren Abschnitt des Infundibulum sieht man Gefäße von der Basis aus eindringen (= infundibuläre Spezialgefäße). Eine Unterteilung des Infundibulum in zwei Zonen ist im abgebildeten Nissl-Präparat nicht

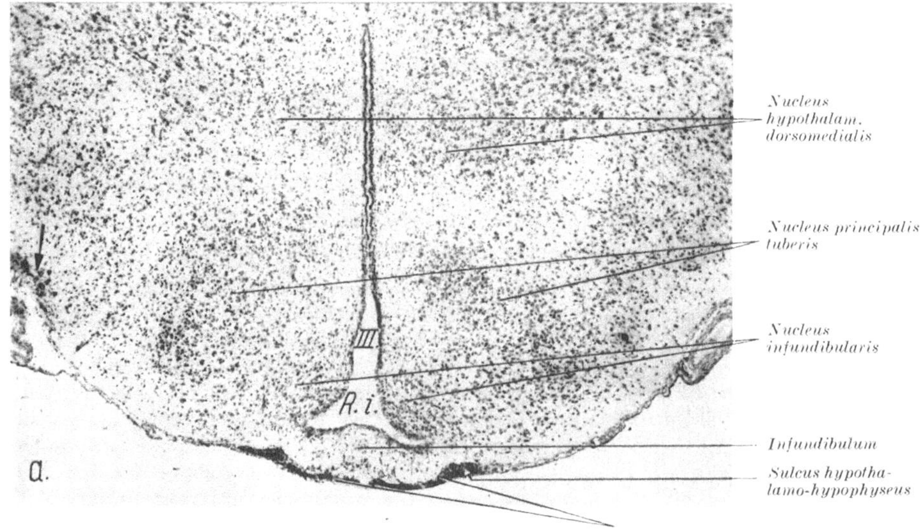

Abb. 2. *Ausschnitte aus dem Hypothalamus und der Hypophyse einer intakten Ratte (N 14).* a) Tuber cinereum (Ursprung d. tubero-hypophys. Systems) Nissl, Vergr. etwa 30mal. — b) Nucleus supraopticus; Ch. optic. = Chiasma opticum. Vergr. etwa 500mal. — c) Proximale Hypophyse (= Infundibulum + Pars infundibularis); R. i. = Recess. infundibuli; Pv. = Portalgefäße. — d) Distale Hypophyse [= Hinterlappen (HHL), Zwischenlappen und Vorderlappen (HVL)]. — Abb. b—d Gomori; Vergr. Abb. c u. d etwa 150mal

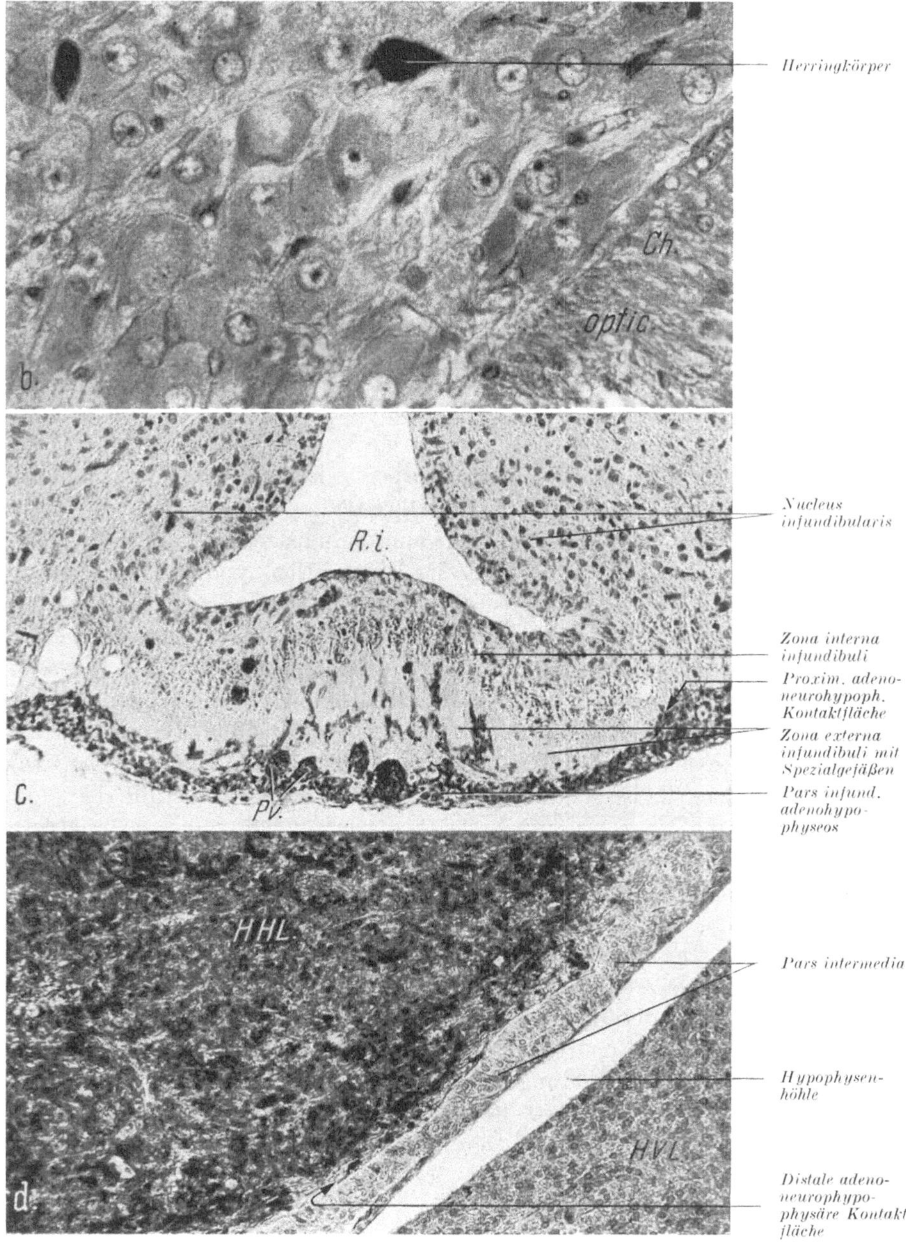

sicher möglich. Wir werden auf die zonale Gliederung des Infundibulum weiter unten anhand von Gomori-Präparaten zurückkommen. In der in Abb. 2a dargestellten Höhe des Tuber cinereum erfolgten die meisten unserer Ausschaltungen.

b) Das supraoptico-hypophysäre System (Abb. 2b—d). Wie oben erwähnt, beobachten wir das Verhalten dieses Systems an drei markanten Stellen (im Gomori-Präparat: *1. Kerngebiet*, *2. Infundibulum* und *3. Hinterlappen.*

Ein Ausschnitt vom *Nucleus supraopticus* gibt in Abb. 2b die Ganglienzellkörper wieder. Sie sind relativ groß (die Ganglienzellkörper der tubero-hypophysären Neurone sind bekanntlich viel kleiner). Die Zellkerne liegen meistens randständig, ebenfalls die groben Nissl-Schollen. Im Bild sieht man große schwarze (im Präparat tief blaue) Gebilde (= Herring-Körper). Diese Körper entsprechen unseres Erachtens meistens Axonendigungen. Bisweilen sieht man auch perlschnurartige Gebilde, die sich blau anfärben. Herring-Körper und Perlschnurfasern, die sich im Gomori-Präparat blau darstellen, sind ganz spezielle morphologische Phänomene dieses Systems, vor allem an den Endigungen seiner Neurone. Man findet sie nicht nur — wie hier — im Kerngebiet, sondern auch in den distalwärts folgenden Abschnitten, im Infundibulum und im Hinterlappen. Sie sind nach den bisherigen Erfahrungen ein Zeichen für die Bildung von Neurosekret. Finden wir solche charakteristischen „Endstreckenphänomene" — wie hier — schon im Kerngebiet (Nucleus supraopticus oder auch im Nuleus paraventricularis), so gehören diese offenbar zu den kurzen Neuronen des Systems (vgl. Abb. 1c). Dagegen läßt sich im Zellkörper selbst (bei der Ratte) nur sehr wenig Neurosekret im Gomori-Präparat nachweisen[1].

Im Bereich des *Infundibulum* (= „Infundibulumstrecke") — Abb. 2c — fällt dagegen eine intensive Blaufärbung der supraoptico-hypophysären Neurone auf; sie nehmen die innere, ventrikelnahe Zone ein. Die äußere Zone zeigt beim intakten Tier kein anfärbbares Neurosekret. Auf dieses unterschiedliche Verhalten der beiden Zonen des Infundibulum wollen wir besonders achten. Wie wir sehen werden, ändert sich dieses Verhalten nach Koagulationen im kleinzelligen Areal. — Die Axone sind infolge der Frontalschnittführung quer getroffen. Zu beachten sind ferner die bisweilen schräg getroffenen Gefäßschlingen in der inneren Zone, dicht unter dem Ependym. Es ist anzunehmen, daß diese Gefäße Wirkstoffe der supraoptico-hypophysären Neurone aufnehmen und zur Adenohypophyse, mit deren Gefäßnetz diese infundibulären Gefäßschlingen zusammenhängen, abführen. Darauf haben wir oben schon hingewiesen.

Schließlich zeigt Abb. 2d einen Ausschnitt vom *Hinterlappen*, Zwischenlappen und Vorderlappen. Im Hinterlappen endigen die meisten Neurone des Systems, davon zeugt die intensive Anfärbbarkeit von Neurosekret. Besonders viel Neurosekret finden wir nahe der Kontaktfläche des Hinterlappens mit dem Zwischenlappen (= „Distaler adeno-neurohypophysärer Kontakt"). Infolge der Axondichte und reichlichen Neurosekretbildung kann man hier Perlschnurfasern nicht immer deutlich erkennen. Die intensive Blaufärbung der neurosekretorisch tätigen Axonendigungen im Hinterlappen ist ein besonders eindrucksvolles vergleichend-anatomisch konstantes Merkmal [DIEPEN, ENGELHARDT u. SMITH-AGREDA (1954)].

D. Anatomische Befunde nach Elektrokoagulation

Das verwertbare Material der operierten Tiere wurde in folgende Gruppen eingeteilt:

[1] Die bekannten Bilder vom Nucleus supraopticus und paraventricularis vom Hund zeigen demgegenüber massenhaft intensiv neurosekretbeladene Zellkörper. Solche Befunde konnten wir weder an intakten Ratten noch an den meisten Arten unseres vergleichend-anatomischen Materials erheben. Es gibt sogar viele Arten, bei welchen Neurosekret im Ganglien*zellkörper* färberisch *nicht* nachweisbar ist.

Gruppe I: Läsionen im kleinzelligen (medialen) Areal des Tuber cinereum *ohne* nachweisbare direkte Schädigung des supraoptico-hypophysären Systems

Es wurden unterschieden:

a) Läsionen im dorsalen Bereich des Tuber cinereum, vornehmlich im Nucleus hypothalamicus dorsomedialis.

b) Läsionen in dem mehr ventral gelegenen Bereich des Tuber cinereum, vornehmlich im Gebiet des Nucleus principalis tuberis (= Nucleus hypothalamicus ventromedialis).

Gruppe II: Läsionen im kleinzelligen medialen Areal *mit* unmittelbarer Schädigung des supraoptico-hypophysären Systems

Es wurden unterschieden:

a) Läsionen im Bereich des Nucleus principalis tuberis und Nucleus infundibularis und Infundibulum.

b) Läsionen im Nucleus infundibularis und Infundibulum.

Wir bringen folgende Beispiele aus diesen Gruppen:

Aus Gruppe I

a) Läsionen im Bereich des Nucleus hypothalamicus dorsomedialis:

In dem gewählten Frontalschnitt (Abb. 3a) erscheint die Zerstörung unsymmetrisch; aus der fortlaufenden Schnittserie jedoch geht hervor, daß die Herdmittelpunkte etwas in sagittaler Richtung gegeneinander verschoben und die zerstörten Anteile nahezu gleich sind. Die Ausschaltung erreichte vornehmlich den Nucleus hypothalamicus dorsomedialis. Die ventral gelegenen kleinzelligen Areale blieben intakt. Die Zerstörung erreichte das supraoptico-hypophysäre System innerhalb der Tuberstrecke an *keiner* Stelle.

Die ausgewählten drei Abschnitte des supraoptico-hypophysären Systems lassen gegenüber dem beschriebenen Normalbild (s. S. 251) folgende Veränderungen erkennen.

1. Nucleus supraopticus (Abb. 3b): Wir fanden nur ganz vereinzelt Herring-Körper. Die Zellkörper erscheinen etwas plasmareicher. Vielleicht sind die Zellkerne im Durchschnitt etwas größer als im Normalfall. (Wir wollen anhand von Zellkernmessungen feststellen, ob diese Vermutung stimmt.) Schließlich sei ein gewisser Rückgang der Nissl-Schollen zu erwähnen. Alle hier genannten Veränderungen im Ursprungsort des supraoptico-hypophysären Systems sind gegenüber dem Normalbilde nicht erheblich. Auf den ersten Blick erscheint das Kerngebiet bei den Tieren der Gruppe I a praktisch unverändert.

2. Infundibulum (Abb. 3c): Sehr deutlich sind die Veränderungen im Bereich der Infundibulumstrecke des Systems. Die Axone lassen sich im Infundibulum mit Chromalaun-Hämatoxylin *nicht* darstellen: Die erwartete Blaufärbung der inneren Zone bleibt aus. Es läßt sich also kein Neurosekret nachweisen. Man könnte annehmen, der Tractus supraoptico-hypophyseus sei der WALLERschen Degeneration anheimgefallen. Doch wir konnten im *Silberbild* die Existenz der Axone nachweisen. Keineswegs war die innere Zone des Infundibulum geschrumpft — was man bei einem evtl. Faseruntergang hätte erwarten können —, vielmehr erschienen die Infundibula solcher Tiere sogar oft breiter als im Normalfall.

Gewisse Strukturunterschiede zwischen innerer und äußerer Zone lassen sich auch in dem abgebildeten Gomori-Schnittpräparat erkennen. Die innere Zone erscheint aufgelockert, in feiner Körnelung (= quer getroffene Axone). Demgegenüber ist die äußere Zone mehr kompakt. Es ist also lediglich die Anfärbbarkeit mit Chromalaun-Hämatoxylin verloren gegangen. Festhaltend an der Vorstellung, daß mit einer solchen Anfärbbarkeit das Neurosekret dieser Axone zur Darstellung kommt, müssen wir sagen: unter den angegebenen experimentellen Bedingungen tritt eine Änderung in der neurosekretorischen Tätigkeit der supraoptico-hypophysären Neurone ein. Näheres über die Deutung dieser Befunde s. Diskussion S. 263.

3. Hinterlappen (Abb. 3d): Sahen wir im Normalfalle eine maximale Anfärbbarkeit der Endigungen des Systems im Hypophysenhinterlappen, so fällt nach beiderseitiger Zerstörung im Nucleus hypothalamicus dorsomedialis ein deutlicher Rückgang der Blaufärbung in diesem Bereich auf. Nur in der Umgebung der Gefäße (vornehmlich in der Nähe des Zwischenlappens) sieht man einige Axone mit Neurosekretanfärbung. Bei starker Vergrößerung erkennt man feine Perlschnurfasern, aber auch — offenbar nicht axonal gebundenes — freies Neurosekret An verschiedenen Stellen liegen Herring-Körper, sie färben sich aber nicht sehr intensiv blau.

b) Läsionen im Bereich des Nucleus principalis tuberis (= Nucleus hypothalamicus ventromedialis).

Im Beispiel Abb. 4a sind der Nucleus principalis tuberis beiderseits und Anteile vom Nucleus hypothalamicus dorsomedialis zerstört. Intakt blieb (von ganz geringen Anteilen abgesehen) der Nucleus infundibularis. Unbeschädigt blieb das Infundibulum und die Pars infundibularis adenohypophyseos. Auch der Ursprungsort des supraoptico-hypophysären Systems wurde nicht in die Läsion miteinbezogen.

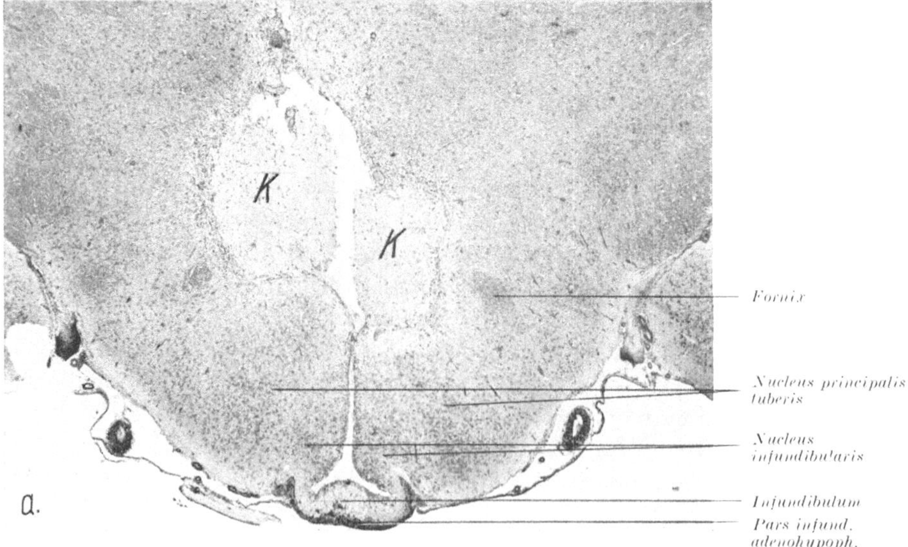

Abb. 3. *Hypothalamus und Hypophyse einer Ratte (km 6) 25 Tage nach bds. Koagulation (K) im dorsalen Tuber cinereum* (a). — Beachte den Rückgang von Neurosekret im supraoptico-hypophysären System, vor allem im Infundibulum (c) und Hinterlappen (d). — Gomori; Ausschnitte, Bezeichnungen und Vergr. wie Abb. 2

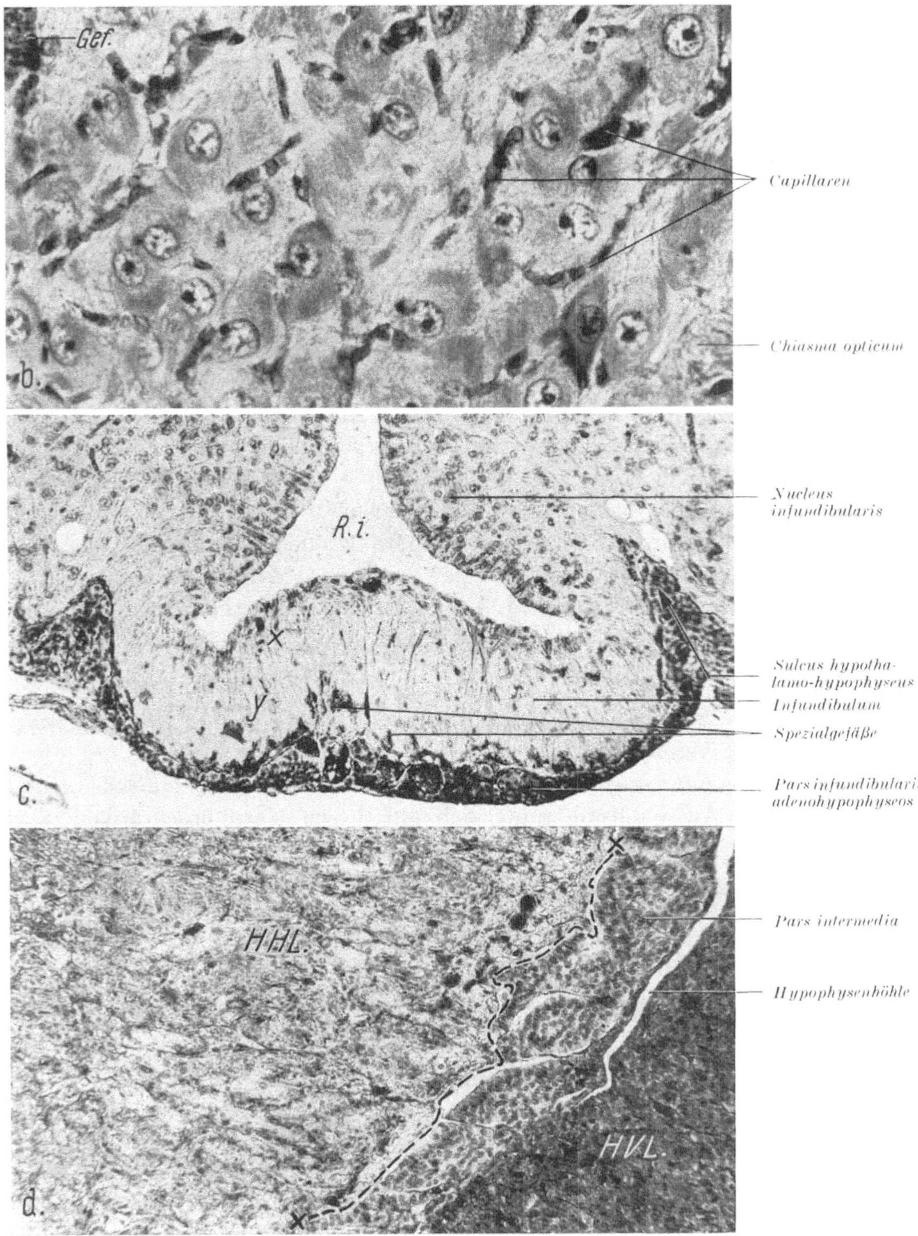

Diese beschränkte sich vielmehr auf das kleinzellige Areale des Tuber cinereum.

Wiederum wollen wir die erwähnten drei Abschnitte des supraoptico-hypophysären Systems beobachten (Abb. 4b—d):

1. Nucleus supraopticus (Abb. 4b): Hinsichtlich der Kerngröße, der Größe der Zellkörper und der Anfärbung von Neurosekret sind keine wesentliche Veränderungen gegenüber den vorher beschriebenen Fällen zu erkennen.

2. Infundibulum (Abb. 4c). Wiederum fehlt die charakteristische Blaufärbung der in der inneren Zone liegenden Axone des supraoptico-hypophysären Systems. Wohl ist ein gewisser Strukturunterschied zwischen innerer und äußerer Zone eben noch erkennbar, wie wir es im vorhergehenden Falle erwähnten. In einigen Fällen fanden wir im Infundibulum der Tiere der vorliegenden Gruppe ganz vereinzelt Herring-Körper (wie hier abgebildet).

3. Hinterlappen (Abb. 4d): Niemals erreichte die Anfärbbarkeit der Axone mit Chromalaun-Hämatoxylin die normale Intensität. Die Produktion von anfärbbarem Neurosekret ist gegenüber der Norm zurückgegangen.

Zusammenfassend finden wir bei den Tieren der erwähnten Gruppe I einen *deutlichen Rückgang in der Anfärbbarkeit von Neurosekret im Infundibulum und im Hinterlappen.* Eine Schädigung der Axone durch die Elektrokoagulationen lag nicht vor. Der Rückgang der genannten Anfärbbarkeit ist um so eindrucksvoller, als er gerade an denjenigen Abschnitten des Systems zu finden ist, die im Normalfalle, wie erwähnt, eine besondere intensive Anfärbbarkeit zeigen. Hinsichtlich dieser genannten Veränderungen läßt sich eine Unterscheidung zwischen den Ausschaltungsergebnissen im dorsalen und denjenigen im mehr ventral gelegenen Abschnitt des Hypothalamus nicht sicher vornehmen. Auch ist zu erwähnen, daß Schwankungen in der Intensität der Neurosekretfärbung im Hinterlappen vorkommen. Am eindrucksvollsten bleibt der praktisch völlige Rückgang der Neurosekretdarstellung im Infundibulum dieser Tiere.

Aus Gruppe II

a) Läsionen im Bereich des Nucleus principalis tuberis und Nucleus infundibularis und Infundibulum (Abb. 5a).

Hier kam es zu einer praktisch symmetrischen Zerstörung des Nucleus principalis tuberis. Die Ausschaltung sollte sich auf diesen Kern beschränken. Das

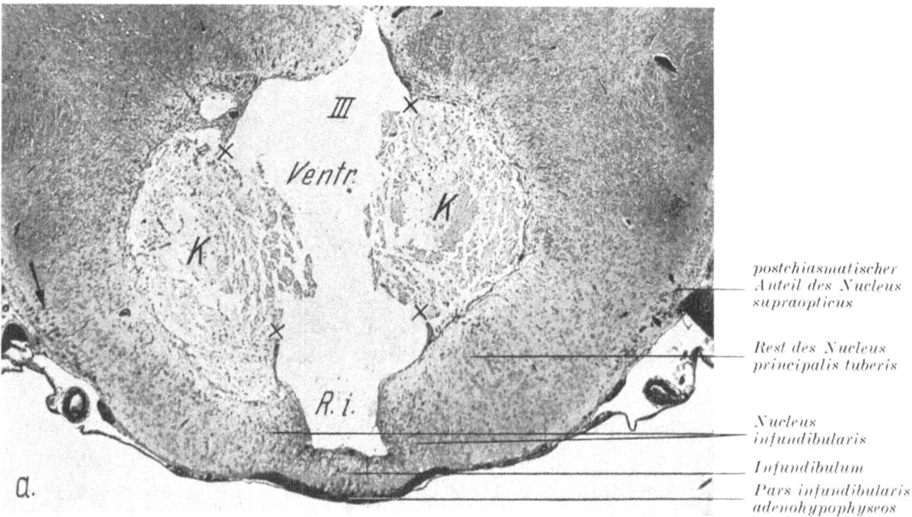

Abb. 4. *Hypothalamus und Hypophyse einer Ratte (km 5) 25 Tage nach bds. Koagulation (K) im ventralen Tuber cinereum* (a); Infundibulum intakt! — Beachte den Rückgang von Neurosekret im supraoptico-hypophysären System, in der inneren Zone (×) des Infundibulum (äußere Zone = *y*), auch im Hinterlappen (d); vgl. Abb. 3c u. d. — Gomori; Ausschnitte, Bezeichnungen u. Vergr. wie Abb. 2. — ↓ in Abb. a = Nucleus supraopt. postchiasm.

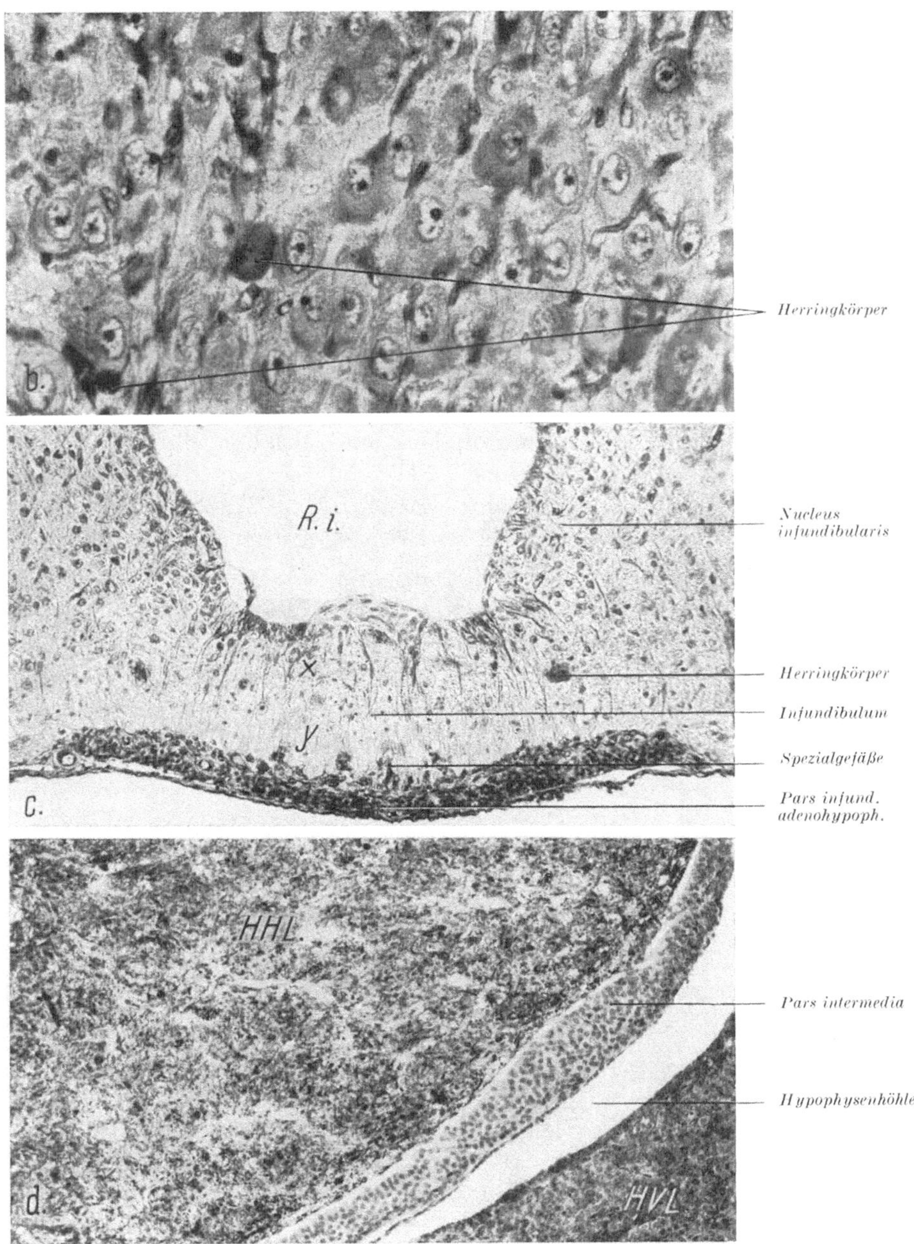

Studium der Serienschnitte jedoch lehrte, daß auch Anteile des Nucleus infundibularis sowie vom Infundibulum unmittelbar mitzerstört wurden. Der Recessus infundibuli war in diesen Fällen stark verändert, nicht mehr scharf begrenzt und bisweilen mit Detritus verlegt.

Beobachten wir wiederum die besonderen Abschnitte des supraoptico-hypophysären Systems, so können wir folgendes feststellen:

1. Nucleus supraopticus (Abb. 5b): Wie im Normalfalle konnten bei Anwendung der Gomori-Färbung Axone der im Kerngebiet bereits endigenden Neuronenfortsätze deutlich in Form von Perlschnurfasern dargestellt werden. Am Orte der Endigungen fand sich fast regelmäßig ein großer Herring-Körper. Die Ganglienzellen boten ein sehr unregelmäßiges Bild. Es gab große Zellkörper, wie in den vorhergehenden Fällen beschrieben, und wiederum sehr kleine, pyknotische Ganglienzellkörper, die sich intensiv rot (Phloxin) anfärbten. Diese letzteren lagen vor allem an der Basis des Nucleus supraopticus. Zwischendurch fanden wir auch Zellkörper, die einen blauen Schimmer zeigten. Es handelt sich hier offenbar um angefärbtes Neurosekret.

Wir können demnach im Kerngebiet drei Ganglienzellformen unterscheiden, welche offenbar Ausdruck besonderer Funktionszustände sind: 1. die gewöhnlichen, bekannten Formen, wie im Normalfall, 2. Ganglienzellen mit Neurosekretgranula und 3. Ganglienzellen, die sich nur noch mit Phloxin, also intensiv rot färben. Bei den zuletzt genannten wird es sich offenbar um Zellen handeln, welche mehr in einem regressiven Zustand sich befinden[1]. Zellen mit regressiven Veränderungen waren vor allem nach relativ ausgedehnter Zerstörung des Tractus supraopticus-hypophyseus im Infundibulum und im Bereich des Tuber cinereum („Tuberstrecke") zu beobachten.

2. Infundibulum (Abb. 5c): Der Recessus infundibuli ist infolge der Zerstörung der inneren Zone des Infundibulum (x) und des benachbarten Nucleus infundibularis nicht mehr sicher abgrenzbar. Wie oben erwähnt, liegt im Bereich der inneren Zone zerfallenes Zell- und Fasermaterial. Zur äußeren Zone (y) hin liegen

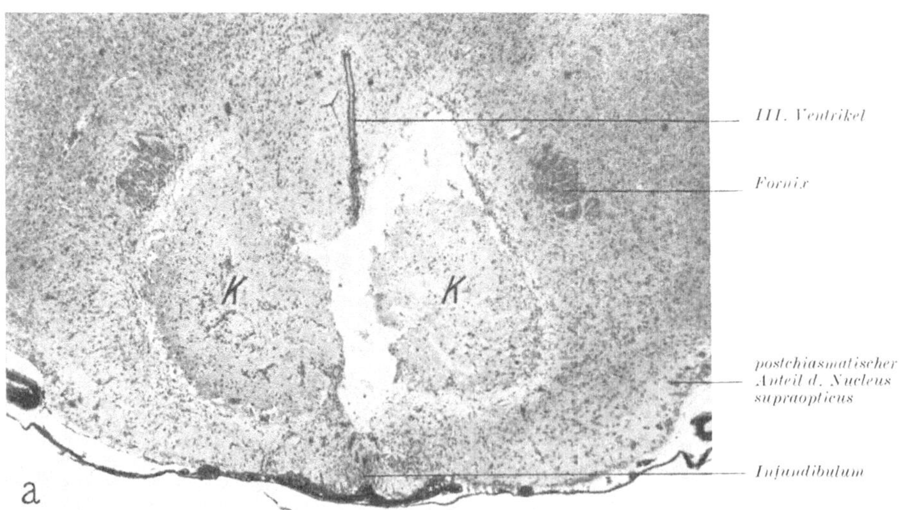

Abb. 5. *Hypothalamus und Hypophyse einer Ratte (km 5) 25 Tage nach bds. Koagulation (K) im ventralen Tuber cinereum* (a); Infundibulum mitverletzt! — Beachte die Veränderungen am supraoptico-hypophysären System: Ncl. supraopticus (b). — Zerstörte innere Zone (x) des Infundibulum (c); äußere Zone = y. — Neurosekretfreier Hinterlappen (d) mit gliöser Ersatzwucherung. — Gomori; Ausschnitte, Bezeichnungen u. Vergr. wie Abb. 2 und folgende; x — — x = Distale adeno-neurohypophysäre Kontaktfläche

[1] Auch fanden wir vereinzelt Zellen mit Vacuolen, Bilder, die als Zeichen der Zellerschöpfung zu deuten sind [vgl. die Befunde von GOSLAR u. SCHNEPPENHEIM (1956)].

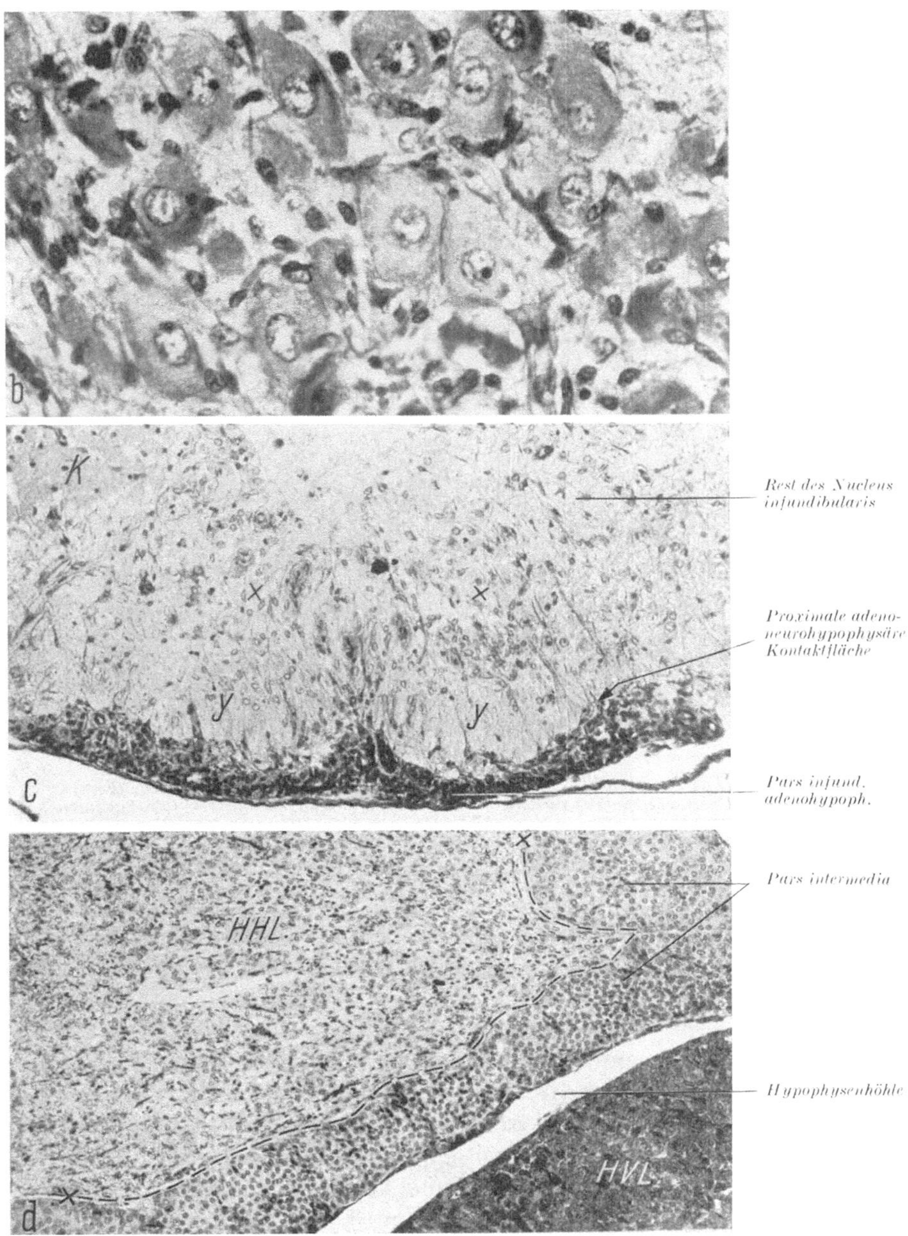

zahlreiche Gliazellen und mesenchymale Zellelemente. Die äußere Zone selbst ist nicht wesentlich mitzerstört, wohl liegt sie in der Randzone der Zerstörung.

Im Randgebiete solcher Läsionen fanden wir viele Körnchenzellen, welche (im Gomori-Präparat) blaugefärbte Granula gespeichert haben. Es entsteht die Frage, inwieweit diese blauen Granula identisch sind mit dem an die Axone des Tractus supraoptico-hypophyseus gebundenen Neurosekret. — Außer dieser mesenchymalen Speicherung von blauen Granula fanden wir auch Gliazellen im Randgebiete der Läsionen, die ebenfalls blaue Granula aufwiesen. Solche Speicherungen in Gliazellen kommen auch bei Normaltieren vor, wenn auch nicht so reichlich.

3. Hinterlappen (Abb. 5d): Offenbar hat die genannte Läsion den Tractus supraopticus-hypophyseus praktisch total zerstört; denn eine Anfärbbarkeit von Neurosekret im Hinterlappen war, wie aus Abb. 5d hervorgeht, nicht zu erreichen. Man kann kaum den aus epithelialen Drüsenzellen aufgebauten Zwischenlappen vom Hinterlappen abgrenzen. Auffällig ist der Reichtum des Hinterlappens an gliösen Elementen (= Pituicyten). In diesen Fällen wurden die Axone durch die Läsion im Infundibulum von ihrem trophischen Zentrum abgeschnitten, sie degenerierten und waren auch nicht mehr mit Chromalaun-Hämatoxylin darzu-

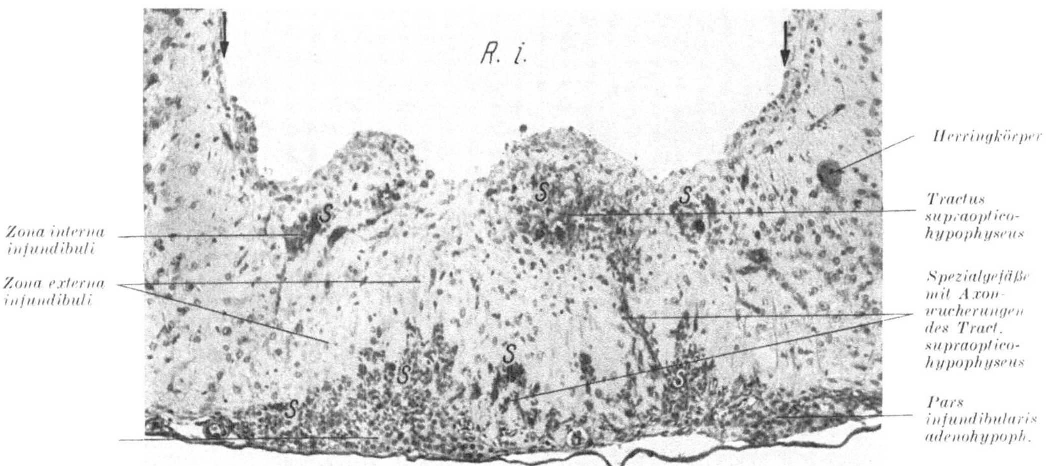

Abb. 6. *Proximale Hypophyse (Infundibulum u. Pars infundibularis adenohypophyseos) einer Ratte (km 4) 25 Tage nach Koagulation bds. im Tuber cinereum mit Zerstörung in der inneren Zone d. Infundibulum (Tractus supraoptico-hypophyseus).* — Beachte die Wucherungen von neurosekrethaltigen Perlschnurfasern am zentralen Stumpfende zerstörter Axone über die äußere Zone, entlang der Spezialgefäße zur Kontaktfläche. — *S* = neurosekrethaltige Perlschnurfasern des supraoptico-hypophysären Systems. → = lateraler Rand der Zerstörung. — *R. i.* = Recessus infundibuli. — Gomori-Färbung, Vergr. etwa 130mal

stellen. Das *losgelöste Axon* war in diesen Fällen zur *Neurosekretbildung nicht mehr fähig*[1]. An die Stelle der zugrunde gegangenen Axone traten Gliazellen (= gliöse Ersatzwucherungen).

Ein weiteres Beispiel aus der genannten Gruppe zeigt Abb. 6. Hier soll nur auf die besonderen Veränderungen im Infundibulum hingewiesen werden. Die Befunde im Kerngebiet und im Hinterlappen entsprechen den Befunden des vorhergehenden Falles. Der Abb. 6 ist zu entnehmen, daß die innere Zone des Infundibulum wiederum von der Läsion mitergriffen ist und deutliche neurosekretbildende Axone in unregelmäßiger Anordnung zu erkennen sind. Wir finden die sonst glatte Fläche des Infundibulum zum Ventrikel hin höckerig. Feine neurosekrethaltige Fasern, die aus dem Tractus supraoptic-hypophyseus stammen, ziehen an den Gefäßen des Infundibulum entlang über die äußere Zone zur Pars

[1] Es entspricht ganz der bisherigen Erfahrung, daß nach Zerstörungen an Neuronen der distal von der Läsionsstelle gelegene Abschnitt der WALLERschen Degeneration anheimfällt. Am zentralen Stumpfende treten im Zuge der Reparation Axonwucherungen (= Regeneration) auf. Die vom trophischen Zentrum (Zellkörper) abgelösten Axone verlieren, indem sie degenerieren, ihre normalen Struktureigentümlichkeiten. Solche abgeschnittenen Axonteile können eine gewisse Zeit nach der Läsion auch nicht mehr durch Silberimprägnation dargestellt werden.

infundibularis adenohypophyseus hin. Wir konnten in solchen Fällen massenhaft feine blaue Perlschnurfasern an der adenoneurohypophysären Kontaktfläche finden.

Mit besonderem Interesse haben wir die beschriebenen Veränderungen an den von der Läsion unmittelbar getroffenen Axonen des supraoptico-hypophysären Systems verfolgt. Es handelt sich bei den erwähnten feinen blauen Perlschnurfasern unseres Erachtens um Axonwucherungen, die von der Läsionsstelle, also vom zentralen Stumpf der Neuronenfortsätze ausgehen. Wir haben auf Grund unserer Befunde den Eindruck, daß diese *Axonwucherungen* als *regenerierende* Axone aufzufassen sind und vor allem die Blutgefäße aufsuchen. Entlang der Gefäße ziehen diese Axone in ein anderes Territorium, wo wir sie bei intakten Tieren nicht finden. So gelangen sie, wie beschrieben, in die äußere Zone des Infundibulum bis zur Kontaktfläche. Trotz dieses Überschreitens neurosekrethaltiger Fasern ist die äußere Zone im Gomori-Bild noch gut von der inneren Zone abzugrenzen.

Bekannt sind die Ergebnisse nach Durchschneidung des Tractus supraoptico-hypophyseus bei verschiedenen Tieren kurze Zeit nach dem Eingriff. So fanden HILD u. ZETLER (1953) vier Tage nach der Durchschneidung des Tractus in Höhe des Infundibulum beim Hund am zentralen Stumpfende „verquollene, stark neurosekrethaltige Faserenden“. — Beobachtungen mit längeren Überlebenszeiten (1—6 Monate) an Hähnen machten BENOIT u. ASSENMACHER (1953). Auch diese Autoren berichten von ähnlichen Erscheinungen (die Durchschneidungsstelle war an einem «volumineux neurome cicatriciel riche en flaques de substance neurosécrétoire» zu erkennen), vgl. auch V. GAUPP u. SPATZ (1955).

b) Läsionen des Nucleus infundibularis und Infundibulum.

Auch hier wollen wir nur auf die Veränderungen im Infundibulum eingehen, da die Befunde im Zellgebiet und im Hinterlappen den vorhergenannten entsprechen. Die Läsion der inneren Zone braucht nicht sehr ausgedehnt zu sein, um das eindrucksvolle Bild der neurosekrethaltigen Axonwucherungen hervorzurufen. Ein Beispiel von einer solchen, ganz geringfügigen Läsion der inneren Zone mit Zerstörung von Anteilen des Nucleus infundibularis zeigen Abb. 7a und b. 25 Tage nach der Läsion ist der Recessus infundibuli verklebt, an Stelle der zerstörten Ganglienzellen des Nucleus infundibularis finden wir reichlich Gliazellen. In Abb. 7a ist das Zentrum der Läsionsstelle getroffen; Abb. 7b zeigt einen Schnitt, der etwa 0,1 mm proximalwärts von dem in Abb. a dargestellten liegt. Beim Vergleich dieser beiden Bilder ist folgendes festzustellen: Unmittelbar am zentralen Stumpfende (Abb. 7a) finden wir wiederum Axonwucherungen mit Neurosekretbildung, die sich hauptsächlich auf die innere Zone des Infundibulum beschränkt. Außerdem finden wir Bündel gewucherter Axone in Form von blauen Perlschnurfasern entlang der Gefäße. Diese Bündel ziehen — gleichsam eine Brücke bildend — über die äußere Zone hinweg zur Pars infundibularis adenohypophyseus hin. Die Axone breiten sich hier wiederum an der Kontaktfläche (innerhalb des Mantelplexus) aus (Abb. 7b).

Wir konnten bei den Tieren der Gruppe II grundsätzlich feststellen, daß die gewucherten Axone vom zentralen Stumpfende der unterbrochenen supraoptico-hypophysären Neurone keineswegs den Weg nach *distal* hin, also zum Hypophysenhinterlappen, bevorzugen, sondern den Blutgefäßen — merkwürdigerweise — in proximaler Richtung folgen. Wir können der Abb. 7b, die, wie gesagt, einen Schnitt *proximal*wärts von der Läsionsstelle gelegen abbildet, dieses Verhalten der regenerierenden Axone entnehmen. Die äußere Zone (Tractus tubero-hypophyseus) selbst ist noch als solche zu erkennen. Auffallend ist die weitaus geringere Anfärbbarkeit der in dieser Höhe nicht beschädigten Axonteile des Tractus

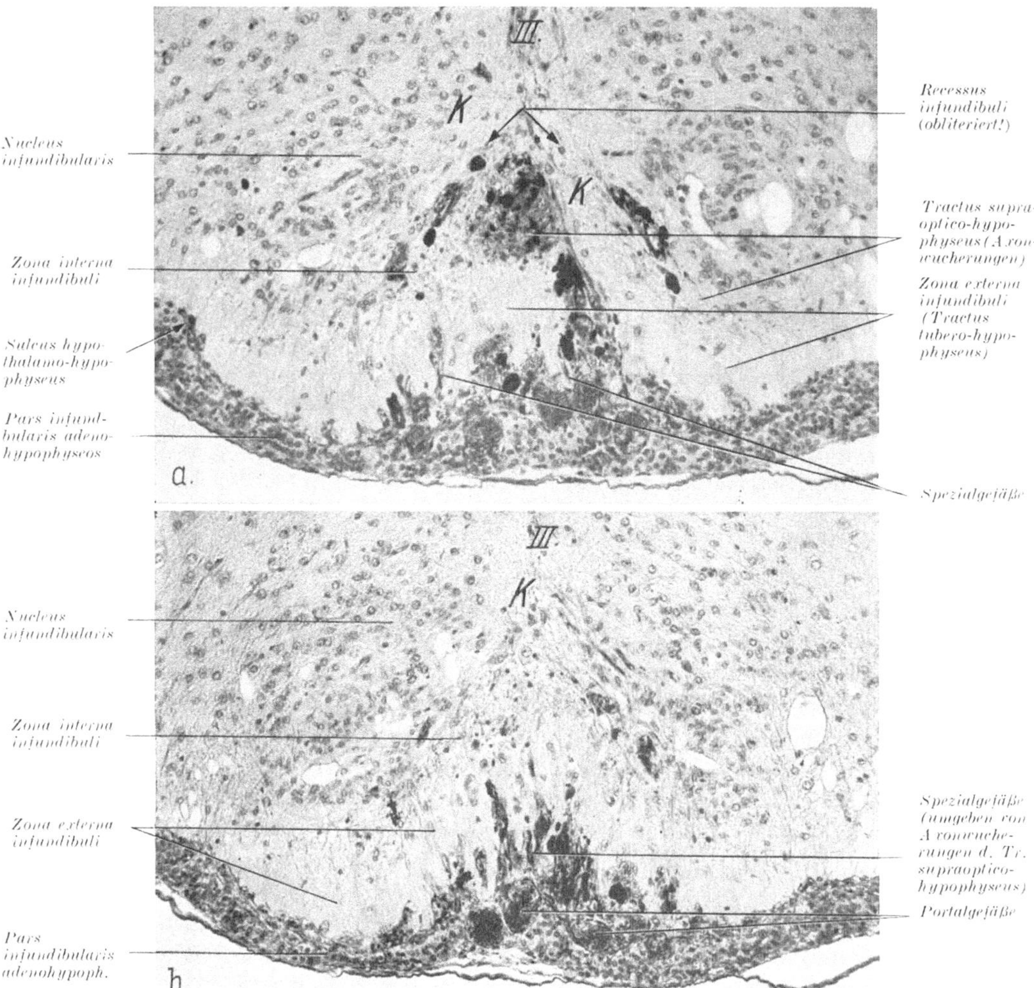

Abb. 7. *Proximale Hypophyse (Infundibulum u. Pars infundibularis) einer Ratte (km 1) 25 Tage nach Koagulation (K) im Tuber cinereum (Nucleus infundibularis) mit Verletzung der inneren Zone des Infundibulum.* a) Läsionsstelle mit neurosekrethaltigen Perlschnurfasern. b) Schnitt durch einen proximal von der Läsionsstelle gelegenen Abschnitt (etwa 0,1 mm von dem Schnitt Abb. a entfernt). — Beachte die Wucherung von Axoneregeneraten über die äußere Zone des Infundibulum zur Kontaktfläche nach proximal hin. Hier besonders intensive Neurosekretbildung (distale Endstrecke der Regenerate!). Gomori; Vergr. etwa 150mal. — Vgl. Abb. 6

supraoptico-hypophyseus in der inneren Zone. Wir kommen auf die mögliche Bedeutung dieser Regeneration weiter unten zurück.

Fassen wir die Ergebnisse nach Ausschaltungen im kleinzelligen Areal *mit unmittelbarer Schädigung der supraoptico-hypopyhsären Neurone* zusammen, so ergeben sich folgende konstante Befunde im Zeitabstand von 25 Tagen nach dem Eingriff:

1. Je näher die Läsion an den Ursprungsort des supraoptico-hypophysären Systems heranreicht, um so eher ist mit dem Untergang der Neurone zu rechnen.

2. Läsionen, die den mittleren Abschnitt der Infundibulumstrecke des Systems treffen, lassen *starke Regenerationon* des Tractus supraoptico-hypophyseus erwarten.

3. Die regenerierenden Axone wuchern entlang der Gefäße *über die äußere Zone hinweg* und breiten sich innerhalb der Kontaktfläche zwischen der Pars infundibularis der Adenohypophyse und dem Infundibulum aus. Die Regenerate erscheinen in der Gomori-Färbung in Form von feinen und gröberen Perlschnurfasern; bei der Silberimprägnation finden wir analoges Vorkommen.

4. Es gibt keinen Hinweis darauf, daß die regenerierenden Axone versuchen, Anschluß zum Hypophysenhinterlappen zu gewinnen.

5. Die distalen Axonreste, die durch die Läsion von ihrem trophischen Zentrum abgetrennt sind, fallen der WALLERschen Degeneration anheim. Der Hypophysenhinterlappen verliert mehr und mehr an neurosekretbildenden Axonen. Er zeigt nur noch geringe bzw. keine Anfärbbarkeit bei Anwendung der Gomori-Färbung, dagegen gliöse Ersatzwucherung.

E. Diskussion

Wie wir zeigen konnten, bewirken Ausschaltungen im kleinzelligen Areal des Tuber cinereum Veränderungen an den Neuronen des supraoptico-hypophysären Systems, an einem System also, das nach bisheriger Ansicht keine morphologische und funktionelle Beziehung zu den kleinzelligen Tuberkernen hat (Gruppe I). Weiterhin haben wir unter unseren Ausschaltungsexperimenten nach Durchsicht der Gehirnschnitte eine besondere Gruppe zusammengefaßt, bei der es außer der Ausschaltung im kleinzelligen Areal zu einer unmittelbaren Mitverletzung des supraoptico-hypophysären Systems kam (Gruppe II). Wir haben *indirekte* und *direkte* Läsionsfolgen scharf voneinander unterschieden. Auf Grund dieser Befunde wollen wir folgende Fragen hier zur Diskussion stellen.

Zur Gruppe I: *Wie kommt es zu einer indirekten Beeinflussung des morphologischen Erscheinungsbildes der supraoptico-hypophysären Neurone nach Ausschaltungen im kleinzelligen Areal?*

Auf Grund der lückenlosen Schnittserien durch den Hypothalamus der Tiere können wir uns den Rückgang der Neurosekretbildung — d. h. der Anfärbbarkeit mit Chromalaun-Hämatoxylin — nicht als Folge einer Tractus-Durchtrennung vorstellen. Die Neuronenfortsätze des supraoptico-hypophysären Systems verlaufen in einem gut abgrenzbaren Bezirk vom Kerngebiet durch den basalen Teil des Tuber cinereum zum Infundibulum bzw. zum Hinterlappen. Es gibt allerdings auch Fasern, die in einem weiten Bogen in der Nähe des Fornix verlaufen [LAQUEUR (b. Hund); 1953]. Diese Fasern sind jedoch gegenüber den zuerst genannten in einer beträchtlichen Minderzahl. Rechnet man mit einer Unterbrechung der fornixnahen supraoptico-hypophysären Neurone, so wäre damit das eindrucksvolle Bild des Rückganges der Neurosekretanfärbung im Hinterlappen und vor allem im Infundibulum nicht erklärt.

Hinweise auf eine Beziehung zwischen kleinzelligen Kernarealen im Tuber cinereum, dem Ursprungsort des tubero-hypophysären Systems, und dem supraoptico-hypophysären System geben die Reizexperimente von SHIMAZU u. OKADA. Diese Autoren stellten nach Reizung im ventralen Hypothalamus — der Ort der Reizungen entspricht ungefähr unserem Ausschaltungsgebiet — ebenfalls einen Rückgang der Neurosekretbildung im supraoptico-hypophysären System fest.

Eine Beziehung zwischen beiden Systemen wäre denkbar über das Infundibulum, wo die Neuronenfortsätze beider Systeme auf engem Raume beieinanderliegen. Andererseits kann man sich die Beziehung zwischen beiden Systemen über eine Vermittlung der Adenohypophyse vorstellen: Durch Ausschaltung im kleinzelligen Areal (Tuber cinereum) kommt es zu einer Beeinflussung der Vorderlappenfunktionen und so zu einer Wirkung auf das supraoptico-hypophysäre System. — Schließlich wäre an eine unmittelbare neuronale Verknüpfung zwischen den Kerngebieten beider Systeme im Hypothalamus zu denken. Für eine solche interareale Verknüpfung gibt es z. Z. allerdings noch keine morphologischen Hinweise.

Aus früheren Experimenten, wie sie von Ortmann (1951) durchgeführt wurden, wissen wir, daß Ratten und auch andere Tiere [Hild u. Zetler (1953)] im Durstversuch weitaus weniger Neurosekret an den supraoptico-hypophysären Neuronen zeigen als im Normalfalle. Der Rückgang von Neurosekretanfärbbarkeit wird in solchen Fällen mit verstärkter Produktion antidiuretisch wirkender Hormone und mit einer beschleunigten Abgabe dieser Wirkstoffe in Zusammenhang gebracht. Man nimmt also eine *erhöhte Aktivität* dieser Neurone an. Auch im Nissl-Bild findet man Zeichen solcher erhöhter Aktivität, wie z. B. Vergrößerung der Zellkerne, Vergrößerung des Perikaryon, Verlust derNissl-Substanz, maximale Randständigkeit des Zellkernes, Zeichen also, die wir bei anderen Neuronen als das morphologische Äquivalentbild der „Primären Reizung Nissls" finden.

Gegenüber einer möglichen Einwendung, der Rückgang des Neurosekrets im Infundibulum und Hinterlappen sei auf „*Stress*" (den Eingriff auf solchen) zurückzuführen, ist darauf hinzuweisen, daß dieser Rückgang *nicht* festgestellt wurde, wenn Ausschaltungen *im lateralen Feld* des Tuber angebracht worden waren.

Ohne sich auf Einzelheiten über die Art der Funktion der supraoptico-hypophysären Neurone festzulegen, kann man sagen: *Diese Neurone befinden sich nach Ausschaltungen im Tuber cinereum in besonders hoher Aktivität.*

Zur Gruppe II: *Wie können wir die Befunde am supraoptico-hypophysären System dieser Gruppe deuten?*

Bei der Deutung dieser Befunde ist zu berücksichtigen, daß bei den Tieren der Gruppe II außer den Anteilen des kleinzelligen Areals das supraoptico-hypophysäre System selbst *mitverletzt* wurde. Die Ausschaltungen der Gruppe II sind also *kombinierte* Läsionen. Insofern als bei beiden Gruppen Anteile des kleinzelligen Areals (Tuber cinereum) ausfielen, stehen die Ergebnisse der Ausschaltungen beider Gruppen in irgendeinem inneren Zusammenhang. Diesen zu suchen soll keineswegs die scharfe Trennung, wie wir sie durchführten, verwischen. Die Ergebnisse sind im Hinblick auf Zeichen *erhöhter Aktivität* und auf Zeichen *unmittelbarer Läsionsfolgen* am supraoptico-hypophysären System hin zu analysieren.

Wir wollen bei der Frage, wie sich die supraoptico-hypophysären Neurone verhalten, wenn sie im Zustand erhöhter Aktivität noch zusätzlich im Infundibulum verletzt werden, auf die bekannten Befunde von Hild u. Zetler (1953) hinweisen. Die Autoren haben Hunde dursten lassen und fanden, wie schon oben erwähnt, einen deutlichen Rückgang der Neurosekretanfärbung (Befunde entsprechen unserer Gruppe I). Außerdem haben sie bei einer anderen Gruppe

Hunde während des Durstens den Tractus supraoptico-hypophyseus durchtrennt, dabei zeigte sich eine intensive Anfärbbarkeit am zentralen Stumpfende der verletzten Axone. Es handelt sich also hierbei ebenfalls um *kombinierte* experimentelle Bedingungen, wenn auch in einer teilweise anderen Anordnung. *Wir* erhielten Zeichen erhöhter Aktivität durch Ausschaltungen im Tuber cinereum, HILD u. ZETLER durch Dursten. Die Läsion des Tractus supraoptico-hypophyseus erfolgte in unseren Fällen, wie auch in den Experimenten der genannten Autoren, im Infundibulum. Allerdings erfolgte dieser Eingriff bei uns gleichzeitig, bei jenen im Laufe einer Durstperiode. Bei HILD und ZETLER war die günstigste Überlebenszeit 4 Tage, während unsere Tiere 25 Tage nach dem Eingriff getötet wurden. Das erschwert den Vergleich einerseits, andererseits gibt er uns zweifellos Anhaltspunkte für die Beurteilung.

Bemerkenswert ist die intensive Anfärbbarkeit von Neurosekret am zentralen Stumpfende, weiterhin die außerordentliche Wucherung feinster Axone im Zuge der Reparation, wiederum mit starker Neurosekretanfärbung an den Endigungen dieser Regenerate. Selbst unter Berücksichtigung, daß es nach Axondurchtrennung von Neuronen ganz allgemein zu einer überschüssigen Regeneration von Axonen kommt („Stumpfneurom"), fielen uns diese Befunde besonders auf (vgl. S. 261). Wir deuten diese Befunde als Zeichen *erhöhter Aktivität* (infolge der Läsionen im kleinzelligen Areal des Tuber cinereum) *und als unmittelbare Folge der direkten Läsion der supraoptico-hypophysären Axone im Infundibulum.*

Die vorliegenden Ergebnisse berühren die schwierige Problematik der Neurosekretion. Ohne im einzelnen hier näher darauf einzugehen, wollen wir betonen, daß in unseren Experimenten das neurosekretorische Neuronensystem folgende grundsätzliche Merkmale aufwies: 1. Neurosekret, axonal gebunden, in Form von Perlschnurfasern an den Endigungen der Axone. 2. Bei erhöhter Aktivität werden die neurosekrethaltigen Endstrecken „kürzer", das heißt: die Anfärbbarkeit beschränkt sich auf ganz kleine gefäßnahe Bezirke. Das Axon erscheint in seinem ganzen proximalen Abschnitt *„frei"* von Neurosekret. Auch kann das *ganze* Axon völlig frei von Neurosekret werden. 3. Nach experimenteller Läsion der Axonstrecke geht der distale Teil zugrunde (WALLERsche Degeneration), am proximalen Stumpfende erscheinen wiederum Perlschnurfasern und Kugeln, *sowohl im Silberbild als auch im Gomoribild.* 4. *Axonregenerationen erscheinen auch in Form von Perlschnurfasern mit Neurosekretbildung* (s. GAUPP u. SPATZ).

Diese Ergebnisse erweitern die seither gemachten Beobachtungen insofern, als sie einen Einblick geben in die intensive neurosekretorische Leistung der Axonregenerate des supraoptico-hypophysären Systems unter den beschriebenen experimentellen Bedingungen.

Eine weitere Frage wäre: *Geben die Befunde der Axonregenerationen neue Hinweise auf die Beziehung der supraoptico-hypophysären Neurone zur Adenohypophyse?*

Auffallend ist, wie schon oben erwähnt, die Richtung der Axonregenerationen im Infundibulum nach *proximal* und in Richtung zur *Kontaktfläche,* also zur *Pars infundibularis der Adenohypophyse* hin. Nicht der Weg zum Hinterlappen wird gewählt, auch wenn dieser, wie in den meisten Fällen, durch die Läsion nicht verlegt ist. Es liegt der Gedanke nahe, daß die Axone des supraoptico-hypophysären Systems das Gefäßnetz der Adenohypophyse bevorzugen, um irgendwie diesem Organ bzw. seinem Gefäßsystem näherzukommen.

Es ist völlig unmöglich, die gestellte Frage anhand unserer Experimente zu entscheiden. Wohl steht fest, daß die supraoptico-hypophysären Neurone vor allem die Gefäße des Mantelplexus aufsuchen. Das mag mit den Regenerationen und den damit notwendigen Bedingungen zur Erhaltung bzw. ihrer Ernährung zusammenhängen. Man muß aber auch daran denken, daß vielleicht antidiuretisch wirkende Hormone von den Regeneraten an die Gefäße und somit an die Adenohypophyse abgegeben werden. Vielleicht sind gerade die erwähnten Befunde der Axonregenerationen geeignet, weiterhin die Aufmerksamkeit auf die Beziehung zwischen supraoptico-hypophysärem System und Adenohypophyse zu lenken.

F. Schlußbetrachtung

Mit der vorliegenden Mitteilung wollten wir darauf hinweisen, daß beide hypothalamo-hypophysäre Systeme, das tuberohypophysäre und das supraoptico-hypophysäre System, mit ihren eigenartigen, jeweils besonderen topographischen und morphologischen Merkmalen voneinander abzugrenzen sind. Außerdem konnten wir zeigen, daß offenbar zwischen den beiden Systemen Beziehungen bestehen. Welcher Art diese Beziehungen sind, wissen wir nicht. Um einen näheren Einblick in solche Zusammenhänge zu bekommen, müßten weitere Experimente in der gleichen Richtung angestellt werden. Insbesondere wäre festzustellen, welche Funktionsstörungen an den entsprechenden peripheren endokrinen Drüsen nach den beschriebenen hypothalamischen Läsionen auftreten.

Doch in diesem Zusammenhang ist, wie wir an unseren Beispielen zeigen wollten, auf die Variation der Folgen von Elektrokoagulationen im Hypothalamus zu achten und hier vor allem die Veränderungen an den hypothalamo-hypophysären Systemen zu berücksichtigen. *Erst wenn wir die Veränderungen der neuronalen Verknüpfungen neben der Ortsbestimmung der Läsion im Hypothalamus festgelegt haben, können wir nach den weiteren Läsionsfolgen in der Peripherie suchen.* Vielleicht ließe sich bei einem solchen Verfahren mancher Widerspruch in der Beurteilung von sog. „zentralen Regulationen" bestimmter endokriner Drüsen erklären. Es wäre zu prüfen, inwieweit die Funktionen der endokrinen Drüsen nicht nur von hypothalamischen „Zentren" reguliert werden, sondern auch abhängig sind von der Art des Zusammenspiels der hypothalamo-hypophysären Systeme.

G. Zusammenfassung

1. Es werden zwei hypothalamo-hypophysäre Neuronensysteme unterschieden: (1.) das supraoptico-hypophysäre System [Ursprung im großzelligen, vorderen Hypothalamus: Nucleus supraopticus und paraventricularis; Endigungen im Hinterlappen; daher „Hypothalamus-Hinterlappensystem" (nach Spatz)], und (2.) das tubero-hypophysäre System [Ursprung im kleinzelligen mittleren Hypothalamus (Tuber cinereum), Endigungen im Infundibulum; wegen der innigen Beziehung zur Adenohypophyse, insbesondere über dem Gefäßwege zum Vorderlappen auch „Hypothalamus-Vorderlappensystem" genannt (nach Spatz)].

2. An geschlechtsreifen weißen Ratten wurden doppelseitige Elektrokoagulationen im Tuber cinereum vorgenommen. 25 Tage nach dem Eingriff fand man einen deutlichen Rückgang des Neurosekrets im supraoptico-hypophysären System (Infundibulum und Hinterlappen). Eine unmittelbare Schädigung dieser Neurone durch die Koagulation konnte nicht festgestellt werden. Die Befunde werden auf Grund des Zellbildes und in Anlehnung an ähnliche Befunde bei Dursttieren zunächst ganz allgemein als Zeichen erhöhter Aktivität gedeutet (= Gruppe I).

3. Fälle mit gleichen Läsionen im Tuber cinereum, jedoch mit unmittelbarer Verletzung supraoptico-hypophysärer Neurone — meistens im Infundibulum — wurden zu einer besonderen Gruppe (II) zusammengefaßt. Diese Tiere zeigten 25 Tage nach dem Eingriff an den mitverletzten supraoptico-hypophysären Neurone massenhaft Axone mit reichlich Neurosekret am zentralen Stumpfende. Es handelt sich dabei um Axonregenerationen in Form von Perlschurfasern. — Bemerkenswert ist die bevorzugte Richtung dieser Wucherungen über die infundibulären Spezialgefäße zur adeno-neurohypophysären Kontaktfläche hin, wo sie sich nach proximal (!) innerhalb des Mantelplexus ausbreiten und reichlich Neurosekret bilden. Diese Phänomene werden analog den bekannten Befunden an den übrigen Neuronen des Zentralnervensystems als „neuronale Reaktion" aufgefaßt.

4. Es wird auf die Beziehung zwischen den beiden hypothalamo-hypophysären Systemen hingewiesen. Über die Art der gegenseitigen Beeinflussung und ihre mögliche Bedeutung für das endokrine System werden nur Vermutungen geäußert.

5. Es wird anhand von Beispielen gezeigt, daß doppelseitige Elektrokoagulationen, die sich auf das kleinzellige Areal (Tuber cinereum) erstrecken u. U. die neuronale Verknüpfung zwischen Hypothalamus und Hypophyse ganz unterschiedlich beeinflussen können. Auf Grund dieser Beobachtungen wird empfohlen, bei der Auswertung von Ausschaltungsexperimenten nicht nur den Ort und die Ausdehnung der Läsion im Hypothalamus festzulegen, sondern auch die Veränderungen an den hypothalamo-hypophysären Neuronen zu berücksichtigen, vor allem auf das neurosekretorische Erscheinungsbild der supraoptico-hypophysären Neurone zu achten.

Literatur

BARGMANN, W.: Z. Zellforsch. **34**, 610—634 (1949).
— Dtsch. med. Wschr. **1953**, 1535—1536.
— Anat. Anz. Erg.-H. **100**, 30—45 (1953/54).
— W. HILD, ORTMANN u. TH. SCHIEBLER: Acta neuroveg. (Wien) **1**, 264 (1958).
BECKER, H.: Dtsch. Z. Nervenheilk. **173**, 123—160 (1955).
BENOIT, J., et I. ASSENMACHER: C. R. Soc. Biol. (Paris) **145**, 1395—1398 (1951).
— — Arch. Anat. micr. Morp. exp. **40**, 27—45 (1951).
— — C. R. Acad. Sci. (Paris) **235**, 1547—1549 (1952).
— — Arch. Anat. micr. Morph. exp. **42**, 334—386 (1953).
— — J. Physiol. (Paris) **47**, 427—567 (1955) (Literatur).
BOGDANOVE, E. M.: Endocrinology **60**, 689—697 (1957).
BRETTSCHNEIDER, H.: Verh. anat. Ges. 1953, Erg.-H. **100**, 86—93 (1953/54).
BUSTAMANTE, M.: Arch. Psychiat. Nervenkr. **115**, 419—468 (1943).
— H. SPATZ u. E. WEISSCHEDEL: Dtsch. med. Wschr. **1942**, 289.
CAJAL, RAMON y, S.: Histologie du Système Nerveux. T. II, p. 487—491, 1911.

CHRIST, J.: Dtsch. Z. Nervenheilk. **165**, 340—408 (1951) (Literatur).
— Acta neuroveg. (Wien) **3**, 267—286 (1951).
— FR. ENGELHARDT u. R. DIEPEN: Symposion in Lund. (1957). Springer (im Druck).
DIEPEN, R.: 1. Symposion Dtsch. Ges. Endokrin., Hamburg. S. 45—64. Springer 1953.
— u. FR. ENGELHARDT: Symposion Mailand 1957, in Pathophysiologia diencephalica. Springer, Wien (im Druck).
— — u. J. CHRIST: Excerpta medica (Amsterdam), Kongreßber. 3. Intern. Kongreß Neuropath. Brüssel (1957).
— — u. V. SMITH-AGREDA: Verh. anat. Ges. in Münster. Anat. Anz. Erg.-H. **101**, 276—288 (1954).
ENGELHARDT, FR.: Acta neuroveg. (Wien) **13**, 129—170 (1956).
— 4. Symposion Dtsch. Ges. Endokrinologie Berlin 1956, Berlin Springer, 244—265.
GAUPP, V., u. H. SPATZ: Acta neuroveg. (Wien) **12**, 285—328 (1955).
GOSLAR, H. G.: Acta neuroveg. (Wien) **4**, 381—408 (1952).
— Acta neuroveg. (Wien) **5**, 25—54 (1952).
— u. P. SCHNEPPENHEIM: Beitr. path. Anat. **116**, 517—540 (1956).
GURDJIAN, E. S.: J. comp. Neur. **43**, 1—114 (1927).
HARRIS, G. W.: Physiol. Rev. **28**, 139—179 (1948) (Literatur).
— J. Physiol. **111**, 347—360 (1950).
— Brit. med. J. **1951**, 627.
— and J. D. GREEN: J. Physiol. **108**, 359—361 (1949).
HILD, W., u. G. ZETLER: Z. exp. Med. **120**, 236—243 (1953).
KNOCHE, H.: Acta anat. (Basel) **18**, 208—223 (1953).
LAQUEUR, G. L.: J. comp. Neur. **101**, 543—564 (1954).
NOWAKOWSKI, H.: Acta neuroveg. (Wien) **1**, 13—39 (1950).
— Dtsch. Z. Nervenheilk. **165**, 261—339 (1951) (Literatur).
OKADA, M.: Arch. Hist. Jap. **8**, 517 (1955).
RANSON, S. W., C. FISHER and W. R. INGRAM: Res. Publ. Ass. nerv. ment. Dis. **17**, 410—432 (1938).
— u. H. W. MAGOUN: Erg. Ges. Physiol. **41**, 56 (1939).
SCHMID, R., L. GONZALO, R. BLOBEL, E. MUSCHKE u. E. TONUTTI: Endokrinol. **34**, 65 (1957).
SHIMAZU, K., M. OKADA, T. BAN, T. KUROTSU: Med. J. Osaka Univ. **5**, 701 (1954).
SPATZ, H.: Acta neuroveg. (Wien) **3**, 5—49 (1951).
— Regensburg. Jb. ärztl. Fortbild. **2**, 311—332 (1952).
— Verh. anat. Ges. (Mainz) Anat. Anz. Erg.-H. **100**, 46—86 (1953/54).
— 1. Symposion endokrinol. Ges. Hamburg. S. 1—44. Berlin: Springer 1953.
— R. DIEPEN u. V. GAUPP: Dtsch. Z. Nervenheilk. **159**, 229—268 (1948) (Literatur).
SPULER, H.: Acta anat. (Basel) **13**, 126—162 (1951).
STUTINSKY, F.: Z. Zellforsch. **39**, 276—297 (1953).
TONUTTI, E.: s. SCHMID, R.
WINGSTRAND, K. G.: The structure and developement of the avian pituitary. Lund: Gleerup 1951.

Diskussion

E. TONUTTI (Gießen):

Der Befund des Herrn Vortragenden, daß sich nach kleinen Läsionen außerhalb des N. supraopticus die nach Gomori-färbbare Substanz im Bereich des Infundibulums ändert, ist sehr interessant. Aus den zu dem Befund gegebenen Kommentaren ist zu entnehmen, daß das Verhalten der Gomori-färbbaren Substanz vom Vortragenden als Kriterium für die Aktivität des Supraopticus-Systems anerkannt wird. — Die Auswirkungen kleiner Läsionen auf benachbarte Systeme wie sie hier gezeigt wurden, legt nahe, den Begriff „Zentrum" im Hypothalamus nur mit Vorsicht zu gebrauchen.

H. SPATZ (Gießen):

In der letzten Zeit ist es immer mehr klar geworden, daß bei der Verknüpfung von Hypothalamus und Hypophyse zwei ganz verschiedene Systeme zu unterscheiden sind: 1. *Das System des Tractus supraoptico-hypophyseus*, dessen großzellige Ursprungskerne in vorderen, hypophysenfernen Anteilen des markarmen Hypothalamus liegen und dessen lange und dickkalibrige Fasern in der Hauptsache im Hinterlappen endigen, wo sie keine Drüsenzellen innervieren, sondern selber maßgeblich an der Produktion der Hinterlappen-Hormone beteiligt sind und 2. *das System des Tractus tubero-hypophyseus*, dessen kleinzelliges Ursprungsareal im hypophysennahen Tuber cinereum liegt und dessen kurze und sehr feine Nervenfasern bereits im Infundibulum, in der proximalen Hypophyse, endigen. Dieses Neuronensystem hat offenbar mit der Produktion der Hinterlappenhormone (Adiuretin u. a.) nichts zu tun, sondern es dient — in einer komplizierten und noch nicht ganz geklärten Weise — der Verknüpfung des Hypothalamus (das ist hier des Tuber cinerum) mit dem Vorderlappen, obwohl die Nervenfasern des genannten Systems diesen nicht erreichen. Bei Anwendung der CHP-Färbung GOMORIS tritt im Bereich des erstgenannten Systems ein blaugefärbtes „Neurosekret" (nicht identisch mit den Hormonen) auf, und zwar mit sehr großer Regelmäßigkeit im Bereich der Faserendigungen, also im Hinterlappen. Man kann das supraoptico-hypophysäre System daher als „CHP-positiv" bezeichnen, während sich das 2. System fast immer völlig „CHP-negativ" verhält. Die beiden hypothalamo-hypophysären Systeme sind — obwohl sie topographisch dicht beieinander liegen — auch sonst nach morphologischen und nach funktionellen Gesichtspunkten (Tierexperiment) als different anzusehen. Andererseits gibt es Hinweise dafür, daß doch irgendwelche Beziehungen zwischen ihnen bestehen. Die Ergebnisse der Ausschaltungsversuche, über die Herr ENGELHARDT soeben berichtet hat, sind ebenfalls in diesem Sinne zu verstehen. Untersuchungen über die erstaunliche Regenerationsfähigkeit der zentralen Stümpfe neurohypophysärer Nervenfasern nach der „Hypophysenstieldurchtrennung" (zusammen mit V. GAUPP) haben es wahrscheinlich gemacht, daß diese Fähigkeit den Nervenfasern beider Systeme gemeinsam ist. — Herr TONUTTI hat soeben gezeigt, daß Ausschaltungen im mittleren Hypothalamusbereich die hämorrhagische Nekrose der Nebennierenrinde nach Diphtherietoxinvergiftung verhindert, woraus zu schließen ist, daß dieses Areal — selektiv der Nucl. hypothalamicus ventromedialis und der Nucl. hypoth. dorsomedialis — eine entscheidende Rolle bei der Steuerung der ACTH-Produktion spielt. Mit Hinsicht auf das über die Dualität der hypothalamo-hypophysären Systeme Gesagte halte ich es für sehr bemerkenswert, daß bei bilateralen Ausschaltungen im Bereich der Ursprungskerne des Systems des Tractus supraoptico-hypophyseus keine Anzeichen für eine gestörte ACTH-Produktion gefunden wurden. Ferner sei daran erinnert, daß nach Ausschaltungen im Tuber cinerum bei erwachsenen und infantilen Kaninchen, wobei u. a. auch der Nucl. ventromedialis betroffen war, Atrophie bzw. völliges Infantilbleiben der Gonaden festgestellt worden ist (zusammen mit BUSTAMANTE und WEISSCHEDEL). Man könnte in Zukunft bei solchen Ausschaltungen die Suche nach Störungen der corticotropen und der gonadotropen Partialfunktionen des Vorderlappens kombinieren und durch immer weitere Einengung der Koagulationsherde der Frage nachgehen, ob die funktionelle Zuordnung eine gemeinsame oder eine differente (jeweils auf bestimmte Kerne beschränkte) ist. — Bemerkenswert ist, daß bei unseren Experimenten an Kaninchen die Mortalität, obwohl die Tuberherde teilweise recht ausgedehnt waren, auffallend gering blieb.

Aus dem Physiologisch-chemischen Institut der Universität Bonn
(Direktor: Prof. Dr. Dr. W. DIRSCHERL)

Über den Leberstoffwechsel von Cortison und verwandten antirheumatisch wirksamen Steroiden

Von

W. KORUS, H. SCHRIEFERS und W. DIRSCHERL

(Vorgetragen von W. KORUS)

Mit 3 Abbildungen

In der letzten Zeit haben einige synthetische Corticoidderivate bei Biologen und Klinikern zunehmend Beachtung gefunden, weil diese Substanzen eine größere Wirksamkeit entfalten als die bekannten natürlichen Corticoide.

Führt man in das Cortison- oder Hydrocortisonmolekül eine zweite Doppelbindung von C_1 nach C_2 ein, so erhält man bekanntlich Prednison bzw. Prednisolon mit der 3- bis 5fachen Glucocorticoidwirksamkeit des Cortisons; die rund 12fache Wirksamkeit ist für das an C_9 fluorierte Hydrocortison, das 9α-Fluorhydrocortison, beschrieben worden.

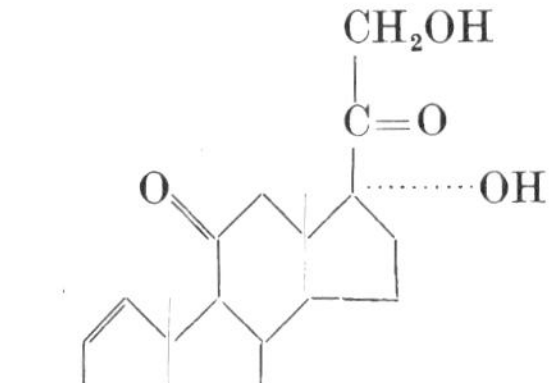

Prednison (Δ^1-Cortison Metacortandracin)

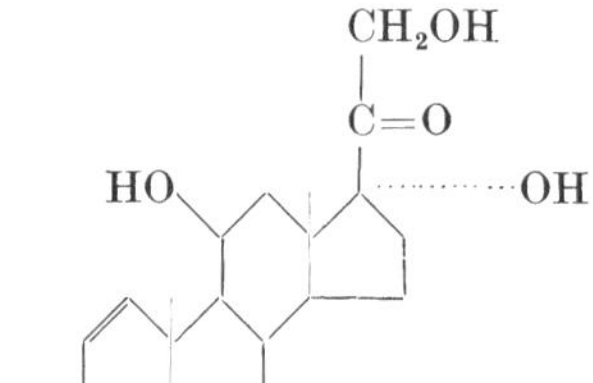

Prednisolon (Δ^1-Hydrocortison, Metacortandralon)

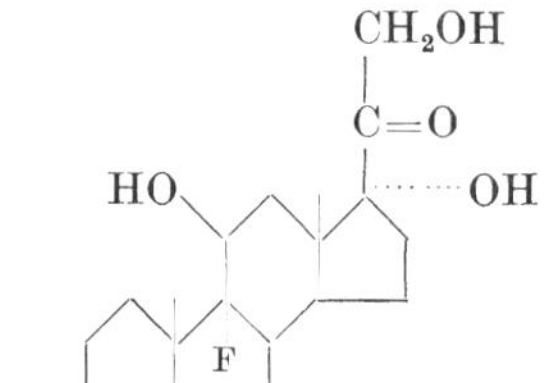

9α-Fluorhydrocortison

Der Elektrolythaushalt wird von Prednison und Prednisolon schwächer beeinflußt als von Cortison, während Fluorhydrocortison in dieser Hinsicht die 180fache Cortisonwirksamkeit zeigt [Übersicht siehe bei (5)].

Wir haben uns gefragt, ob mit Hilfe stoffwechsel-chemischer Untersuchungen an der Leber diese abgestufte Wirksamkeit einer Erklärung nähergebracht werden kann. Unsere Fragestellung beruht einmal auf der klinischen Beobachtung, wonach bei Erkrankungen der Leber rheumatische Polyarthritiden sich deutlich bessern, zum anderen auf tierexperimentellen Untersuchungen, in denen festgestellt wurde, daß das bei rheumatischen Erkrankungen und bei Morbus

Addison gelegentlich verabreichte Vitamin C den Cortisonabbau in der Leber hemmt (*1*). Entsprechendes konnte in eigenen Untersuchungen mit Butazolidin nachgewiesen werden (*3*). Für die Wirksamkeit von Corticoiden, — ähnliches gilt auch für andere Steroidhormone —, ist demnach ihr Stoffwechsel in der Leber von wesentlicher Bedeutung: Je langsamer sie umgesetzt werden, um so länger bleibt ihre Wirksamkeit erhalten. So lag es nahe, entsprechende Untersuchungen mit den synthetischen Corticoiden durchzuführen, und wir haben deshalb an der Rattenleber den Umsatz von Cortison, Hydrocortison, 9α-Fluorhydrocortison (und seinem Acetat), Prednison und Prednisolon vergleichend gemessen.

Rattenleberschnitte wurden mit äquimolaren Mengen Steroid (etwa 400 μg/100 mg Schnitt) im Schüttelthermostaten bei 37° inkubiert und die Reaktion zu verschiedenen Zeitpunkten durch Extraktion mit Chloroform unterbrochen. Die Größe des Umsatzes ergab sich aus der Differenz von eingesetztem und wiedergefundenem Steroid. Veränderungen an Ring A —, es handelt sich zur Hauptsache um Hydrierungen, — wurden anhand der typischen UV-Absorption verfolgt, der Abbau in der α-Ketolseitenkette, mit Hilfe der Triphenyltetrazoliumchlorid (TTC)-Reaktion gemessen (*4*). Da außerdem, wenn auch in kleinerem Maße, noch andere Umwandlungsmöglichkeiten für ein Corticoidmolekül gegeben sind, haben wir den Gesamtabbau jedes eingesetzten Steroids nach papierchromatographischer Auftrennung des Extraktes und Elution der Substanzflecken bestimmt.

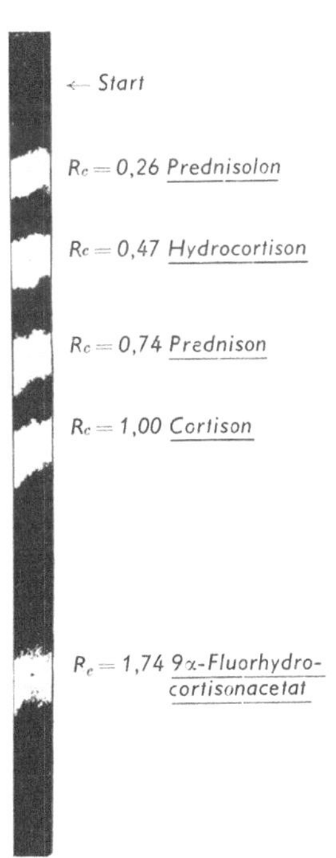

Abb. 1. *Papierchromatogramm einer Mischung von Cortison und verwandten C_{21}-Steroiden.* Papier: Whatman 1; System: Propylenglykol/Toluol; Laufzeit: 96 Std.; absteigend; 20 ± 1°.

Die Abb. 1 zeigt die Kontaktphotographie eines 96 Std.-Durchlaufchromatogramms der von uns untersuchten synthetischen Cortisonderivate im System Propylenglykol/Toluol, das Burton, Zaffaroni und Keutmann (*2*) für die Trennung natürlicher C_{21}-Steroide angegeben haben. Es sind die $R_{Cortison}$ (R_C)-Werte angeführt, und man sieht die scharfe Trennung von Prednisolon, Hydrocortison, Prednison, Cortison und Fluorhydrocortisonacetat; das freie Fluorhydrocortison verhält sich mit einem R_C-Wert von 0,24 ähnlich wie Prednisolon.

Der Umsatz der genannten Steroide wurde in Abhängigkeit von der Zeit untersucht, und so gibt die Abb. 2 den Abbau von jeweils einem dieser Steroide im Vergleich mit dem von Cortison an derselben Leber wieder. Der Steroidumsatz ist hier ausgedrückt in Prozenten der eingesetzten Menge. Die nach Chromatographie erhaltenen Werte für den Gesamtabbau sind stets größer als der entsprechende Abbau in der Seitenkette oder an Ring A. Dies wird verständlich, weil beispielsweise bei der UV-Messung, die Veränderungen an Ring A widerspiegelt, auch die Substanzen erfaßt werden, die zwar einen intakten Ring A besitzen, aber mit dem eingesetzten Steroid nicht mehr identisch sind, wie z. B. das aus Cortison entstehende Hydrocortison.

Die Zeit-Umsatz-Kurve von Fluorhydrocortison gleicht der seines Acetates: Wir haben die Esterspaltung papierchromatographisch verfolgt; sie verläuft sehr schnell, was für den praktisch gleich großen Umsatz dieser Substanzen von Bedeutung sein dürfte. Aus der Abb. 2 ist weiterhin ersichtlich, daß der Abbau aller Steroide in der Ketolseitenkette ziemlich einheitlich ist, während die Veränderungen an Ring A und parallel dazu der Abbau des chromatographisch identifizierten Steroids, also der Gesamtschwund, von Steroid zu Steroid sehr unterschiedlich sind.

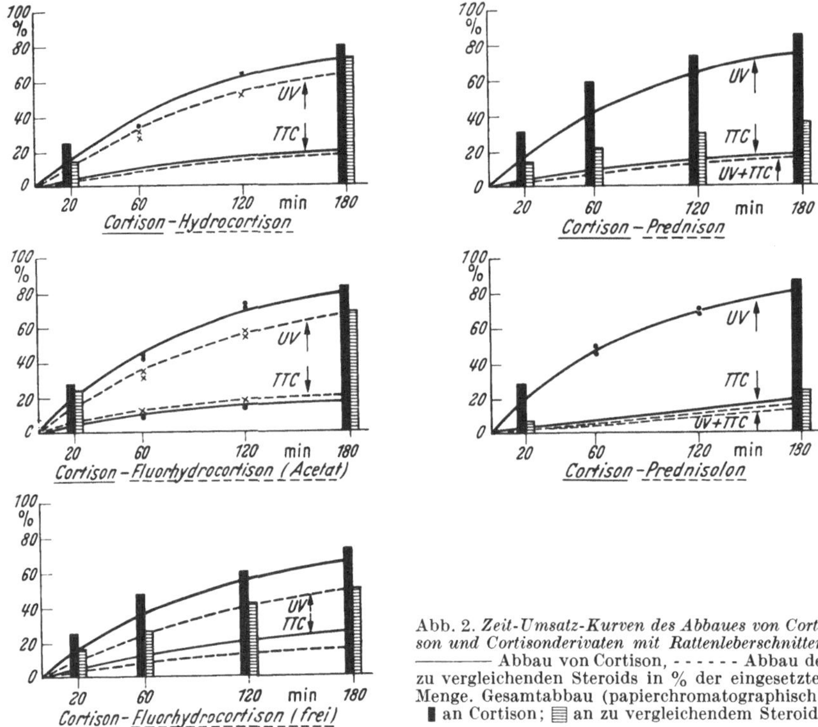

Abb. 2. *Zeit-Umsatz-Kurven des Abbaues von Cortison und Cortisonderivaten mit Rattenleberschnitten.* ——— Abbau von Cortison, - - - - - - Abbau des zu vergleichenden Steroids in % der eingesetzten Menge. Gesamtabbau (papierchromatographisch): ▮ an Cortison; ▤ an zu vergleichendem Steroid

Diese Unterschiede werden besonders deutlich in der Abb. 3. Hier ist der Abbau aller fünf Steroide nach 120 min vergleichend an derselben Leber gemessen worden. Sämtliche Werte (Mittelwerte) sind auf den papierchromatographisch ermittelten Cortisonabbau bezogen, der gleich 100% gesetzt wurde; dazu sind die maximalen Schwankungen unserer Versuche eingezeichnet. Man sieht noch deutlicher den einheitlichen Abbau in der Ketolseitenkette und das von Steroid zu Steroid unterschiedliche Ausmaß der Veränderungen an Ring A, dem der Schwund an papierchromatographisch identifiziertem Hormon parallel geht. Besonders auffällig ist die starke Verlangsamung des Abbaues von Prednison und Prednisolon, die ihren Grund ausschließlich in der Verlangsamung des enzymatischen Angriffs in Ring A hat. Daraus folgt, daß augenscheinlich die für den Abbau der Δ^4-3-Ketogruppierung verantwortlichen Fermente eine enge auf den

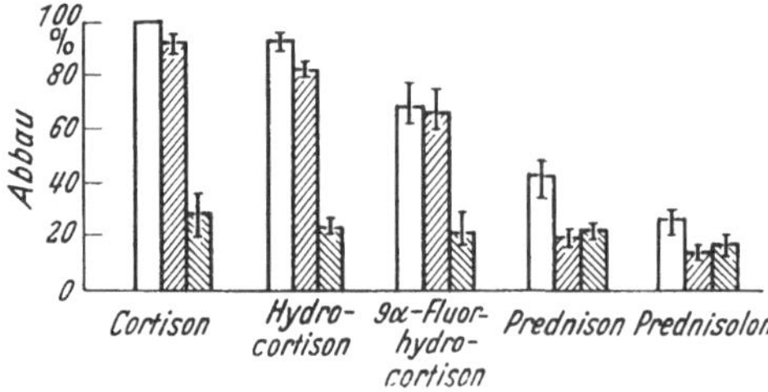

Abb. 3. *Vergleich des Abbaues von Cortison und Cortisonderivaten.* Darstellung der Abbaurelationen bezogen auf Cortison = 100% unter Berücksichtigung der maximalen Schwankungen. Inkubationszeit: 120 min. □ Abbau von papierchromatographisch identifiziertem Steroid; ▨ Abbau in Ring A; ▧ Abbau in der Seitenkette

Ring A abgestellte Substratspezifität besitzen; denn bereits die Einführung einer zusätzlichen Doppelbindung in diesen Ring führt zu einem stark herabgesetzten Umsatz. Dagegen ist für das gleiche Fermentsystem der Substituent an C_{11} von nur untergeordneter Bedeutung, wie aus dem geringen Unterschied in der Hydrierung der Δ^4-3-Ketogruppierung von Cortison und Hydrocortison einerseits, von Prednison und Prednisolon andererseits hervorgeht. Auch die durch Fluorierung an C_9 erfolgte Substratänderung führt zu einer deutlichen Verlangsamung der Hydrierung in Ring A, die aber nicht so ausgeprägt ist wie bei den Δ^1-Verbindungen.

Durchschnittlich beträgt der Abbau von Prednison in der Leber 44%, der von Prednisolon 27% des Cortisonabbaues. Berücksichtigt man,—wir haben dies untersucht (*5*) — daß aus Prednison zum Teil Prednisolon entsteht, so verringert sich der Schwund an biologisch wirksamem Steroid auf nur 33% gegenüber Cortison. Das in diesen Zahlen zum Ausdruck kommende Ergebnis dürfte zur Erklärung der größeren Aktivität der Δ^1-Verbindungen im Tierversuch wie in der Therapie beitragen, wo Cortison, offensichtlich bedingt durch seinen schnelleren Abbau in der Leber, nur $^1/_3$ bis $^1/_5$ der Wirksamkeit von Prednison und Prednisolon besitzt. Auch die feineren biologischen Aktivitätsunterschiede zwischen Cortison und Hydrocortison sowie zwischen Prednison und Prednisolon haben im Leberabbau ihr entsprechendes Korrelat. Darüber hinaus muß aber gegenüber Cortison noch ein Unterschied im Wirkungsmechanismus angenommen werden, da die Δ^1-Verbindungen eine gesteigerte Glucocorticoidaktivität bei verminderter Mineralocorticoidaktivität besitzen. In besonderem Maße trifft dies für Fluorhydrocortison zu, dessen herabgesetzter Leberstoffwechsel nur zu einem kleinen Teil die besonders hohe biologische Aktivität dieser Verbindung zu erklären vermag.

Aus unseren Untersuchungen hat sich weiter ergeben, daß teilweise Cortison zu Hydrocortison und Prednison zu Prednisolon umgewandelt wird, während die Umkehr dieser Reaktion an der Rattenleber nicht zu beobachten war.

Mit der Identifizierung anderer Steroidmetaboliten sind wir beschäftigt.

Literatur

1. Bacchus, H.: Endocrinology **53**, 441, 617 (1953).
2. Burton, R. B., A. Zaffaroni and E. H. Keutmann: J. biol. Chem. **188**, 763 (1951).
3. Korus, W., H. Schriefers u. W. Dirscherl: Arzneimittelforsch. **6**, 596 (1956).
4. Schriefers, H., u. W. Korus: Naturwissenschaften **43**, 517 (1956).
5.— — u. W. Dirscherl: Acta endocr. (Kbh.) **26**, 33, (1957).

Diskussion

E. F. Pfeiffer (Frankfurt/Main):

Die von Herrn Korus u. Mitarb. festgestellte Verringerung der Abbaurate von Prednison und Prednisolon hat klinisch eine praktische Bedeutung. Man kann auf diese Weise mit hohen Dosen Prednison eine Hemmung der ACTH-Produktion beim hypophysären Cushing versuchen, ohne durch das *exogen* zugeführte Steroid Störungen in der *endogenen* Hormonausscheidung zu bekommen (Bestimmung von 17-ketogenen Corticosteroiden). Nach Angaben englischer Autoren soll auf diese Weise eine Unterscheidung zwischen hypophysärem und adrenalem Cushing möglich sein.

Meine Frage an Herrn Korus: Als was werden die 33% Prednison ausgeschieden?

Haben Sie neben der Papierchromatographie noch andere Methoden der Hormonbestimmung vorgenommen?

W. Korus (Bonn):

Herrn Pfeiffer danken wir für die den klinischen Aspekt hervorhebende Bemerkung. In diesem Zusammenhang möchten wir auf die Ergebnisse von Kupperman u. Mitarb. *(1)* hinweisen, die mit verschiedenen Dosen von Cortison, Hydrocortison und Prednison den Grad der Verminderung der 17-Ketosteroidausscheidung prüften. Dabei fanden sie, daß Prednison die doppelte Wirksamkeit von Hydrocortison zeigte. Hydrocortison wiederum war Cortison um 30% überlegen. Mit Fluorhydrocortison kam Goldfien *(2)* zu folgenden Ergebnissen: Die zur Hemmung der adrenocorticalen Aktivität notwendige Tagesdosis betrug bei Normalpersonen 1—2 mg, bei Frauen mit leichtem Virilismus 2 mg, bei 2 Frauen mit adrenogenitalem Syndrom 5 bzw. 25 mg, während bei 4 Patienten mit Cushing Syndrom mit 5, 6, 10 und 25 mg Fluorhydrocortison keine signifikante Hemmung beobachtet wurde. Möglicherweise handelte es sich hier um einen nichthypophysären Cushing.

Zur Frage nach den Ausscheidungsprodukten von Prednison und Prednisolon verweisen wir auf die Arbeit von Vermeulen *(3)* sowie Gray u. Mitarb. *(4)*. Danach werden zur Hauptsache diese Steroide in unveränderter Form ausgeschieden. Nach Verabreichung von Prednison wird auch Prednisolon, nach Gaben von Prednisolon auch Prednison im Harn gefunden. Einen geringeren Anteil stellen die entsprechenden Hydrierungsprodukte an C_{20} dar. Darüber hinaus unterliegen nach unseren Untersuchungen die Dienone wenigstens in der Rattenleber zu einem geringen Teil einer Hydrierung in Ring A, so daß auch entsprechende Produkte im Harn zu erwarten sind.

Zur Trennung der Steroidmetaboliten diente die Papierchromatographie, als Nachweismethoden die UV-Spektroskopie, die Reaktion mit TTC und die NaOH-Fluorescenz.

1. Kupperman, H. S., M. G. H. Blatt and H. Wiesbader: Lancet **1955**, 390.
2. Goldfien, A.: Lancet **1955**, 390.
3. Vermeulen, A.: Acta endocr. (Kbh.) **23**, 113 (1956).
4. Gray, C. H., M. A. S. Green, N. J. Holness and J. B. Lunnon: J. Endocr. **14**, 146 (1956).

R. Ammon (Homburg/Saar):

Da es Fermente gibt, die die C-Halogenbindung hydrolytisch aufzuspalten vermögen, so liegt es nahe, daran zu denken, daß auch das in der 9-Stellung befindliche Fluor-Atom in dem von Herrn Korus untersuchten Fluor-Steroid durch eine solche C-F-Hydrolase abgetrennt werden kann. Haben Sie bei Ihren Versuchen und unter Ihren Bedingungen einen Anhaltspunkt dafür, daß sich ein solcher Vorgang abgespielt haben könnte?

W. Korus (Bonn):

Einen Anhaltspunkt für eine solche Möglichkeit haben wir bisher nur papierchromatographisch gewinnen können. Nach chromatographischer Auftrennung der Metaboliten aus den Versuchen mit Fluorhydrocortison fand sich neben unverändertem Fluorhydrocortison u. a. eine Substanz, die schneller wanderte, keine UV-Absorption mehr zeigte und TTC positiv war (Abbildung). Daraus ist zu folgern, daß es sich dabei entweder um ein Fluorhydrocortison mit hydrierter Doppelbindung C_4—C_5 oder mit hydrierter 3-Ketogruppe handelt, bzw. um ein entfluoriertes Tetrahydroprodukt. Zieht man jedoch die quantitativen Verhältnisse in Betracht, so kann einer evtl. hydrolytischen Entfluorierung nur eine untergeordnete Bedeutung für die Inaktivierung von Fluorhydrocortison zugeschrieben werden.

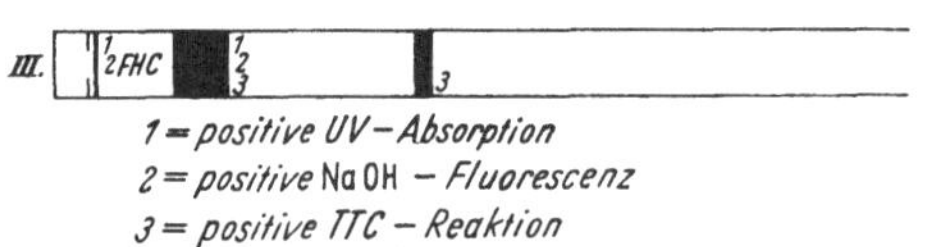

Aus der II. Medizinischen Universitätsklinik Hamburg-Eppendorf
(Direktor: Prof. Dr. A. JORES)

Biologische Wirkungen von N-haltigen Steroiden

Von

K. D. VOIGT und G. KALLISTRATOS

Verbindungen, bei denen in oder an das Stearinringsystem stickstoffhaltige Komponenten addiert sind, haben in letzter Zeit vermehrtes Interesse gefunden. So sind im Pflanzenreich drei Gruppen von Alkaloiden, die nach diesem Prinzip aufgebaut sind, bekannt [LETTRÉ, INHOFFEN und TSCHESCHE (1954)]. Obwohl sie alle eine pharmakologische Wirksamkeit aufweisen, steht ihre nähere biologische Charakterisierung noch ebenso aus wie bei den im Tierreich aufgefundenen N-haltigen Steroiden. In Oslo konnten SCHROEDER und ich [SCHROEDER und VOIGT (1956)] über erste Untersuchungen an solchen Verbindungen im Hinblick auf ihren Einfluß auf den Fettstoffwechsel berichten. Es gelang uns nachzuweisen, daß die aus wäßrigen Rindernebennierenextrakten isolierten Komponenten [VOIGT et al. (1953, 1956)] und ein synthetisches Testosterylglycin [VAN DORP et al. (1956)] im unterschiedlichen Ausmaß die durch Cortisol bewirkte Leberverfettung verhindern und im Falle unserer Substanz 5 den erhöhten Blutcholesterinspiegel zu senken vermögen. In meinem heutigen Vortrag möchte ich über weitere Untersuchungen an diesen Substanzen mit spezieller Ausrichtung auf die Zusammensetzung des Leberfettes berichten.

Das 1. Diagramm gibt Ihnen eine Übersicht über die bisher bekannten N-haltigen Steroide. Ausgelassen sind alle Formen von Eiweiß-Steroid-Conjugaten, alle aus pflanzlichen Quellen stammenden Verbindungen und diejenigen, bei denen der steroidale Anteil wahrscheinlich aromatischen Bau besitzt. Wie Sie sehen, lassen sich solche Verbindungen beim Menschen [HUDSON und LOMBARDO (1955), EADES et al. (1954)], aus wäßrigen Rindernebennierenextrakten und aus den Hautdrüsen des Alpen- und Feuersalamander [SCHÖPF et al. (1934, 1942, 1950)] isolieren. Eine restlose Strukturaufklärung liegt bisher in keinem Fall vor. Synthetisch stehen zwei Reihen zur Verfügung: Einmal Aminosteroide, bei denen der Aminorest in das Steroidmolekül eingebaut ist, wie z. B. beim Aminopregnen, das eine starke hepatotrope Wirkung besitzt [GAUNT et al. (1954)]. Zum anderen Aminosäuresteroide, bei denen die Aminosäure esterartig mit dem Molekül verknüpft ist. Dem heutigen Bericht liegen Aminosäuresteroide aus wäßrigen Rindernebennierenextrakten und das Testosterylglycin, das keine Androgenwirksamkeit mehr besitzt [OVERBEEK (1956)], zugrunde. Diese Verbindung muß also als Ester resorbiert werden und zur Wirkung kommen. Aus Zeitmangel kann auf diesen Befund nicht näher eingegangen werden. In der

Tabelle 1

Name, Vorkommen	Struktur	Bemerkungen
Samandarin Alpen- und Feuersalamander	Summenformel: $C_{19}H_{31}O_2N$	Krampfgift (Lit. C. SCHÖPF et al.)
Aminosäurehaltige Steroide Homo Sapiens und Rinder	Aminosäurebestandteile: Alanin, Glycin und unbekannte Aminosäuren Steroidanteil unidentifiziert	wäßrige NNR-Extrakte (VOIGT et al.) NNR-Venenblut (HUDSON u. LOMBARDO) Harn (Lit. EADES)
Aminosteroide, synthetisch	CH_3 H—C—NH_2 HO	stark hepatotrope Wirkung (GAUNT et al.)
Aminosäuresteroide synthetisch	$OCOCH_2NH_2$ O	besitzt keine Androgenwirksamkeit (Lit. VAN DORP et al.)

Tabelle 2. *Biologisches Aufarbeitungsschema (Goldhamster)*

a) Unterteilung der Versuchstiere

1. Gruppe: Kontrollen
2. Gruppe: N-haltige Steroide
3. Gruppe: N-haltige Steroide und Corticoide
4. Gruppe: Corticoide

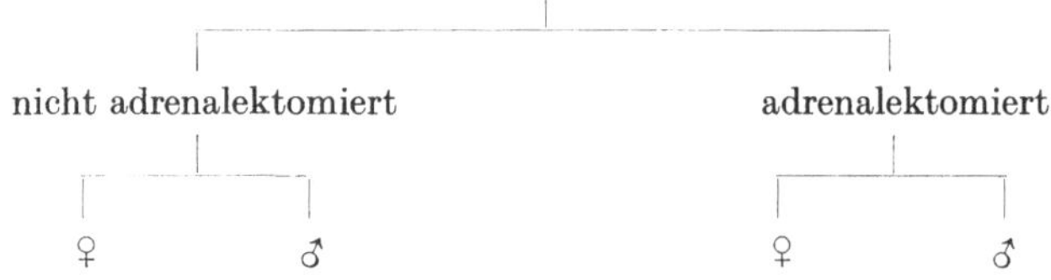

b) Durchgeführte Bestimmungen

Gesamttier

1. Anfangs- und Endgewicht
2. Anfangs- und Endkörpergewicht: Lebergewicht

Leber

1. Lebergewicht
2. Gesamt-Stickstoff
3. Gesamt-Phosphor
4. Glykogen
5. Fett
6. Phospholipoide
7. Cholesterin
8. Cholesterin-Ester

Quotienten

1. Gesamtfett: Ges. Cholesterin
2. Gesamtfett: Cholesterin-Ester
3. Gesamtfett: Phospholipoide
4. Cholesterin: Phospholipoide
5. Chol. Ester: Phospholipoide
6. Gesamt-Phosphor: Lipoidphosphor

zweiten Abbildung möchte ich Ihnen eine Übersicht über unsere Untersuchungstechnik geben. Jede der 4 Gruppen setzt sich aus mindestens 20 Goldhamstern zusammen, von denen die Hälfte männlich und die Hälfte weiblich waren. Ihr Durchschnittsgewicht schwankte zwischen 40 und 80 g, ihr Lebensalter zwischen 8 und 10 Wochen. Die Versuchsdauer betrug 8 Tage. Als Normaltiere oder Kontrollen gelten adrenalektomierte und nicht-adrenalektomierte unbehandelte Tiere. Im unteren Teil der Abbildung sind die durchgeführten Bestimmungen aufgeführt. Die Werte wurden auf g Stickstoff bezogen und aus diesen Zahlen die Quotienten gebildet. Aus der ganzen Gruppe von untersuchten Substanzen und Befunden soll heute auf die von uns als 2 und 5 bezeichneten Fraktionen und das Testosterylglycin in ihrem Einfluß auf die Fettzusammensetzung der Leber und die Befunde am Gesamttier eingegangen werden. Über die Ergebnisse am Gesamttier orientiert die nächste Abbildung. Dabei erhielten die Tiere vom Cortisol 10 γ/g/Tag, vom Testosterylglycin 2 γ/g/Tag oder 3 γ/g/Tag Substanz 2 oder 5. Der prozentuale Gewichtsanteil der Leber am Gesamtkörpergewicht beträgt beim normalen, nicht-adrenalektomierten Goldhamster 6,30—6,50%. Nach der Adrenalektomie nimmt das Körpergewicht signifikant ab. Ebenso reduziert sich das Lebergewicht, wenn auch nicht in demselben Umfang. Dabei

Tabelle 3. *Nicht adrenalektomiert*

Gruppe	Untersuchte Substanzen	in % Lebergewicht Anfangskörpergewicht	in % Lebergewicht Endkörpergewicht	Gewichtsverlust in %
1.	Kontrollen	6,30—6,50	6,30—6,50	—
2.	Substanz 2	5,70	5,40	—
	Testosterylglycin	5,60	5,80	4
3.	Subst. 2 + Cortisol	7,85	7,85	—
	Subst. 5 + Cortisol	5,90	6,93	13
	Testosterylg. + Cortisol	7,70	8,20	11,1
4.	Cortisol	8,40	9,20	8,45
	adrenalektomiert			
1.	Kontrollen	3,95	5,20	24
2.	Substanz 2	4,23	5,54	24
	Substanz 5	4,80	5,40	8,95
	Testosterylglycin	3,87	5,20	26
3.	Subst. 2 + Cortisol.	8,10	9,75	19,6
	Testosteryl. + Cortisol	8,10	9,90	18,7
4.	Cortisol	7,40	8,75	20,5

besteht eine auffallende Parallelität zwischen Glykogenschwund und Gewichtsverlust der Leber, auf die aber nicht näher eingegangen werden kann. Am nicht-adrenalektomierten Tier führen Substanz 2 und Testosterylglycin zu einer Abnahme, Cortisol zu einer Zunahme des Lebergewichtes. Bei kombinierter Gabe finden sich Werte, die aus der gegenteiligen Beeinflussung zu erwarten sind. Eine Ausnahme bildet die Kombination Cortisol + Substanz 5, die eine normale Leber/Körpergewichtsrelation ergibt. Im Hinblick auf den Gewichtsverlust wirken die Steroide in dieser Dosis synergistisch. An den adrenalektomierten

Tieren finden sich nach Substanz 2 und nach Testosterylglycin dieselben Werte wie an nicht behandelten Kontrollen. Cortisol allein und in Kombinationen mit 2 und Testosterylglycin steigert das absolute und relative Lebergewicht. Der Gesamtgewichtsverlust ist bei gleichzeitiger Cortisolgabe nicht so ausgeprägt. Eine Ausnahme bildet wieder Substanz 5. Der durchschnittliche Gewichtsverlust ist signifikant geringer, die absoluten Lebergewichte nähern sich dem Normbereich.

An Hand der nächsten Tabelle soll der Einfluß dieser Substanzen auf den Leberfettgehalt besprochen werden. Dabei habe ich auf die Angaben von Absolutzahlen verzichtet. Es kommt hier darauf an zu zeigen, daß die Relationen

Tabelle 4. *Quotienten nicht adrenalektomiert*

Gruppe	Untersuchte Substanzen	Fett / Cholesterin	Fett / Chol.-Est.	Fett / P-Lipoid	Cholesterin / P-Lipoid	Chol. Ester / P-Lipoid
1.	Kontrollen	33,8	54,2	1,83	0,052	0,028
		40,8	61,8	1,73	0,045	0,034
	Substanz 2	38,9	44,7	2,02	0,052	0,045
2.	Testosterylglycin	21,6	36,5	2,61	0,114	0,073
		23,2	41,2	2,64	0,120	0,063
	Subst. 2 + Cortisol . . .	27,1	34,6	1,86	0,063	0,054
3.	Subst. 5 + Cortisol	33,6	45,9	2,04	0,061	0,045
	Testosteryl. + Cortisol . . .	27,1	36,5	2,21	0,080	0,078
		38,8	38,3	2,84	0,073	0,057
4.	Cortisol	28,1	38,4	2,03	0,115	0,082
		27,3	44,0	3,13	0,077	0,045
		adrenalektomiert				
1.	Kontrollen	19,1	31,0	2,36	0,123	0,076
		21,3	48,7	2,52	0,118	0,052
	Substanz 2	26,8	33,6	2,32	0,086	0,069
2.	Substanz 5	23,5	25,2	2,17	0,075	0,086
	Testosterylglycin	25,1	31,2	1,50	0,060	0,048
		30,6	47,1	1,75	0,057	0,037
	Subst. 2 + Cortisol	33,2	44,4	1,57	0,047	0,035
3.	Testosteryl. + Cortisol . . .	17,6	19,8	2,31	0,077	0,045
		29,8	40,3	2,32	0,132	0,055
4.	Cortisol	27,8	33,3	2,29	0,082	0,069

der einzelnen, in einem Gesamtfettextrakt enthaltenen Fraktionen untereinander beeinflußt werden. Beim normalen nicht-adrenalektomierten Goldhamster ist ungefähr 1/30 des Gesamtfettes Cholesterin, 1/50 Cholesterinester und gut die Hälfte Phospholipoid. Der Rest setzt sich weitgehend aus Neutralfetten und Fettsäuren zusammen. Bezieht man das Cholesterin auf die Phospholipoide, zeigt sich, daß rund 20mal mehr Phospholipoid als Cholesterin nachzuweisen ist. Das adrenalektomierte Tier zeichnet sich durch eine Zunahme des Cholesterins und eine Abnahme der Phospholipoide aus, wie aus den Quotienten abgelesen werden kann. Unter Cortisol sieht man am nicht-adrenalektomierten Tier eine Verschiebung der Quotienten, die eine relative Cholesterinvermehrung aufzeigen. Dieses Phänomen ist auch beim Testosterylglycin zu beobachten. Unter der Substanz 2 allein und auch unter der Gabe von 2 und 5 zusammen mit Cortisol bleiben die Quotienten weitgehend im Normalbereich. Die gleichzeitige Gabe von Testosterylglycin und Cortisol läßt erkennen, daß der Mechanismus, auf dem die Fettverschiebung zustande kommt, ein unterschiedlicher ist. Einzeln führen beide Verbindungen zu einer ausgeprägteren Relationsverschiebung als in ihrer Kombination. Nach der Adrenalektomie entsprechend die Quotienten nach alleiniger Cortisolbehandlung denen an nicht-adrenalektomierten Cortisoltieren. Substanz 5 und Testosterylglycin weisen eine signifikante Beeinflussung des Cholesterin-Phospholipoidquotienten auf. Auffälligerweise normalisiert Testosterylglycin zusätzlich die Relation Gesamtfett: Phospholipoid. Dieser Befund steht im Gegensatz zu dem am nicht-adrenalektomierten Tier erhobenen. Bei gleichzeitiger Gabe mit Cortisol sind Substanz 2 und 5 geeignet, normale Relationen herzustellen. Die kombinierte Verabreichung von Testosterylglycin und Cortisol ergibt dieselben Quotienten wie ihre Kombination am nicht-adrenalektomierten Goldhamster.

Damit unterstreichen diese Ergebnisse die Befunde, die wir schon in Oslo vortragen konnten. Vor allem in der Fraktion 5, aber auch in 2 und im Testosterylglycin haben wir Substanzen in der Hand, die am Fettstoffwechsel angreifen. Auf eine theoretische Erklärung des möglichen Mechanismus möchte ich beim momentanen Stand unserer Untersuchungen verzichten. HEILMAN und KENDALL (1956) berichten, daß Mäuse nach Gabe verschiedener Steroide eine Abnahme des Körpergewichtes, aber eine Zunahme des Körperfettes von 3 auf 18% zeigten. Weitere Autoren [KUPPERMAN et al. (1955), BENDA et al. (1953), ADLERSBERG et al. (1954)] sahen eine Leberverfettung auf Steroidapplikation hin. Zusammen mit unseren Ergebnissen führen sie zu der Schlußfolgerung, daß solche Substanzen einen direkten Einfluß auf den Fettstoffwechsel haben. Die Wirkung, die Aminosäuresteroide auf dieses Geschehen ausüben, legt die Vermutung nahe, in ihnen ihre möglichen Antagonisten zu sehen.

Der Deutschen Forschungsgemeinschaft danken wir für die Gewährung einer Sachbeihilfe. Der Firma Dr. Georg Henning, Erben, Berlin und Hamburg, sind wir für die Überlassung von Nebennierenrindenextrakten, der N. V. Organon, Oss, Holland, für die Gabe von Glycyltestosteron zu großem Dank verpflichtet.

Literatur

ADLERSBERG, P., L. E. SCHAEFER and C. I. WANG: Science **128**, 319 (1954).
BENDA, L., A. BERINGER, E. RISSEL u. E. SCHOLDA: Verh. dtsch. Ges. inn. Med. **59**, 218 (1953).
DORP, A. VAN, H. P. DE JONGH en J. BOLDT: N. V. Organon, Oss, Holland, I. Synthese.
EADES, C. M., R. L. POLLACK and T. S. KING JR.: Fed. Proc. **13**, 201 (1954).
GAUNT, R., J. H. LEATHEM, C. H. TUTHILL, N. ANTONCHAK, M. GILMAN and A. A. RENGI: Endocrinology **54**, 272 (1954).
HEILMAN, F. R., and E. C. KENDALL: Proc. Staff. Meet. Mayo Clin. **31**, 454 (1956).
HUDSON, P. B., and M. E. LOMBARDO: J. clin. Endocr. **15**, 324 (1955).
LETTRÉ, H., H. H. INHOFFEN u. R. TSCHESCHE: Über Sterine, Gallensäure und verwandte Naturstoffe. Bd. I, I. Aufl. Stuttgart: Ferdinand Enke 1954.
OVERBECK, G. A.: Persönliche Mitteilung.
SCHÖPF, C., u. W. BRAUN: Liebigs Ann. Chem. **514**, 69 (1934).
— u. K. KOCH: Liebigs Ann. Chem. **552**, 37 u. 62 (1942).
— K.-H. BLOEDORN, D. KLEIN u. G. SEITZ: Chem. Ber. **83**, 372 (1950).
SCHROEDER, W., u. K. D. VOIGT: 2nd Acta Endocrinol. Congress, Oslo, August 1956.
— — H. V. D. WERTH u. I. BECKMANN: Acta endocr. (Kbh.) **14**, 12 (1953).
VOIGT, K. D.: Habil.-Schr. Hamburg 1955.
— u. W. SCHROEDER: Naturwissenschaften **40**, 485 (1953).
— — Nature (Lond.) **176**, 599 (1955).
— — Acta endocr. (Kbh.) **21**, 343 (1956).
— — I. BECKMANN u. H. V. D. WERTH: Acta endocr. (Kbh.) **14**, 1 (1953).

Aus der Medizinischen Klinik (Direktor: Professor Dr. Dr. H. BOHN)
und der Chirurgischen Klinik (Direktor: Prof. Dr. K. VOSSSCHULTE),
Neurochirurgische Abteilung (Leiter: Doz. Dr. H. W. PIA)
der Justus Liebig-Universität zu Gießen

Therapeutische und diagnostische Anwendung von Cortison und Cortisol bei Kranken mit NNR-Hyperplasie

Von

E. KOCH und H. W. PIA

Mit 1 Abbildung

Bei einer 20jährigen Kranken mit angeborenem adrenogenitalem Syndrom konnten wir während langjähriger Beobachtung Cortison, Cortisol und Prednison wechselweise anwenden und die die 17 Ketosteroidausscheidung beeinflussenden und *therapeutisch* noch wirksamen kleinsten *Dosen* mit statistisch auswertbaren Zahlen festlegen. Cortison, 50 mg/Tag, Cortisol 30—40 mg/Tag und Prednison 5—10 mg/Tag, sämtlich oral gegeben, hatten gleichwertige Wirkungen. Langanhaltende „Depoteffekte" wurden mit Cortison-Oenanthat (alle 14 Tage 500 mg i.m.) und mit Cortisol (100 mg jeden 5. Tag i.m.) erzielt. Die Verträglichkeit des Cortison-Oenanthats war gut, während das i.m. zugeführte Cortisol zu Schmerzreaktionen Anlaß gab.

Der *Behandlungserfolg* äußerte sich in einer Normalisierung der vorher nicht meßbar herabgesetzten Gonadotropinausscheidung innerhalb von 3 Monaten, in einer Entfaltung der Brustdrüsen und dem Auftreten von Menstruationsblutungen nach 6 Monaten. Im 19. Behandlungsmonat trat jedoch eine schwere *subacide Gastritis* auf, für die keine andere Ursache als die jahrelange Hormonzufuhr gefunden werden konnte. Nach Prednisonentzug stieg die 17 KS-Ausscheidung nicht etwa wieder an, sondern fiel in den nächsten 6 Monaten sogar deutlich von etwa 10 mg/Tag auf 5 mg/Tag ab. Auch die Gesamtcorticoidausscheidung sank unter die Norm, und es entwickelten sich die klinischen Zeichen einer *NNR-Insuffizienz.* Eine nach 7 Wochen vorgenommene ACTH-Infusion (60 E) bewirkte einen Anstieg der 17 KS auf einen Gipfelwert von 24,5 mg/Tag, eine Vermehrung der vorher erniedrigten Gesamtcorticoidausscheidung auf das Dreifache der Norm und einen tiefen Eosinophilenabfall. — Offenbar war also nicht ein ungenügendes Ansprechen einer atrophischen NNR auf ausreichend vorhandenes endogenes ACTH, sondern vielmehr ein auch nach Abbruch der Prednisonbehandlung anhaltend gehemmter ACTH-Ausstoß die Ursache der chronischen NNR-Insuffizienz. 7 Monate nach Corticoidentzug lag die 17 KS Ausscheidung immer noch unter 10 mg/die und stieg erst im 8. Monat auf die Ausgangswerte an. Mitunter kann also die durch Corticoidverabfolgung gehemmte ACTH-Produktion erst mehrere Monate nach Abbruch der Cortisonbehandlung wieder einspringen: Es gilt, solche Fälle zu erkennen, um sie dann über viele Wochen hin mit ACTH oder sehr kleinen Corticoiddosen zu substituieren.

Auch bei Kranken mit *Cushing-Syndrom* werden die Corticoide angewandt, verständlicherweise aber nicht aus therapeutischen, sondern aus diagnostischen Gründen: Nur bei Kranken mit NNR-Hyperplasie kann nach JAILER die 17 KS-Ausscheidung gehemmt werden, nicht hingegen bei Kranken mit Rindentumor. — Bei 2 weiblichen Kranken mit Cushing-Syndrom hatten Cortison und Cortisol die erwartete hemmende Wirkung auf die 17 KS-Ausscheidung und ihrer einzelnen nach DINGEMANSE bestimmten Fraktionen. Bei 2 anderen weiblichen Kranken mit schwerem Cushing-Syndrom — und später autoptisch nachgewiesener erheblicher NNR-Hyperplasie nebst kleinen Vorderlappenadenomen — hingegen konnte eine *Hemmung* der *erhöhten 17 KS-Ausscheidung* und ihrer einzelnen Fraktionen nur mit *Cortison* (bzw. Prednison) erzielt werden. *Cortisol* beeinflußte dagegen die *Gesamtausscheidung der 17 KS* nicht oder *erhöhte* sie sogar und bewirkte eine vermehrte Ausscheidung des *11-Ketoätiocholanolons* als einem der Metaboliten des Cortisols. Wiederholte Corticoidbelastungen hatten immer das gleiche Ergebnis (Beispiel s. Abb.).

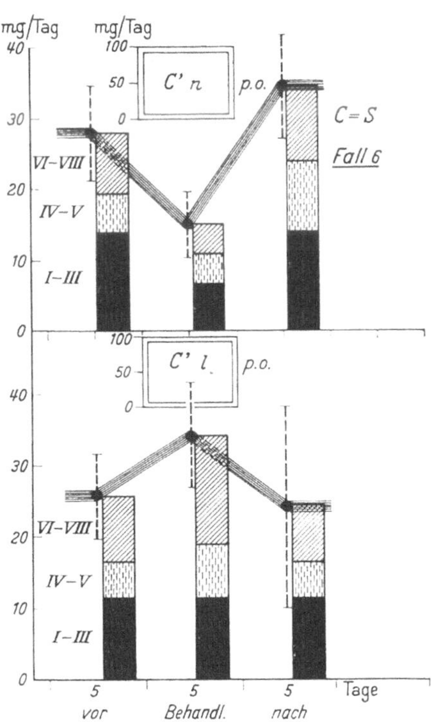

Abb. 1. Gegenüberstellung der Wirkungen von Cortison (oberer Kurventeil) und Cortisol (unterer Kurventeil) bei einer 26jährigen Kranken mit Cushing-Syndrom. Verabfolgt wurden je 100 mg Cortison bzw. Cortisol/die 5 Tage lang. Der Gesamtversuch dauerte 15 Tage (Zeitmaß auf der Abszisse) und wurde eingeteilt in Vorperiode, Behandlungsperiode und Nachperiode von je 5 Tagen. Die während dieser Zeit fortlaufend bestimmten 17-KS-Werte (Mengenangabe in mg/die auf der Ordinate) wurden zusammengefaßt, der Mittelwert (großer schwarzer Punkt) und die Standardabweichung der Verteilung (senkrecht stehende unterbrochene Geraden) errechnet und die Mittelwerte durch stark ausgezogene Linien miteinander verbunden. Die Fraktionierungen wurden am Ende jeder der 3 Versuchsperioden vorgenommen und die insgesamt 45 Fraktionen in 8 Gruppen nach DINGEMANSE zusammengefaßt und schließlich als Säulen dargestellt. In den Gruppen I—III ist u. a. Dehydroisoandrosteron, in den Gruppen IV—V Androsteron und in den Gruppen VI—VIII 11-Ketoätiocholanolon enthalten. Beurteilung der Ergebnisse s. Text.

Vielleicht wurde Cortisol bei beiden Fällen abnorm und derart beschleunigt (u. a. zu 17 KS-Verbindungen) abgebaut, daß es die ACTH-Produktion nicht mehr wirkungsvoll beeinflussen konnte. Da dann auch das endogen gebildete Cortisol dem abnormen Abbau unterworfen wäre, könnte — folgen wir einem Deutungsversuch von TONUTTI — eine „periphere“ Entstehungsmöglichkeit des Cushing-Syndroms durch Cortisolmangel und reaktive Steigerung des ACTH-Ausstoßes mit der Folge der charakteristischen NNR-Hyperplasie erwogen werden. Cortison als „körperfremde“ Substanz wäre dem Abbau nicht unterworfen und könnte die corticotrope Partialfunktion im beobachteten Umfange zügeln.

Unsere Befunde gleichartiger Cortison- und Cortisolwirkungen bei den zwei anderen Fällen mit Cushing-Syndrom zeigen aber, daß nicht für alle NNR-Überfunktionen die angedeutete Entstehungsmöglichkeit zutreffen kann, die bekannten Theorien einer primär adrenalen oder hypophysären Krankheitsentstehung also weiterhin Geltung haben dürften.

Unter dem Eindruck der Erfolge von Olivecrona u. Mitarb. versuchten wir bei einer unserer Kranken mit stark ausgeweiteter Sella (später nachgewiesenen kirschkerngroßen Vorderlappenadenomen) und hemmender Cortisonwirkung auf die ACTH-Produktion eine *Elektrocoagulation der Hypophyse* nach vorangegangener operativer Freilegung. Alsbald nach Eröffnung des Schädeldaches traten jedoch diffuse *Hirnblutungen* auf, und 24 Std. später erlag die Kranke einer Massenblutung von der kontralateralen Hirnhälfte her. Bei vorheriger Kenntnis der Brüchigkeit der bei der 26jährigen Frau auffallend stark arteriosklerotisch veränderten Hirngefäße hätten wir einen Behandlungsversuch mittels subtotaler NNR-Entfernung, vielleicht auch einer Elektrocoagulation der Hypophyse ohne vorangegangene operative Freilegung vorziehen müssen.

Die Untersuchungen wurden ermöglicht durch Mittel der LVA Hessen und der BVA.

Literatur

Jailer, J. W., J. J. Gold and E. T. Wallace: Amer. J. Med. **16**, 340 (1954).

— — and A. I. Knowlton: J. clin. Invest. **32**, 449 (1953).

Koch, E. u. E. Tonutti: Endokrinologie 35, 1, 43 (1957).

Luft, R., H. Olivecrona, D. Ikkos u. C. A. Hernberg: Acta endocr. (Kbh.) **24**, 1 (1957).

Tonutti, E.: Persönliche Mitteilung.

Diskussion

Mit 2 Abbildungen

H. W. Pia (Gießen):

Ich möchte noch einige Bemerkungen zur Therapie beim Cushing-Syndrom machen, auf die Herr Koch nicht eingehen konnte.

Bei der weitgehend ungeklärten und umstrittenen Genese, den unzureichenden Erfolgen mit der früher durchgeführten Röntgenbestrahlung der Hypophyse und unter dem Eindruck der guten Ergebnisse mit der subtotalen Nebennierenentfernung sind Eingriffe an der Hypophyse ganz zurückgedrängt worden.

Mittlerweile haben Olivecrona und Luft zeigen können, daß es durch Ausschaltungen der Hypophyse gelingt, ohne Inkaufnahme einer Vorderlappeninsuffizienz das klinische Bild der Rindenhyperplasie zu beseitigen. Die technischen Voraussetzungen für diese Eingriffe sind gelöst. Auf Grund großer Erfahrungen mit der Hypophysektomie bei Carcinom und anderen Erkrankungen wissen wir heute, daß derartige Maßnahmen mit geringem Risiko durchgeführt werden können. Neben der von Olivecrona geübten Freilegung mit Hypophysektomie bzw. Elektrocoagulation haben wir mit der gezielten, stereotaktisch durchgeführten Coagulation ein weiteres und offensichtlich risikoloses Verfahren in der Hand, die Hypophyse gezielt und gestuft auszuschalten.

Damit stehen wir unseres Erachtens am Anfang einer Neuorientierung unseres therapeutischen Vorgehens.

Es ist einleuchtend, daß man nicht nur bei den sehr seltenen Hypophysenadenomen mit Cushing-Syndrom an der Hypophyse angreift, sondern auch zur Ausschaltung gesteigerter corticotroper Partialfunktion. Die weiteren Erfahrungen werden zeigen müssen, ob man auf diese Weise gezielter das Syndrom beseitigen kann und dabei nicht nur die bei Eingriffen an den Nebennieren in Kauf zu nehmende Nebennierenrindeninsuffizienz, sondern möglicherweise auch eine Vorderlappeninsuffizienz vermeidet.

A. Würterle (Marburg):

Der Herr Vortragende hat als Minimaldosis von Prednison, mit welcher beim adrenogenitalen Syndrom eine Kompensation erreicht werden kann, eine Tagesdosis von 5 mg

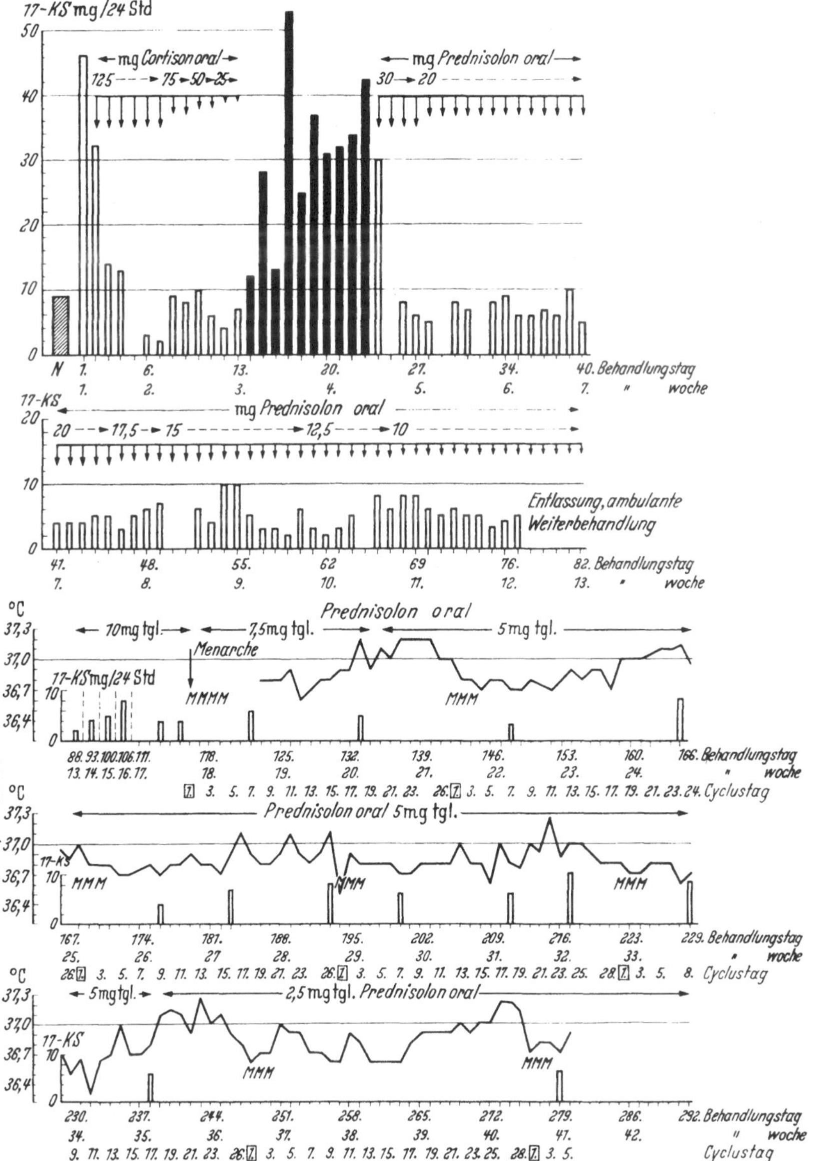

Abb. 1. Cortisontest und Therapie mit Prednisolon beim AGS. Regelmäßige Menstruation mit biphasischer Basaltemperatur

genannt. Wir verfügen inzwischen über Beobachtungen, daß man auch mit einer Tagesdosis von 2 bzw. 2,5 mg auskommen kann. In der Abb. 1 ist die 17 Ketosteroidausscheidung eines typischen Falles von adreno-genitalem Syndrom zunächst im Cortisontest und dann in der Dauertherapie mit Prednisolon (Decortin-H Merck) dargestellt, und daraus zu ersehen, daß von einer Anfangsdosis von 30 mg Prednisolon die Einstellung auf 5 mg und später auf 2,5 mg zu einer vollen Kompensation mit Normalisierung der 17 Ketosteroidausscheidung erfolgt ist. Unter dieser Therapie trat bei der Patientin die Menarche ein, mit seitdem regelmäßigen vierwöchigen Menstruationsblutungen. Daß es sich dabei um echte Menstruationsblutungen handelt, ist aus der gleichzeitig mit dargestellten biphasischen Basaltemperaturkurve unschwer

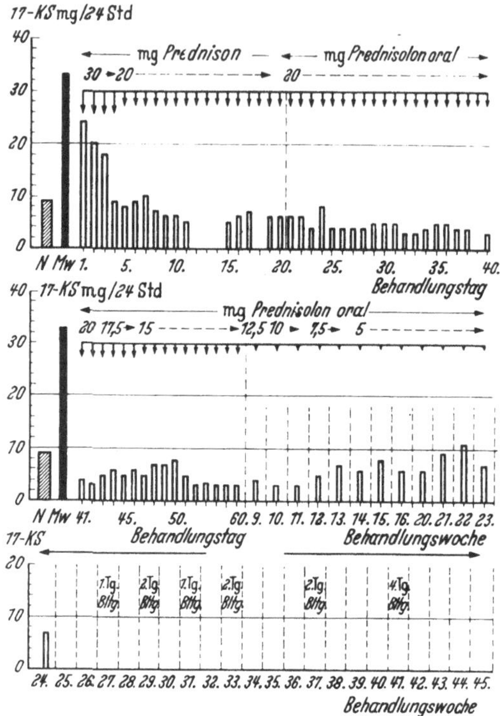

Abb. 2. Therapie mit Prednison und Prednisolon beim AGS. Anfangs unregelmäßige, dann regelmäßige Menstruationen

erkennbar. In einer 2. Abbildung ist die 17 Ketosteroidausscheidung eines anderen Falles von adreno- genitalem Syndrom dargestellt, bei dem in gleicher Weise mit 5 mg und im weiteren auch mit 2,5 mg eine vollkommene Kompensierung des Krankheitsbildes erreicht wurde. Es sind inzwischen regelmäßige Menstruationsblutungen eingetreten. In beiden Fällen ist zudem eine deutliche Wiederverweiblichung festzustellen.

Aus der Universitäts-Kinderklinik Würzburg (Direktor: Prof. Dr. J. STRÖDER)

Chromatographie der Steroidhormone im Harn des Kindes

(Frühgeborene bis Adoleszenten)

Von

H. ZEISEL*

Mit 1 Abbildung

Steroidhormone oder ihre Metaboliten werden auch im Harn des Kindes aufgefunden. Ihre Menge ist gering, erst Adoleszenten, die voll zum reifen Individuum umgeprägt werden, eliminieren Werte, welche an diejenigen des Erwachsenen heranreichen. Aber auch beim Säugling werden diese Metaboliten im Harn nicht vermißt, beim Neugeborenen werden sogar hohe Werte im Harn ausgeschieden. Frühgeburten eliminieren größere Mengen an 17-Ketosteroiden als ausgetragene Säuglinge (s. bei ZEISEL). GARDNER zeigte, daß beim Neugeborenen im Blut hohe Werte an 17-Ketosteroiden aufzufinden sind, Frühgeburten auch noch jenseits der Neugeborenenperiode hohe Werte an 17-Ketosteroiden im Blut aufweisen.

Es ergab sich so die Frage, wieweit auch die Qualität dieser Verbindungen eine abweichende ist, das Muster der im Harn des Kindes ausgeschiedenen Steroidmetaboliten mit dem Alter und der Entwicklung des Kindes sich ändert. So wurden säulenchromatographische Untersuchungen von Steroidhormonen, aus dem Harn des Kindes gewonnen, durchgeführt. Es wurden die neutralen 17-Ketosteroide untersucht sowie auch die nach Wismutoxydation (NORYMBERSKI) im Harn vorhandenen Steroidverbindungen einer Betrachtung unterzogen. Über Chromatographie der 17-Ketosteroide im Harn des Säuglings haben ULSTROM und DOEDEN, BIERICH berichtet.

Zur Untersuchung gelangten Harne von Adoleszenten (9—17 Jahre), die seit 1—2 Jahren voll in der Pubertät waren, vom Präadoleszenten (1—9 Jahre) und von Säuglingen, wie auch Frühgeburten. Von beiden letzteren Gruppen wurde in der Neugeborenenperiode der Harn des 1. mit 2. Lebenstages, dann 3. mit 4. Tages und 5. mit 6. Lebenstages getrennt aufgearbeitet. Dadurch wollten wir einen genauen Überblick gerade über den Lebensabschnitt erhalten, wo große Veränderungen in der Quantität der im Harn eliminierten 17-Ketosteroide zu verzeichnen sind.

Methodik. 17-Ketosteroide (17-KS): Dem Harn wird $^1/_{10}$ Volumen an 10%igem Kupfersulfat (zur Eliminierung von störenden Chromogenen) zugesetzt, heiße Hydrolyse (15 min) erfolgt nach Hinzufügen von 10 Vol.-% einer 25%igen Salzsäure. Extraktion wird mit Äthyläther vorgenommen. 1—1,5 mg an Steroidmaterial wird an eine Aluminiumoxydsäule (3 g,

* Mit dankenswerter Unterstützung der Deutschen Forschungsgemeinschaft.

12 cm Länge) adsorbiert, eluiert wird (nach DINGEMANSE) mit Benzol, dem steigende Mengen an Äthylalkohol hinzugefügt werden. Ein Preßluftstrom wird angeschlossen, die Tropfenzahl

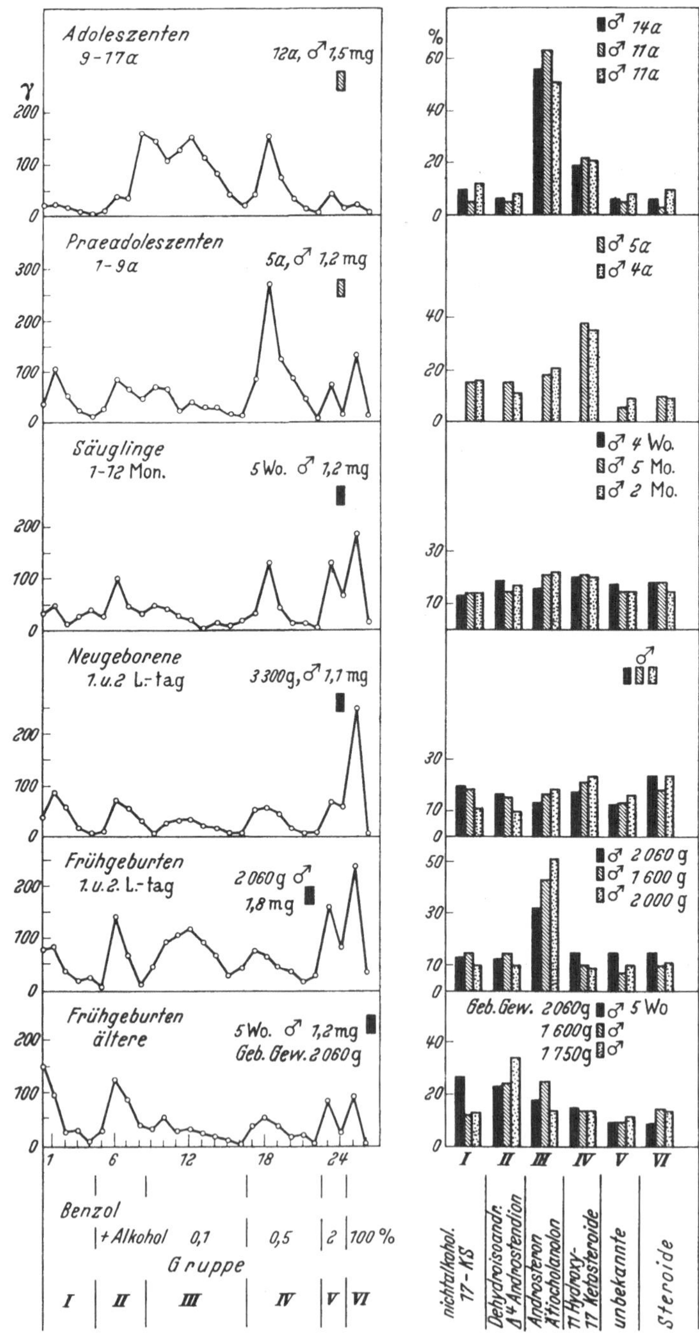

Abb. 1. Chromatogramme der neutralen 17-Ketosteroide im Harn des Kindes

beträgt 70/min, es wird etwa 4 Std. lang eluiert. Fraktionen zu 10 cm³ werden aufgefangen, insgesamt 52. Je 2 werden vereinigt, der Typ der Kurve ändert sich dadurch nicht, es wird viel

Zeit bei der so möglichen Kürzung der weiteren Arbeitsvorgänge eingespart. Es erwies sich als zweckmäßig, die Eluate 7, 7a, 8 und 8a mit je 10 cm^3 zu belassen und getrennt zu colorimetrieren, denn so kann die Testsubstanz Dehydroepiandrosteron und Androsteron sehr scharf getrennt werden. Der Nachweis der 17-KS wurde nach ZIMMERMANN vorgenommen, es wurde wäßrige Lauge verwendet, terminal wurden störende Chromogene durch Ausätherung eliminiert.

Die „ketogenen Steroide" wurden nach dem Vorgehen von NORYMBERSKI bestimmt, das von DICZFALUSY et al. angegebene Verfahren angewandt. Durch Wismutat wird das im Harn als Glucuronid oder Sulfat eliminierte Tetrahydrocortison und -cortisol (Metabolite der Corticosteroide Cortison und Cortisol) zu 17-KS umgewandelt, Salzsäurehydrolyse setzt sie frei, Ätherextraktion wird angeschlossen. Zieht man von diesen „totalen 17-KS" (präformierte und durch Wismutat entstandene) den in einem anderen (üblichen) Arbeitsgang ermittelten Wert der 17-KS ab, so verbleiben die „ketogenen Steroide"-Verbindungen, die im wesentlichen Tetahydrocortison bzw. -cortisol sind. Es muß hinzugefügt werden, daß auch noch weitere C_{21}-Steroide durch Wismut zu 17-KS umgeformt werden können.

Die Ergebnisse sind in Abb. 1 zusammengefaßt. Diese enthält links die typische Kurve (Chromatogramm) des betreffenden Lebensabschnittes, rechts sind die einzelnen Fraktionen zu Gruppen zusammengefaßt — ihre Bezeichnung wurde mit den Zahlen I bis VI vorgenommen. Typische Vertreter dieser Gruppen sind angeführt, einige wurden als Testsubstanzen an die Säule adsorbiert und an der entsprechenden Stelle eluiert und aufgefunden. Die Lokalisation einer unbekannten Verbindung an einer entsprechenden Stelle des Chromatogramms, die durch eine Testsubstanz (17-KS) wohl markiert ist, läßt allein noch keinen Schluß auf Identität mit dem betreffenden Test-17-KS zu. Zusätzliche andere Kriterien, gewonnen durch weitere spezielle Nachweismethoden (Farbreaktionen, UV-Absorption, Infrarotspektrum), erlauben erst die genaue Festlegung der Struktur der entsprechenden Steroidverbindungen.

Adoleszenten — voll pubesciert — eliminieren den Hauptteil (50—60%) der 17-KS in Gruppe III, Androsteron kann mit der Antimonchlorid-Reaktion von PINCUS nachgewiesen werden. 20% wird in Gruppe IV ausgeschieden, die übrigen Gruppen liegen jeweils unter 10%. — Präadoleszenten lassen den hohen Anteil der Gruppe III vermissen, diese liegt unter 30%. Der Hauptteil entfällt auf IV, sie beträgt 30—40%. — Säuglinge zeigen kein deutliches Überwiegen einer Gruppe, III und IV liegen fast gleich hoch um je 20% zu erreichen. In III gelingt der Androsteronnachweis nicht. Gruppe V und VI, die bei den älteren Probanden sehr gering vertreten waren, kommen bei Säuglingen auf über 10% zu liegen. Da es sich um die letzten, erst mit deutlichem Alkoholzusatz bzw. reinem Alkohol zu eluierenden Fraktionen handelt, größere Harnmengen in diesem Lebensabschnitt extrahiert werden müssen, ergab sich die Frage, ob es sich nicht um störende Chromogene ohne Steroidcharakter handeln könnte. Sie konnten auch nach Girard-Trennung aufgefunden werden, das Vorliegen von Steroidverbindungen ist somit anzunehmen. — Neugeborene zeigen am 1. und 2. Lebenstag ein ähnliches Verhalten, doch ist Gruppe VI hier noch betonter (20%), als bei Säuglingen. Gruppe IV ist gelegentlich höher als III, diese überwiegt bei einigen Probanden II. — Bemerkenswert sind die Verhältnisse bei Frühgeburten. Bei ihnen überragt am ersten und zweiten Lebenstag Gruppe III, sie beträgt 30—50%. Das Steroidmuster ist dem der Adoleszenten (und Erwachsenen) sehr ähnlich, der Nachweis von Androsteron gelingt bei Frühgeburten in Gruppe III aber nicht. In der 5. Lebenswoche und später überwiegt bei den Unreifen die Gruppe II (20—40%), die Gruppe III verzeichnet nurmehr einen Anteil von 10—20%.

Nach Wismutoxydation nimmt bei allen Probanden die Menge der 17-KS im Harn zu. Am stärksten ist diese Zunahme bei den Präadoleszenten und Säuglingen, geringer fand ich sie bei Neugeborenen und, auch schon älteren, Frühgeburten. Im Chromatogramm ist bei allen Probanden ein Überragen der Gruppe IV zu verzeichnen. Diese enthält die 11-oxy-17-Ketosteroide, es könnte sich um Aufoxydation der Metabolite des Cortisons bzw. Cortisols (Tetrahydro-E bzw. F) handeln. Nach Wismutat kommt es aber auch in den anderen Gruppen der 17-KS zu einer Zunahme, die gut zu ersehen ist, wenn man die absoluten Mengen der einzelnen Gruppen — berechnet für den 24 Std.-Harn — nach Bestimmung ohne und mit Wismut gegenüberstellt. Eine stärkere Zunahme von Metaboliten in Gruppe V und VI nach Aufoxydation mit Wismut konnten wir in Harnen von Neugeborenen feststellen, die mit ACTH belastet wurden.

Es ändert sich also das Muster der im Harn eliminierten Steroidhormone von der Geburt bis zur Pubertät. Das Steroidmuster der Frühgeburten ist für längere Zeit ein von dem der ausgetragenen Säuglingen abweichendes. In der Pubertät erfolgt ein Angleichen an das Muster des erwachsenen Individuums. Die Gonaden scheiden bis zur Pubertät als Produktionsstätte der Steroidhormone wohl aus, diese dürften aus der Nebennierenrinde des Kindes stammen. Beim Neugeborenen (Ausgetragenes wie Frühgeburt) kommt noch hinzu, daß Steroidhormone von der Mutter und der Placenta in den Organismus des Feten gelangt sind, hier mehr oder minder umgewandelt wurden und im Harn des Neugeborenen zur Ausscheidung gelangen. Von den Befunden im Harn kann nicht sofort auf ein auch andersartiges Sekretionsspektrum in der Adrenocortex geschlossen werden. Die hier gebildeten Wirkstoffe unterliegen im Organismus Umbauvorgängen, die durchaus nicht alle bekannt sind. Sie erfolgen vor allem in der Leber und Niere, und gerade die Leistungen dieser Organe unterliegen während des Säuglingsalters einem steten Wandel.

Fräulein I. RICHTER, techn. Assistentin, danke ich für die interessierte und gewissenhafte Mitarbeit.

Literatur

BIERICH, J. R.: 2. Acta Endocrinologica-Kongreß, Oslo 1956.

DICZFALUSY, L. O. PLANTIN, G. BIRKE and A. WESTMANN: Acta endocr. (Kbh.) **18**, 356 (1955).

GARDNER, L. J.: Pediatrics **17**, 897 (1956).

NORYMBERSKI, J. K., R. D. STUBBS and H. F. WEST: Lancet **1953**, 1276.

ULSTROM, R. A., and D. DOEDEN: In Adrenal Function in Infants and Children, S. 31. New York-London: Grune & Stratton 1956.

ZEISEL, H.: Untersuchungen zur Nebennierenrindenfunktion im Säuglingsalter. Bibl. paediat. Fasc. (Basel) **63** (1956).

Diskussion

Mit 1 Abbildung

J. R. BIERICH (Hamburg):

Ich habe im vorigen Jahr in Oslo über ähnliche chromatographische Untersuchungen der 17-Ketosteroide (17-KS) bei Kindern berichtet. Jetzt möchte ich nur zu der Veränderung der 17-KS-Ausscheidung in der Neugeborenenperiode Stellung nehmen. Die Abbildung demonstriert drei chromatographische Kurven, von denen jede den Mittelwerten der Ergebnisse einer größeren Reihe von Säuglingen entspricht; ausgezogen: 1—2 Tage alte Kinder; punktiert: 8—9 Tage alte Kinder; gestrichelt: Säuglinge im Alter von 3—4 Monaten. Auffällig ist das Absinken des 3. Gipfels (das dem Abfall der Gesamt-17-KS in den ersten Lebenswochen parallel geht) sowie der gleichzeitige leichte Anstieg des 4. Gipfels.

Die spektrographische Untersuchung der einzelnen Fraktionen ergab für den 2. und 3. Gipfel nun nicht das Absorptionsmaximum des Androsterons, welches man sonst in dieser Fraktion im allgemeinen findet, sondern mit 235 und 237 mμ Maxima, die nahe bei 240 mμ lagen, — was die Vermutung nahe legte, daß es sich hier um α, β-ungesättigte 17-KS handelte.

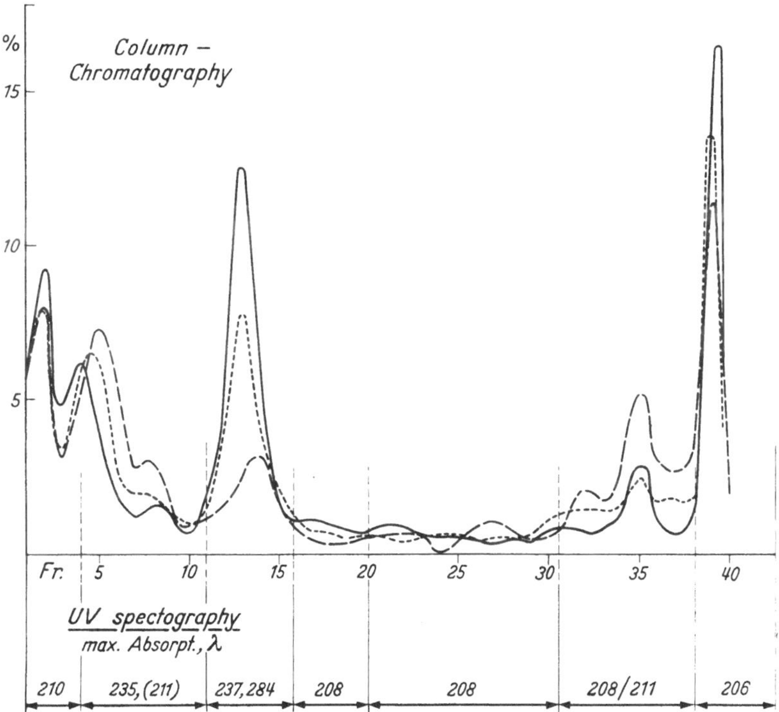

Wie entsprechende Untersuchungen zeigten, läuft in der Tat das α, β-ungesättigte Androstentrion an der gleichen Stelle wie das Androsteron; möglicherweise repräsentiert dies die von uns gefundende Substanz.

Daß die 4—3-Keto-Struktur beim Neugeborenen nur ungenügend reduziert wird, haben wir auch an den 17-Hydroxy-Corticosteroiden feststellen können. Diese Steroide werden bei Neugeborenen und besonders beim Frühgeborenen in viel höherem Maß in freier Form, unverestert, ausgeschieden als im späteren Alter. Die Veresterung setzt eine vorangehende Reduktion voraus. — Die Abnahme der 3. Hauptfraktion in der ersten Lebenszeit kann jedoch nicht in einem verbesserten Abbau ungesättigter Steroide bestehen, sondern nur in einer verminderten Bildung derselben, — als Folge der Involution des fetalen Cortex.

Aus der II. med. Universitäts-Klinik, Hamburg-Eppendorf
(Direktor: Prof. Dr. A. Jores)

Weitere Untersuchungen über neutrale Blutsteroide des Menschen

Von

J. Tamm, I. Beckmann und K. D. Voigt

Unsere Untersuchungsergebnisse über Neutralsteroide an größeren Mengen normalen menschlichen Blutserums und Plasmas haben wir schon früher mitgeteilt (Tamm, Beckmann und Voigt). Im folgenden sollen unsere Befunde am Plasma verschiedener Endokrinopathien dargestellt werden.

Die früher beschriebene Methode (Tamm, Beckmann und Voigt) wurde beibehalten. Da uns am Einzelpatienten jedoch nur relativ kleine Mengen an Blutplasma zur Verfügung standen, konnten nicht alle Unterfraktionen untersucht werden. Nach Chloroformextraktion wurden die Porter-Silber-Chromogene (freie 17-OH-Corticosteroide) bestimmt. Die wäßrige Phase wurde entweder nur einer sofortigen Säurehydrolyse unterworfen, und hier die Zimmermann-Chromogene (17-Ketosteroide) und die Allen-Chromogene (Dehydroisoandrosteron, DHA) bestimmt; oder es wurde eine Glucuronidase-Hydrolyse durchgeführt, um die glucuronid-gebundenen 17-OH-Corticosteroide zu erfassen, und die Säurehydrolyse angeschlossen. Danach wurden wiederum die Zimmermann- und Allen-Chromogene bestimmt. Das Androsteron-Ätiocholanolon blieb bei diesen Untersuchungen außer Betracht.

Nach Möglichkeit wurden die Blutsteroide vor und nach einer intravenösen Infusion von 50 E ACTH, die über 4 Std. ausgedehnt wurde, untersucht. Gleichzeitig wurde auch die Ausscheidung der Steroide im Urin geprüft.

Tab. 1 zeigt die Ergebnisse an fünf Pat. mit einem Cushing-Syndrom. Es fällt auf, daß sich schon bei dieser relativ kleinen Anzahl an Cushing-Fällen erhebliche Unterschiede im Verhalten der Blutsteroide erkennen lassen. Die freien 17-OH-Corticosteroide bei den Pat. Cö. und Gü. erhöhen sich unter ACTH stärker als bei gesunden Personen. Auffallend ist ferner die große Variabilität der Ausgangswerte. Auf diese Verhältnisse wurde auch schon von Grumbach et al. hingewiesen. Das überschießende Ansteigen der freien 17-OH-Corticosteroide in den Fällen Cö. und Gü. legte die Vermutung nahe, daß es sich hierbei um eine bilaterale Hyperplasie handeln müsse. Bei der Pat. Cö. konnte dies schon durch die Operation bestätigt werden.

Im Falle Bu. änderte sich der erhöhte Wert der freien 17-OH-Corticosteroide auf ACTH nicht. Eine Woche später lag der Ausgangswert im Normbereich und reagierte auf ACTH nur gering. Die gebundenen 17-OH-Corticosteroide stiegen

Tabelle 1. *Ergebnisse an 5 Patienten mit einem Cushing-Syndrom bzw. M. Cushing*

Extr. Cl = Chloroformextrakt, Extr. G1 = Extrakt nach Glucuronidase, Extr. G2 = Extrakt nach weiterer Säurehydrolyse, Extr. A = Extrakt nach sofortiger Säurehydrolyse, fr. PS. = freie Porter-Silber-Chromog., geb. PS. = gebundene Porter-Silber-Chromog., 17-KS = 17-Ketosteroide, DHA = Dehydroisoandrosteron, Andr. = Androsteron

Pat.	Diagnose		Blut µg/100 ml)						Urin (mg/24h)				
			Extr. Cl.	Extr. G1	Extr. G 2		Extr. A		fr. PS.	geb. PS.	17-KS	Andr.	DHA
			fr. PS.	geb. PS.	17-KS	DHA	17-KS	DHA					
v. Cö. ♀ 38	Cushing	1. Tag							1,86	34,5	36,5	19.25	5,95
		2. Tag vor	22,0					58,5	3,46	36,4	38,5	15,40	4,98
		nach	53,7					47,4					
		3. Tag							1,48	22,3	23,3	13,22	6,22
Bu. ♀ 20	Cushing	vor	22,0	7,2	47,8	47,5							
		nach	21,7	17,2	41,2	13,3							
		1. Tag							0,85	15,98	20,90	6,64	3,02
		2. Tag vor	7,5						1,12	18,02	17,87	8,53	3,05
		2. Tag nach	12,0										
		3. Tag							0,73	11,55	10,08	3,00	1,17
Gü. ♀ 33	Cushing								0,91	17,6	22,9	7,08	1,43
											35,3	9,55	2,89
		vor	12,5				Ø	Ø					
		nach	53,6				274	86,8					
Rei. ♀ 65	Cushing								6,40	30,4	36,5	15,5	29,6
											53,3	21,6	44,2
			32,6					91,5					
Ko. ♀ 45	Cushing								1,75	12,12	39,6	9,40	8,62
			11,5					132,0					

bei der ersten ACTH-Infusion von einem Normalwert mäßig stark an. Hier handelte es sich um beiderseits atrophische NNR, in denen sich zahlreiche, kleinere Adenome befanden[1].

Bei der Pat. Rei. bestand ein beträchtlich erhöhter Spiegel an freien 17-OH-Corticosteroiden. Es handelte sich hier um ein NNR-Carcinom.

Die 17-Ketosteroide (17-KS) und das DHA lag bei den Pat. Cö. und Gü. normal bis gering erhöht. Nach ACTH fiel das DHA mehr oder weniger stark ab. Stark erhöht waren die 17-KS im Falle Gü. nach ACTH. Auch im Urin lagen die Zimmermann-Chromogene vor der Belastung deutlich oberhalb der Norm.

Der Vergleich der DHA-Werte im Plasma und im Urin der Pat. Rei. und Ko. zeigt besonders deutlich, daß keineswegs immer eine einfache Parallelität besteht. Es muß darauf hingewiesen werden, daß wir bei der Bestimmung der Plasmasteroide nur die Momentaufnahme eines dynamischen Vorgangs erhalten, während wir im Urin das Integral über einen mehr oder weniger langen Zeitraum erfassen. Bongiovanni und Eberlein fanden eine um das Zehnfache geringere Nieren-Clearance des DHA im Vergleich zum Androsteron. Auf Grund verschiedener Kriterien wurde eine tubuläre Ausscheidung angenommen. Wie wir schon früher erwähnten (Tamm, Beckmann und Voigt), möchten wir für das unterschiedliche Steroid-Spektrum im Blut und im Urin nicht nur eine verschieden hohe Clearance,

[1] Die histologischen Befunde teilte uns Doz. Dr. Kracht freundlicherweise mit.

Tabelle 2. *Ergebnisse bei einigen Unterfunktionszuständen der Nebennierenrinde*
Extr. Cl = Chloroformextrakt, Extr. G1 = Extrakt nach Glucuronidase, Extr. G2 = Extrakt nach weiterer Säurehydrolyse, Extr. A = Extrakt nach sofortiger Säurehydrolyse, fr. PS. = freie Porter-Silber-Chromog., geb. PS. = gebundene Porter-Silber-Chromog., 17-KS = 17-Ketosteroide, DHA = Dehydroisoandrosteron, Andr. = Androsteron

Pat.	Diagnose		Blut (μg/100 ml)						Urin (mg/24 h)				
			Extr. Cl	Extr. G 1	Extr. G 2		Extr. A						
			fr. PS.	geb. PS.	17-KS	DHA	17-KS	DHA	fr. PS.	ges. PS.	17-KS	Andr.	DHA
Ba. ♀ 18	AGS	1. Tag							0,66	5,28	87,70	49,2	44,8
		2. Tag vor	7,1				254,0	113,0	0,34	3,62	79,90	55,4	42,2
		nach	6,4				286,0	104,0					
		3. Tag							0,32	4,60	55,60	27,8	28,7
Dr. ♂ 7	AGS		11,6	12,8		52,7			0,30	8,90	12,1	1,09	1,1
Ho. ♀ 31	AGS		5,8	13,8	149								
		unter Dep. E	10,1	28,1	118								
Lü. ♂ 34	AGS?	vor Δ^1-E							0,31	9,0	45,8	11,68	7,06
		3 Tag. n. Δ^1-E							0,54	14,30	35,45	13,00	3,95
		4 Tg. n. Δ^1-E vor	4,8				82,8	66,9	0,65	18,60	22,10	7,95	1,91
		nach	6,7				179,0	79,8					
		5 Tg. n. Δ^1-E							0,36	11,85	28,20		1,84
Sch. ♂ 58	Addison	1. Tag							0,26	5,00	14,60	6,55	2,49
		2. Tag							0,28	6,00	13,72	6,44	2,64
		3. Tag vor	4,5	0	46,2	38,6			0,38	7,60	16,0	8,15	3,18
		nach	3,2	0	60,5	37,9							
Li. ♂ 44	Addison	1. Tag							0,18	2,68	11,03	5,0	1,65
		2. Tag							0,18	3,24	14,21	2,95	1,05
		3. Tag vor	2,6	7,4	105	49,5			0,12	4,46	13,08	5,85	2,22
		nach	1,4	5,2	76,3	18,6							
		4. Tag							0,00	3,18	13,83	6,08	2,26
Kr. ♀	oper. Hy.-Tum.	1. Tag							∅	6,27	6,13	1,37	0,87
		2. Tag vor	1,0						0,13	4,62	5,78	1,67	1,38
		nach	5,4										
		3. Tag							0,08	2,64	5,33	1,33	1,41

sondern auch eine aktive Mitwirkung der Nieren im Steroidstoffwechsel verantwortlich machen. So konnte z. B. auch BUSH in einem Fall von Virilismus keine befriedigende Erklärung dafür geben, daß im Urin eine größere Menge an DHA ausgeschieden wurde, als nach dem Ergebnis im NN-Venenblut zu erwarten gewesen wäre.

Tab. 2 zeigt die Ergebnisse bei einigen Unterfunktionszuständen der NNR. Beim adrenogenitalen Syndrom (AGS) führte die ACTH-Belastung nicht zu einem Ansteigen der freien 17-OH-Corticosteroide, wie es erstmalig von KELLEY et al. und später auch von anderen Autoren berichtet wurde. Im Falle Lü. wurde die Diagnose AGS nicht auf Grund des klinischen Bildes, sondern auf Grund der Depression der erhöhten 17-KS-Ausscheidung durch Prednison gestellt. Möglicherweise bestand hier noch eine gewisse Bremsung der NNR. Bei der Pat. Ho. trat unter Behandlung mit Depot-Cortison eine deutliche Erhöhung der freien und gebundenen 17-OH-Corticosteroide im Blut ein.

17-KS und DHA lagen bei allen Fällen von AGS deutlich erhöht, besonders bei der Pat. Ba. Auf ACTH erfolgte hier ein leichter Anstieg der 17-KS im Plasma, nicht dagegen im Urin. Im Falle Ho. wirkte die Cortisontherapie auf die 17-KS im Plasma senkend. Als Folge der voraufgegangenen Behandlung mit Prednison fanden sich beim Pat. Lü. etwa normale Werte für 17-KS und DHA im Blut. Nach ACTH kam es besonders zu einem Ansteigen der 17-KS ohne die entsprechende Erhöhung im Urin.

In zwei Fällen von Addison sprachen die niedrigen 17-OH-Corticosteroide im Plasma, wie zu erwarten, auf ACTH nicht an. Im Falle Sch. fand sich bemerkenswerterweise kein gebundenes Porter-Silber-Chromogen im Blut. Die DHA und 17-KS-Werte lagen in beiden Fällen erstaunlich hoch. Unter ACTH zeigten alle Steroide im Blut von Li. fallende Tendenz. Im Urin von Sch. stiegen die Steroide unter ACTH mehr oder weniger deutlich an.

Bei der Pat. Kr., die vor $1^1/_2$ Jahren wegen eines chromophoben Adenoms operiert worden war, lag der Spiegel der freien 17-OH-Corticosteroide im Blut erheblich erniedrigt und sprach auf ACTH nur gering an. Auch die Steroidausscheidung im Urin war erniedrigt.

Zusammenfassend läßt sich aus diesen wenigen Fällen schon ersehen, daß sich auch bei klinisch ähnlichen Zustandsbildern bestimmter endokrinologischer Erkrankungen ein recht unterschiedliches Verhalten der Neutralsteroide im Blut ergibt. Es ist zu erwarten, daß wir nach Vorliegen eines größeren Untersuchungsmaterials in die Lage versetzt werden, die komplizierten Störungen im Steroidhaushalt besser zu verstehen und zu bewerten. Über das Verhalten der Neutralsteroide im Blut unter ACTH läßt sich auf Grund der wenigen Fälle noch keine allgemeine Aussage machen. Auch MIGEON konnte bei seinen bisher vorgelegten Belastungsstudien an Normalpersonen und bei Endokrinopathien noch keinen Generalnenner für das Verhalten der C-19-Steroide im Blut finden.

Literatur

BONGIOVANNI, A. M., and W. R. EBERLEIN: J. clin. Endocr. **17**, 238 (1957).
BUSH, I. E., J. SWALE and J. PATERSON: Biochem. J. **62**, 16P (1956).
GRUMBACH, M. M., A. M. BONGIOVANNI, W. R. EBERLEIN, J. J. VAN WYK and L. WILKINS: Bull. Johns Hopk. Hosp. **96**, 116 (1955).
KELLEY, V. C., R. S. ELY and R. B. RAILE: J. clin. Endocr. **12**, 1140 (1952).
MIGEON, C. J.: Ciba Found. Coll. Endocr. **8**, 141 (1955).
TAMM, J., I. BECKMANN u. K. D. VOIGT: Acta endocr. (Kbh.) Suppl. **31**, 219 (1957).

Aus der Medizinischen Universitäts-Poliklinik Rostock
(Direktor: Prof. Dr. ROBERT E. MARK)

Ernährung und 17-Ketosteroide

Von

H. KURTH

Mit 6 Abbildungen

Die klinischen und morphologischen Befunde in den Hungerjahren der Kriegs- und Nachkriegszeit haben den wichtigen Einfluß der Ernährung auch auf die Funktion des Hypophysennebennierensystems aufgezeigt. Tierexperimentell wurde für diese die Bedeutung des Mangels an hochwertigen Aminosäuren nachgewiesen. Es ist ebenfalls bekannt, daß kohlenhydrat- und fettarme Kost zur Atrophie der Nebennierenrinde führen kann. Von den drei wichtigen Nahrungsstoffen soll hochwertiges Eiweiß den stärksten Reiz auf die Sekretion der Nebennierenrinde ausüben. Durch Minderung des katabolischen Einflusses der Glucocorticosteroide auf den Eiweißstoffwechsel vermögen die Kohlenhydrate die Nebenniere ruhig zu stellen. Fettreiche Kost bzw. Fettbelastung kann den Selyeschen Anpassungsmechanismus auslösen. Auch die Calorienmenge der Nahrung soll diese Vorgänge beeinflussen.

Zur Klärung des Einflusses der einzelnen Nahrungsstoffe haben wir beim normalen Menschen sowohl im akuten wie langdauernden Versuch den Einfluß von Eiweiß, Fett und KH auf die 17-Ketosteroidausscheidung im Urin geprüft, da bei dieser der Einfluß der Diurese am weitgehendsten ausgeschaltet ist.

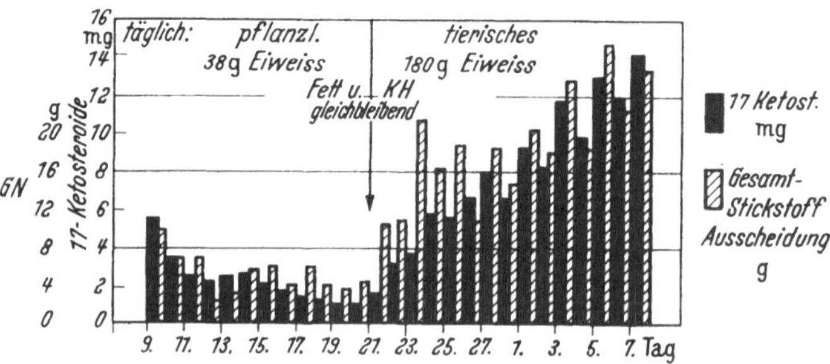

Abb. 1. Langdauernde tgl. gleiche Eiweißzulagen und 17-Ketosteroide unter Standardbedingungen nach eiweißarmer Kost

Abb. 1 zeigt unter Standardbedingungen bei gleicher Fett-, Kohlenhydrat- und Flüssigkeitszufuhr unter eiweißarmer pflanzlicher Kost ein Absinken und bei mehrtägiger hochwertiger regelmäßig verteilter Fleischzugabe ein rasches Ansteigen der 17-Ketosteroidausscheidung im Harn.

Abb, 2 zeigt die Wirkung einer einmaligen Fleischgabe von 250 g nach 4 Tagen Standarddiät auf die zweistündliche 17-Ketosteroidbestimmung im Urin, auf die absolute Eosinophilenzahl, auf den Grundumsatz, auf Papierelektrophorese und biologische Leukocytenkurve. Im Gegensatz zum Tagesprofil des Vortages finden sich Steroiderhöhungen in Parallele zur Grundumsatzhöhe

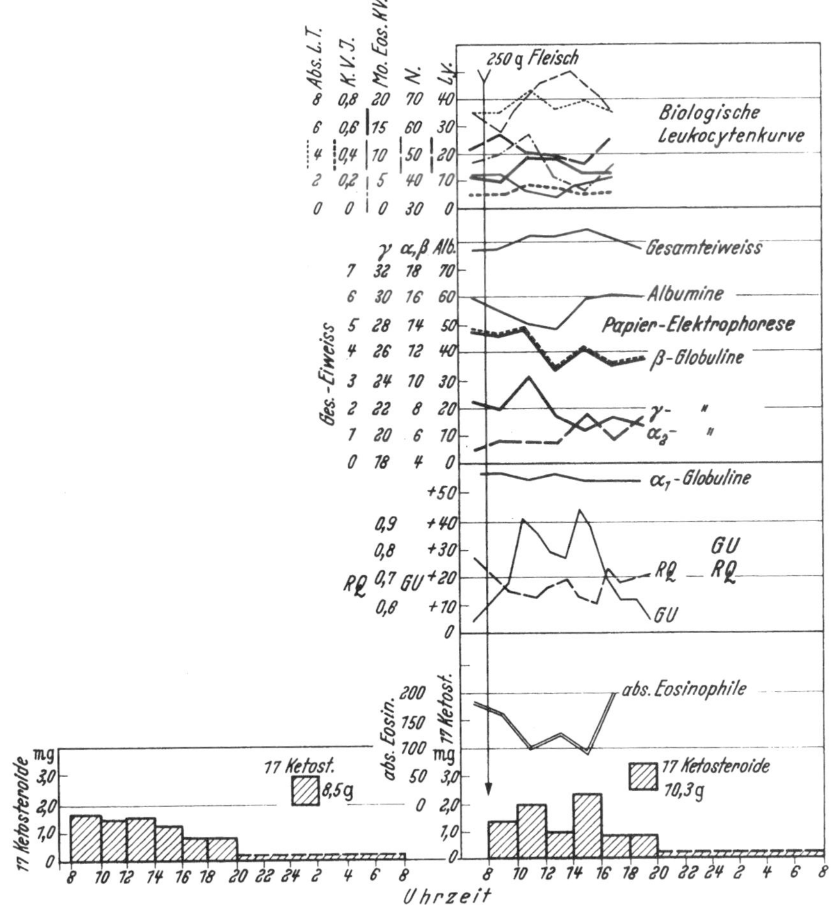

Abb. 2. Einmalige Fleischbelastung und 17-Ketosteroide unter Standardbedingungen

mit reziprokem Verhalten der absoluten Eosinophilen und des respiratorischen Quotienten. Weiter ergeben die Papierelektrophorese eine Senkung der Albumine, Erhöhung der α_2 und γ-Globuline wie bei einmaliger ACTH-Injektion und die biologische Leukocytenkurve eine Verteilungshyperleukocytose im Sinne eines Anpassungsmechanismus. Die Steuerung der Fleischwirkung erfolgt bekanntlich über das vegetative Nervensystem und zeigt hier als Ausdruck einer ergotropen Phase wahrscheinlich wichtige Zusammenhänge mit der Stimulierung des Hypophysennebennieren-Rinden-Systems an.

Die Wirkung *langdauernder großer Kohlenhydratgaben* bei gleicher Eiweiß-, Fett- und Flüssigkeitszufuhr ergibt sich aus Abb. 3.

Nach 4—5tägiger Einstellung auf 200 g KH folgt die Erhöhung auf 500 g bei gleichmäßiger Verteilung der Nahrungsmenge über den Tag. Die 17-Ketosteroidausscheidung zeigt am 1. Tag der KH-Zulage eine Depression, die vermutlich durch Ruhigstellung der Nebennierenrinde mit vermehrter Bindung der Steroide in der Peripherie bedingt ist. Die Werte steigen dann unabhängig von der Urinmenge nur mäßig über das Ausgangsniveau hinaus und gehen wieder auf die

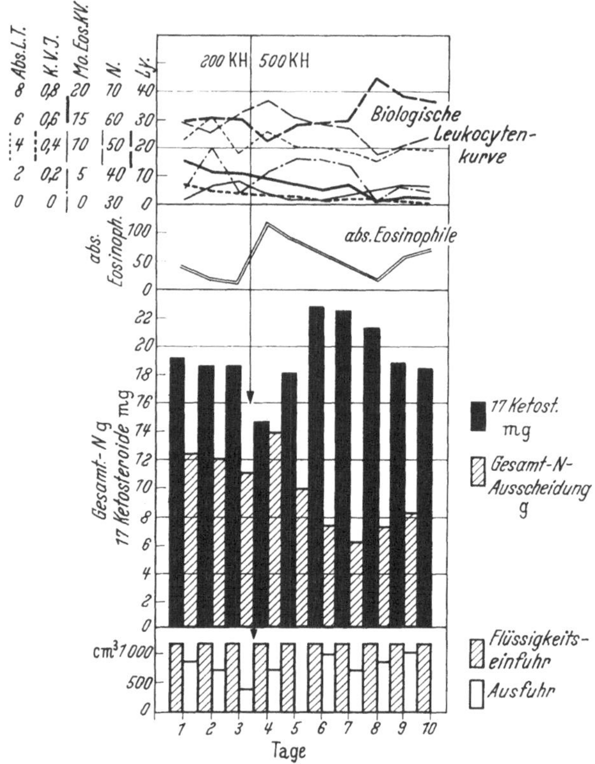

Abb. 3. Langdauernde tgl. gleiche Kohlenhydratzulagen und 17-Ketosteroide unter Standardbedingungen

Ausgangshöhe zurück. Die eiweißsparende Wirkung der gesteigerten KH-Zufuhr dokumentiert sich in der Einstellung der N-Ausscheidung auf ein niedriges Niveau. Die vorübergehende Erhöhung der 17-Ketosteroidausscheidung im Urin ist wohl Ausdruck einer passageren Stimulierung der NNR infolge des calorischen Überangebotes und der damit verbundenen Entfachung des oxydativen Stoffwechsels. Insgesamt ist also der Reizwert der KH auf die NNR gering.

Abb. 4 zeigt nach 4tägiger Standardkost die Wirkung einer einmaligen oralen Belastung mit 100 g Traubenzucker. Im Vergleich zum Tagesprofil des Vortages findet sich beim Absinken des Blutzuckers nach der alimentären Hyperglykämie eine Verminderung der 17-Ketosteroidausscheidung im Urin und ein Ansteigen während der Blutzuckergegenregulation. Der Grundumsatz kann dabei absinken und der respiratorische Quotient ansteigen. Man sieht keinen eindeutig gegensinnigen Verlauf der absoluten Eosinophilen zur 17-Ketosteroidausscheidung. Die biologische Leukocytenkurve bietet in fast allen Fällen eine Verteilungshyperleukocytose, die während der Hypoglykämie am stärksten ausgeprägt ist. Man erkennt gleichzeitig mit dem Rückgang der alimentären Hyperglykämie die vagotrope Schonstellung der NNR, der nach Erreichen des Blutzuckertiefstpunktes die sympathico-adrenerge Gesamtumschaltung in der humoralen und endokrinen

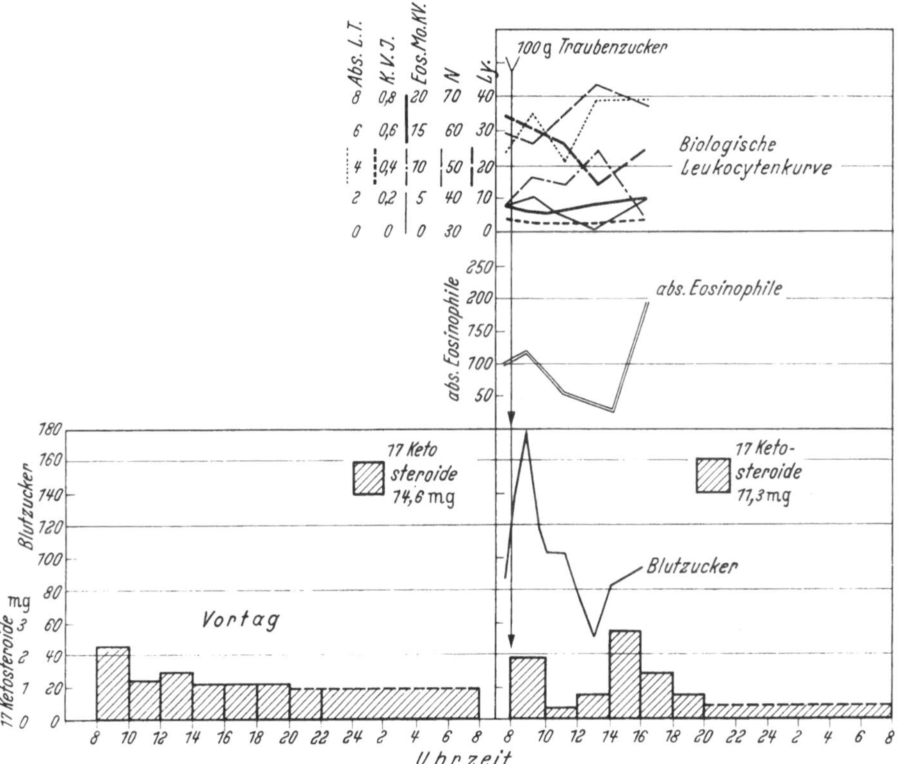

Abb. 4. Einmalige Traubenzuckerbelastung und 17-Ketosteroide unter Standardbedingungen

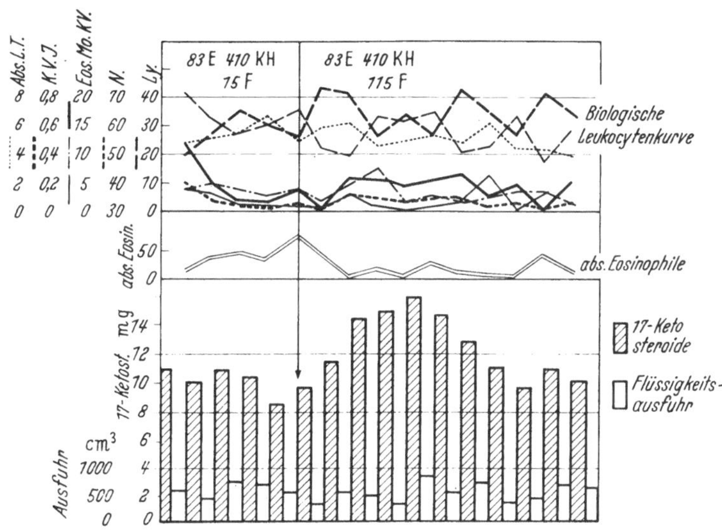

Abb. 5. Langdauernde tgl. gleiche Fettzulagen und 17-Ketosteroide unter Standardbedingungen nach fettarmer Kost

Steuerung des Stoffwechsels folgt. Im Verlauf der biologischen Leukocytenkurve und der absoluten Eosinophilen läßt sich eine derartige Beurteilung nicht ablesen.

Bei Abb. 5 sieht man den Ablauf einer langdauernden Zulage von 100 g Fett täglich (125 g Butter) nach einer fettarmen Periode unter sonstigen Standardbedingungen. Es ergibt sich ein Absinken der 17-Ketosteroidausscheidung im Harn bei fettarmer Kost und ein allmählicher vorübergehender Anstieg bei Zulage.

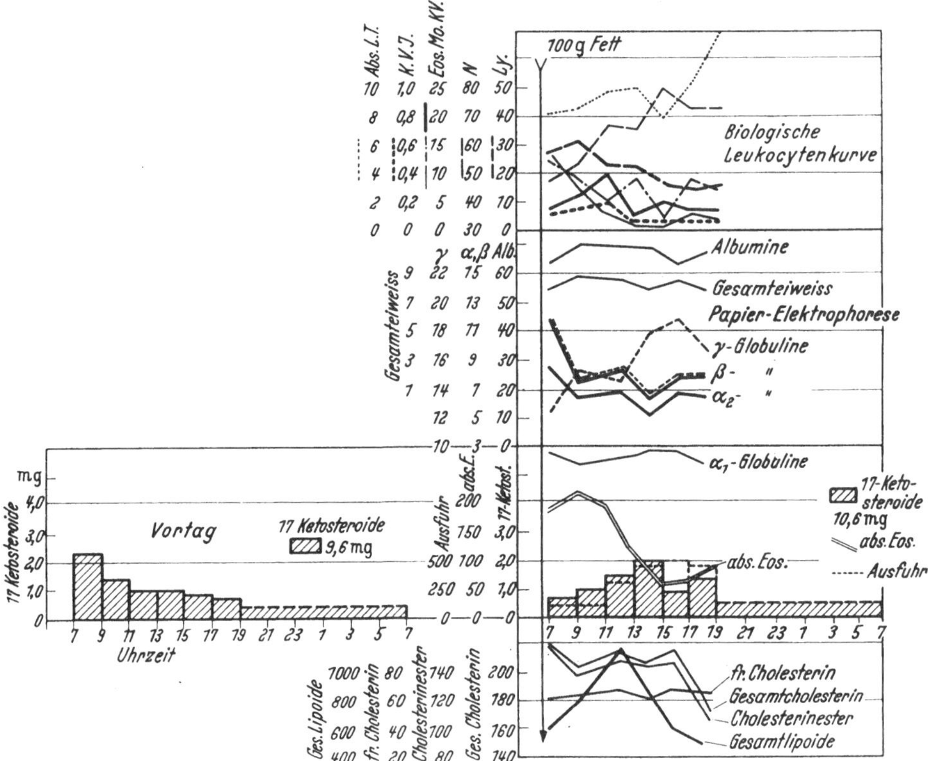

Abb. 6. Einmalige Fettbelastung und 17-Ketosteroide unter Standardbedingungen

Die Höhe der Steigerung ist größer als bei den langdauernden hohen KH-Gaben. Die biologische Leukocytenkurve zeigt bei fettarmer Kost ein ruhiges Verhalten, jedoch unter Fettbelastung unruhige Verschiebungen bei unbeeinflußtem Kernverschiebungsindex wohl als Ausdruck eines stärkeren Reizes auf das vegetative Nervensystem durch eine bisher ungewohnte Kost. Die absoluten Eosinophilen liegen dabei etwas niedriger. Die gleichzeitig bestimmten Gesamtcholesterin-, freien Cholesterin- und Cholesterinesterwerte ergeben keine ausgeprägten Schwankungen. Die vorübergehende Stimulierung der NNR erfolgt wohl auch hier durch calorisches Überangebot und Entfachung des Stoffwechsels.

Nach 4 Standardtagen zeigt eine einmalige Belastung mit 100 g Fett im Vergleich zum Ablauf der 17-Ketosteroidausscheidung am Vortag ein von der Diurese unabhängiges allmähliches Ansteigen der 17-Ketosteroidausscheidung mit einem Maximum in der 6.—8. Std. Die absoluten Eosinophilen sinken dabei deutlich ab. Die biologische Leukocytenkurve zeigt eine ausgeprägte Verschiebungshyperleukocytose. Zunächst ungeklärt fanden wir neben dem bekannten Absinken des respiratorischen

Quotienten einen Anstieg des O_2-Verbrauchs, den wir auf eine starke und ungewohnte Reizbeantwortung zurückführen. Hierüber laufen weitere Untersuchungen. Die Papierelektrophorese zeigen den Fetttransport und die Gesamtlipoide den Fettstoß an. Bei unbeeinflußtem freiem Cholesterin schwanken Gesamtcholesterin und Cholesterinester parallel und ergeben am Schlusse einen Sturz. Es läßt sich also auch hier durch einen vorwiegend sympathicotonen Reiz, wie ihn die Fettbelastung wahrscheinlich auslöst, der Ablauf einer Anpassungsreaktion über das Hypophysennebennierensystem erkennen.

Zusammengefaßt können sowohl die langdauernden hohen Zulagen je von Eiweiß, KH und Fett als auch die einmaligen Belastungen einen Einfluß auf die NNR ausüben. Der Reihenfolge nach scheinen am meisten Eiweiß, dann das Fett und am geringsten die KH zu stimulieren. Wir halten deshalb Standardkostbedingungen bei subtilen klinischen Untersuchungen des Hypophysennebennierensystems für notwendig. Voraussichtlich wird die Berücksichtigung dieser Ernährungsfragen uns auch in der Erkenntnis der therapeutisch-diätetischen Notwendigkeit bei der Klinik der Nebenniereninsuffizienz weiter helfen.

Diskussion

W. Zimmermann (Homburg/Saar):

Herr Kurth demonstrierte eben u. a. Kurven der zweistündlich bestimmten 17-Ketosteroidausscheidung, die flach abfielen, ohne ein Maximum zu zeigen. Solche Tageskurven fanden wir zwar auch, aber nur als Ausnahme, häufiger dagegen Kurven mit einem Maximum, meist in den Mittags- oder frühen Nachmittagsstunden.

Aus der Universitäts-Frauenklinik Kiel (Direktor: Prof. Dr. E. PHILIPP)

Über die Bedeutung der Wasserstoffionenaktivität für die Aufnahme saurer und basischer Farbstoffe in der Histologie der Nebennierenrinde

Von

K. W. SCHAUMKELL und H.-H. STANGE

Mit 2 Abbildungen

Die Färbung mit gepufferten Farbstoffen wurde von PISCHINGER (1926, 1927), ZEIGER (1930a, 1930b, 1936, 1937, 1938) und dem Arbeitskreis um STRUGGER (1949) u. a. zu einer leistungsfähigen Methode ausgebaut. Sie geht zurück auf Untersuchungen von BETHE (1905), NAYLOR (1926), ROBBINS (1926) u. a. Mit dieser Technik läßt sich der Grad der Acidophilie bzw. Basophilie der Gewebsbestandteile, besonders zellständiger Proteine ermitteln. Acidophilie und Basophilie sind Äquivalente elektrostatischer Gesamtladung des histologischen Substrates. Besondere Bedeutung hat das Verfahren der Pufferfärbung im Rahmen histologischer Bestimmung des mittleren isoelektrischen Punktes gewonnen [ZEIGER, PISCHINGER, DRAWERT (1937a, 1937b, 1939, 1940), NAYLOR u. a.].

Eiweißkörper spalten auch im histologischen Präparat auf Grund ihrer Ampholytnatur sowohl basische als auch saure Gruppen ab. Am isoelektrischen Punkt trägt das Proteinmolekül Dipolcharakter. Seine elektrostatische Gesamtladung ist gleich Null. Auf der sauren Seite des Umladebereiches (mittlerer isoelektrischer Punkt) nimmt mit abfallendem p_H-Wert die Dissoziation *basischer* Gruppen und die *positive* elektrostatische Summenladung fortlaufend zu. Damit ist eine steigende Affinität zu *sauren* Plasmafarbstoffen verbunden (Acidophilie).

Auf der alkalischen Seite des Umladebereiches sind die Verhältnisse reziprok. Mit steigendem p_H-Wert nimmt bei Abspaltung *saurer* Gruppen die *negative* elektrostatische Summenladung und damit die Basophilie fortlaufend zu.

Die Methode der Pufferfärbung mit einem Paar nicht umladbarer basischer bzw. saurer Hellfelddiachrome ist somit physiko-chemisch exakt fundiert und erlaubt wertvolle Rückschlüsse [LIPP (1955)].

In eigenen Experimenten [SCHAUMKELL, STANGE u. DÖRFFLER (1957)] wurde an einem umfangreichen heterogenen Nebennierenmaterial (unter Einbeziehung verschiedener epithelialer Gewebe z. B. Leber zu Kontrollzwecken) die Farbstoffadsorption einer basischen Substanz (Methylenblau) und saurer Stoffe in Anhängigkeit von der Wasserstoffionenaktivität untersucht. Als saure Farbstoffe fanden Ponceau-Fuchsine (Ponceau 2R, Kristall-Ponceau, Ponceau de Xylidin) und reines Rubin S Verwendung. Es sei in diesem Zusammenhang ausdrücklich darauf hingewiesen, daß sämtliche Ponceau-Farbstoffe Gemische sind, unter denen Säurefuchsin der färbende Hauptbestandteil ist. Erythrosin und Eosin(e) wurden nicht benutzt, da die handelsüblichen Präparate mit Ausnahme des Eosin S Äthylester (Kalle & Co.), der nicht zur Verfügung stand, chromatographisch uneinheitlich sind und demnach auf einem breiten p_H-Band adsorbiert würden [SCHARF (1957)].

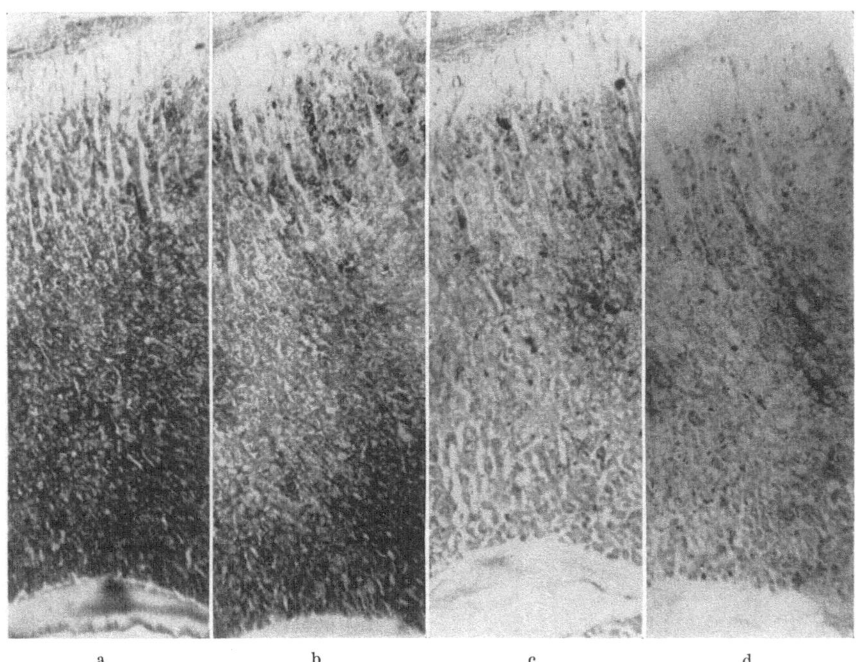

a b c d

Abb. 1a—d. Menschliche Nebennierenrinde, hypophysäre Hyperplasie bei adrenogenitalem Syndrom 15jähriges Mädchen. Abgestufte Pufferfärbung in Ponceau 2 R. Deutliche Abhängigkeit der Farbstoffadsorption von der Wasserstoffionenaktivität. Hervortreten dunkler Zellelemente wie in histologischen Routinepräparaten. (a p_H 2,62; b p_H 3,62; c p_H 3,88; d p_H 4,13)

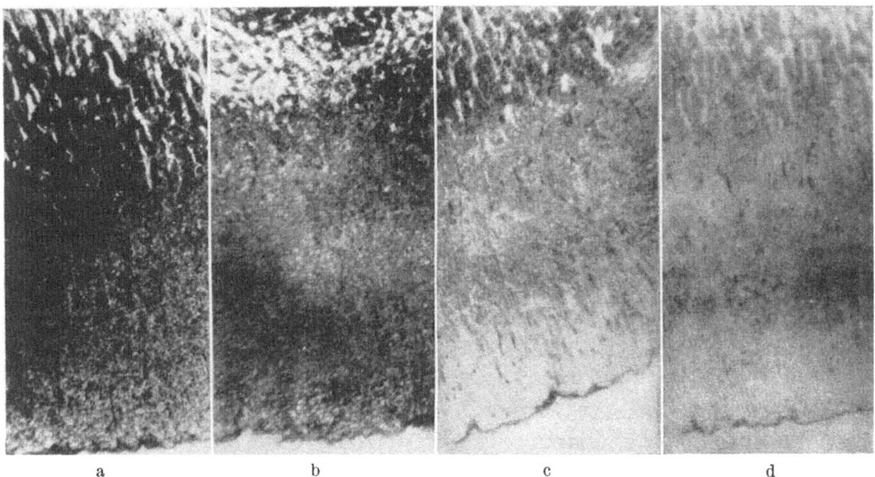

a b c d

Abb. 2a—d. Nebennierenrinde, Meerschweinchen, abgestufte Pufferfärbung in Ponceau 2 R. Abnahme der Farbstoffadsorption wie in Abb. 1. (a p_H 2,62; b p_H 3,88; c p_H 4,13; d p_H 4,33)

Es ergibt sich erwartungsgemäß, daß nur auf der sauren Seite vom isoelektrischen Punkt aus gesehen eine Beladung mit sauren Plasmafarbstoffen stattfindet. Die Intensität der Adsorption geht ausnahmslos der Summe elektrostatischer Gesamtladung parallel. Auf der alkalischen Seite des Umladebereiches verhält sich die Aufnahme von Methylenblau reziprok. Genauere Analyse und Vergleiche mit histologischen Routinepräparaten (Trichrom nach MASSON, Hämatoxylin-Eosin, Eisenhämatoxylin nach HEIDENHAIN) zeigen, daß die „Fuchsinophilie" in den sog. *dunklen Zellen* z. B. „corps sidérophiles", die morphologisch *optisch dichte* Protoplasten darstellen, am stärksten ausgeprägt ist. Ihre Intensität ist aber in gleichem Maße abhängig von der Wasserstoffionenaktivität wie innerhalb der helleren Zellen. Dunkle Zellen vom Typ der corps sidérophiles nehmen im basischen Bereich gleichsinnig Methylenblau auf. Auf die Bedeutung dunkler Zellelemente soll in diesem Zusammenhang weder von färbetechnischen noch von allgemein morphokinetischen Gesichtspunkten her eingegangen werden.

Tabelle 1. *Übersicht der Intensität der Farbstoffadsorption eines Nebennierenrindentumors und mitgeführter Leberschnitte* (adrenogenitales Syndrom, 16jähriges Mädchen)

Wasserstoffionen-Aktivität	Mensch, Nebennierenrindentumor				Meerschweinchenleber	
	helle Zellen		dunkle Zellen			
p_H	a	b	a	b	a	b
3,62	++	—	+++	—	+++	—
3,88	+	—	++	—	++	—
4,13	(+)	(+)	+	(+)	+	(+)
4,33	(+)	(+)	(+)	+	(+)	+
4,66	—	+	(+)	++	(+)	++
4,93	—	++	—	+++	—	+++
5,32	—	++	—	+++	—	+++
6,12	—	++	—	+++	—	+++

a = saure, b = basische Farbstoffe

Es ist schon an anderer Stelle darauf hingewiesen, daß die Intensität der „Fuchsinophilie" quantitativ nur von der elektrostatischen Aufladung der Zellproteine und von der optischen Strukturdichte der Gewebselemente abhängt (SCHAUMKELL, STANGE, DÖRFFLER). Zellen, die sich im sauren p_H-Bereich vom Umschlagspunkt aus gesehen mit sauren Farbstoffen hervorheben lassen, färben sich im basischen gleichermaßen mit basischen Substanzen. Somit beruht die Affinität zu Ponceaufuchsinen im speziellen Fall der Nebennierenrindenzelle [Lipoproteid Komplex BACHMANN (1954)], wie auch die der stets mitgeführten Leberkontrollen als *„Säurefuchsinophilie"* auf einer *allgemeinen Acidophilie* und entspricht wesensmäßig der Eosinophilie.

Damit wird die Reaktion von Zellproteinen mit Ponceau-Farbstoffen ihrer angeblichen Spezifität, ihres Charakters als Androgendarstellungsverfahren entkleidet und in die Gruppe der üblichen, nach Ionenbeziehungsprinzipien ablaufenden färbehistologischen Verfahren eingereiht.

Um Mißverständnissen vorzubeugen, sei darauf hingewiesen, daß damit nicht unbedingt gesagt sein soll, daß säurefuchsinophile Zellen bzw. dunkle Protoplasten der Nebennierenrinde keine Androgenbildner sein können, sondern vielmehr, daß Affinität zu sämtlichen Ponceau-Fuchsinen und damit die Vines-Methode keinesfalls deren spezifische Nachweisverfahren darstellen.

Eine Kritik und Widerlegung der generellen und absoluten androgenen Bedeutung dunkler Zellen (X-Zone) wurde von TONUTTI erbracht (1943/45).

Literatur

BACHMANN, R.: Die Nebenniere in W. v. MÖLLENDORFs Handbuch der mikroskopischen Anatomie des Menschen, 6, 5.Teil herausgeg. von W. BARGMANN. Berlin: Springer 1954.

BETHE, A.: Beitr. Chem. physiol. Path. **6**, 399 (1905).

BROSTER, L. R., and H. C. VINES: Brit. med. J. **1937**, 662.

DRAWERT, H.: Flora (Jena) **131**, 341 (1937a).

— Flora (Jena) **132**, 91 (1937b).

— Planta **29**, 376 (1939).

— Flora (Jena) **134**, 159 (1940).

LIPP, W.: Histochemische Methoden, Lief. 8. München: Oldenbourg 1955.

NAYLOR, E. E.: Amer. J. Bot. **13**, 265 (1926).

PISCHINGER, A.: Z. Zellforsch. **3**, 169 (1926).

— Z. Zellforsch. **5**, 347 (1927).

ROBBINS, W.: Univ. Missouri Stud. **1**, 3 (1926).

SCHARF, J.-H.: Mikroskopie **11**, 261 (1957).

SCHAUMKELL, K. W., H.-H. STANGE u. P. DÖRFFLER: Mikroskopie 12, 227 (1957).

— Z. Zellforsch. **46**, 610 (1957).

STRUGGER, S.: Fluoreszenzmikroskopie und Mikrobiologie. Hannover: Schaper 1949.

TONUTTI, E.: Z. Zellforsch. **33**, 226 (1943—45).

VINES, H. C.: J. Path. Bact. **40**, 161 (1935).

— In L. R. BROSTER, The Adrenal Cortex. London: Chapman Hall 1938.

ZEIGER, K.: Z. Zellforsch. **10**, 481 (1930a).

— Z. wiss. Mikrosk. **47**, 273 (1930b).

— Z. Zellforsch. **24**, 11 (1936).

— Z. wiss. Mikrosk. **54**, 82 (1937).

— Physikochemische Grundlagen der histologischen Methodik. Dresden 1938.

Aus der I. Inneren Abteilung des Städtischen Krankenhauses Berlin-Spandau
(Ärztlicher Direktor: Prof. Dr. H. BERNHARDT)

Zur hormonalen Therapie

Von

H. BERNHARDT

Mehr als bisher sollten unsere Symposien auch dazu dienen, klinische Erfahrungen zu diskutieren und auffallende diagnostische und therapeutische Belange mitzuteilen; denn von solchen Gegebenheiten, die man sich zunächst nicht gut erklären kann, gehen häufig fruchtbare Forschungen aus.

Zunächst möchte ich heute eine Lanze brechen für die Behandlung mit Schilddrüsenhormonen.

Ein Krankheitsbild sei an den Anfang gestellt: Bei einer jetzt 47jährigen Patientin wurde vor 9 Jahren wegen einer offensichtlichen Hyperthyreose eine Röntgentiefenbestrahlung der Schilddrüse durchgeführt. Es entwickelte sich danach ein hypothyreotisches Bild. Die entsprechende Behandlung war erfolgreich; es schien zur Reharmonisierung des Endokriniums zu kommen. Nach etwa 2 Jahren trat aber eine Verschlechterung ein, bei der depressive Stimmungslage und Schlaflosigkeit mit allgemeiner Erschöpfung im Vordergrund standen. Ein Medikamentenabusus führte dann zu einer ziemlich schweren Leberschädigung. Es gelang, den Leberschaden zu reparieren (1952). 1954 veranlaßte eine Überanstrengung (Pflege der kranken Mutter) erneutes Versagen. Die Hypothyreose trat wieder hervor, erstmalig auch eine gewisse Anämie, die sich weiterhin immer einmal etwas zeigte. Mitte 1955 kam die Patientin mit einem akuten Bauch herein. Es fand sich eine Magenperforation, die übernäht wurde. Die bekannten Alarmzeichen waren nur sehr mäßig ausgeprägt. Der Heilverlauf war gut. Die Leberfunktion war im ganzen intakt. Hypothyreotische Zeichen traten zurück. Die Bauchnarbe fistelte lange, ein Absceß mußte operiert werden. Im Oktober 1955 trat eine Gelbsucht auf, die als Hepatitis aufgefaßt werden mußte. Die Leber erholte sich auch diesmal eigenartig rasch. Ab Mitte 1956 erneute Verschlechterung. Diesmal trat die Anämie in den Vordergrund. Es wurde versucht, mit Leberpräparaten, Eisen, Kobalt, Vitaminen und Transfusionen zu helfen. Alles hatte aber nur kurzen oder gar keinen Erfolg. Mitte Dezember 1956 war das Bild bedrohlich: 1,6 Mill. RBK, 31% Hb, Blutsenkung 98/138 mm, weißes Blutbild innerhalb der Norm. Die Patientin verhielt sich völlig ablehnend, wollte überhaupt nichts mehr mit sich machen lassen. In diesem Moment bekam sie außer 2 Drag. Multibionta täglich 1 mg Thyroxin i.m. Jegliche andere Therapie wurde abgesetzt. Eine orale Darreichung von Schilddrüsenpräparaten schien mir in diesem Moment zu unsicher wegen etwaiger Resorptionsstörungen, da ziemlich schwere Schleimhautreizungen bestanden. Irgendwelche stärkeren Blutungen waren niemals aufgetreten. An den inneren Organen keine gröberen Abweichungen.

Sehr schlechtes Gebiß, eigentlich nur noch Zahnreste. Nach 5 Tagen Thyroxin wandelte sich der Gesamtzustand der Frau, die Depression nahm ab, nach 12 Tagen fanden wir 1,9 Mill. RBK, 37% Hb, im weißen Blutbild traten 8% Eosinophile auf. Nach weiteren 10 Tagen 2,8 Mill. RBK, 52% Hb, BSR jetzt 45/90 mm. Der Allgemeinzustand hatte sich wesentlich gebessert. Fast normaler Appetit. Jetzt wurde 3mal wöchentlich Thyroxin gegeben, an den Zwischentagen Polybion i.m. Dann Übergang auf orale Schilddrüsenbehandlung. Nach weiteren 3 Wochen: 3,86 Mill. RBK, 78% Hb, BSR 30/70 mm.

In diesem relativ guten Zustand wurde nun eine Sanierung des Gebisses durchgeführt, welche die Patientin bisher aus Angst immer abgelehnt hat. Der weitere Verlauf war sehr günstig. Sie konnte nach einiger Zeit als praktisch fast gesund entlassen werden.

Ich führe diesenKrankheitsverlauf an, um die große Bedeutung der Schilddrüse für das Gebiet der Anämie zu zeigen. Außerdem ist es doch recht selten, daß eine so schwere Anämie fast das einzige Zeichen einer larvierten Hypothyreose darstellt.

Wir alle kennen die Schwierigkeiten bei der Behandlung von Anämien aller möglichen Genese, wenn bei etwa 60% Hb ein Stillstand eintritt.

Die übliche Behandlung einschließlich Transfusion bringt keinen Fortschritt und wird oft schlecht vertragen. Hier hat sich mir in jahrelanger Anwendung das Thyroxin bewährt, das ich gern — anfangs wenigstens — in diesen Fällen parenteral gebe. Kurz sei auf tierexperimentelle Ergebnisse hingewiesen, die bei der sog. hypophyseopriven Anämie die Wichtigkeit des Thyroxins bewiesen haben. Wachstumshormon und Nebennierenrindenstoffe beeinflussen zwar das Knochenmark, doch bleibt das periphere Blutbild ungenügend, so lange nicht Thyroxin zugefügt wird. Ich erinnere an die Arbeiten von O. O. MEYER u. Mitarb. [Folia haemat. (Lpz.) **57**, 99 (1937)] und H. A. MEINEKE u. R. C. CRAFTS [Endocrinology **59**, 444 (1956)].

Die Schilddrüsenhormone haben sich mir bei der Überwindung von torpiden Zuständen im ganzen Bereich der inneren Medizin bewährt. Ich erinnere nur an die torpide Fettleibigkeit. Natürlich muß genaue Überwachung erfolgen und man darf nicht in den Fehler verfallen, frühzeitig abzubrechen. Hinweisen möchte ich auch auf allergische Zustände und auf die larvierte Tetanie. Es gibt Tetanieformen, die selbst gegen Parathormon refraktär sind, solange man nicht ein gut wirksames Schilddrüsenhormon beifügt.

Bei schweren Zuständen und bei Zeitnot kann man sich zur Prüfung der Situation mit gutem Erfolg des Trijodthyronins bedienen.

Den bekannten Ausspruch des amerikanischen Autors HOSKINS, der öfter erwähnt, daß das Thyreoidin eines der wichtigsten und gefahrlosesten Mittel darstellt, möchte ich bewußt unterstreichen.

Das zweite Gebiet hormonaler Therapie, über das ich kurz berichten möchte, behandelt die unerwünschten Zustände nach Cortison, Hydrocortison und Prednisolon. Sie alle wissen, daß diese Wirkstoffe jetzt in großem Umfang angewendet werden und daß wir ihnen wichtige Erfolge verdanken. Ich denke dabei in erster Linie an die Beeinflussung hyperergischer Zustände. Schädigungen sind aber doch nicht so selten, insbesondere dann, wenn eine langdauernde Behandlung durchgeführt wird.

Auch hier sei ein Krankheitsbild vorangestellt:

Ein 1907 geborener Patient ist uns seit 1951 bekannt. Neben einer schon lange bestehenden Psoriasis war er seit 1939 magenleidend. 1946 Gastroenterostomie. 1951 Billroth II. Im März/April 1956 wurde er auf unserer Hautabteilung (Prof. Dr. Halter) erfolgreich wegen seiner Psoriasis, die erheblich aufgeflammt war, behandelt. Im September 1956 machte er eine Badekur in Westdeutschland durch. Während dieser Kur verschlechterte sich der Hautzustand erheblich. Es kam zu einer Erythrodermie, die mit Prednisolon und Mosatil behandelt wurde. Nach kurzer Besserung erneute Verschlechterung. Die Behandlung mit Prednisolon wurde aber fortgesetzt. Der Zustand wurde ernst, es trat Fieber auf. Der Patient wünschte Rückkehr nach Spandau und kam Mitte Oktober 1956 in schwerem Zustand wieder auf unsere Hautabteilung. Hier wurde das Bild einer Glucocorticoidüberwertigkeit festgestellt, wobei besonders der hohe Kochsalzspiegel von 800 mg-% wichtig ist, der sich zunächst konstant hielt. Trotz Antibiotica keine sichere Einwirkung. Natürlich wurden hier sofort alle Corticoide weggelassen. Im November sah ich dann den Patienten, der in einem ziemlich schweren Zustand war. Ich begann nun mit der Darreichung von 3mal täglich 2 cm^3 Thymusextrakt i.m. Schon nach wenigen Tagen war der schwere toxische Zustand gebessert. Ich ging dann mit der Dosis auf 2 Injektionen täglich herab. Nach 14 Tagen lag der Kochsalz-Serumspiegel bei 600 mg, die Temperaturen fielen ab und das Bild besserte sich zusehends. Es wurde außerdem Aureomycin nunmehr gegeben. Die Psoriasis flammte Ende Dezember wieder auf, konnte aber durch Salbenbehandlung, insbesondere Cignolin gut beeinflußt werden. Bald konnte der Patient als praktisch geheilt entlassen werden.

Anschließend an dieses, man kann schon sagen, dramatische Geschehen, möchte ich sagen, daß sich mir die Darreichung von Thymusextrakt regelmäßig bei toxischen Zuständen nach Glucocorticoiden und Prednisolon bewährt hat. In der Dosierung habe ich mit 3mal täglich einer Ampulle (2 cm^3) begonnen und bin dann bald auf 2 Ampullen täglich übergegangen. Nach etwa 12—14 Tagen genügt meist eine Ampulle.

Ich bin der Meinung, daß wir ACTH, Cortison usw. noch mehr als bisher zur Überwindung von akuten Notständen (Schock usw.) anwenden sollten, daß wir aber bei diesen Behandlungen eine zu lange Gabe vermeiden müssen, um den Einsatz der körpereigenen Abwehr nicht zu hemmen oder gar zu unterbinden. Denn es ist bekannt, daß gerade die Nebennierenrinde in dieser Beziehung bei vielen Menschen recht empfindlich ist. Hierher gehört auch das Unterbrechen einer längeren Cortisonbehandlung durch ACTH-Tage, die dann auch den Abschluß einer solchen Behandlung darstellen müssen. Ich bin öfter gefragt worden, wie man sich mit der Dosierung bei diesem Vorgehen verhalten soll. Auf Grund meiner Erfahrungen möchte ich sagen, daß hier generelle Angaben nicht möglich sind, da die individuellen Verhältnisse ganz verschieden sind. Ich erinnere daran, daß es Menschen gibt, die schon nach kurzer Behandlung mit Cortison Cushing-Symptome entwickeln, während andere überhaupt nicht dazu neigen. Die gleichzeitige Gabe von Testosteron scheint diese Gefahr zu mindern.

Schließlich möchte ich mir erlauben, ganz kurz in Stichworten noch auf einige Probleme der hormonalen Therapie hinzuweisen.

Jede hormonale Therapie umschließt, besonders bei längerer Durchführung, eine hohe Verantwortung. Kontrolluntersuchungen müssen daher von Zeit zu Zeit den Stand der Dinge festlegen. Dort, wo bestimmte Gefahren drohen, ist eine entsprechende Abwehrbehandlung frühzeitig einzuleiten. Ich möchte z. B. an die Agontan-Gaben bei der Behandlung mit antithyreoidalen Substanzen erinnern. Auch der eben erwähnte Wechsel zwischen Cortison und ACTH gehört hierher.

Um den physiologischen Gegebenheiten näherzukommen, sollten wir so oft als möglich Depot-Präparate verwenden. Hier erhalten wir mit relativ geringer Dosierung gute und gefahrlosere Effekte.

Bei der Osteoporose, die wir jetzt sehr häufig bei älteren Menschen beiderlei Geschlechtes finden, empfiehlt sich die kombinierte Behandlung mit Testosteron und Folliculin. Hierbei sei das Hauptgewicht auf das Testosteron gelegt. Am besten beginnt man mit ziemlich kräftiger Dosierung um späterhin längere Zeit kleinere Dosen zu geben. Nicht vergessen werden darf, daß für eine genügende Zufuhr von Calcium und Phosphaten gesorgt wird.

Bei der Anorexia nervosa steht — wie wir alle wissen — die Milieuänderung im Mittelpunkt unserer Behandlung. Erwähnen möchte ich aber, daß eine etwa 3—5tägige Behandlung mit ACTH-Depot (täglich 20—40 E) oft überraschend hilft. L. WEISSBECKER hat auf diese günstige Einwirkung schon hingewiesen.

Als Abschluß möchte ich empfehlen, nicht zu vergessen, daß es am besten ist, die Inkretfunktionen durch relativ neutrale, gefahrlose Methoden zu harmonisieren. Hier bieten sich sehr viele Wege an. Als einen Beitrag hierzu möchte ich auf die chronische, vorsichtige Säuerung unseres Organismus hinweisen. Es gelingt nicht selten, durch längere Darreichung von mittleren Dosen Ammonchlorid (0,05—0,1 g pro die et kg) eine leichte bis mittlere Nebennierenrindenschwäche zu bessern, auch eine Unterfunktion der Keimdrüsen zu beheben. Ich bin auf dieses Gebiet gestoßen bei der Behandlung von Tetaniekranken mit Acidosierung. Dabei zeigte sich, daß die gleichzeitig vorliegende Nebennierenrindenschwäche ausgeglichen wurde. Es sind in den letzten Jahren auch experimentelle Beweise für diese Einwirkungen gegeben worden.

Ein solches Vorgehen hat viele Vorteile, weil hier die körpereigenen Funktionen wieder in den Mittelpunkt treten und eine tatsächliche Restitutio ad integrum möglich wird. Natürlich setzt eine solche Behandlung eine relative Ansprechbarkeit der Inkretdrüse voraus.

Das große und wichtige Gebiet der hormonalen Therapie verlangt eine kritische und vorsichtige klinische und experimentelle Unterbauung. Einen kleinen Beitrag hierzu zu geben und insbesondere die klinische Mitarbeit zu unterstreichen, war der Zweck dieser kurzen Mitteilung.

Diskussion

L. HEILMEYER (Freiburg):

Herr Bernhardt hatte das seltene und große Glück, eine unerkannte Myxödem-Anämie sofort richtig erkannt zu haben. In solchen Fällen wirkt tatsächlich Thyroxin oder Thyroidea ganz ausgezeichnet, während alle anderen antianämischen Mittel versagen. Bei Anämien anderer Genese dagegen zeigen die Schilddrüsenhormone *keinerlei* Wirkung. Die schweren Myxödem-Anämien sind relativ selten und werden gewöhnlich mit perniziöser Anämie verwechselt, weil sie oft megalocytär sind.

Aus dem Hauptlaboratorium der Schering AG., Berlin-West
(Leiter: Prof. K. Junkmann)

Die Erhaltung der Schwangerschaft durch verschiedene gestagene Steroide

Von

G. Suchowsky und K. Junkmann

In der letzten Zeit wurden einige neue Gestagene entwickelt. Das veranlaßte uns, die schwangerschaftserhaltende Wirkung dieser Stoffe zu studieren. Von einem Eingehen auf die hormonalen Bedürfnisse der Schwangerschaft nehmen wir Abstand. Wir haben zu unseren Versuchen die Ratte herangezogen, die während der Gestation einige Besonderheiten bietet. Beim Menschen ist das Corpus luteum nach dem 3. Monat der Schwangerschaft sicher nicht mehr nötig. Bei der Ratte aber wird es zumindest bis in das letzte Drittel gebraucht (*4*). Auch im letzten Drittel muß man nach Alexander und Frazer (*1, 2*), die ihre Ratten am 17. Tag kastrierten, noch mit dem Verlust eines Teiles der Feten rechnen.

Unsere Versuchsanordnung war wie folgt:

Geschlechtsreife, weibliche Ratten wurden im Volloestrus zu fruchtbaren Böcken gesetzt und die erfolgte Kopulation durch den Vaginalpfropf oder Spermien im Abstrichpräparat gesichert. Dieser Tag wurde als Tag „0" der Schwangerschaft bezeichnet. 3 Gruppen von Tieren wurden am 5. Tag der Schwangerschaft kastriert und jeweils eine Gruppe am 10., 15. und 20 Tag getötet. 2 Gruppen wurden am 10. Tag kastriert und am 15. bzw. 20. Tag getötet, und schließlich wurde eine Gruppe am 15. Tag kastriert und am 20. getötet. Bei unseren kastrierten, unbehandelten Kontrollgruppen konnten wir in Übereinstimmung mit der Literatur in keinem Fall eine Weiterentwicklung der Feten beobachten; Aborte kamen nicht vor, dagegen wurden die abgestorbenen Feten in relativ kurzer Zeit resorbiert.

Zur Kontrolle unserer Versuchstechnik benutzten wir Progesteron, welches wir täglich in einer Dosis von 1 mg bzw. 10 mg, beginnend 1 Tag vor der in unserem Schema angegebenen Kastration, verabfolgten.

Wie sie aus der Tab. 1 ersehen, gelang es, mit 10 mg pro Tag die Schwangerschaft der zu verschiedenen Zeitpunkten kastrierten Ratten zu erhalten. Der Schwellenwert für dieses Steroid liegt nach dem Schrifttum (*3*) bei 5 mg je Tag. 1 mg erwies sich auch bei unseren Untersuchungen schon als unterschwellig. Da die Ratte anscheinend während der Schwangerschaft über eine extraovarielle Oestrogenbildung verfügt, wurde zusätzlich verabfolgtes Oestradiolvalerianat in einer Dosis von einmal 100 γ schlecht vertragen, und es konnten trotz täglicher Gaben von 10 mg Progesteron Keimschädigungen nicht verhindert werden, die sich in Hämorrhagien im Bereich der Placenta und des Keims histologisch nachweisen lassen.

Tabelle 1

Substanz	tägl. Dosis beginnend 1 Tag vor Kastration	Kastration am	Prozent der überlebenden Feten Muttertier getötet am		
	mg	. . . ten Tag	10. Tag	15. Tag	20. Tag
Progesteron, frei	10	5.	100	100	100
		10.		100	100
		15.			83
	1	5.	0	0	0
		10.		2	0
		15.			0
Zusätzlich	10	5.	0	0	0
1mal 100 γ		10.		0	0
Oestradiol-		15.			40
valerianat					

Bei der Untersuchung des 19-nor-progesteron wurden folgende Befunde erhoben:

Tabelle 2

Substanz	tägl. Dosis beginnend 1 Tag vor Kastration	Kastration am	Prozent der überlebenden Feten Muttertier getötet am		
	mg	. . . ten Tag	10. Tag	15. Tag	20. Tag
19-nor-pro-	5	5.	100	100	100
gesteron		10.		100	100
		15.			100
	1	5.	100	100	100
		10.		35	50
		15.			50

Die schwangerschaftserhaltende Wirkung dieser Substanz ist somit deutlich stärker wie die des freien Progesterons. Sie sehen hier, daß schon tägliche Gaben von 1 mg in der Lage sind, die Schwangerschaft weitgehend zu erhalten, während mit 5 mg ein hundertprozentiger Erfolg erzielt wurde.

Die Anwendung unserer Untersuchungsmethode auf das 17 α-Äthinyl-19-nor-testosteron ist in der nächsten Tabelle wiedergegeben:

Tabelle 3

Substanz	tägl. Dosis beginnend 1 Tag vor Kastration	Kastration am	Prozent der überlebenden Feten Muttertier getötet am		
	mg	. . . ten Tag	10. Tag	15. Tag	20. Tag
17α-Äthinyl-	10	5.	0	0	0
19-nor-testo-		10.		0	0
steron		15.			0
	1	5.	100	0	0
		10.		100	0
		15.			100

Es läßt sich aus dieser Tab. 3 ersehen, daß bei längerer Behandlung der Tiere mit dem 17 α-Äthinyl-19-nor-testosteron Keimschädigungen auftreten, die mit Hämorrhagien einhergehen und den soeben erwähnten Schädigungen, die wir bei Oestradiolvalerianat gesehen haben, ähneln. Wir wollen es zunächst offen lassen, ob diese Schädigung die Folge einer Überdosierung oder sonst irgendeiner mangelhaften Behandlungstechnik ist. An eine Überdosierung läßt die Erfahrung von E. S. E. HAFEZ und G. PINCUS (*5*) denken, die sogar bei Behandlung mit freiem Progesteron an trächtigen Kaninchen bei 25 mg täglich eine erhöhte Sterblichkeit der Feten beobachtet haben. Schließlich wäre auch zu erwägen, daß die Schädigung Folge der Verunreinigung der zur Zeit erhältlichen Präparate mit Äthinyloestradiol ist, haben wir doch in unserem ersten Versuch gezeigt, daß zusätzliche Behandlung mit Oestrogenen die schwangerschaftserhaltende Wirkung des Progesterons an unseren Versuchsobjekten beeinträchtigt.

Als letzte Substanz untersuchten wir das 17 α-Oxyprogesteroncapronat. Wir haben diese Substanz, die eine protrahierte Wirkung aufweist (*6*), zunächst nur in einer einmaligen Gabe einen Tag vor der Kastration verabfolgt.

Tabelle 4

Substanz	einmalige Dosis, 1 Tag vor Kastration	Kastration am	Prozent der überlebenden Feten Muttertier getötet am		
	mg	. . . ten Tag	10. Tag	15. Tag	20. Tag
17α-Oxy-progesteron-capronat	100	5.	0	0	0
		10.		0	0
		15.			0
	10	5.	0	0	0
		10.		40	0
		15.			0
	5	5.	50	0	0
		10.		30	0
		15.			0
	2,5	5.	0	0	0
		10.		0	0
		15.			0

Das Ergebnis war zunächst enttäuschend, wie aus der Tab. 4 zu ersehen ist. Wir versuchten daher, das Behandlungsregime zu variieren. Wie aus Tab. 5 hervorgeht, wurde die Substanz 3 Tage vor der Kastration verabfolgt, und, wie Sie sehen, auch die Dosis verringert. Trotzdem waren unsere Erfolge unbefriedigend.

Tabelle 5

Substanz	einmalige Dosis 3 Tage vor Kastration	Kastration am	Prozent der überlebenden Feten Muttertier getötet am		
	mg	. . . ten Tag	10. Tag	15. Tag	20. Tag
17α-Oxy-progesteron-capronat	5	5.	0	0	0
		10.		0	0
		15.			0
	2,5	5.	0	0	0
		10.		0	0
		15.			0
	1	5.	0	0	0
		10.		40	0
		15.			75

Bei den Versuchsgruppen der Tab. 6 sind wir mit der Dosierung noch weiter heruntergegangen und haben jeden 5. Tag die Dosis wiederholt; trotzdem waren die Erfolge schlecht.

Tabelle 6

Substanz	einmal. Dosis 3 Tage vor Kastration jeden 5. Tag nachgespritzt mg	Kastration am . . . ten Tag	Prozent der überlebenden Feten Muttertiere getötet am: 10. Tag	15. Tag	20. Tag
17α-Oxy-progesteron-capronat	0,5	5.	0		
		10.		0	
		15.			0
	0,25	5.	0		
		10.		50	0
		15.			0
	0,1	5.	0	0	
		10.		50	0
		15.			75

Das gleiche ergibt sich aus der Tab. 7, wo wir 3 Tage vor der Kastration mit der Therapie begannen und an jedem 3. Tag dieselbe Dosis nachspritzten.

Tabelle 7

Substanz	einmalig 3 Tage vor Kastration jeden 3. Tag nachgespritzt mg	Kastration am . . . ten Tag	Prozent der überlebenden Feten Muttertiere getötet am: 10. Tag	15. Tag	20. Tag
17α-Oxy-progesteron-capronat	1	5.	0		
		10.		0	
		15.			
	0,5	5.	0	0	
		10.		0	
		15.			

Auf Grund unserer vorläufigen Ergebnisse bei der Ratte ist es uns noch nicht gelungen mit dem bisherigen Behandlungsregime die Schwangerschaft zu erhalten. Ob das an der Natur des 17 α-Oxyprogesteroncapronats, eines Depotgestagens, liegt, oder ob die bei der Ratte angewandte Technik ungeeignet erscheint, die Schwangerschaft zu erhalten, möchten wir offen lassen. M. Davis berichtete anläßlich der letzten Laurentian Conference über ausgezeichnete Erfolge mit 17 α-Oxyprogesteroncapronat zur Therapie des drohenden Frühaborts beim Menschen.

Abschließend möchten wir sagen, daß unsere Versuche zur Erhaltung der Schwangerschaft an der kastrierten Ratte gezeigt haben, daß auch ohne exogen zugeführtes Oestrogen eine Einidation möglich ist (*7*, *9*). Zum Verständnis der Versuche muß erwähnt werden, daß die kastrierte Ratte sehr hohe Dosen eines Gestagens benötigt, um die Feten auszutragen. Es muß angenommen werden, daß eine zur Zeit noch unbekannte Substanz, die von der Ratte während der Schwangerschaft gebildet wird, eine Rolle bei der Erhaltung und Entwicklung der Feten spielt, da es uns unwahrscheinlich erscheint, daß die Corpora lutea allein in der Lage sind, solche Mengen zu produzieren. Die histologische Untersuchung zeigte uns, daß besonders bei Oestradiolzugabe und bei der Anwendung stärkerer Dosen von 17 α-Äthinyl-19-nor-testosteron ausgedehnte Blutungen in die Amnionhöhle zur Beobachtung gelangen. Bei unbehandelten Kastraten und bei mit 17 α-Oxyprogesteroncapronat behandelten Tieren konnte diese Art von Schädigung nicht beobachtet werden. Es wäre noch hervorzuheben, daß in der Placenta zugrundegegangener Keime eine Zellart, die sich stark PAS-positiv färbt, die amylase- und hyaluronidase-resistent ist, nur in sehr geringem Maße oder überhaupt nicht mehr vorhanden ist. Diese Zellen werden nach F. MAYER und M. KLEIN (*8*) mit den gonadotropen Zellen des Hypophysenvorderlappens verglichen und ihnen die Choriongonadotropinsekretion zugeschrieben.

Zusammenfassung

1. Es wurde gezeigt, daß eine Schwangerschaftserhaltung bei der trächtigen Ratte, die am 5., 10. bzw. 15. Tag kastriert wurde, mit verschiedenen gestagenen Steroiden möglich ist.

2. Bei der Anwendung des 17 α-Oxyprogesteroncapronats stehen abschließende Resultate zur Zeit noch aus.

3. Auf Grund der großen Mengen von gestagenen Steroiden, die von der kastrierten Ratte zur Austragung der Feten benötigt werden, wird an eine zur Zeit noch unbekannte, gestagen hochaktive Substanz gedacht, die in den Corpora lutea der Ratte gebildet wird.

Literatur

1. ALEXANDER, D. P., and J. F. D. FRAZER: J. Physiol. **124**, p. 36 (1954).
2. — J. Physiol. **130**, 148 (1955).
3. CANIVENC, M. R., et M. LAFFARGUE: Presse méd. **1956**, 1233.
4. COURRIER, R., et M. BACLESSE: L'équilibre hormonal au cours de la gestation. Rapports de la IIIe Réunion des Endocrinologistes Bruxelles 1955, p. 1—16.
5. HAFEZ, E. S. E., and G. PINCUS: Proc. Soc. exp. Biol. (N. Y.) **91**, 531 (1956).
6. JUNKMANN, K.: Naunyn-Schmiedebergs Arch. exp. Path. Path. Pharmak. **223**, 244 (1954).
7. LYONS, WM. R.: Proc. Soc. Exp. Biol. (N. Y.) **54**, 65 (1943).
8. MAYER, G., et M. KLEIN: Les hormones du placenta. Rapports de la IIIe Réunion des Endocrinologistes Bruxelles 1955, p. 47—86.
9. PACKHAM, B. M., and R. R. GREEN: Endocrinology **46**, 489 (1950).

Diskussion

E. C. REIFENSTEIN jr. (New York):

The difficulty experienced by Professor JUNKMANN and Mr. SUCHOWSKY in maintaining pregnancy in rats with certain progestational agents is of more than academic interest. The trouble may be in the rat rather than in the compounds. There is evidence, which I wish to mention briefly, that these compounds are effective in maintaining pregnancy in the human.

At the Laurentian Hormone Conference in September 1956, Professor M. E. DAVIS of the Chicago Lying-In Hospital described the results of a very important study. During the past few years he has treated a group of 90 women who have had at least 3 consecutive abortions (that is, patients with classical habitual abortion) with large amounts of free progesterone. Therapy was started as soon as possible after the onset of the pregancy, and continued until the 20th week or longer if the obstetrical history of the past pregnancies indicated difficulty during the later stages. The patients were given 100 mg of free progesterone by injection each day for 5 or 6 days each week. In the past pregnancies, these patients had a fetal salvage rate of 13,8%. With the progesterone treatment, the fetal salvage rate was 70%.

We have been studying a compound, 17-hydroxyprogesterone-caproate (Delalutin, Squibb; Proluton-Depot, Schering A. G.). The steroid ester was prepared by Professor JUNKMANN, who discovered that it has unusual biologic properties. It is more potent mg for mg than free progesterone, and has a duration of action of 7 to 14 days in the pregnant woman. Through the cooperation of approximately 20 investigators, we have collected reports on 74 patients with at least 3 abortions who have been treated with 17-hydroxyprogesterone-caproate. The dosage range has been approximately 125 to 500 mg as a single injection once or twice a week. In the past pregnancies, these 74 patients have had a fetal salvage rate of 17,1%. With the 17-hydroxy-progesterone-caproate treatment, the fetal salvage rate has risen to 71,6%. There have been 7 "missed abortions" in the 21 abortions; these usually occurred in the patients who where treated early but with inadequate amounts. Premature labor occurred in 12 of the 48 deliveries, usually in patients in whom the therapy had been discontinued many weeks before the proposed or expected date of delivery. In our series to date, 5 patients are not delivered at this point, but have viable babies at 30 or more weeks.

Thus we have evidence that in the human free progesterone when given in a sufficient amount throughout pregnancy is effective in preventing habitual abortion. However, the therapy with the free steroid is difficult to administer. We also have evidence that 17-hydroxy-progesterone-caproate in sufficient dosage is equally effective in preventing habitual abortion and much easier and more practical to administer. 17-hydroxyprogesterone-caproate is most useful in maintaining pregnancy in the human even though it appears to be ineffective in maintaining pregnancy in the rat.

Aus der Frauenklinik der Justus Liebig-Universität Gießen
(Direktor: Prof. Dr. R. Kepp)

Untersuchungen über die vegetative Wirkung bestimmter Steroidhormone

Von
Helmut Wagner

Mit 8 Abbildungen

Dem vegetativen Nervensystem kommt beim Ablauf der Lebensvorgänge eine wesentliche Aufgabe zu. Es steuert alle Funktionen, die der Willkürbetätigung und dem Bewußtsein entzogen sind, und ordnet das sinnvolle Zusammenspiel aller Teile des Organismus, indem es die einzelnen Systeme aufeinander abstimmt, die verschiedenen Funktionskreise koordiniert und sie dadurch erst zu einer leistungsfähigen Ganzheit zusammenfaßt. Für die so notwendigen Regulationen stehen 2 Möglichkeiten bereit: 1. bei plötzlichen, passageren Anforderungen agiert das vegetative Nervensystem, dessen Ausgleichsfunktionen genügen können, 2. langfristige Leistungen werden neben den Aktionen des vegetativen Nervensystems zusätzlich auf humoralem Wege mit Hilfe des endokrinen Systems gesteuert. So bilden das vegetative Nervensystem und das endokrine System eine enge Funktionsgemeinschaft und dürfen nicht mehr getrennt betrachtet werden.

Die vegetativen Regulationen der Organfunktionen unterliegen der zentralen Steuerung des Zwischenhirns und führen dadurch den Wasser- und Kohlenhydrathaushalt, Eiweißstoffwechsel, Kreislauf, Blutdruckregulierung und viele innersekretorische Drüsen zu einer funktionellen Einheit zusammen. Für dieses notwendige Zusammenspiel der peripheren Organe stellt das Zwischenhirn-Hypothalamus-Gebiet eine kollektive Vertretung dar, indem hier die von den verschiedenen Organen ergotrop produzierten Einzelfunktionen zu kollektiven Leistungen zusammengefaßt werden. Daß eine zentralgesteuerte Organabhängigkeit aber nicht nur für die mehr internistisch bedeutsamen innerkörperlichen Vorgänge wesentlich ist, sondern daß eine ähnliche Direktion seitens des Diencephalon auch für die Cortexfunktionen gefordert werden muß, ist heute keine abwegige Ansicht mehr. Die corticalen Apparate geben der aus dem Zwischenhirn ausströmenden Energie nur gleichsam den Inhalt. Sie leiten alsdann, von neuen Erlebnissen gespeist, Antriebsimpulse an die „vegetative Person" zurück.

Wenn man die grundlegenden Versuche von W. R. Hess, die bewiesen haben, daß Sympathicus und Parasympathicus nicht, wie früher angenommen wurde, lediglich Antagonisten sind, sondern in synerger und synteler Koordination ein für das Wohlergehen des Menschen benötigtes vegetatives Gleichgewicht erstreben, auf den Menschen bzw. auf die Klinik überträgt, so ist zu erwarten, daß zu einer

1. sympathisch-ergotropen Funktionsweise neben den körperlichen Reaktionen auch eine Reaktion psychisch-vitaler Funktionen im Sinne eines erhöhten Wachzustandes, einer Steige-

rung von Antrieb und Reizempfänglichkeit und der Stimmungslage gehört (= Energieentfaltung, Dissimilation).

2. parasympathisch-trophotropen Funktionsweise neben den körperlichen Reaktionen auch eine Reaktion psychisch-vitaler Funktionen im Sinne eines verminderten Wachzustandes (Schlafbedürfnis), einer Senkung von Antrieb, Reizempfänglichkeit und Stimmung gehören (Energiespeicherung, Assimilation).

Wir leben zwischen diesen beiden Polen unserer vegetativen Grundsteuerung. Wenn wir agieren müssen, so muß die entsprechende Einstellung des gesamten vegetativen Systems, zu dem nicht nur neurale, sondern auch humorale Regulationen gehören, die Grundbedingungen für unsere Aktionsfähigkeit herstellen. Dabei müssen wir aber bedenken, daß abnorme Änderungen in der Funktionslage eines Teiles des vegetativen Nervensystems (z. B. Sympathicus) nach ROTHLIN stets kompensatorische Reaktionen des anderen Anteils auslösen. Es gibt also keine einseitigen Störungen des vegetativen Systems. Diese grundlegenden Heßschen Auffassungen von der ergotropen Sympathicus- und endophylaktisch-trophotropen (histiotropen) Parasympathicuswirkung sowie von deren Regulation in den entsprechenden Hypothalamuszonen haben sich für die Therapie ebenso fruchtbar erwiesen wie seine Feststellung über die Funktion des unteilbaren vegetativen Systems. Daß auch die Drüsen mit innerer Sekretion fördernd oder hemmend in die vegetative Steuerung eingreifen, je nach der sympathicomimetischen oder parasympathicomimetischen Wirksamkeit ihrer Hormone, hat schon F. HOFF in seinem bekannten Schema klar darstellen können.

Die vegetative Reaktionslage ist aber kein Zustand, sondern eine dynamische Durchgangsphase, die durch die zahllosen, ständig wechselnden Anforderungen, die an das vegetative System gestellt werden, verändert wird. Durch diese ständige Dynamik im vegetativen System im Sinne von Reaktionen und Gegenreaktionen wird erreicht, daß auf eine Phase der Energieentfaltung eine solche des Energieaufbaues, auf eine Phase der gesteigerten Leistung eine solche der Erholung folgt, daß eine Phase der Dissimilation abgelöst wird von einer Phase der Assimilation, d. h. einmal überwiegt der Sympathicus, dann der Parasympathicus, es wechselt lediglich die Vorherrschaft.

Zum besseren Verständnis der ständigen Bewegung im vegetativen System sind die verschiedenen Pendelmodelle von BIRKMAYER und WINKLER und von BANGE (s. Abb. 1) geeignet. Hier schwingen Sympathicus und Parasympathicus als eigene Pendel, synchron in gleicher Bewegungsrichtung. Die Erregungshöhen der beiden Pendel verhalten sich aber reziprok zueinander, d. h. wenn das sympathische Pendel einen Kulminationspunkt S_{max} erreicht hat, befindet sich das Parasympathicuspendel an seinem Nullpunkt P_0 und umgekehrt. Mit zunehmender Annäherung an den Kulminationspunkt der Dissimilation (S_{max}) oder der Assimilation (P_{max}) wächst somit die Vorherrschaft des entsprechenden vegetativen Partners. Der Organismus schwingt nicht ständig zwischen diesen beiden Kulminationspunkten hin und her. Im physiologischen Bereich der mittleren Funktionslage SELBACHs werden die beiden Punkte nie erreicht; sie bestimmen lediglich die jeweilige Schwingungsrichtung des Pendels. Die Steuerung erfolgt hier mit einer „gleitenden Schaltung“ (allmählicher Übergang, BETHEL). Überschreiten jedoch die Eingriffe das physiologische Maß, dann kommt es zu einer Vergrößerung der Amplitude des Pendelausschlags und pathologische Bereiche der endständigen Funktionslage können erreicht werden, deren Umschaltung im Sinne eines Kippvorganges (SELBACH) folgen kann.

Hieraus wird auch unschwer verständlich, daß die Reaktionstendenz in einem gegebenen Moment von der Stellung des Pendels und dessen Bewegungsrichtung, d. h. der augenblicklichen Reaktionslage (Erregungszustand) abhängt. Auch das Ausgangswertgesetz nach WILDER ist damit leicht abzuleiten. Es besagt: Je höher der Ausgangswert desto geringer die Neigung zum Abfall der Kurven und umgekehrt. Erregungszustand und Erregbarkeit verhalten sich umgekehrt proportional. Dies kann bis zur Richtungsumkehr der Reizwirkung gehen (sog. paradoxe Reaktionen), d. h. wiederholte parasympathicotone Reize können sympathicoton wirken und umgekehrt. (Man kann z. B. nach Adrenalingabe bei der sympathisch erregten Hypertonikerin keine Blutdrucksteigerung, sondern eine „paradoxe" Blutdrucksenkung beobachten.) Diese Art des vegetativen Reagierens hat größte allgemeinbiologische Bedeutung. Sie bildet eine der wesentlichsten Schutzeinrichtungen des Organismus, welche verhindert,

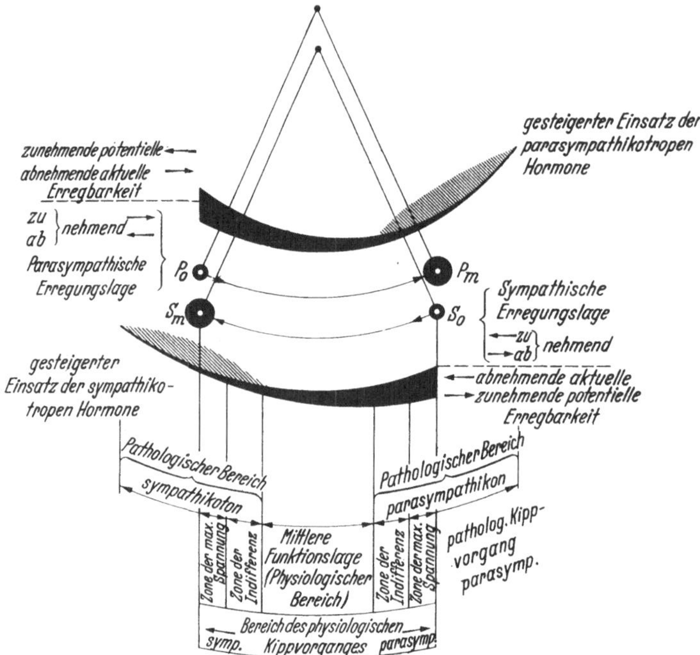

Abb. 1. Doppel-Pendel-Schema des vegetativen Rhythmus. [Sympathische Intention (Pendel I) und parasympathische Intention (Pendel II) schwingen parallel nebeneinander in gleicher Richtung; im Krankheitsfalle in gestörter Rhythmik mit zunehmend entgegengesetztem Verlauf. S_0 (null) und P_0 (null) jeweilige Anfangserregungslage. *Sm* (max) und *Pm* (max) jeweilige maximale Erregungslage, Kulminationspunkte des Systems].

daß Reizsummierungen zu beliebig starken Summierungen organismischer Reaktionen und damit zur Selbstgefährdung des Organismus führen. Im Zustand der „Nichtkompensation" des vegetativen Nervensystems, d. h. wenn die Ansprechbarkeit des einen Systemanteils extrem gesteigert ist und diejenige des anderen noch nicht aufgeholt hat, scheint der Organismus am gefährdetsten; hier kann er am leichtesten die Grenze der Anpassungsfähigkeit überschreiten und damit erkranken. Und zwar wird jene Grenze am leichtesten bei jenem Gewebe an jenem Organ erreicht werden, das infolge organischer Störungen anderer Genese in seiner vegetativen Kompensationsfähigkeit bereits gemindert, gestört ist. Daraus lassen sich auch zwangsläufig die Schwankungen der vegetativen Funktionen erklären, die zu verschiedenen Zeiten beobachtet werden können.

Einen solchen Ablauf der vegetativen Reaktionen, bei der eine sympathische Phase eine parasympathische ablöst, bezeichnet F. Hoff als „vegetative Gesamtumschaltung". Diese rhythmische Aufeinanderfolge der beiden gegensätzlichen Phasen findet sich gesetzmäßig bei fast allen Lebensvorgängen wieder.

Diese biphasische Rhythmik wird auch beim Cyclus der Frau deutlich, an der die vegetative Steuerung maßgebend beteiligt ist. Hier können nur die wichtigsten der zahlreichen Untersuchungen über die *vegetative Reaktionslage während des Cyclus* diskutiert werden.

So werden Veränderungen im Mineralstoffwechsel (Herabsetzung des Kaliumspiegels in der Mitte des Cyclus (MALDONADO-ALLENDE)] ebenso auf Schwankung der vegetativen Reaktionslage zurückgeführt wie die prämenstruelle Abnahme der Alkalescenz des Blutes (MERLETTI) bzw. die Zeichen der Acidose (HEILMEYER, HOFF). DÖRING beobachtete biphasische Veränderungen der Alkalireserve des Blutes im Cyclus mit einem prämenstruellen Minimum und einem Maximum etwa in der Mitte der Follikelphase. STÜRMER und WARKALLA sind zur Zeit der Periodenblutung und auch im Intermenstruum eine cyclisch begrenzte „negative Albuminzacke" im Sinne eines Abfalls des Serumalbumingehaltes und ein konsekutiver Anstieg der β- und γ-Globulinkomponente aufgefallen. Nach MOORE und PARKER sei die Muskelkraft vor der Menstruation deutlich gesteigert, während BOSSI eine Abnahme im Prämenstrum und einen raschen Anstieg bei Eintritt der Blutung beschrieben hat. Ein ähnlich signifikantes Verhalten hat DÖRING bezüglich der Vitalkapazität und der alveolären Kohlensäurespannung angegeben (prämenstruelles Minimum und postmenstruelles Maximum). Die Tatsache, daß die CO_2-Spannung 2 Tage vor dem Temperatursprung abfällt, wurde z. T. dahin ausgelegt, daß die Veränderungen der alveolären CO_2-Spannung ein zeitlich exakteres Zeichen der Progesteronwirkung und damit des Follikelsprungs sei, als der Anstieg der Basaltemperatur. Die prämenstruell gesteigerte Schweißsekretion wird von MARCUSE als ein Zeichen des erhöhten Sympathicotonus gedeutet.

Der erhöhten Darmperistaltik während der Menstruation (HALTER und PAPE) und der stark erhöhten Motilität des Magens am 1. Menstruationstag (PELLIZARI) steht eine mangelhafte Peristaltik und verzögerte Entleerung während der Progesteronphase (LÜDIN) gegenüber. Bezüglich der Acetylcholinesteraseaktivität (Acetylcholinspaltung) haben KRÜSKEMPER und DIRSCHERL im Tierexperiment an Mäusen ein cyclusabhängiges Maximum im Prooestrus-Oestrus und ein Minimum im Met- und Dioestrus nachgewiesen. Entsprechende rhythmische cyclusgebundene Schwankungen des Fermentgehaltes hat CARMONA-REY auch bei der Frau gefunden, d. h. Maximalwerte in der 3. und am Beginn der 4. Cycluswoche und Minimalwerte während der Menstruation. DÖRING und FEUSTEL haben die statistische Signifikanz der cyclusabhängigen Pulsfrequenzänderungen festgestellt. Die meisten Untersucher (RABUTEAU; HENNING; v. OTT; FEKETE; BALARD und SIDAINE; ZUNTZ; GUTMAN; CULLIS und OPPENHEIMER; MOORE und COOPER; MOORE und JENKINS; REPRIEF; HOLLOSI; HAMBURG) haben ebenso wie sie von einer prämenstruellen Erhöhung der Schlagfolge einem menstruellen Absinken bis zu dem am Ende der Periode gelegenen Minimum berichtet. Viele Autoren (GOODMAN; FEDERN; MERLETTI; GUGGISBERG; AMOS; REPRIEF; EICHBAUM) haben auch eine prämenstruelle Erhöhung des Blutdruckes beschrieben. Dagegen sind die Ergebnisse über das Verhalten des Blutzuckers völlig uneinheitlich. Nach KAHLER sei der Blutzucker während der Menstruation regelmäßig gesteigert, nach EISENHARD prämenstruell. HEILIG und FREY machen Schwankungen im vegetativen Tonus für die starke Hyperglykämie mit konsekutiver Glykosurie nach Belastung mit 100 g Traubenzucker während der ersten Tage der Menstruation verantwortlich. Auch SÄHLHOFF hat die Blutzuckerschwankung nach Insulin- und Adrenalingaben studiert, um die Tonuslage im vegetativen Nervensystem während des Cyclus zu eruieren. Er schließt aus seinen Ergebnissen, daß sowohl in der 1. Cyclushälfte als auch in der 2. Cyclushälfte ein Parasympathicotonus besteht, der nur während der Ovulation und Menstruation von einem gewissen Sympathicotonus unterbrochen wird. Nach BURGER und LEONHARDT soll Follikelhormon den Kohlenhydrat-Stoffwechsel aktivieren und den Blutzucker im Intermenstruum senken. Der biphasische Verlauf der Basaltempreaturkurve mit einem relativen Temperaturtief während der Follikelhormonphase und einem relativen Temperaturhoch während der Progesteronphase wird heute allgemein als charakteristische, cyclusgebundene Veränderung anerkannt (DÖRING; OBER; ARTNER u. v. a. m.). Im Gegensatz zu den unterschiedlichen Ergebnissen zahlreicher Autoren konnte ARTNER die cyclusabhängigen, quantitativen Veränderungen der corpusculären Blutelemente statistisch signifikant sichern: den relativ niederen Werten in der Follikelhormonphase und den relativ hohen in der Progesteronphase stand nur ein spiegelbildliches Verhalten von seiten der Lymphocyten und Eosinophilen gegenüber.

Werden diese zahlreichen Untersuchungsergebnisse nach den bis heute bekannten Prinzipien der vegetativen Regulation geordnet, so wird offenbar, daß die meisten Befunde für eine *parasympathische Reaktionslage in der Follikelphase* und eine *sympathische Reaktionslage in der Corpus luteum-Phase sprechen* (FRANKE; STOLPER; KRAUL; F. HOFF; BIRKMAYER und WINKLER; RATSCHOW und ZUR HORST-MEYER; HUSSLEIN und GITSCH). Nur SÄHLHOFF; EFFKEMANN und STRÜVER sind anderer Meinung.

Wenn auch diese Ergebnisse der meisten Autoren an der Peripherie gewonnen wurden, so wird diese dennoch zentral gesteuert. Daher muß der Anstoß zu dem rhythmischen, cyclusabhängigen Wandel von parasympathischer zu sympathischer Reaktionslage aus dem generativen Funktionskreis (ELERT: Hypothalamus-Hypophysenvorderlappen-Ovar) stammen. Damit ist aber nicht die Frage beantwortet, ob die rhythmischen Impulse für die jeweilige vegetative Reaktionslage von dem im Zwischenhirn gelegenen Sexualzentrum ausgehen oder durch die sympathomimetischen bzw. parasympathomimetischen Impulse der Ovarialhormone oder durch Rückwirkung der Ovarialhormone auf das Zwischenhirn (HARRIS; HOHLWEG; WESTMAN und JACOBSOHN; OSWALD) bedingt sind. In der vorliegenden Bearbeitung sollen Befunde bekannt gegeben werden, die mit besonderen Untersuchungsmethoden gewonnen worden sind und die vielleicht die Beantwortung der Frage erleichtern helfen.

Daß die Ovarialhormone, insbesondere das Follikelhormon, auch vegetativ wirksam sind, läßt sich aus zahlreichen Einzeluntersuchungen entnehmen. So haben MUNTAU und FECHNER bei Schwangerschaftshypertonie und RATSCHOW und ZUR HORST-MEYER bei Männern mit Hypertonie die hypotensive Komponente des Cyren A nachgewiesen, während hohe Dosen den Blutdruck gelegentlich steigern können (WÜSSEKE). COLLET, SHERWOOD, OBERDISSE haben mit Follikelhormon den Grundumsatz senken können. Dagegen wird der Kaliumgehalt des Blutes nach Oestradiolgaben höher (THORN und ENGEL) und der Blutcalciumspiegel geringer (RATSCHOW und ZUR HORST-MEYER). In diesem Zusammenhang ist die Kasuistik von MARANON und RICHET interessant, die von 2 Frauen mit Tetanie, einer typisch parasympathischen Erkrankung, eine mit Progesteron heilen konnten, während bei der anderen Follikelhormon „lebensbedrohliche tetanische Anfälle" auslöste. Umgekehrt können hohe Dosen eines Oestrogens zur Hypercalcämie führen (HERRMANN und MCGRATH). So können die gleichen Hormonsubstanzen bei entsprechender vegetativer Ausgangslage einerseits und bei hoher Dosierung andererseits auch paradoxe Wirkungen haben. Schon länger ist die gefäßerweiternde Wirkung des Follikelhormons (RATSCHOW und KLOSTERMANN; FRÖHLICH; FRANKE; HERRMANN und MCGRATH; STAHEL) bekannt, die von RATSCHOW und ZUR HORST-MEYER als parasympathischer Effekt diskutiert wird und vielleicht mit dem veränderten Gehalt an Acetylcholin als Reizüberträger der parasympathischen Reaktion erklärt werden kann. Im Gegensatz zu EMMENS, MCINTOSH und RICHTER hat REYNOLDS ein Ansteigen des Acetylcholingehaltes im Kaninchenuterus nach Oestrogengaben beobachtet, möglichweise weil die Serumcholinesterase absinkt (MILAN; MASSEI). Für unsere Fragestellung recht aufschlußreich sind auch die in der Literatur niedergelegten Ergebnisse, die von guten Behandlungserfolgen mit Follikelhormon bei sympathicotonen Erkrankungen berichten, z. B. bei Morbus Cushing (BENNHOLD; RATSCHOW und ZUR HORST-MEYER), Thyreotoxikose und Morbus Basedow (RATSCHOW und ZUR HORST-MEYER; FARBMANN). Schließlich ist noch die temperatursenkende Wirkung des Follikelhormons (WERTENBERGER, COLLET und SMITH; RUBENSTEIN; PALMER und DEVILLERS; MOCQUOT und PALMER; PARTON und WIESNER; NIEBURG; TOMPKINS; VALLE; DAVIS und FUGO; STECHER; MCGALLON und MASTERS; WEGHAUPT) erwähnenswert, die nur von WESTMANN und JACOBSOHN, DÖRING, LOESCHKE und OCHWADT nicht beobachtet wurde.

Mit all diesen Befunden erscheint die vegetative Wirkung des *Follikelhormons* eindeutig als *sympathicolytisch* bzw. *parasympathicomimetisch* determiniert.

Das Progesteron dagegen hat eine dem Follikelhormon entgegengesetzte pharmakodynamische Wirkung. Es steigert die Erregbarkeit des Sympathicus, erhöht den Blutdruck (KRAUL) und hemmt die Acetylcholinwirkung im Tierversuch (GITSCH und REITINGER).

Die unspezifische Cholinesterase wird durch Progesteron im Serum vermehrt (HABBE und PFÖRTNER), entsprechend steigt sie auch physiologischerweise in der 2. Cyclushälfte an (MASSEL). Bei parasympathischen Erkrankungen (z. B. Asthma bronchiale) wird über gute therapeutische Erfolge mit Corpus luteum-Hormon berichtet (TACHEZY). Ebenso ist der thermogenetische Effekt des Progesteron im Sinne einer Steigerung der Basaltemperatur vielfach bestätigt worden (PALMER und DEVILLERS; BARTON und WIESNER; NIEBURG; VALLE; DAVIS und FUGO; STECHER; MCGALLON und MASTERS; ISRAEL und SCHNELLER; WEGHAUPT; DÖRING und SCHAEFFERS; HUSSLEIN und GITSCH; OBER; ROTHSCHILD und BARNES).

Schon diese Ergebnisse sprechen für eine parasympathicolytische bzw. *sympathicomimetische Wirkung* des Corpus luteum-Hormons *(Progesteron)*.

Nach diesen der Literatur entnommenen Angaben wird erneut die Frage gestellt, ob die gegensätzliche vegetative Reaktionslage während der 1. u. 2. Cyclushälfte auf sympathisch bzw. parasympathisch gerichtete Impulse zurückgeführt werden kann, die durch die körpereigenen Ovarialhormone (Follikelhormon, Progesteron) vermittelt werden.

Zunächst wurde der sympathicolytische Effekt untersucht, zu dem immer noch biologische Verfahren herangezogen werden müssen. Die Samenblase des Meerschweinchens als Testobjekt hat den Nachteil, daß sie nicht oder ungleichmäßig reagiert und bei quantitativen Aussagen eine große Zahl von Versuchen erfordert. Dagegen erscheint die Milz als Testorgan geeigneter. Die Kontraktion der Milz in vivo ist eine allgemein bekannte Reaktion, die in früheren Jahren mit Adrenalin bei der chronischen Malaria therapeutisch ausgenutzt wurde (*Ascoli*-Kur). Auch in vitro kann diese Kontraktionsneigung der Säugermilz auf Adrenalingaben eindrucksvoll reproduziert werden. Doch ist die Reaktionstendenz isolierter Milzstreifen gegenüber Adrenalin bei verschiedenen Tierarten nicht einheitlich (HÖLLER u. KIEHTREIBER). Am besten hat sich die Kaninchenmilz bewährt, die sich auf Adrenalin kontrahiert und in diesem kontrahierten Zustand verharrt, solange Adrenalin wirksam ist. Diese günstigen Voraussetzungen sollten erlauben, sympathicolytische Substanzen mit größerer Genauigkeit und geringerem Zeitaufwand als die bisher üblichen Methoden vielleicht sogar quantitativ zu bestimmen.

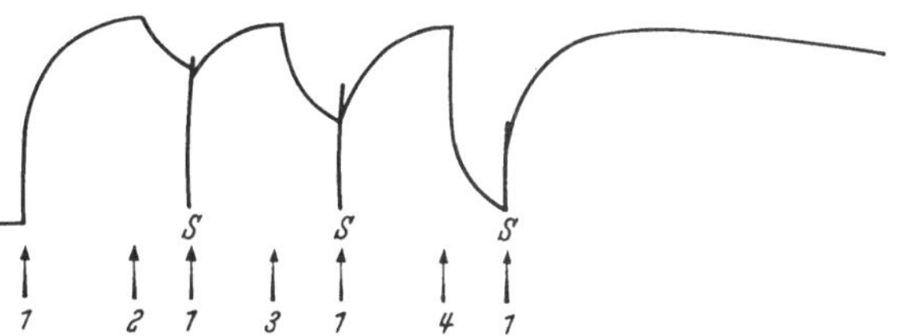

Abb. 2. *1* Adrenalin 1:400000. *2* 1 γ Ergotamintartrat. *3* 2 γ Ergotamintartrat. *4* 3 γ Ergotamintartrat. *S* Spülen bei stillstehendem Kymographen

Die exstirpierte Kaninchenmilz wird längs in 2 Streifen geschnitten, in der für überlebende Organe üblichen Weise am Organhalter einer Magnus-Kehrer-Apparatur befestigt und mit einem leichten Schreiber verbunden. Der Glaszylinder, der den Milzstreifen enthält, ist mit Ringerlösung von 39° C gefüllt, die ständig mit Sauerstoff durchströmt wird. Die günstigsten Versuchsbedingungen entstehen dann, wenn das Versuchsgefäß in einem Wasserbad bei 39° C hängt. Der Versuch beginnt mit der Prüfung der Eignung des Testorgans (Milz) auf eine Testdosis. Hierzu wird Ringerlösung zugeführt, die Adrenalin im Verhältnis 1 : 400000 enthält. Der Milzstreifen kontrahiert sich und beharrt auf seinem Kontraktionsmaximum, d. h. in der Kurve stellt sich ein bestimmtes Niveau ein. Die Empfindlichkeit der Milz wird nun gegenüber einem bekannten sympathicolytischen Stoff [„Gynergen“ (Ergotamintartrat)] geprüft, worauf sich auf eine kleine Testdosis (1—3 γ) die Kontraktionshöhe deutlich vermindert (die Kurve fällt dosisabhängig mehr oder minder steil ab: Abb. 2). Nur wenige

Milzstreifen zeigen auf Adrenalin oder Ergotamintartrat kein ausreichendes Reaktionsvermögen. Hat sich aber das Testobjekt als deutlich empfindlich erwiesen, so wird bei stillstehendem Kymographen ausgewaschen, mit Adrenalin 1 : 400000 das Kontraktionsmaximum wieder hergestellt und anschließend die auf Sympathicolyse zu prüfende Substanz zugesetzt. Dieser Versuch wird bei verschiedenen Wirkungsstärken entsprechend wiederholt und mit der Bezugssubstanz (Ergotamintartrat) verglichen.

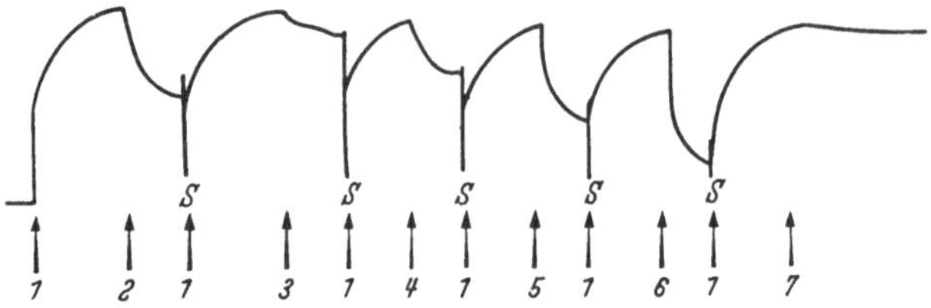

Abb. 3. *1* Adrenalin 1:400000. *2* Testdosis von 1 γ Ergotamintartrat zur Prüfung der Empfindlichkeit. *3* 20 γ Oestronsulfat „Schering". *4* 50 γ Oestronsulfat „Schering". *5* 100 γ Oestronsulfat „Schering". *6* 150 γ Oestronsulfat „Schering". *7* Lösungsvermittler ohne Steroidkomponente (1:1). *S* Spülen bei stillstehendem Kymographen

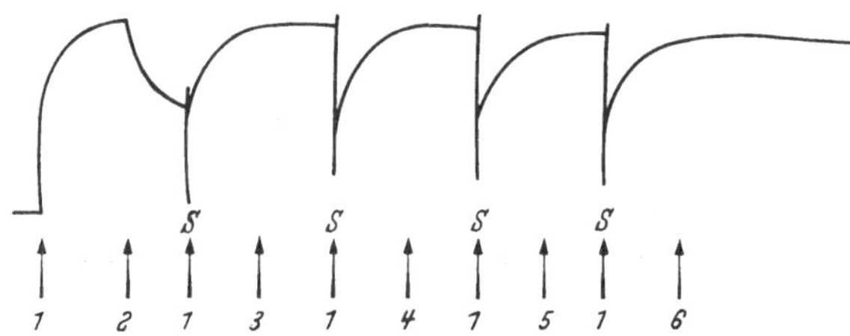

Abb. 4. *1* Adrenalin 1:400000. *2* Testdosis von 1 γ Ergotamintartrat zur Prüfung der Empfindlichkeit. *3* 10 γ Progesteron „Schering". *4* 50 γ Progesteron „Schering". *5* 100 γ Progesteron „Schering". *6* Lösungsvermittler ohne Steroidkomponente (1:1) *S* Spülen bei stillstehendem Kymographen

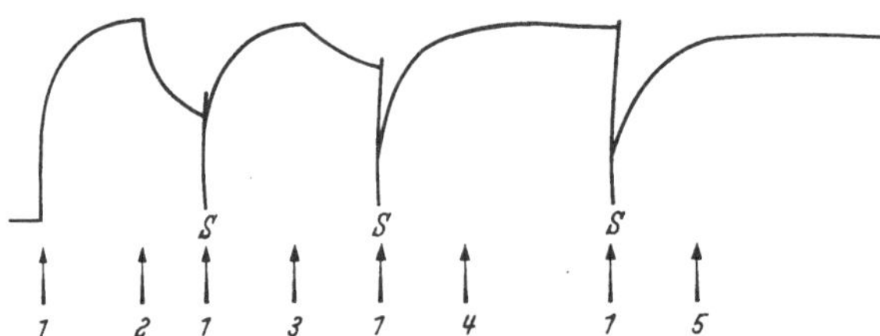

Abb. 5. *1* Adrenalin 1:400000. *2* Testdosis von 1 γ Ergotamintartrat zur Prüfung der Empfindlichkeit. *3* 100 γ Oestronsulfat + 25 γ Progesteron „Schering". *4* 100 γ Oestronsulfat + 50 γ Progesteron „Schering". *5* 50 γ Oestradiolmonophosphat („Ciba") + 100 γ Progesteron. *S* Spülen bei stillstehendem Kymographen

Auf diese Weise wurde zunächst Oestrogen untersucht, das bei dieser Versuchsanordnung verständlicherweise wasserlöslich sein mußte. Abb. 3 läßt erkennen, daß sich der Milzstreifen um so mehr verlängerte, je höher die Oestrogenmenge wurde. Dabei sind 100 γ Oestronsulfat („Schering") hinsichtlich ihrer sympathicolytischen Wirkung etwa 1 γ Ergotamintartrat äquivalent oder anders ausgedrückt, Ergotamintartrat wirkt bei gleicher Menge 100fach stärker sympathicolytisch als Oestronsulfat. Die letzte Kurve der Abb. 3 zeigt, daß das Lösungsmittel des Oestronsulfat selbst bei verschiedenen Verdünnungen 1:1, 1:5 und 1:10 die Milzkontraktion nicht beeinflußt. Somit ist die Sympathicolyse ein reiner Effekt des Steroidhormons (Oestronsulfat). Die gleichen Kurven haben wir auch mit Oestradiolmonophosphat („Ciba") bei schon wesentlich kleineren Mengen erreicht, und zwar ist die vegetative (sympathicolytische) Wirksamkeit von Oestradiolmonophosphat 3—4 mal stärker als die von Oestronsulfat.

Unter den gleichen Versuchsbedingungen wurde auch wasserlösliches Progesteron geprüft. Selbst Mengen über 100 γ Progesteron, die in Abb. 4 nicht wiedergegeben wurden, konnten den Kontraktionszustand des Milzstreifens nicht ändern. Auch der reine Lösungsvermittler des Progesterons erwies sich frei von sympathicolytischen Eigenschaften.

Mit der folgenden Versuchsgruppe sollte die Frage beantwortet werden, ob Progesteron den sympathicolytischen Effekt des Oestrogens verhindern kann. Aus Abb. 5 läßt sich entnehmen, daß 25 γ Progesteron die sympathicolytische

Wirkung von 100 γ Oestronsulfat, die der von 1 γ Ergotamintartrat vergleichbar ist (s. Abb. 3), nur abschwächen, daß aber bei einem Verhältnis des Oestronsulfat zu Progesteron wie 2:1 und bei einem Verhältnis des Oestradiolmonophosphat zu Progesteron wie 1:2 die Sympathicolyse vollkommen fehlt. Hieraus kann geschlossen werden, daß die sympathicolytische Komponente des Oestrogens durch eine bestimmte Progesteronmenge kompensiert werden kann. Diese Unterschiede zwischen diesen beiden Steroidkörpern bezüglich ihrer vegetativen Wirksamkeit bleiben zunächst unerklärlich, zumal sie sich in ihrer chemischen Struktur sehr ähneln.

Da Tier-, insbesondere in vitro-Versuche nicht ohne weiteres auf den Menschen übertragbar sind, sollen diese Befunde noch am Menschen objektiviert werden. Mangels besserer Methoden wurde die Elektrodermatometrie verwendet.

Mit dem Elektrodermatometer nach REGELSBERGER wird der elektrische Leitwert der menschlichen Haut gemessen, der eine bestimmte Tagesrhythmik aufweist. Diese elektrische Hautrhythmik, die bei vielen Erkrankungen charakteristische Abweichungen von der Normalform zeigt, ist die elektrische Begleiterscheinung der sog. Perspiratio insensibilis, also der unmittelbaren, durch das Hautepithel erfolgenden Wasserabgabe. Die Schwankungen entsprechen nervösen Impulsen, die vom Zwischenhirn aus über das spinale und paraspinale vegetative Nervensystem den Zellgrenzflächen übermittelt werden und deren elektrischen Ladungszustand und somit auch die Leitfähigkeit der Haut verändern. Es wird die Änderung einer Polarisationsspannung, d. h. der sog. scheinbare (aber nicht der Ohmsche) Widerstand der Haut untersucht. Das Verhalten des Hautwiderstandes beim Menschen hängt im wesentlichen von dem Tonus im vegetativen System ab, so daß die graphische Darstellung der gemessenen Hautleitwerte, die in ihrer Gesamtheit das Elektrodermatogramm (EDG) bilden, sozusagen als vegetatives Spiegelbild aufzufassen ist. Mit dem Elektrodermatometer können also der Hautwiderstand bzw. diejenigen geringen Gleichstromstärken gemessen werden, die beim Anlegen einer Gleichspannung durch die Haut fließen (GILDEMEISTER; REIN; PH. KELLER; REGELSBERGER; ZACH; GRATZL). Bei Überwiegen des Parasympathicus werden geringe Stromstärken (hoher Hautwiderstand) und bei Überwiegen des Sympathicus höhere Stromstärken (geringerer Hautwiderstand) registriert. Da die Niveausteuerung über die vegetativen Bahnen der Hinterwurzeln wahrscheinlich mit den sensiblen Nerven zur Haut verläuft, ist eine segmentäre, dermatomartige Ausbreitung gegeben, wie dies in ähnlicher Weise von der Sensibilität der Haut bekannt ist. Von physiologischer Seite (SCHAEFER) wurden einige grundsätzliche Bedenken gegen diese Methode erhoben, weil es noch unbewiesen sei, daß die elektrodermatometrischen Kurven gesetzmäßiger Ausdruck der vegetativen Funktionslage sind. Auch nach WÜNSCHE ist die Deutung der Ergebnisse noch problematisch. Allerdings wird auch von diesen Autoren anerkannt, daß sich im Widerstand der Haut die vegetative Regulation widerspiegelt.

Zu den einzelnen Cervical-, Thorakal-, Lumbal- und Sacralsegmenten gehören umschriebene Hautareale (Dermatome), in denen die Hautleitwerte bestimmt werden. Auch die nervalen, funktionalen Segmente der inneren Organe sind in bestimmte Rückenmarkssegmente eingefügt, so daß die vegetative Tonuslage durch Zustandsänderungen in diesen Organen neben der übergeordneten cerebralen Steuerung zusätzlich beeinflußt werden kann. Diese beiden bestimmenden Faktoren für die individuelle vegetative Tonusbildung (1. cerebraler Impuls, 2. Zustandsänderung an den einzelnen peripheren, inneren Organen) können im EDG weitgehend getrennt ausgewertet werden. Allzu berechtigt erscheinen somit die Prüfungen bestimmter Arzneimittelwirkungen mittels der Elektrodermatometrie.

Von diesen Grunderkenntnissen ausgehend wurde die vegetative Tonusbildung unter dem Einfluß von Oestronsulfat und Progesteron im EDG kontrolliert. Zuvor sei noch erwähnt, daß bei der Beurteilung eines Pharmakons am Verlauf des EDG auch die individuelle Schwankungsbreite der vegetativen Tonusbildung, ihre betont sympathisch oder parasympathisch geleitete Ausgangslage sowie der Fixierungsgrad des vegetativen Tonus in dem einen oder anderen Teil des vegetativen Systems bewertet werden muß. Die Faktoren relativieren die Versuchsergebnisse sozusagen für jedes Individuum. Dennoch läßt die Umkehr der vegetativen Tonuslage die Intensität des pharmakologischen Effektes abschätzen.

Zum Verständnis der in den Abb. 6—8 dargestellten Elektrodermatogramme muß gesagt werden, daß in der Mittellinie der Diagramme 12 der Rückenmarkssegmente zwischen C_3 und S_1 aufgezeichnet sind. Außerdem wurden am Kopf über dem 2. Trigeminusast (V_2) an der Wange und an der Stirn (*St*) Elektrodermatogramme abgenommen. Mit diesen 14 Dermatomen wurde sicherlich ein ausreichender Ausschnitt aus der Hautoberfläche gewählt, die die Reaktionstendenz genügend beurteilen läßt. Für die elektrodermatometrischen Messungen wurden die beiden mit physiologischer NaCl-Lösung angefeuchteten Elektroden im Abstand von mindestens 2 Querfingern an bestimmten gleichbleibenden Meßpunkten innerhalb der gewählten Dermatome aufgelegt. Dabei ist darauf zu achten, daß die O-Elektrode distal d. h. peripherwärts vom Herzen aus gerechnet, am Rumpf lateral angelegt wird. Die behaarten Körperpartien und die schweißdrüsenreichen Gebiete von Hand und Fußsohlen kommen als Meßpunkte nicht in Frage. Alle übrigen Stellen der Körperoberfläche ergeben bei einem in seinen vegetativen Funktionen ausgeglichenen Individuum gleiche Werte d. h. gleiche kongruente Rhythmenbilder. Alle lateralen Punkte im Diagramm entsprechen höheren Leitwerten und damit niederen Widerstandswerten der Haut. Mehr medial gelegene Punkte zeigen niedere Leitwerte und höhere Widerstandswerte an. Die Zahlen von 0—60 im Diagramm entsprechen der Skaleneinteilung des Mikroamperemeters (des Elektrodermatometers nach REGELSBERGER). Dabei ist 1 Teilstrich einem Hundertstel Milliampere gleichzusetzen. Unsere Messungen wurden immer bei gleichbleibenden Versuchsbedingungen durchgeführt. Um den pharmakologischen Effekt nicht zu verwischen, wurden andere, insbesondere Nahrungsreize während der Versuchsdauer ausgeschaltet. Morgens nüchtern und bei Bettruhe wurden bei der Versuchsperson die EDG-Ausgangswerte (vegetative Ausgangslage) gemessen, anschließend das zu prüfende Steroid zugeführt und in einhalbstündlichen Abständen 4 Stunden lang (= 8 Messungen) die Hautleitwerte über den gewählten Dermatomen bestimmt. So entstanden die Diagramme in den Abb. 6—8.

Abb. 6 zeigt an einem Beispiel den Verlauf des EDG unter der Oestronsulfatwirkung. Die relativ hohen Anfangswerte der einzelnen Kurven kennzeichnen die unbeeinflußte, sympathicotone Ausgangslage der Versuchsperson während der 2. Cyclushälfte. Nach der Oestronsulfatzufuhr nähern sich die Meßwerte in den sacralen, lumbalen und thoracalen Segmenten der Medianen (Vaguszone). Auch in den cervicalen Bereichen ist die Tendenz zum Wechsel der Tonuslage von sympathischer zu parasympathischer Impulsgebung noch deutlich erkennbar. Durch Oestronsulfat wird also ein Wechsel zugunsten parasympathisch geleiteter Potentiale im EDG erreicht. Dieser Oestrogeneffekt ist in beiden Cyclusphasen gleichsinnig, lediglich das Niveau (der Ausgangswert) ist entsprechend tiefer (1. Cyclushälfte) oder höher (2. Cyclushälfte). Sind jedoch die Anfangsmeßwerte extrem nieder, im Diagramm median, so fehlt einer Sympathicolyse durch Oestrogen die Ausdrucksmöglichkeit im EDG, die Kurve bleibt dann in der Nähe der Medianen ohne wesentliche Streuung. Bei einer Versuchsperson mit starker vagotoner Ausgangslage wurde ein „entarteter, paradoxer Regulationsablauf“ insofern beobachtet, als auch Oestronsulfatzufuhr eine deutliche, passagere Umstellung in der Steuerung des vegetativen Tonus zum Sympathicotonus hin eintrat, d. h. die Meßwerte stiegen vorübergehend signifikant an, etwa in dem Sinne, wie es in Abb. 7 dargestellt ist. Diese Beobachtung beweist die Abhängigkeit der vegetativen Reaktionstendenz von der Ausgangslage insofern, als sich der sympathicolytische Oestrogeneffekt bei einem erhöhten Parasympathicuspotential im EDG als sympathicotoner Reiz ausgewirkt hat. Ebenso wie im Tierversuch hatte auch im EDG die Gabe des reinen Lösungsmittels (ohne Oestronsulfat) keinen Einfluß auf die Steuerung des vegetativen Tonus.

In Abb. 7 ist an einem Beispiel der Verlauf des EDG unter Progesteronwirkung wiedergegeben. Die niederen Anfangswerte der Kurven kennzeichnen die parasympathicotone Ausgangslage der Versuchsperson während der 1. Cyclushälfte. Bei vagotoner und mittlerer Ausgangslage [= kein Überwiegen des einen

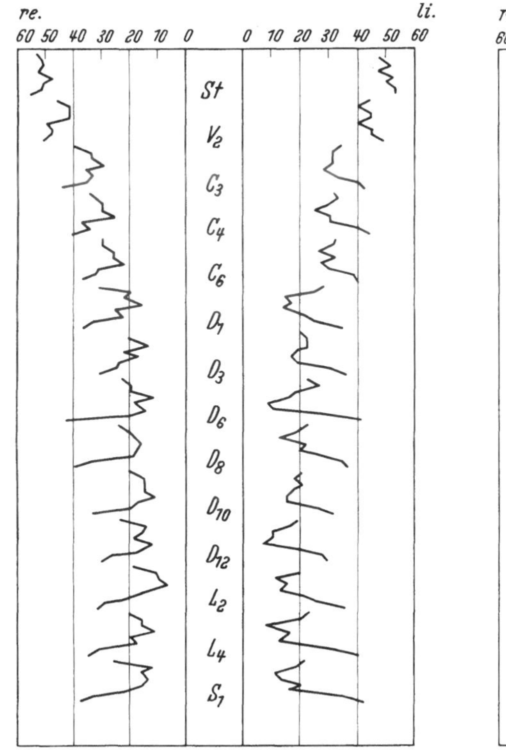

Abb. 6. Verlauf des Elektrodermatogramms nach 40 mg Oestronsulfat i. v. während 4stündiger Beobachtungszeit bei einer nüchternen Versuchsperson und bei Bettruhe. Sympathicotone Ausgangslage (= 2. Cyclushälfte). Tendenz zum Wechsel der vegetativen Tonuslage von sympathischer zu parasympathischer Impulsgebung

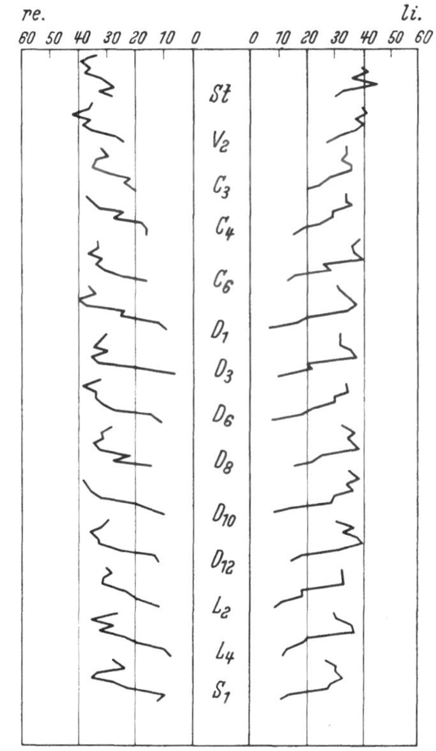

Abb. 7. Verlauf des Elektrodermatogramms nach 40 mg Progesteron i. v. während 4stündiger Beobachtungszeit. Vagotone Ausgangslage (= 1. Cyclushälfte). Tendenz zum Wechsel der vegetativen Tonuslage von parasympathischer zu sympathischer Impulsgebung

(Sympathicus) oder anderen Anteils (Parasympathicus) des vegetativen Systems] stiegen die Meßwerte durch Progesteron deutlich an. Diese Umstellung zum Sympathicotonus hin basiert ausschließlich auf der sympathicomimetischen Progesteronwirkung, weil die vergleichenden Untersuchungen eine vegetative Wirksamkeit des Lösungsmittels vermissen ließen.

Der Verlauf des EDG bei kombinierter Oestrogen + Progesteron-Wirkung wird in Abb. 8 dargestellt. Die Steroidmengen wurden variiert und ihre vegetative Wirksamkeit beim Verhältnis Oestrogen zu Progesteron 4:1, 2:1 und 1:1 im EDG geprüft. Um evtl. sympathicotone oder parasympathicotone Tendenzen erfassen zu können, wurde eine mittlere vegetative Ausgangslage gewählt, die gewöhnlich für die Mitte der 1. Cyclushälfte charakteristisch ist. Mit den Steroidmengen im Verhältnis 4:1 (40 mg Oestronsulfat + 10 mg Progesteron) wird eine gewisse Verschiebung der vegetativen Tonuslage zugunsten parasympathisch geleiteter Potentiale erreicht. Ein Überwiegen der sympathicolytischen Oestrogenwirkung wird daraus erkennbar. Gleiche Steroidmengen dagegen (40 mg Oestronsulfat + 40 mg Progesteron) führen zu einer deutlichen Erhöhung der Meßwerte im

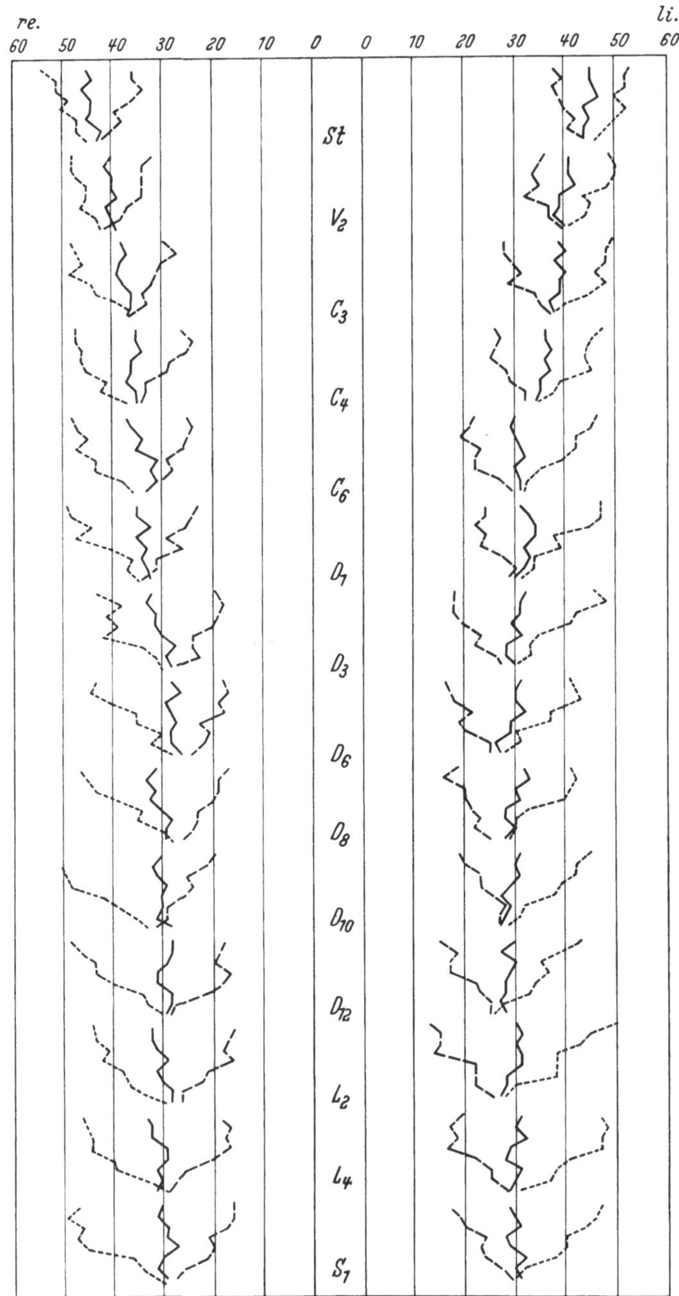

Abb. 8. Verlauf der Elektrodermatogramme nach Oestrogen + Progesteron kombiniert. Mittlere Ausgangslage (Mitte der 1. Cyclushälfte). 40 mg Oestronsulfat + 10 mg Progesteron iv. (Verhältnis 4:1 — — —): Tendenz zur Verschiebung der Tonuslage zugunsten parasympathisch geleiteter Potentiale. 40 mg Oestronsulfat + 20 mg Progesteron iv. (Verhältnis 2:1 ———): kein Einfluß auf die vegetative Tonuslage. 40 mg Oestronsulfat + 40 mg Progesteron (Verhältnis 1:1 . . .): deutlicher Wechsel bis in sympathische Bereiche

EDG bis in sympathicotone Bereiche. Bei diesem Steroidverhältnis (1:1) hat also die sympathicotone Tendenz des Progesterons das Übergewicht. Erst mit der doppelten Oestrogenmenge (40 mg Oestronsulfat + 20 mg Progesteron) werden die gegensinnigen Wirkungen der verglichenen Steroide auf die vegetative Tonuslage ausgeglichen, denn die EDG-Meßwerte verbleiben während der gesamten Versuchsdauer im Bereich der Ausgangslage.

Somit wurden die am isolierten Streifen der Kaninchenmilz gewonnenen Befunde durch die Elektrodermatometrie am Menschen weitgehend bestätigt und noch dahingehend ergänzt, daß die sympathicolytische bzw. parasympathicomimetische Wirkung des untersuchten Oestrogens (wasserlösliches Oestronsulfat) durch einen sympathicolytischen Progesteroneffekt kompensiert werden kann. Es ist durchaus möglich, daß die Eigenart der vegetativen Tonuslage innerhalb eines Cyclus der Frau (1. Cyclushälfte im Sinne einer parasympathicotonen Reaktionslage, 2. Cyclushälfte im Sinne einer sympathicotonen Reaktionslage) in der vegetativen Komponente der Eigenhormone des Ovars mitbegründet ist, die je nach Produktionsumfang mehr sympathicotone oder parasympathicotone Züge hervortreten lassen. Gleichzeitig erscheinen diese rhythmischen Ausgleichsfunktionen der Ovarialhormone im vegetativen Bereich biologisch um so sinnvoller, als sie zur Harmonie des Individuums beitragen. Bezüglich des vegetativen Gleichgewichts darf die Bewertung konstitutioneller Faktoren nicht unterlassen werden, sie lag aber außerhalb des Rahmens dieser Bearbeitung. Durch die Befunde wird aber auch verständlich, daß der psycho-physisch intakte Organismus Hormongaben ohne Nebenwirkung bewältigt.

Zusammenfassung

Nach einem kurzen Überblick über Organisation und Leistung des vegetativen Systems wird auf die gesetzmäßigen Änderungen im Organismus als Folge der Tonusschwankungen in diesem System hingewiesen. Als Besonderheit der vegetativen Regulation erscheint die biphasische Rhythmik, die sich auch im mensuellen Cyclus mit einer parasympathischen Reaktionslage in der Follikel- und einer sympathischen in der Corpus luteum-Phase offenbart. Jeweils zu Zeiten der Ovulation und Menstruation kommt es zu einer Umschaltung in die vegetativ gegensinnige Reaktionslage.

Die Untersuchungen sollten zur Beantwortung der Frage beitragen, inwieweit die Eigenhormone des Ovars (Oestrogen, Progesteron) an der Bildung des vegetativen Tonus beteiligt sind. Die Prüfung der Sympathicolyse erfolgte an der isolierten Kaninchenmilz in der Magnus-Kehrer-Apparatur. Den eindeutigen und dosisabhängigen sympathicolytischen Effekt des Oestrogens (wasserlösliches Oestronsulfat „Schering", wasserlösliches Oestradiolmonophosphat „Ciba") ließ wasserlösliches Progesteron vermissen. Darüber hinaus hat Progesteron im Verhältnis zum Oestronsulfat wie 1:2 und zum Oestradiolmonophosphat wie 2:1 die Sympathicolyse des Oestrogens aufgehoben.

Diese Befunde ließen sich auch am Menschen mittels der Elektrodermatometrie reproduzieren. Die parasympathische Impulsgebung durch das Oestrogen und die sympathische Impulsgebung durch das Progesteron dürften die entsprechende vegetative Tonuslage innerhalb der beiden Cyclusphasen der Frau und damit die neuro-vegetative und humorale Stabilität des Organismus mitbestimmen.

Literatur

AMOS, S.: Lancet **1922 I**, 203.
ARTNER, J.: Arch. Gynäk. **185**, 85 (1954).
BALARD, P., et J. SIDAINE: Mens. Obstét. Gynéc. **8**, 59 (1916).
BANGE, W.: Ärztl. Wschr. **1953**, 401.
BARTON, M., and B. P. WIESNER: Lancet **1945 II**, 671.
BENNHOLD: Zit. nach JORES.
BIRKMAYER, W., u. W. WINKLER: Klinik und Therapie der vegetativen Funktionsstörungen. Wien: Springer 1951.
BOSSI: Arch. Gynäk. **68**, 612 (1903).
BURGER u. LEONHARDT: Zit. nach SCHRÖDER.
CARMONA-REY, A.: Rev. españ. obstet. **11**, 376 (1952).
COLLET, M. E.: Aner. J. Obstet. **42**, 93 (1941).
CULLIS, W. C., and E. M. OPPENHEIMER: Lancet **1922 I**, 954.
DAVIS, M. E., and N. W. FUGO: J. clin. Endocr. **8**, 550 (1948).
DÖRING, G. K.: Arch. Gynäk. **182**, 746 (1953).
— Ärztl. Forsch. **6**, 13 (1953).
— u. E. FEUSTEL: Klin. Wschr. **1953**, 1000.
— H. H. LOESCHKE u. B. OCHWADT: Pflüg. Arch. ges. Physiol. **252**, 216 (1950).
— u. E. SCHAEFFERS: Med. Klin. **1952**, 148.
EICHBAUM, F.: Arch. Gynäk. **138**, 174 (1929).
EISENHARD: Zit. nach SCHRÖDER.
EMMENS, C. W., F. C. MACINTOSH and D. RICHTER: J. Physiol. **101**, 460 (1943).
FARBMANN, A. A.: J. clin. Endocr. **4**, 17 (1944).
FEDERN, S.: Blutdruck und Darmatonie. Wien: F. Deuticke 1894.
FEKETE, S.: Ber. Gynäk. **41**, 487 (1941).
FRANKE, H.: Münch. med. Wschr. **1939**, 1612.
FREY, E.: Klin. Wschr. **1924**, 29.
FRÖHLICH, M.: Münch. med. Wschr. **1939**, 1771.
GITSCH, E., u. J. REITINGER: Zbl. Gynäk. **75**, 209 (1953).
GOODMAN: Amer. J. Obstet. **1876**.
GUGGISBERG, H.: Schweiz. med. Wschr. **1940**, 825.
GUTMAN, J.: N. Y. med. J. **114**, (1921).
HABBE, K., und W. PFÖRTNER: Dtsch. med. Wschr. **1951**, 269.
HALTER, G., u. R. PAPE: Wien. Arch. inn. Med. **23**, 445 (1933).
HAMBURGER, M.: Presse méd. **1937 I**, 154.
HEILIG, H.: Klin. Wschr. **1924**, 576.
HEILMEYER, L.: Lehrbuch der Pathologie und Physiologie. Jena: G. Fischer 1942.
HENNING: Arch. Gynäk. **4**, 371 (1872).
HERMANN, L. G., and J. M. MCGRATH: Arch. Surg. **40**, 334 (1940).
HESS, W. R.: Die funktionelle Organisation des vegetativen Nervensystems. Basel: B. Schwabe 1948.
HÖLLER, H., u. A. KIEHTREIBER: Wien. med. Wschr. **1954**, 559.
HOFF, F.: Med. Klin. **1948**, Stuttgart: G. THIEME 1948
— Klinische Probleme der veg. Regulation und der Neuralpathologie. Stuttgart: G. Thieme 1952.
— Dtsch. med. Wschr. **1952**, H. 3, 4, 5.
HOLLOSI, K.: Mschr. Geburth. **106**, 187 (1937).
HUSSLEIN, H., u. E. GITSCH: Wien. klin. Wschr. **1952**, 899.
ISRAEL, S. L., and O. SCHNELLER: Fertil. and Steril. **1**, 53 (1950).
JORES, A.: Klinische Endokrinologie. Berlin: Springer 1942.
KAHLER, H.: Wien. klin. Wschr. **1914**, 417.
KRAUL, L.: Arch. Gynäk. **131**, 100 (1927).
KRÜSKEMPER, H. L., u. W. DIRSCHERL: Biochem. Z. **323**, 505 (1953).
LÜDIN: Zit. nach SCHRÖDER.
MALDONADO-ALLENDE, J.: J. R. E. SALAS y P. B. CAMPONOVO: Prensa méd. argent. **1952**, 2812.
MARANON u. RICHET: Zit. nach RATSCHOW.

MARCUSE, M.: Hautkrankheiten und Sexualität. Berlin 1906.
MASSEI, M.: Ann. Obstet. **1950**, H. 11.
McGALLON, D. T., and W. H. MASTERS: J. clin. Endocr. **10**, 511 (1950).
MERLETTI: Ann. Obstet. **1900**, 673.
MILANI, L.: Boll. Soc. ital. Biol. sper. **29**, 106 (1953).
MOCQUOT, P., et R. PALMER: Presse méd. **1940**, 305.
MOORE, L. M., and J. L. PARKER: Amer. J. Physiol. **64**, 3 (1923).
MOORE, L., and C. COOPER: Amer. J. Physiol. **64**, 3 (1923).
— and L. M. JENKINS: Proc. Soc. exp. Biol. (N. Y.) **28**, 997 (1931).
NIEBURGS, H. E.: Amer. J. Obstet. **52**, 435 (1945).
OBER, K. G.: Klin. Wschr. **1952**, 357.
OBERDISSE, K.: Klin. Wschr. **1942**, 21.
OTT, D. v.: Zbl. Gynäk. **40**, Beil. 5, 31 (1890).
PALMER, R., et J. DEVILLERS: C. R. Soc. franç. Gynéc. **60** (1939).
PELLIZARI: Zit. nach SCHRÖDER.
RABUTEAU: Gaz. méd. **7**, 402 (1870).
RATSCHOW, M., u. H. ZUR HORST-MEYER: Grundlagen der Therapie mit Sexualhormonen in der inneren Medizin. Stuttgart: F. Enke 1952.
— u. H. C. KLOSTERMANN: Z. klin. Med. **135**, 198 (1938).
REGELSBERGER, H.: Der bedingte Reflex und die vegetative Rhythmik des Menschen, dargestellt am EDG. Wien: Springer 1952.
REPRIEF: Arch. Frauenheilk. **11**, 13 (1925).
REYNOLDS, S. R.: J. Physiol. **95**, 258 (1939).
— and F. J. FORSTER: Amer. J. Physiol. **131**, 422 (1940).
— Endocrinology **27**, 845 (1940).
ROTHLIN, E.: Schweiz. med. Wschr. **1946**, 1256.
ROTSCHILD, J., and A. C. BARNES: Endocrinology **50**, 486 (1952).
RUBENSTEIN, B. B.: Endocrinology **22**, 41 (1938).
SÄHLHOFF, O.: Z. Geburtsh. **133**, 107 (1950).
SELBACH, H.: Fortschr. Neurol. Psychiat. **17**, 129 (1949).
SHERWOOD, T. C.: Endocrinology **26**, 693 (1940).
SCHAEFER: Dtsch. med. Wschr. **1953**, 311.
SCHRÖDER, R.: Arch. Gynäk. **183**, 204 (1953).
STAHEL, W.: Schweiz. med. Wschr. **1951**, 1270.
STECHER, A.: Schweiz. med. Wschr. **1949**, 384.
STOLPER, L.: Wien. med. Wschr. **1923**, 919.
— Wien. med. Wschr. **1923**, 1070.
STÜRMER, K., u. H. J. WARKALLA: Geburtsh. u. Frauenheilk. **13**, 460 (1953).
TACHEZY, R.: Schweiz. med. Wschr. **1951**, 1180.
THORN, u. ENGEL: Zit. nach MALDONA-ALLENDE.
TOMPKINS, P.: Med. Clin. N. Amer. **29**, 1425 (1945).
VALLE, G.: Ginecologia **13**, 532 (1947).
WAGNER, H.: Ärztl. Forsch. **1956 I**, 123.
WEGHAUPT, K.: Klin. Med. (Wien) **5**, 145 (1950).
WERTENBERGER, G. E., M. E. COLLETT and J. T. SMITH: Amer. J. Physiol. **116**, 159 (1936).
WESTMAN, A., u. D. JACOBSOHN: Acta obstet. gynec. scand. **17**, 235 (1937).
— Acta obstetr. gynec. scand. **22**, 24 (1942).
WILDER, J.: Z. Neur. **137**, 319 (1931).
WÜNSCHE, G.: Medizinische **1954**, 269.
WÜSSECKE, W.: Dtsch. Gesundh.-Wesen **6**, 389 (1950).
ZUNTZ, L.: Arch. Gynäk. **78**, 96 (1906).

Aus der Städtischen Frauenklinik Wiesbaden (Chefarzt: Prof. Dr. R. ELERT)

Direkte und indirekte Oestrogenwirkung auf die männliche Keimdrüse

Von

R. ELERT

Mit 8 Abbildungen

Nach intramuskulärer Injektion einer Mikrokristallsuspension von 10 mg Oestradiolmonobenzoat[1] beobachtet man in den Hoden geschlechtsreifer Ratten eine Schädigung der Spermatogenese, die nach 21 Tagen ihren Höhepunkt erreicht.

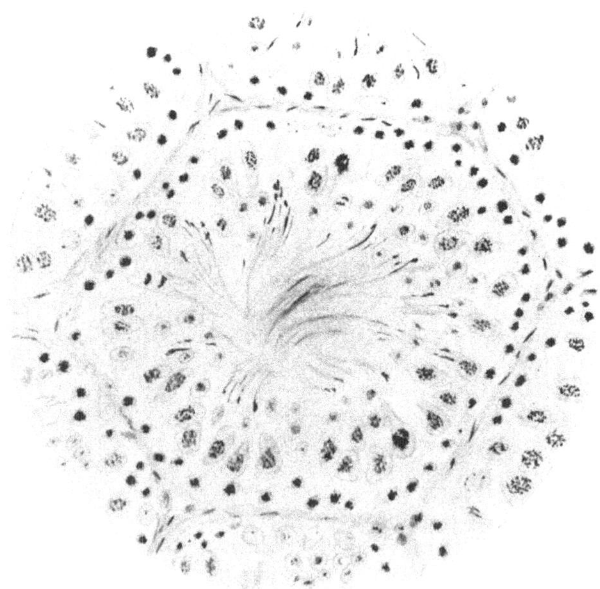

Abb. 1. Normaler Rattenhoden

Während die Spermatogonien kaum verändert sind, ist die Zahl der Spermatocyten I deutlich vermindert. Die Zellformen weiterer Stadien der Spermatogenese fehlen und mehrkernige Riesenzellen deuten auf mißglückte Reifeteilungsversuche der Spermatocyten hin. Da sich dieselben Veränderungen auch 3 Wochen nach

[1] Herrn Dr. KOLLMAR von der Ciba A. G. in Wehr/Baden danke ich für die freundliche Überlassung von *Ovocyclin M*.

Hypophysektomie nachweisen lassen (TONUTTI) ist anzunehmen, daß die Wirkung des intramuskulären Oestrogendepots auf die Spermatogenese keine direkte ist, sondern auf FSH-Hemmung im HVL beruht.

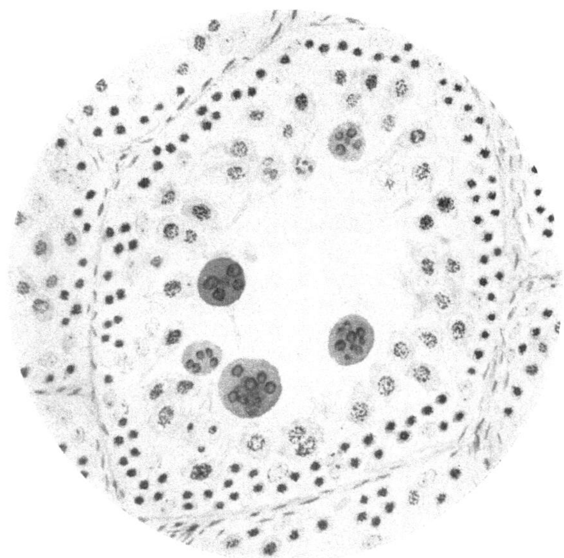

Abb. 2. Linker Hoden 3 Wochen nach Injektion von 10 mg Ovocyclin M in den rechten Hoden

Um die direkte Oestrogenwirkung auf die Spermatogenese zu untersuchen, wurde die Mikrokristallsuspension von 10 mg Oestradiolmonobenzoat — 4 Tage

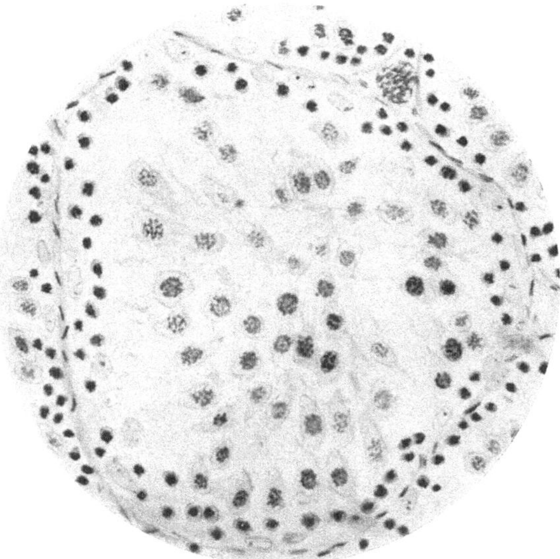

Abb. 3. Rechter Hoden 4 Tage nach intratesticulärer Injektion von 3 mg Ovocyclin M

lang täglich 2,5 mg — in den *rechten* Hoden geschlechtsreifer Ratten injiziert. Während sich im *linken*, also nicht injizierten Hoden dieselben Veränderungen nachweisen lassen wie nach intramuskulärer Injektion des Oestrogendepots, (Abb. 2) zeigen die Veränderungen im *rechten* Hoden ein ganz anderes Bild (Abb. 3, 4).

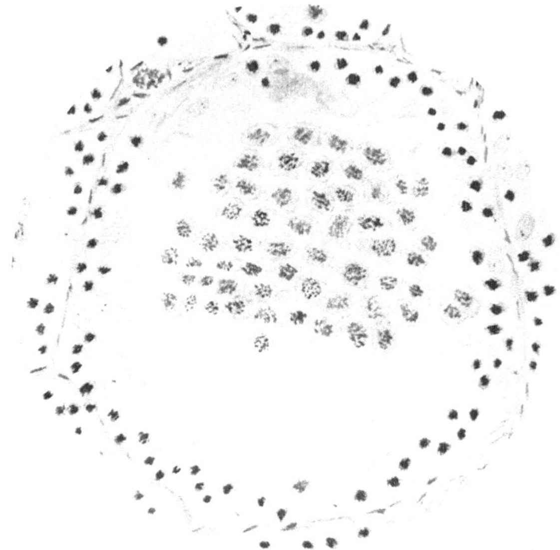

Abb. 4. Rechter Hoden 4 Tage nach intratesticulärer Injektion von 3 mg Ovocyclin M

Nach 4 Tagen erkennt man

1. eine zahlenmäßige Zunahme der Spermatocyten I,
2. reichlich Mitosen in den Spermatogonien und Spermatocyten I,
3. Ablösung der Spermatocyten I vom Verband der Spermatogonien,
4. das Fehlen von Zellformen weiterer Stadien der Spermatogenese.

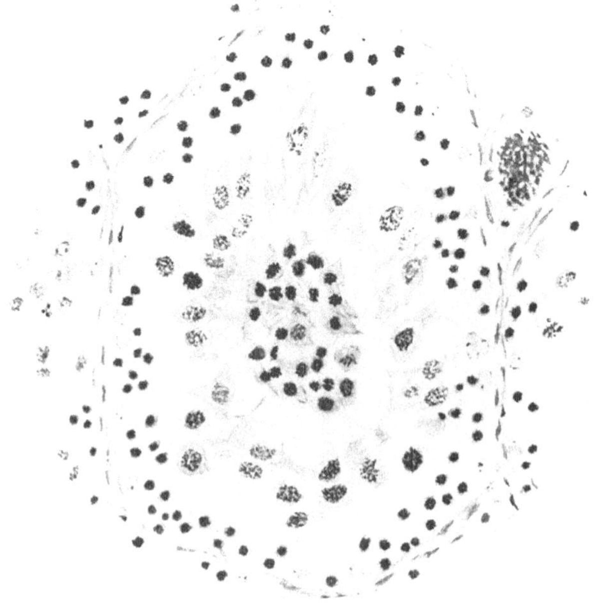

Abb. 5. Rechter Hoden 3 Wochen nach intratesticulärer Injektion von 10 mg Ovocyclin M

Einige Tage später — am ausgeprägtesten nach 3 Wochen — findet man außerdem Spermatocyten II, die im Zentrum des Tubuluslumens ein Konglomerat bilden, das von dem Kranz der Spermatocyten I durch einen optisch leeren Raum getrennt ist (Abb. 5).

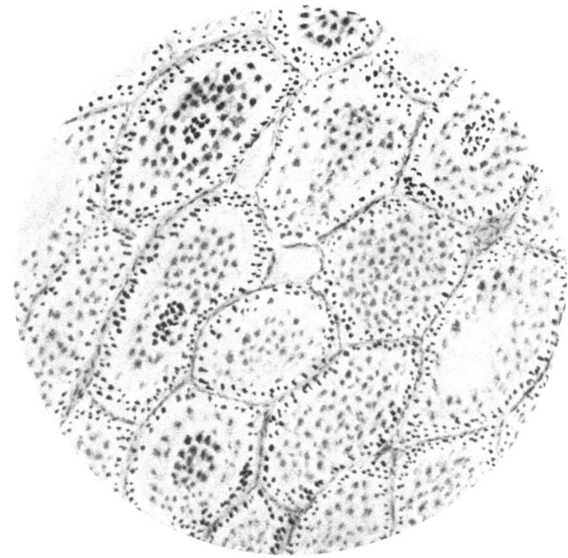

Abb. 6. Rechter Hoden

Aus den Untersuchungsergebnissen läßt sich schließen, daß die Oestrogene bei *direktem* Einfluß auf die Spermatogenese eine Beschleunigung der Wachstumsphase und der 1. Reifeteilung, dagegen eine Hemmung der 2. Reifeteilung bewirken, (Abb. 6) während ihr *indirekter* Einfluß auf einer FSH-Hemmung im HVL beruht, die sich in Erschwerung der Wachstumsphase und in Störung bzw. Hemmung der 1. Reifeteilung auswirkt (Abb. 7).

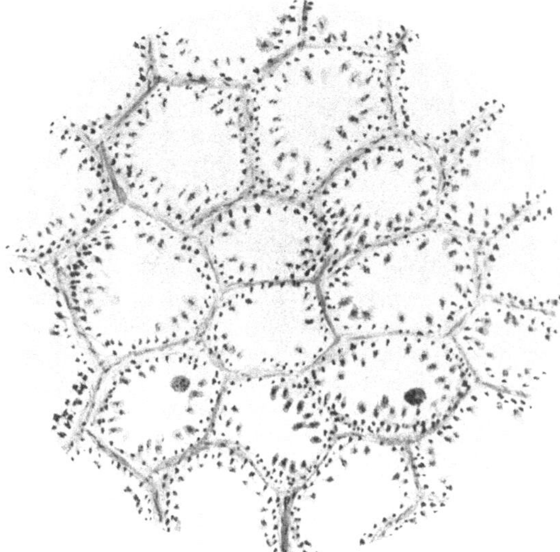

Abb. 7 Linker Hoden 3 Wochen nach Injektion von 10 mg Ovocyclin M in den rechten Hoden

Das von v. PALLOS in den ersten 3—5 Tagen nach subcutaner Injektion kleiner Oestrogendosen (3 mg Oestradiolmonobenzoat in Öl) beschriebene „Stadium der Zellvermehrung" ist also Ausdruck direkter Oestrogenwirkung auf die Spermatogenese, während das zweite (degenerative Zellveränderungen) und dritte Stadium

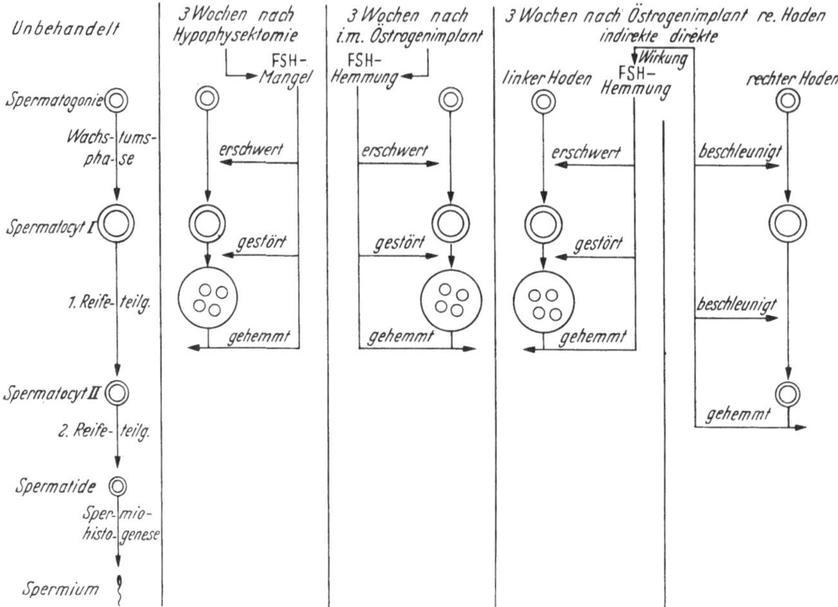

Abb. 8. Direkte und indirekte Oestrogenwirkung auf die männliche Keimdrüse

(Atrophie), das er zwischen dem 10. und 30. Tage nach großen subcutanen Oestrogendosen (10 mg Diäthylstilboestroldipropionat in Öl bzw. 20 mg Ostradiol als Preßling) beobachtete, auf indirekter Oestrogenwirkung, d. h. Hemmung der gonadotropen HVL-Funktion, beruht.

Literatur

PALLOS, K. v.: Arch. Gynäk. **171**, 471 (1941).

TONUTTI, E.: Z. Zellforsch. **32**, 495 (1943); 1. Symposion Dtsch. Ges. f. Endokrinologie am 1. 3. 1953 in Hamburg.

Aus dem Pharmakologischen Institut der Universität Göttingen
(Direktor: Prof. Dr. L. LENDLE)

Über die Wirkungsbeeinflussung gonadotroper Hormone durch unspezifische Substanzen

Von

K. W. VON EICKSTEDT und A. HASSELBLATT

Mit 4 Abbildungen

Die gonadotrope Wirkung von Hypophysenextrakten auf die Ovarien infantiler Tiere kann durch hormonal unwirksame Begleitstoffe erheblich verstärkt werden, wie seit den Untersuchungen von MAXWELL und BISCHOFF bekannt ist. Eine derartige Wirkungsverstärkung wurde inzwischen für zahlreiche anorganische und organische Stoffe beschrieben. Sie wurde ganz allgemein durch eine Verzögerung der Resorption des Hormons am Injektionsort erklärt. Eine schnelle Aufnahme des Hormons führt zu einem raschen Ansteigen der Gonadotropinkonzentration im Blut auf hohe Werte. Ausscheidung und Inaktivierung des Hormons verlaufen dementsprechend beschleunigt. Dagegen wird der Ablauf morphologischer Umwandlungen, welche in den Ovarien unter dem Einfluß gonadotroper Hormone langsam vor sich gehen, durch eine gleichmäßige und langdauernde Erhöhung des Gonadotropinspiegels im Blut begünstigt. Dieser Anforderung entspricht die langsame Resorption aus einem Hormondepot. Sie kommt der kontinuierlichen Sekretion einer endokrinen Drüse näher. Durch eine verzögerte Resorption läßt sich demnach der biologische Effekt einer Hormondosis verstärken.

Die allgemeine Gültigkeit dieser Vorstellung wird allerdings von FREUD und DINGEMANSE bestritten. Sie sahen eine Wirkungsverstärkung auch dann, wenn die Begleitsubstanz an einer anderen Stelle injiziert wurde als das Hormon. Eine Verzögerung der Resorption am Injektionsort war hier daher nicht anzunehmen.

Neben der rein *quantitativen* Wirkungsverstärkung wird wiederholt eine *qualitative* Veränderung der Ovarreaktion nach der Zugabe von unspezifischen Stoffen beschrieben. MAXWELL und BISCHOFF sahen nach der Zugabe von Zink- oder Kupfersalzen eine selektive Vermehrung der Follikelreifung. FEVOLD u. Mitarb. sowie FREUD und DINGEMANSE beschreiben eine Vermehrung der Gelbkörperbildung. Unter dem Eindruck dieser Befunde lag es nahe, zu der Frage Stellung zu nehmen, inwieweit die gonadotrope Reaktion überhaupt durch das Mischungsverhältnis zweier unterschiedlicher und spezifischer Hormone mit follikelstimulierender bzw. luteinisierender Wirkung qualitativ festgelegt ist.

Nach der Zugabe von Kupferchlorid zu fermentativ hydrolysierten Gonadotropinen wurde an den Ovarien infantiler Ratten eine Wirkungsverstärkung beobachtet, welche die ICSH-Wirkung zu bevorzugen schien (VON EICKSTEDT);

es lag für uns daher nahe, die Frage zu untersuchen, inwieweit die gonadotrope Reaktion quantitativ und qualitativ durch die Zugabe von Begleitstoffen ohne hormonale Eigenwirkung verändert wird.

An über 600 infantilen weiblichen Mäusen haben wir die Wirkungsbeeinflussung von Hypophysengonadotropin, Choriongonadotropin und Stutenserumgonadotropin untersucht. Ergänzende Versuche wurden an intakten und hypophysektomierten infantilen Ratten durchgeführt.

Verwandt wurden folgende Hormonpräparate:

Das „Preloban" als Gonadotropin der Rinderhypophyse. Es enthält 25 Reifungseinheiten in 12,5 mg.

Das „Primogonyl" mit 1000—3000 iE Choriongonadotropin pro Milligramm Trockensubstanz.

Das „Anteron" mit 2000—5000 iE Stutenserumgonadotropin in 1 mg.

Als Begleitstoffe verwandten wir:

1. Das Polyvinylpyrrolidon „Kollidon", der Bestandteil des „Periston", als Beispiel für einen Stoff, der durch hohe Viscosität die Diffusion des Gonadotropin in das angrenzende Gewebe hemmt.

2. Blutalbumin aus menschlichem Venenblut, da eine Wirkungsverstärkung bisher für zahlreiche Eiweißstoffe beschrieben wurde, so für Blut, Plasma und Serum, Casein und Milch sowie Eiklar.

3. Den Hyaluronidaseantagonisten Polyphloretinphosphat.

4. Die Vitalfarbstoffe Tryanblau und Evans blue, also Substanzen, welche von den Zellen des reticuloendothelialen Systems aufgenommen und gespeichert werden.

Das Verhalten von Uterus- und Ovargewicht diente als quantitativer Maßstab der gonadotropen Reaktion.

Das qualitative Bild der Ovarreaktion wurde histologisch an Serienschnitten der Ovarien erfaßt.

Wir prüften vergleichend die biologische Reaktion auf Hormone in physiologischer Kochsalzlösung und auf Hormone mit den Begleitsubstanzen. Dabei wurden die Gonadotropine und die Zusätze einmal zusammen gespritzt. Zweitens wurde das Hormon unter die Bauchhaut, die zu prüfende Substanz unter die Nackenhaut gegeben. Die Applikation erfolgte also gleichzeitig doch *örtlich* getrennt. Drittens wurden die Substanzen in der gleichen Dosis wie bei kombinierter Gabe am Tage vor Beginn der Hormoninjektionen vorausgegeben.

Kontrollen erhielten Kochsalzlösung bzw. die zugesetzten Substanzen ohne Hormon. Das Hormon bzw. Hormon und Begleitstoff spritzten wir zweimal täglich an zwei Tagen subcutan. Wir sezierten die Tiere 96 Std. nach der ersten Injektion.

Durch die von uns verwandten Begleitstoffe konnten wir beim Stutenserumgonadotropin keine Wirkungsverstärkung auslösen. Wegen des langsamen Abbaues, dem dieses Gonadotropin im Organismus unterliegt (ZONDEK und SULMAN), war eine Abhängigkeit der gonadotropen Reaktion von den Resorptionsverhältnissen nicht zu erwarten.

Auch für das Choriongonadotropin aus Schwangerenharn ließ sich an der Maus keine Verstärkung der gonadotropen Reaktion nachweisen, wenn das Hormon statt in physiologischer Kochsalzlösung in 12,5%igem Kollidon, in

6,5%igem Humanalbumin oder in 0,25%igem Trypanblau bzw. Evans-blue gegeben wurde. Für Kollidon und die Vitalfarbstoffe bestätigten wir diesen Befund an infantilen weiblichen Sprague-Dawley-Ratten. Die quantitative Beeinflussung der Reaktion auf hypophysäres Gonadotropin zeigt die Abb. 1.

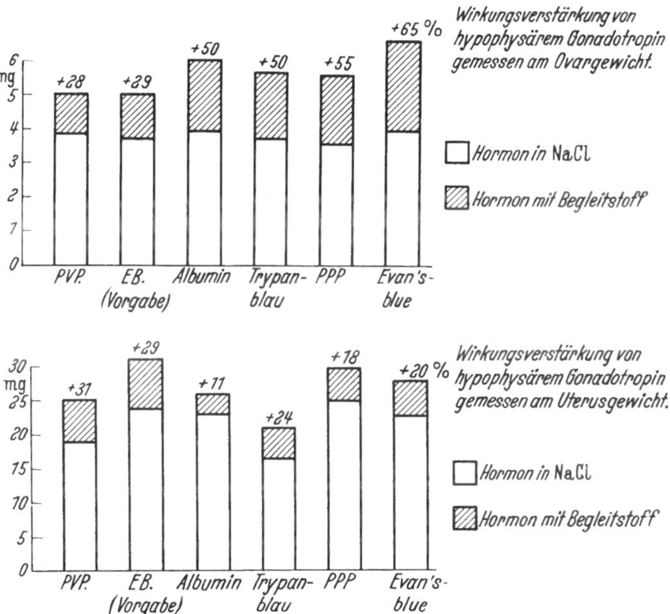

Abb. 1. Quantitative Beeinflussung der Wirkung von hypophysärem Gonadotropin auf die Ovarien und Uteri infantiler Inzuchtmäuse durch unspezifische Substanzen. (PVP. = Polyvinylpyrrolidon; EB. = Evans-blue; PPP. = Polyphloretinphosphat)

Kollidon, Humanalbumin und Polyphloretinphosphat verstärken die gonadotrope Reaktion nur dann, wenn sie mit dem Hormon zusammen gegeben werden. Die Gabe des Hormons in 12,5%iger Kollidonlösung bewirkt eine zusätzliche Ovargewichtszunahme von 28% und eine zusätzliche Uterusgewichtszunahme von 31%. Wird das Hormon in 6,5%igem Humanalbumin gelöst, so kommt es zu einer Uterusgewichtszunahme von 11%, einer Ovargewichtszunahme von 50%. Zugabe von Polyphloretinphosphat bis zu einer Konzentration von 0,25% bewirkt eine Vermehrung des Ovargewichtes um 55%, eine Uterusvergrößerung von 20%.

Bei den Vitalfarbstoffen beträgt die Wirkungsverstärkung 50% gemessen am Ovargewicht, 24% gemessen am Uterusgewicht. Beim Evans-blue sind es 65 bzw. 20%. Das Evans-blue war als einziger Stoff auch bei örtlich und zeitlich getrennter Gabe von dem Hormon verstärkend wirksam. Uterus- und Ovargewichtszunahme betragen hier 29%. (Für das Trypanblau wurden diese Beziehungen nicht gesondert geprüft.) Die angegebenen Werte stellen Mittelwerte von je 15 Inzuchtmäusen dar. Die Streuung überschreitet bei den Ovargewichten nicht 10%, bei den Uterusgewichten nicht 15%.

Histologisch entspricht der Zunahme von Ovar- und Uterusgewicht bei Polyvinylpyrrolidon eine Vermehrung von Follikelreifung und Gelbkörperbildung. Bei der Zugabe von Albumin, Polyphloretinphosphat und Vitalfarbstoffen kommt es zu einer bevorzugt ausgeprägten Ovargewichtszunahme. Wie ein Vergleich der Abb. 2 und 3 zeigt, beruht sie auf einer sehr umfangreichen Gelbkörperbildung. Dabei kommt es häufig zu Blutungen innerhalb des vascularisierten Luteingewebes. Die Wirkungsverstärkung des hypophysären Gonadotropin durch Zugabe von Evans-blue wurde auch an infantilen intakten und

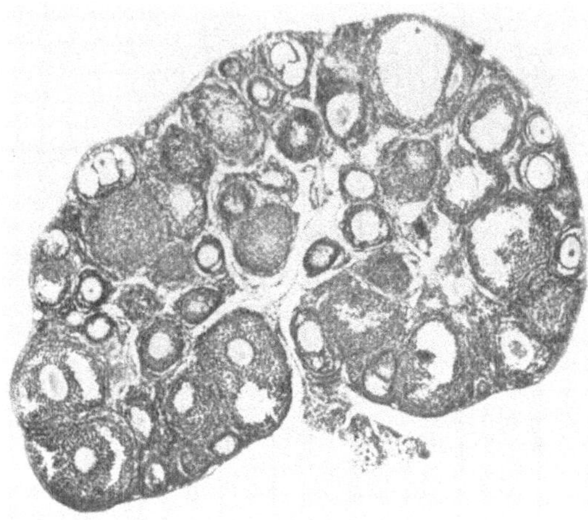

Abb. 2. Ovar einer 9 g schweren Albinomaus, welche 1. R. E. Prelabon in physiologischer Kochsalzlösung erhielt. Geringe Follikelreifung, keine reifen Gelbkörper. Ovargewichtszunahme 15%, Uterusgewichtszunahme 120% gegenüber Kontrolltieren, die kein Hormon erhielten. Vergrößerung 51fach

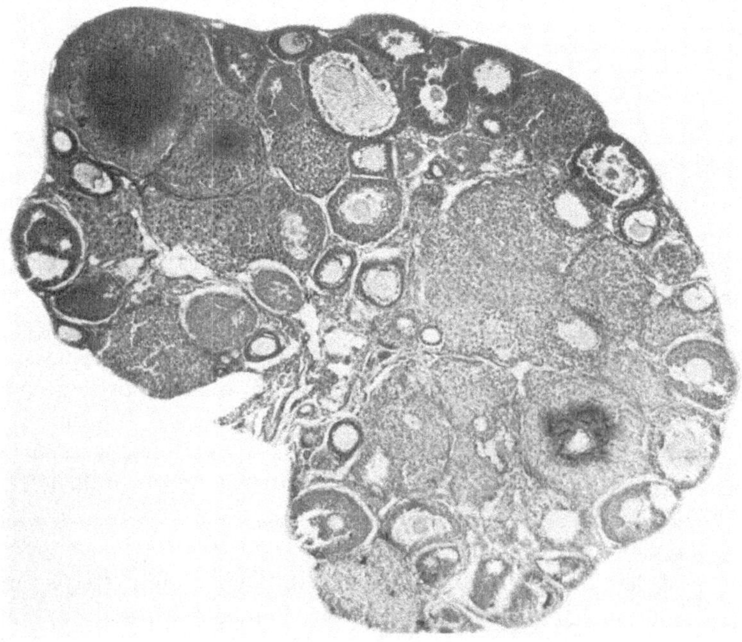

Abb. 3. Ovar einer 9 g schweren Albinomaus, welche 1 R. E. Prelaban in 0,25%igem Evans-blue erhielt. Geringe Follikelreifung, sehr zahlreiche reife Gelbkörper, drei Gelbkörperhämatome. Vergrößerung 51fach

hypophysektomierten Ratten beobachtet. Bei getrennter Injektion des Vitalstoffes Evans-blue und des hypophysären Gonadotropin wurde ebenfalls eine Wirkungsverstärkung beobachtet. Sie war am deutlichsten ausgebildet, wenn die Farbstoffgabe den Hormoninjektionen vorausging. Einer Vermehrung der Uterus- und Ovargewichte um durchschnittlich 29% entsprach im histologischen Bilde das Auftreten reifer Gelbkörper. Ein Vergleich der Abb. 2 und 4 zeigt die Veränderung der Wirkung einer R.E. Hypophysengonadotropin am Ovar durch den getrennt gegebenen Farbstoff.

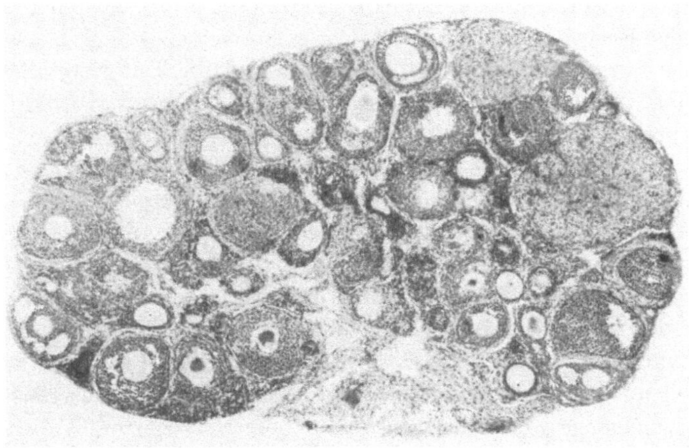

Abb. 4. Ovar einer 9 g schweren Albinomaus, welche 1 R. E. Prelobon und getrennt davon 2 mg Evans-blue erhielt. Zwei reife Gelbkörper, bei einem von ihnen sind Gefäßanschnitte deutlich zu erkennen. Vergrößerung 51fach

Bei der Erklärung der vorliegenden Befunde ist zunächst die Abhängigkeit der Wirkung des injizierten Hypophysengonadotropin von den Resorptionsverhältnissen zu berücksichtigen. Nach Higuchi und Kuramoto kommt es nicht zu einer Komplexbindung zwischen den Proteohormonen des Hypophysenvorderlappens und dem Polyvinylpyrrolidon. Das Kollidon wirkt daher vermutlich auf Grund seiner hohen Viscosität resorptionsverzögernd, da es die Diffusion des Hormons in das angrenzende Gewebe hemmt. Wie die Viscosität, so ist auch der Verstärkungseffekt deutlich von der Kollidonkonzentration abhängig. Eine deutliche Wirkungsverstärkung wurde hier für eine Polyvinylpyrrolidonkonzentration von 12,5% beschrieben. Sie ist bei der Anwendung einer 1,25%igen Lösung quantitativ nicht mehr faßbar.

Die Viscosität der von uns verwandten 6,5%igen Humanalbuminlösung ist geringer als die des fast doppelt so konzentrierten Kollidon. Dennoch kam es zu einer ausgeprägten Verstärkung der gonadotropen Reaktion. Eine zusätzliche Beeinflussung der Resorption durch Humanalbumin ist danach wahrscheinlich.

Von Diczfalusy u. Mitarb. und von Hamburger wird das Polyphloretinphosphat als der stärkste uns bekannte Hyaluronidaseinhibitor beschrieben. Bei der Zugabe des polymerisierten Phosphates zu ACTH wurde neben einer Resorptionshemmung eine Schutzwirkung gegenüber inaktivierenden Gewebsfermenten beschrieben. Bei der Gabe von ACTH in Polyvinylpyrrolidon sah

HAMBURGER eine Abschwächung der hormonalen Wirkung. Er führt sie darauf zurück, daß das Hormon den fermentativen Einflüssen des Gewebes länger ausgesetzt ist, da es den Blutkreislauf und das Erfolgsorgan verzögert erreicht. Da wir bei hypophysärem Gonadotropin unter den gleichen Umständen eine Wirkungsverstärkung sahen, erscheint eine Inaktivierung im Gewebe hier von untergeordneter Bedeutung. Die von uns beschriebene Verstärkung der gonadotropen Reaktion ist vornehmlich durch eine Verzögerung der Resorption zu erklären.

Auch die Farbstoffe Trypanblau und Evans-blue sind nach in vitro-Versuchen von CANEGHAN und SPIER Inhibitoren der Hyaluronidase. Die nektrotisierende Wirkung dieser Stoffe auf das subcutane Gewebe führt zu einer zusätzlichen Hemmung der Resorption.

Unter den Versuchsbedingungen einer nach Ort und Zeit getrennten Gabe von Farbstoff und Hormon kann die beschriebene Wirkungsverstärkung nicht auf einer Resorptionsverzögerung beruhen. Nach ZONDEK und SULMAN erfolgt der Abbau der gonadotropen Hormone mit großer Wahrscheinlichkeit in vivo im reticuloendothelialen System. Das Evans-blue wird nach JANCSO in Bindung an Blutalbumin in Zelleinschlüssen des Reticuloendothels abgelagert. Er konnte auch zeigen, daß der Farbstoff den Abbau des begleitenden Albumin durch die proteolytischen Zellfermente hemmt. Im Zusammenhang mit diesen Befunden deuten wir den resorptionsunabhängigen Verstärkungseffekt durch den Vitalfarbstoff Evans-blue über eine Beeinträchtigung der Funktion reticuloendothelialer Zellen. Die Belastung der Zelle durch Farbstoffeinschlüsse oder die Hemmung zelleigener Fermente führt zu einem verzögerten Abbau des hypophysären Gonadotropin und damit zu einer Verstärkung der gonadotropen Ovarreaktion.

Für den Ablauf der gonadotropen Reaktion erscheint demnach der Funktionszustand des reticuloendothelialen Systems von entscheidender Bedeutung.

Literatur

BISCHOFF, F.: Amer. J. Physiol. **121**, 765 (1938).
CANEGHAN, P. VAN, u. H. W. SPIER: Biochem. Z. **325**, 366 (1954).
DICZFALUSY, E., O. FERNÖ, H. FEX, B. HÖGBERG, T. LINDEROT u. TH. ROSENBERG: Acta chem. scand. **7**, 913 (1953).
EICKSTEDT, K. W. VON: In Vorbereitung.
FREUD, J., u. E. DINGEMANSE: Acta brev. neerl. **9**, 37 (1941).
HAMBURGER, CH.: Acta endocr. (Kbh.) **11**, 282 (1952).
HIGUCHI, Z., and R. KURAMOTO: J. Amer. pharm. Ass. Sci. **43**, 393 (1954).
JANCSO, N.: Speicherung. Budapest: Verl. Akad. Kiado 1955.
MAXWELL, L. C.: Amer. J. Physiol. **110**, 548 (1934).
ZONDEK, B., and F. SULMAN: Vitamins and Hormons III, S. 297, 1945.

Aus dem Pathologischen Institut der Universität Hamburg (Direktor: Prof. Dr. C. KRAUSPE)

Orale Antidiabetica und Inselzellsystem[1]

Von

J. KRACHT

Mit 5 Abbildungen

Die Einführung von N_1-sulfanilyl-N_2-n-butylcarbamid (BZ 55, Nadisan[2], Invenol[3]) und N-(4-Methyl-benzolsulfonyl)N'-butylharnstoff (D 860, Rastinon[3], Artosin[2]) als oral blutzuckersenkende Substanzen in die Therapie des Diabetes mellitus (*14*, *2*) hat die verschiedensten Arbeitsrichtungen zur Aufklärung der Wirkungsweise angeregt. Es werden insuläre und extrapankreatische Angriffspunkte erörtert, die sich möglicherweise überlagern bzw. ergänzen (*21*, *29*, *8*). Die mitgeteilten morphologischen Veränderungen am Inselsystem wurden unter verschiedenen Versuchsbedingungen und an verschiedenen Species gewonnen und weichen z. T. sowohl in qualitativer als auch quantitativer Hinsicht voneinander ab. Die hierin begründete unterschiedliche Deutung wird noch verständlicher, wenn man berücksichtigt, daß das Substrat der aktivierten und der ruhiggestellten Insel noch nicht exakt genug definiert ist. Dies wird besonders durch die Tatsache unterstrichen, daß eine Degranulierung der B-Zellen sowohl im Überfunktionszustand als Ausdruck erhöhter Sekretionsleistung als auch im Zustand der Inaktivität infolge verminderter Insulinproduktion gefunden wurde (*15*).

Das histologische Substrat der B-Zellen im Rattenpankreas nach einmaliger Zufuhr von BZ 55 (0,5 g/kg) ist zunächst durch eine nach etwa 6 Std. auftretende, meist nur fleckförmige Granulaverarmung gekennzeichnet. Sie ist im ganzen als gering zu bezeichnen, unterschreitet den schon normalerweise schwankenden Granulierungsgrad in der Regel nur wenig und hat sich bis zur 96. Stunde normalisiert. Eindeutiger ist die bereits nach 1 Std. ausgeprägte Kernschwellung. Sie hält sich zunächst auf einem konstanten Niveau und fällt bis zur 96. Stunde nur unwesentlich ab. Nach längerer Anwendung beider Substanzen ist der Granulagehalt der B-Zellen bis zur völligen Entgranulierung eindeutig vermindert. Er kann sich aber mit zunehmender Inselhyperplasie partiell oder total restituieren. Das Plasmavolumen ist insgesamt vermehrt, das Plasma selbst gelegentlich im Sinne der sog. hydropischen Degeneration vacuolig umgewandelt. Die vergrößerten Zellkerne sind hypochromatisch und mit vergrößerten Nucleolen ausgestattet. Riesenkerne treten gehäuft auf, Kernteilungsfiguren lassen sich auch ohne Arretierung durch Colchizin vermehrt finden. Unter Colchizin ist die Mitosenrate nach D 860 im Mittel um das Sechsfache, nach BZ 55 unter gleichen Versuchsbedingungen dagegen nur um etwa das Zweifache gegenüber der Norm erhöht.

[1] Mit Unterstützung der Deutschen Forschungsgemeinschaft.

[2] C. F. Boehringer u. Soehne.

[3] Farbwerke Hoechst.

Diese Diskrepanz könnte möglicherweise darauf beruhen, daß BZ 55 auf Grund der Abbau- und Ausscheidungsverhältnisse mehr als Dauerstimulans, D 860 dagegen mehr stoßweise wirkt.

Der visuelle Eindruck einer Kernvergrößerung der B-Zellen unter BZ 55 läßt sich bei Ratte (*21*, *29*) und Hund (Abb. 1) histometrisch objektivieren. Das Verhalten der Kerngrößen nach Absetzen von BZ 55 veranschaulicht Abb. 2. Es ist ersichtlich, daß die Kernvergrößerung bis zum 40. Tag unvermindert anhält und sich erst nach diesem Zeitpunkt wieder der Norm nähert. Die Granulierung entspricht dagegen bereits nach 4—6 Tagen wieder der Ausgangslage. Ähnliche Meßwerte erhielten wir nach Zufuhr von Cortison; Absetzen der Medikation führt auch in diesem Fall zu einer nur sehr langsamen Normalisierung der Kerngrößen (*26c*).

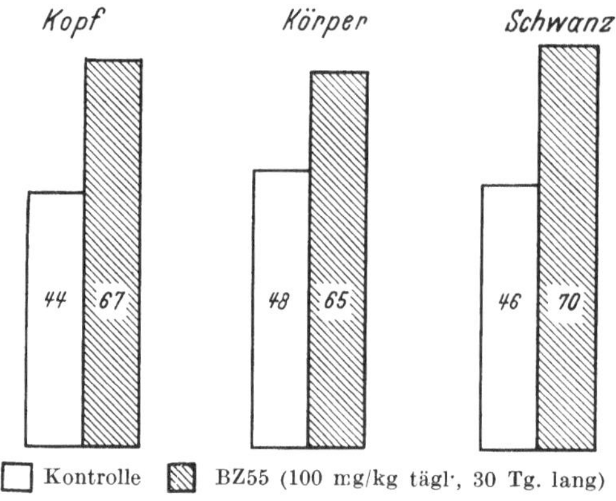

Abb. 1. Kerngrößenzunahme der B-Zellen im dorsalen Pankreas des Hundes nach BZ 55 (Planimeterwerte)

Diesen cytologischen Veränderungen entspricht mit zunehmender Applikationsdauer eine Vergrößerung der Inselscheiben, so daß die Relation zwischen exokrinem und endokrinem Gewebe mehr und mehr zugunsten des letzteren verschoben wird. Durch Konfluenz benachbarter Inseln entstehen vielgestaltige Rieseninseln. Im Rahmen dieser hyperplastischen Vorgänge interessiert das Verhalten der acino-insulären Grenzzone und der Gänge. Bei längerer Zufuhr findet sich anstelle der normalerweise scharfen Inselkonturierung eine zunehmende Verzahnung zwischen in- und exkretorischem Gewebe. Ihre Deutung berührt

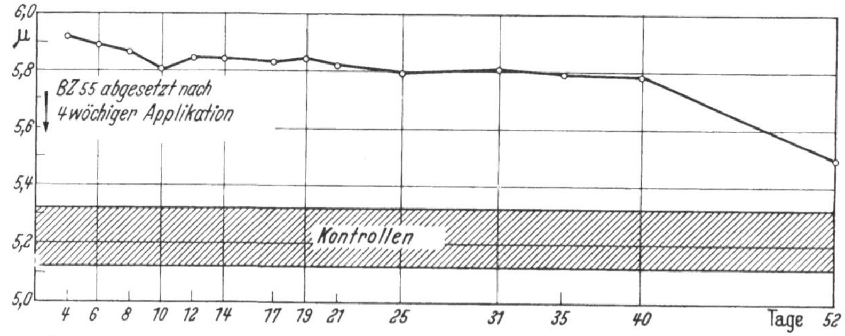

Abb. 2. Verhalten der B-Zellkerndurchmesser im Rattenpankreas nach Absetzen von BZ 55

die Frage der Transformation exokriner in endokrine Zellen. Ein derartiger Vorgang wird teilweise sicherlich vorgetäuscht, wie sich an den Übergangszonen in Konfluenz befindlicher Inseln zeigen läßt. Auch das gehäufte Auftreten von Mitosen im Inselgewebe und ihr Fehlen im Bereich periinsulärer Acini läßt eher an eine Gößenzunahme der Inseln von innen heraus denken; sog. Transformationszonen könnten jedenfalls z. T. infolge Ausschmelzung oder Absprengung von Acini durch proliferierendes inkretorisches Gewebe zustande kommen.

Andererseits steht die Existenz echter amitotischer Transformationen von inselpotenten Acinuszellen in differenzierte Inselzellen (A-Zellen) außer Frage. Am überzeugendsten wird dies durch das Vorkommen bigranulierter Zellen mit exokrinen und endokrinen Granulationen belegt (Abb. 3). Zum Gesamtkomplex der hyperplastischen Veränderungen zählen außerdem die Vermehrung singulärer B-Zellen, Inselneubildungen und die Ausbildung sog. Ganginseln. Daneben resultiert eine allgemeine Ganghyperplasie (Abb. 4). Außerdem sind eingedickte Sekretmassen in den Ganglichtungen erwähnenswert. Sie weisen auf Viscositäts-

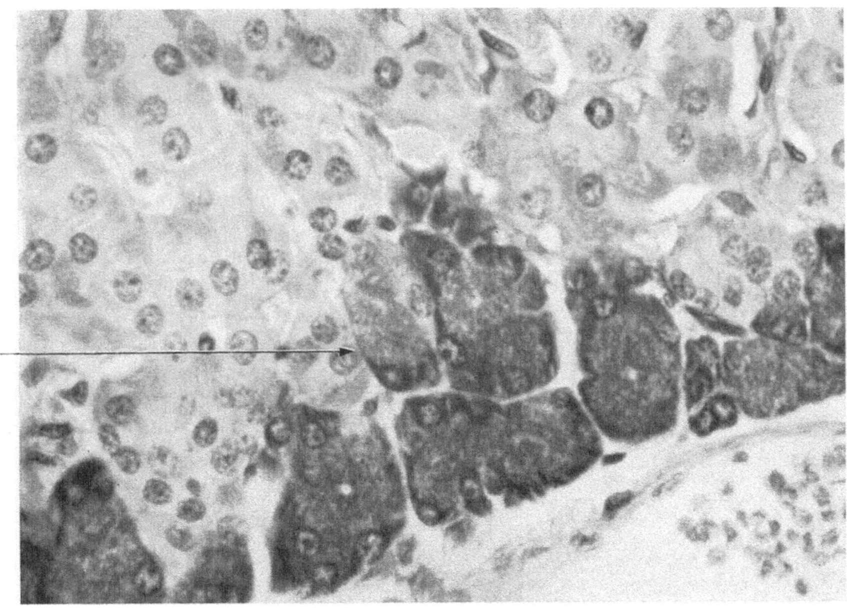

Abb. 3. Rattenpankreas, 7 Mon. BZ 55 (0,025—0,2 g/kg tgl.). Verzahnung zwischen in- und exkretorischem Gewebe. Acino-insuläre Transformation. →-Bigranulierte Zelle mit basalen exkretorischen Granula und apikalen α-Zellgranula. Pericapillär vorhandene, sonst fehlende B-Zellgranulierung

änderungen hin und wurden in ähnlicher Weise beim Kaninchen nach Zufuhr von Cortison beschrieben (*5*). Nach 12monatiger Zufuhr von BZ 55 finden sich vereinzelt kleinere und größere hyaline Kugeln in vacuolisierten B-Zellen in und außerhalb des Inselverbandes. Sie wurden in ähnlicher Weise von Bargmann (*3*) und Ferner (*12*) in Inseladenomen beschrieben und als Zeichen fraglicher Hormonstapelung bzw. veränderter inkretorischer Aktivität gedeutet (Abb. 5).

Beide Substanzen wirken somit B-Zellenstimulierend. Die Kriterien des aktivierten B-Zellensystems sind in Tab. 1 zusammengefaßt und jenen bei vermindertem Leistungsniveau gegenübergestellt.

Im Hinblick auf die Hypothese, daß BZ 55 über eine Ausschaltung oder Hemmung der Glukagoninkretion wirkt, ist zu betonen, daß wir an einzelnen A-Zellen im Kurzversuch nach Anwendung höherer Dosen das von Ferner (*11*, *13*) beschriebene Schollen- und Blasenstadium bestätigen konnten. Bei fortgesetzter Applikation ergaben sich jedoch keine Kriterien, die für eine Schädigung oder Inaktivitätsatrophie dieses Zelltyps sprechen könnten (*11*, *13*), wie dies vergleichsweise nach IPTD (*17—19*) oder Synthalin A (*9*) bzw. nach Glukagongaben (*26a, b*) der Fall ist. Nach längerer Anwendung ist vielmehr eine Verbreiterung der A-Zellenrandschale und eine Kernschwellung dieses Zelltyps feststellbar,

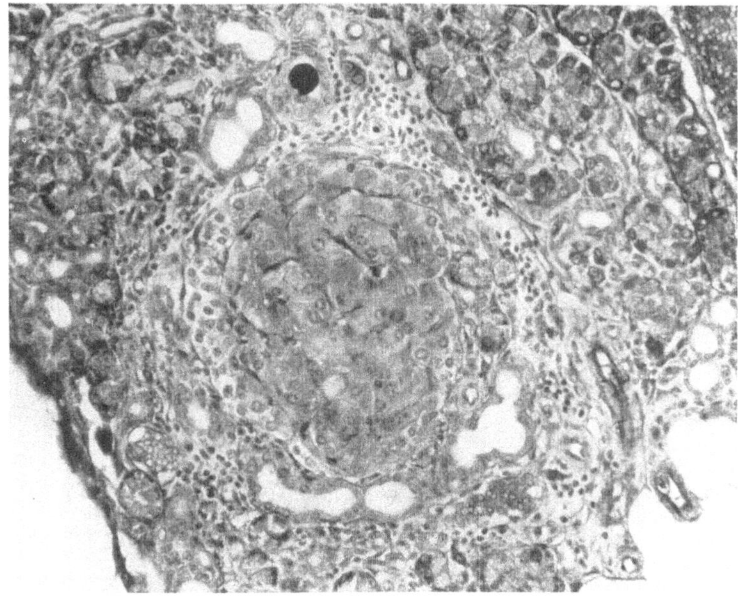

Abb. 4. Rattenpankreas, 12 Mon. BZ 55 (0,05—0,3 g/kg tgl.). Periinsuläre Ganghyperplasie und Bindegewebsvermehrung. Eingedicktes Sekret in zwei Ganglichtungen. Vermehrung von Reticulinfasern in der Insel

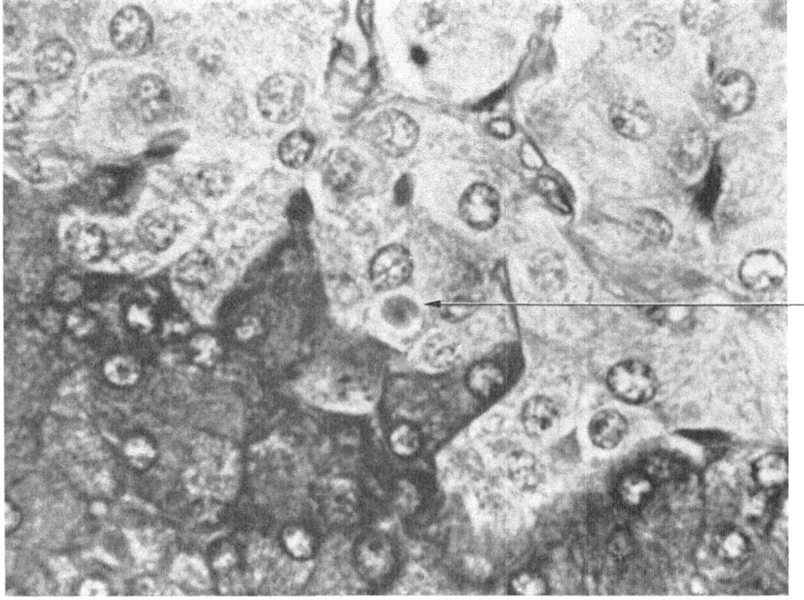

Abb. 5. Rattenpankreas 12 Mon. BZ 55 (0,05—0,3 g/kg tgl.). Acino-insuläre Transformationszone. → hyalin geschichtete Kugel im Plasma einer vacuolisierten B-Zelle

Tabelle 1. *Morphologische Kriterien des stimulierten und ruhiggestellten B-Zellsystems im Rattenpankreas*

ruhiggestellt	stimuliert
Kerngrößenabnahme und -hyperchromasie	Kernschwellung und -hypochromasie
Abnahme des Plasmaleibes	gehäuftes Auftreten von Riesenkernen
verdichtete Kernlagerung	Vergrößerung der Nucleolen
Granulaverarmung bei verminderter Produktion	Erhöhung der Mitosenrate
Intensive Granulierung bei verminderter Sekretion	weite Kernlagerung
(abhängig von Versuchsanordnung und Hypophysen-NNR-System)	Granulaverarmung — Entgranulierung
	Zunahme des Plasmaleibes
	sog. hydropische Entartung
	Inselscheibenvergrößerung
	Rieseninseln
	unscharfe Inselkonturen
	acino-insuläre Transformation
	Inselneubildung, Hyperplasie singulärer B-Zellen
	Ausbildung von Ganginseln
	Ganghyperplasie
	Hyperämie der Capillaren

die wir als Anpassungsreaktion auf den ständigen Hypoglykämiereiz deuten (*21*, *27*, *29*). Auch nach 12 Monaten ist die Masse der A-Zellen intakt, das gesamte Zellsystem hyperplastisch und in die skizzierten regenerativen Veränderungen einbezogen. Lediglich in einer Versuchsserie fanden sich nach 7 Monaten degenerative A-Zellveränderungen mit vielen Kernpyknosen neben großen hypochromatischen Elementen. Dieses Verhalten ist einer Deutung nur schwer zugänglich, wir erörterten die Möglichkeiten einer Erschöpfung nach Überstimulierung bzw. der direkten chemischen Irritation (*21*, *29*). Insgesamt dürfte das A-Zellsystem infolge Gegenregulation auf ein höheres Leistungsniveau eingestellt sein; diese Veränderungen sind für die blutzuckersenkende Wirkung ohne Bedeutung.

Da sich die B-Zellreaktion im Exstirpationsversuch als von Hypophyse, NNR und NNM unabhängig erwies (*27*, *21*, *29*), läßt sich bereits aus den beschriebenen Strukturänderungen der Schluß ziehen, daß den Substanzen eine direkte β-cytotrope Wirkung im Sinne einer Förderung der Insulinsekretion zuzuerkennen ist. Selbstverständliche Voraussetzung hierfür ist die Anwesenheit eines stimulierbaren B-Zellsystems. Aus diesem Grunde fehlt die blutzuckersenkende Wirkung nach Pankreatektomie (*23*, *25*), beim alloxandiabetischen Tier (*20*, *27*, *21*, *30*, *33*, *25*) oder bei funktioneller Überbeanspruchung [metasteroidaler Diabetes (*27*, *21*, *29*, *36*)]. Als weitere Beweise für eine insulinotrope Wirkung werten wir die Zunahme der Plasmainsulinaktivität nach BZ 55 (*22*) und D 860 (*28*) und das Auftreten der Blutzuckersenkung nach Applikation der Drogen in die A. pancreatica; sie fehlt nach Infusion in Femoralarterie oder Pfortader (*8*). In Ergänzung hierzu wurde im Kreuzungsversuch eine Blutzuckersenkung beim Empfängertier nach Anastomosierung von V. pancreatica und A. femoralis beobachtet; ein gleicher Effekt trat nach Anastomosierung von V. mesenterica und A. femoralis nicht auf (*34*). Obwohl auch diese Befunde die Förderung der Insulinsekretion als Hauptangriffspunkt der Substanzen kennzeichnen, sind Einwände hiergegen durch das Fehlen echter Insulineffekte im Stoffwechsel gegeben (*6*). Diese Diskrepanz könnte 1. auf einer enzymatischen Einflußnahme der Substanzen selbst und 2. auf veränderten inkretorischen Regulationen oder 3. darauf beruhen, daß parenteral verabreichtes Insulin andere Stoffwechselwirkungen als sezerniertes Insulin aufweist. Zusätzliche extrapankreatische Angriffspunkte der Substanzen entziehen sich der morphologischen Beurteilung. Sie sind durch einen insulinsparenden Effekt (*24*) gekennzeichnet, der mit einer weiteren Verminderung der Glykosurie durch BZ 55 bei der alloxandiabetischen Ratte unter suboptimalen Insulindosen (*21*), aber auch nach Pankreatektomie (*7*, *35*) und im Zustand des metahypophysären Diabetes beim Hund nachgewiesen wurde (*35*). Extrapankreatische Faktoren können jedoch nicht im Vordergrund des Wirkungsmechanismus stehen, da ein Überwiegen von Insulinabbauhemmung (*31*, *32*) oder eine anderweitige Potenzierung der Insulinwirkung (*1*, *4*, *35*, *7*) auf die Dauer keine Mehrsekretion, sondern eher eine verminderte Abgabe von Insulin und damit auch einen Inaktivitätszustand des B-Zellsystems zur Folge hätten.

Die Frage einer möglichen Erschöpfbarkeit des B-Zellsystems bei Dauerapplikation ist grundsätzlich zu bejahen, obwohl Beweise hierfür fehlen und von seiten des Experiments bisher keine Veranlassung vorliegt, BZ 55 und D 860 als diabetogene Substanzen zu kennzeichnen. Während die Ratte in Anbetracht des bekanntermaßen ausgeprägten Regenerationsvermögens der Insulinbildner als adäquates Versuchstier ausscheidet, gelang es auch bei geeigneteren Species wie z.B. am Hund nicht, durch alleinige Dauermedikation eine manifeste diabetische Stoffwechselstörung auszulösen. In der Therapie des Diabetes mellitus sind allerdings insofern andere Voraussetzungen gegeben, als ein bereits vorgeschädigtes B-Zellsystem — einem allgemeinen Prinzip der Endokrinologie folgend — leichter erschöpfbar sein wird, als ein intakter B-Zellapparat. Hinweis hierfür sind die sich mehrenden Fälle sog. Spätresistenz (*10*) und die ihr vorausgehende Phase der Tachyphylaxie (*16*). Über die Dauer eines Therapieerfolges dürfte demnach die Anpassungskapazität des B-Zellsystems entscheiden.

Zusammenfassung

Das Inselsubstrat unter BZ 55 ist durch Veränderungen an A- und B-Zellen gekennzeichnet. Hypertrophische und hyperplastische Vorgänge am B-Zellsystem erweisen sich als unabhängig von Hypophyse und Nebenniere und lassen auf eine insulinotrope Wirkung der Substanz schließen. Neben diesem Hauptangriffspunkt sind extrapankreatische Faktoren im Wirkungsmechanismus zu berücksichtigen, wahrscheinlich aber von untergeordneter Bedeutung. Die Identität der B-Zellreaktion nach D 860 erlaubt die Annahme einer prinzipiell gleichartigen Wirkungsweise. Veränderungen an den A-Zellen dürften gegenregulatorisch bedingt sein; sie sprechen gegen eine für die blutzuckersenkende Wirkung ursächlich in Frage kommende Hemmung der Glukagoninkretion.

Literatur

1. ACHELIS, J. D.: Germ. med. J. **1**, 30 (1956).
2. BÄNDER, A., W. CREUTZFELDT, TH. DORFMÜLLER, H. EHRHARDT, H. MASKE, W. MEIER, G. MOHNIKE, E. F. PFEIFFER, ST. SCHLAGINTWEIT, K. SCHÖFFLING, J. SCHOLZ, J. SEIDLER, H. STEIGERWALD, W. STICH, G. STÖTTER u. H. ULRICH: Dtsch. med.Wschr. **1956**, 823.
3. BARGMANN, W.: Z. Zellforsch. **29**, 562 (1939).
4. BECKER, W. H., E. BUDDECKE u. H. MÜLLER: Klin. Wschr. **1956**, 920.

5. BENCOSME, S. A.: Arch. Path. (Chicago) **62**, 285 (1956).
6. BERINGER, A., u. E. KEIBL: Wien. med. Wschr. **1956**, 792.
7. CAMPBELL, J. and V. LAZDINS: Canad. med. Ass. J. **74**, 962 (1956).
8. COLWELL, A. R. jr., J. A. COLWELL and A. R. COLWELL sen.: Metabolism **5**, 749 (1956).
9. DAVIS, J. S.: J. Path. Bact. **64**, 575 (1952).
10. ENGELHARDT, H.: Medizinische **1956**, 1639.
11. FERNER, H.: Naunyn-Schmiedebergs Arch. exp. Path. Pharmak. **228**, 164 (1956).
12. — Das Inselsystem des Pankreas. Stuttgart: Georg Thieme 1952.
13. — u. W. RUNGE: Dtsch. med. Wschr. **1956**, 331; Arzneimittelforsch. **6**, 256 (1956).
14. FRANKE, H., u. J. FUCHS: Dtsch. med. Wschr. **1955**, 1449.
15. HAIST, R. E.: Physiol. Rev. **24**, 409 (1944).
16. HEINSEN, H. A., u. H. HAGEN: Med. Klin. **1956**, 1217.
17. HOLT, C. v., u. H. FERNER: Z. Zellforsch. **42**, 305 (1955).
18. — L. v. HOLT, B. KRÖNER u. J. KÜHNAU: Naunyn-Schmiedebergs Arch. exp. Path. Pharmak. **224**, 66 (1955).
19. — — — — Ciba Found. Coll. Endocr. **9**, 14 (1956).
20. — — — Naturwissenschaften **43**, 162 (1956).
21. — J. KRACHT, E. KRÖNER u. L. v. HOLT: Schweiz. med. Wschr. **1956**, 1123.
22. — L. v. HOLT, J. KRACHT, B. KRÖNER u. J. KÜHNAU: Science **125**, 735 (1957).
23. HOUSSAY, B. A.: Metabolism **5**, 727 (1956).
24. KINSELL, L. W., F. R. BROWN, R. W. FRISHEY and G. D. MICHAELS: J. Clin. Endocr. **16**, 821 (1956).
25. KIRTLEY, W. R., A. S. RIDOLFO, M. A. ROOT and R. C. ANDERSON: Diabetes **5**, 351 (1956).
26. KRACHT, J.: a) Naturwissenschaften **41**, 336 (1954); b) Jber. Borstel **3**, 164 (1954/55). Berlin-Göttingen-Heidelberg: Springer; c) Verh. dtsch. Ges. Path. **40**, 272 (1956).
27. — u. J. RAUSCH-STROOMANN: Naturwissenschaften **43**, 180 (1956).
28. — B. KRÖNER, L. v. HOLT u. C. v. HOLT: Naturwissenschaften **44**, 16 (1957).
29. — C. v. HOLT u. L. v. HOLT: Endokrinologie **34**, 129 (1957).
30. LANG, ST., and S. SHERRY: Metabolism **5**, 733 (1956).
31. MIRSKY, I. A., G. PERISUTTI and D. DIENGOTT: Metabolism **5**, 156 (1956).
32. — D. DIENGOTT and H. DOLGER: Science **123**, 583 (1956).
33. MOHNIKE, G.: Arzneimittelforsch. **6**, 388 (1956).
34. POZZA, G., G. GOLONSINO and P. P. FOA: Proc. Soc. exp. Biol. (N. Y.) **93**, 539 (1956).
35. SIREK, A., and O. V. SIREK: Canad. med. Ass. J. **74**, 960 (1956).
36. VOLK, B. W., S. WEISENFELD, S. S. LAZARUS and N. G. GOLDNER: Metabolism **5**, 894 (1956).

Diskussion

W. CREUTZFELDT (Freiburg/Breisgau):

Wir konnten an der Freiburger Medizinischen Klinik in ausgedehnten morphologischen Untersuchungen die Tatsache der Degranulation der B-Zellen unter Sulfonylharnstoffen (D 860) bei Kaninchen und Ratten beobachten. Kernvergrößerungen traten nur bei normalen Ratten auf, sie fehlten bei hypophysektomierten Ratten und bei hypophysektomierten und zusätzlich mit STH behandelten Ratten sowie bei Kaninchen. Die Kernvergrößerung nach D 860 bei der normalen Ratte ist demnach an die intakte Hypophysenfunktion gebunden. Die von Herrn KRACHT neuerdings gefundene Normalisierung der nach Hypophysektomie angeblich auftretenden B-Zell-Kernatrophie [Endokrinologie **34**, 129 (1957) Abb. 6] ist nicht als Stimulation aufzufassen, da keine Größenzunahme über die Norm wie nach Cortison auftritt. Die Angabe ist überhaupt unverständlich, da Herr KRACHT [Naturwissenschaften **40**, 607 (1953), 2. Symposion Dtsch. Ges. f. Endokrinologie **1955**, Verh. Dtsch. Ges. Path. **40**, 272 (1956)] früher genau wie wir selbst nach Hypophysektomie bei der Ratte *keine* Verkleinerung der B-Zellen fand. — Das gemeinsame morphologische Substrat der Sulfonylharnstoffwirkung an den B-Zellen ist also zunächst nur eine Degranulation. — Eine Inselhypertrophie konnten wir unter D 860 bei Messungen an fast 60 Ratten nach der Methode von TEJNING bisher weder an normalen noch hypophysektomierten und STH behandelten Ratten nachweisen (40 Tage 500 mg/kg D 860).

Eine *echte* Insulinsekretionsstimulierung durch D 860 ist unwahrscheinlich, weil im Tierversuch bei normalen Tieren nur geringe Insulineffekte im Stoffwechsel nachzuweisen waren und beim menschlichen Diabetiker vollständig fehlten. Dagegen sind eindeutige Befunde vorhanden, die für eine veränderte Glucosebildung der Leber bei Diabetikern unter Sulfonylharnstoffen sprechen. — Überhaupt ist zu bedenken, daß unsere Tierversuche alle mit viel zu hohen Dosen ausgeführt wurden. Bei menschlichen Diabetikern, die 3—6 Monate mit D 860 erfolgreich behandelt wurden (6 Fälle), fanden wir überhaupt keine Veränderungen der B- und A-Zellen, verglichen mit unbehandelten Altersdiabetikern.

E. F. PFEIFFER (Frankfurt/Main):

Die Resultate von Herrn KRACHT am Hund können wir für das Kalb im Prinzip bestätigen. Ebenso sind wir, wie er, der Meinung, daß der Effekt dieser Stoffe mit blutzuckersenkender Wirkung im wesentlichen über eine Stimulierung zur endogenen Insulinausschüttung verläuft. Allerdings muß man Herrn CREUTZFELDT Recht geben, daß bisher in der Klinik widersprechende Angaben zur Frage eines Stoffwechseleffektes vom Insulincharakter vorliegen.

Wichtig erscheint mir aber noch folgender Hinweis: Herr KRACHT hat 50 mg/100 g Kg 3755 oder D 860 bei seinen Hunden gegeben. Das entspricht bei einem 60 kg schweren Menschen einer Tagesdosis von 30 g = 60 Tabletten. Therapeutisch angewandt werden aber nur 0,5 bis 1 g = 1—2 Tabletten im Durchschnitt. Wir sollten also, ehe wir uns zur Erschöpfungstheorie der Sulfonwirkung auf die B-Zellen äußern, im Tierversuch mit vergleichbaren und erheblich kleineren Dosen arbeiten, um so ein der Klinik identisches Versuchsmodell zu erhalten.

J. KRACHT (Hamburg):

Das von Herrn PFEIFFER angeschnittene Problem der Überdosierung im Tierversuch sollte nicht überbewertet werden, zumal das stoffwechselmäßige Verhalten der Laboratoriumstiere eine erhöhte Einzeldosis rechtfertigt. Es ist deshalb auch nicht angängig, therapeutisch beim Menschen angewandte mit den im Experiment verwendeten Medikationen unter Zugrundelegung von Dosis / kg Körpergewicht zu vergleichen.

Die Dosierung beim Hund lag in eigenen Versuchen eine Zehnerpotenz unter der bei Ratten (0,05: 0,5 g/kg).

Zu Herrn CREUTZFELDT: Die Kernvergrößerung der B-Zellen nach Anwendung von BZ 55 und D 860 ist bis jetzt für Ratte, Hund und, wie wir eben von Herrn PFEIFFER hörten, auch für das Kalb gesichert. Mit Kaninchen haben wir nicht gearbeitet, so daß eine eigene Stellungnahme zum Verhalten dieser Species nicht möglich ist. Bei der Ratte erwies sich die Reaktion des B-Zellsystems unabhängig von Hypophyse und Nebenniere. Eine echte Inselhyperplasie läßt sich bei intakten Ratten nach längerer Anwendung beider Substanzen mühelos objektivieren. Zur etwaigen Bedeutung der Leber für die blutzuckersenkende Wirkung wird auf DULIN u. JOHNSTON verwiesen, die bei hepatektomierten Hunden und Ratten mit intaktem zu- und abführenden Kreislauf im Bereich des Pankreas ebenfalls Hypoglykämie feststellten. Auch diese Versuchsanordnung rückt das Pankreas in den Vordergrund der Betrachtung.

Aus der Hautklinik der Medizinischen Akademie Düsseldorf
(Direktor: Prof. Dr. med. H. TH. SCHREUS)

Chemische und cytologische Untersuchungen bei einigen Endokrinopathien

Von

H. RUHRMANN und W. SCHÖLDGEN

Mit 3 Abbildungen

Bei Routineuntersuchungen mittels der oralen Cytodiagnostik nach SCHREUS bei Frauen (SCHÖLDGEN I) fanden sich neben den von der Vaginalcytologie her bekannten Kern- und Plasmabewegungen gelegentlich Veränderungen an den Zellkernen, die im Vaginalabstrich bisher nicht beobachtet waren. Es handelte

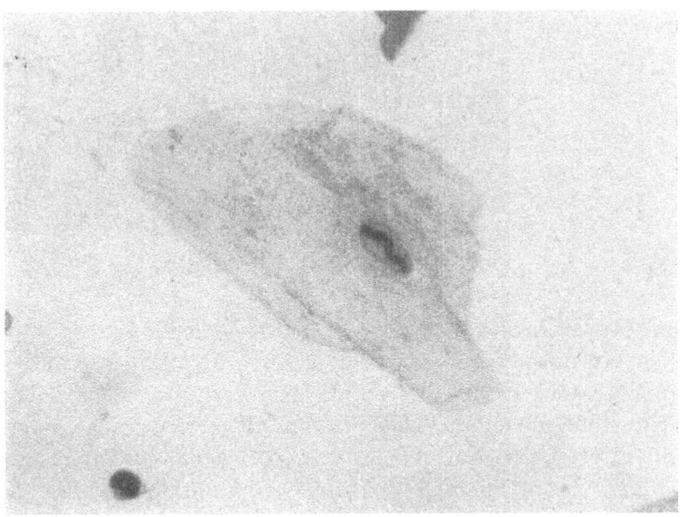

Abb. 1

Die Abb. 1 und 2 zeigen eine Epithelzelle, deren Kern die typischen Veränderungen aufweist. Bei beiden (verschiedenen) Vergrößerungen ist im Inneren des geblähten Kernes eine wellen- oder schlangenförmig angeordnete, dunkel angefärbte Struktur zu erkennen, die sich deutlich vom Kern und ebenso vom Zellplasma abhebt. Vom Kern selbst ist nur noch eine angedeutete Membran zu erkennen

sich dabei um band- oder schlangenförmige Strukturen im Inneren geblähter Kerne (SCHÖLDGEN II—IV, s. Abb. 1—3).

Diese Strukturen zeigten sich in systematischen Untersuchungen nur bei einer Reihe von Erkrankungen, die in einem gewissen Zusammenhang mit hormonalen Dysregulationen gebracht werden, und zwar bei den Acneformen, Hypertrichosis und Defluvium capitis. Wenn bei oben genannten Erkrankungen am Zellbild ein grobes Mißverhältnis zwischen den Wirkungen der weiblichen Sexualhormone zu erkennen war, konnten diese Kernstrukturen vermehrt gefunden werden.

Beim Vergleich der cytologischen Diagnose mit der Ausscheidungsrate der 17-KS als Ausscheidungsform der männlichen Sexualhormone fiel auf, daß derartig veränderte Kerne immer dann zu finden waren, wenn die Ausscheidung an 17-KS bei normaler Wirkung der weiblichen Sexagene absolut oder bei verminderter weiblicher Hormonbildung relativ erhöht war (Ruhrmann und Schöldgen). So konnte bei einem eigenen Fall von Pubertas praecox im Alter von 11 Monaten

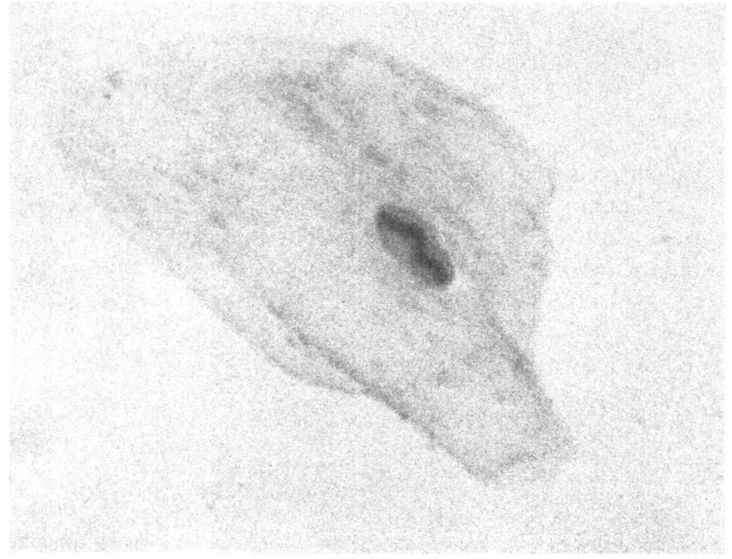

Abb. 2

mit Acne und Hypertrichose bei einer 17-KS-Ausscheidung von 14,07 mg zahlreiche derartige Kernstrukturen gefunden werden. Bei diesem Kind wurde später operativ ein NNR-Carcinom entfernt. Leider war aus äußeren Gründen eine nochmalige Kontrolle nicht möglich[1].

Neben einem weiteren Fall von Hypercorticismus konnten wir dank des Entgegenkommens der hiesigen II. Medizinischen Klinik und Poliklinik (Direktor: Prof. Dr. med. Oberdisse) einige Patientinnen mit sicherer endokrinologischer Ätiologie in unsere Untersuchungen einbeziehen. Es handelte sich um 6 Fälle von Hypercorticismus.

Bei diesen Patientinnen bestimmten wir an 3 Tagen die Gesamtausscheidung an 17-KS im Urin nach Zimmermann, der aus den Einzelwerten errechnete Mittelwert wurde zur Beurteilung verwandt. Außerdem wurde eine Fraktionierung in α- und β-Fraktion nach Haslam und Klyne vorgenommen. Schließlich wurden die Patientinnen cytologisch mit Hilfe der oralen Cytodiagnostik (Schreus) untersucht.

[1] Während der Drucklegung konnten wir Kontrolluntersuchungen bei dem Kind durchführen, über deren Ergebnisse wir zu einem späteren Zeitpunkt berichten werden.

Beim Vergleich der Ergebnisse dieser chemischen und biologischen Methoden konnte festgestellt werden, daß zwischen dem Hormonstatus und dem Auftreten der Kernveränderungen Beziehungen bestanden derart, daß bei einer Erhöhung der Androgenexkretion die Zahl der veränderten Kerne anstieg. Auch bei einer nur relativen Vermehrung der 17-KS-Ausscheidung waren die Kerne zu sehen. Die Zahl der untersuchten Fälle erlaubt bisher noch nicht, diese Beziehungen zueinander statistisch zu sichern. Wir werden deshalb weiterhin bemüht sein, entsprechende Patientinnen zu untersuchen. Es muß aber erwähnt werden,

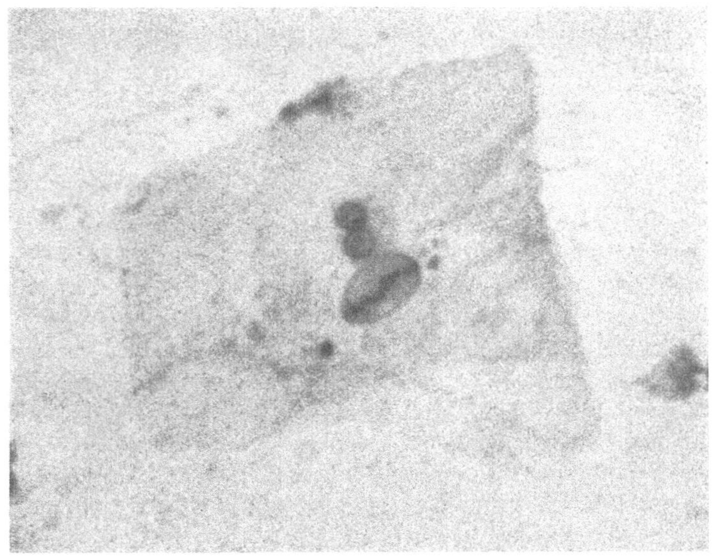

Abb. 3

Abb. 3 zeigt die gleiche Struktur im Kern einer anderen Epithelzelle. Auch hier eine dunkel angefärbte, schlangenartig ausgebildete Verdichtung, die sich deutlich von Kern und Plasma der übrigen Zelle abhebt

daß wir bei 3 klimakterischen Frauen nach Injektionen von 50 mg Testosteronpropionat ebenfalls solche Kerne erkennen konnten. Dagegen waren diese Kerne bei der üblichen Hormontherapie mit höheren Dosen (z. B. beim Mamma-Ca.) nicht oder nur ganz vereinzelt zu finden.

Auf Grund der Abhängigkeit des Auftretens dieser Kernstrukturen von der Androgenausscheidung möchten wir dieses Phänomen zumindestens arbeitshypothetisch als „androgene Struktur“ bezeichnen, da der ursprünglich von uns gewählte Ausdruck „androgene Proliferation“ bereits von WIED für einen Proliferationszustand im Vaginalabstrichbild von klimakterischen Frauen vorweg genommen wurde.

Literatur

RUHRMANN, H., u. W. SCHÖLDGEN: Vergleichende chemische und cytologische Untersuchungen. (Im Druck.)

SCHÖLDGEN, W.: I. Arch. klin. exper. Derm. **201**, 556 (1955).

— II. Vortrag vor der Vereinigung Düsseldorfer Dermatologen am 7. 12. 1955.

SCHÖLDGEN, W.: III. Diskussionsbemerkung auf dem 4. Symposion Dtsch. Ges. f. Endokrinologie. Berlin, März 1956.
— IV. Ergänzungen zu dem Vortrag SCHREUS „Akne und Gonaden" auf der XXIII. Tagung Dtsch. Dermat. Ges. Wien, Mai 1956.
WIED, G. L.: Ärztl. Wschr. **1952**, 844; Zbl. Gynäk. **75**, 40 (1953).

Diskussion

H. IGEL (Berlin):

Die Beobachtungen von Herrn RUHRMANN sind sehr interessant. Es ist aber zu bezweifeln, daß die stabförmigen Chromatinzusammenballungen am Kern der Vaginalepithelien als ein spezifischer Androgeneffekt anzusehen sind. Wir haben diese Zusammenballungen des Chromatins besonders ausgeprägt bei chronischen Entzündungsprozessen festgestellt.

Aus dem Institut für Tierzucht und Erbpathologie der Freien Universität Berlin
(Direktor: Prof. Dr. W. Koch)

Melanophorotrope Wirkstoffe im Säugetierorganismus und ihre mögliche Bedeutung

Von

Wolfgang Jöchle

Melanophorotrope Wirkstoffe vermögen bei Kaltblütern das Farbwechselphänomen des Dunkelwerdens auszulösen. Sie bewirken dort eine Dispersion der in den Melanophoren-Zellen des Unterhautbindegewebes gelagerten Melaninkörnchen über den gesamten, nervenzellähnlichen verzweigten Zellkörper (*38*) sowie wahrscheinlich bei längerer Verabreichung auch eine Zubildung von Melanin (*34*, *42*). Melanophorotrope Wirkstoffe (m. W.) können in der ganzen Wirbeltierreihe nachgewiesen werden, wo sie u. a. Melanophorenhormon, Chromatophorenhormon, Intermedin, Pigmenthormon, Melanocyten-stimulierendes Hormon oder hypophysärer Faktor B genannt werden (*38*, *41*). Über ihre Bedeutung für Säugetiere und den Menschen bestehen keine übereinstimmenden Ansichten.

Ihre spezifische Wirkung auf die Melanophoren der Fische und Amphibien ist bis heute ihr einziges gemeinsames Kennzeichen, gleichzeitig auch ihre einzige spezifische Nachweismöglichkeit. Unter den verschiedenen, aus dieser Eigenschaft entwickelten Testmöglichkeiten (*1*, *12*, *14*, *24*, *27*, *32*, *38*, *39*, *40*, *44*, *49*, *53*, *54*, *55*, *59*, *60*, *61*, *62*, *63*, *72*) erscheint die Prüfung melanophorotroper Faktoren an isolierter Amphibienhaut (bevorzugt der von Rana-Arten) (*1*, *12*, *14*, *27*, *46*, *49*) am meisten geeignet, da sich diese biologische Versuchsanordnung weitgehend objektivieren läßt und nicht nur qualitative, sondern auch quantitative Wirkstoffprüfungen ermöglicht.

Wirkstoffe dieser Art werden bei Säugern mit Wahrscheinlichkeit im Hypophysen-Zwischenhirnbereich (*25*, *33*, *34*, *43*, *72*) sowie in der Placenta gebildet (*28*, *59*). Allein in der Hypophyse lassen sich nach Sulman (*58*) 3 chemisch sehr ähnliche, jedoch chromatographisch trennbare melanophorotrope Faktoren darstellen, die den basophilen Zellen des HVL, dem HZL sowie dem HHL entstammen. Es handelt sich dabei um Eiweißkörper, Polipeptide, deren Aminosäurekomposition noch nicht vollständig geklärt ist und deren Molekulargewicht zwischen 3000 und 4000 zu liegen scheint (*41*, *58*). Beim Versuch, die Bedeutung dieser Faktoren zu diskutieren, mag es erlaubt sein, diese Wirkstoffgruppe als das hypophysäre Melanophoren- oder Pigmenthormon zusammenzufassen. Bildung und Ausschüttung dieses Pigmenthormonkomplexes scheinen auch beim Säuger durch Lichtreize gesteuert zu werden (*4*, *7*, *34*). Reizreceptoren sind die Augen, die über energetische Anteile der Sehbahn mit dem Hypophysen-Zwischenhirnbereich verbunden sind (*4, 48*). Gesichert scheint, daß dieser Pigmenthormonkomplex die Intensität der Hautpigmentierung bestimmt (*40, 42*), sowie für die physiologische Regeneration des Sehpurpus notwendig ist (*21, 22, 34*). Darüber hinaus wird verschiedentlich die gonadotrope, FSH-ähnliche Wirkung diskutiert (*2, 3*), die in eigenen Versuchen an weiblichen Ratten deutlich gezeigt werden konnte: Es wurden dabei Brunstverlängerungen (*29*), Uterushypertrophien und Hyperplasien des Endometriums beobachtet (*31*). Möglicherweise ist hypophysäres Pigmenthormon auch jener lichtabhängige, uterotrope Faktor, der die Nidation befruchteter Eier im Endometrium ermöglicht und damit die Graviditätsdauer bei zahlreichen Säugetieren erheblich beeinflußt (*71*). Erwähnenswert ist ferner, daß dieser Hormonkomplex intravenös verabreicht blutzuckersenkend, also insulinähnlich wirkt (*11, 41*) und nach GIERSBERG (*18*) einen deutlich vagotonen Einfluß ausübt. Er wirkt in beiden Fällen dem Adrenalin entgegen, das in vivo und in vitro an Kaltblütern als Antagonist aller melanophorotroper Faktoren in Erscheinung tritt (*27, 42, 50*).

In Blut und Harn von Säugern werden m. W. (die nach dem Extraktionsverfahren dem hypophysären Wirkstoff gleichzusetzen sind) einmal während der Gravidität nachgewiesen (*9, 26, 27, 42, 50*); sie sind nach eigenen Untersuchungen choriogenen Ursprungs (*29*). Zum anderen treten sie stets dann in Erscheinung, wenn durch Insuffizienz oder Ausfall der NNR ein ACTH-Überschuß zu erwarten ist; sie sind dann hypophysären Ursprungs (*23, 32, 42, 50, 51, 53, 54, 55, 56, 57, 60, 61, 62*). Diese Eigenschaft hat dazu geführt, ACTH mit dem hypophysären Pigmenthormonkomplex gleichzusetzen (*14, 24, 32, 46, 51, 53, 54, 55, 56, 57, 60, 61, 62, 70*). Die heftige Diskussion darüber hat den sicheren Nachweis erbracht, daß beide Wirkstoffgruppen nicht identisch sind (*5, 17, 23, 36, 44, 47, 52, 64, 65, 66, 69*). Sie lassen sich (obwohl nahe verwandt) chemisch und — unter besonderen Bedingungen — auch biologisch trennen (*58*). Darüber hinaus bleibt hochgereinigtes Pigmenthormon ohne Wirkungen auf die NNR hypophysektomierter Tiere (*36*). Trotzdem bleibt die Erfahrung, daß in vivo beide Hormone bei NNR-Hypo- oder Afunktion vermehrt nachweisbar werden und sich damit die Möglichkeit anbietet, diese Zustände mit dem Melanophorentest zu erfassen (*67*) [Beispiel: eigene Untersuchungen mit POP an Fröschen (*30*)]. Auch das choriogene Pigmenthormon, das für die Hyperpigmentationen während der Gravidität verantwortlich gemacht wird, steht in diesem Sinne für das gleichzeitig gebildete choriogene adrenocorticotrope Hormon (*9, 28, 59*).

Der physiologische Stoffwechsel des Pigmenthormons blieb bisher weitgehend ungeklärt. Der Angabe, daß hypophysäres Pigmenthormon durch die Leber in vitro inaktiviert werde (*13, 14, 66*), stehen Beobachtungen entgegen, daß zumindest an Kaltblütern die Leber den Hormonkomplex nicht hemmend beeinflußt (*13*). In umfangreichen eigenen Untersuchungen konnte gezeigt werden, daß in der Leber von Kalt- und Warmblütern m. W. gesammelt, in die Galle abgegeben und in ziemlich hoher Konzentration dem Darminhalt zugesetzt werden. Ob diese Wirkstoffe vollständig mit dem Kot ausgeschieden oder teilweise rückresorbiert werden, kann noch nicht beantwortet werden.

Auffällig ist, daß m. W. dort in Erscheinung treten, wo der Organismus Resorptionsvorgänge durch intakte Zellschichten hindurch bewältigen muß: Aus dem Darminhalt durch das Darmepithel in die Blut- und Lymphbahnen; aus der mütterlichen Blutbahn durch die Placentabarriere in den fetalen Kreislauf (*28*). Beide Vorgänge sind funktionell an das örtliche Vorhandensein von Corticosteroiden und ACTH gebunden (*19*), wobei die m. W. möglicherweise zusammen mit ACTH spezifische Wirkungen entfalten. Darüber hinaus ist anzunehmen, daß m. Begleitstoffe dem ACTH ermöglichen, die Blut-Liquorschranke und die Blut-NNR-Schranke zu überwinden.

In diesem Zusammenhang ist die Beobachtung erwähnenswert, daß die Reaktion der Melanophoren in der isolierten Kaltblüterhaut unabhängig von m. W. allein durch Veränderung des Natrium-Kalium-Verhältnisses in der umgebenden Ringerlösung ausgelöst werden kann. Die Dispersion der Melaningranula über den ganzen Zelleib tritt spontan ein, wenn der Natriumgehalt — bezogen auf 1000 cm^3 Ringerlösung — unter 5 g absinkt. Somit kann angenommen werden, daß die normale Kontraktion der Pigmentgranula durch bestimmte intracelluläre Druckverhältnisse bedingt ist; durch Störung des osmotsichen intra-extracellulären Gleichgewichts im Sinne einer extracellulären Natrium-Verminderung wird dieser intracelluläre Druck vermindert, intracelluläres Natrium wahrscheinlich nach außen abgegeben und damit gleichzeitig die Pigmentgranula über den ganzen Zelleib dispergiert. Umgekehrt wird durch Erhöhung des extracellulären Natriumspiegels die Ansprechbarkeit der Melanophoren auf m. W. wesentlich herabgesetzt. Unter normalen Bedingungen scheinen demnach m. W. durch Beeinflussung der Zellmembran eine Veränderung des intra-extracellulären Milieu-Unterschiedes zu bewirken, die möglicherweise durch eine Ionenverschiebung (Natrium-Abgabe ?) eine Dispersion der Pigmentkörner und damit die Dunkelfärbung ermöglicht. Beeinflussungen der Zellmembran zur Erleichterung des Stoffaustausches könnten demnach der bereits diskutierten resorptionsfördernden Wirkung von m. W. zugrunde liegen. Antagonistisch wirkende Stoffe, zu denen neben Adrenalin (*27*, *42*, *50*) auch Extrakte der Zirbeldrüse (*8*) zählen, würden demnach auf die Zellmembran stabilisierend wirken und, was sich in Versuchen mit isolierter Froschhaut in hypotonischen Lösungen bestätigt, den Kontraktionszustand der Pigmentkörner aufrechterhalten.

Wesentlich erscheint in diesem Zusammenhang, daß die natriumretinierenden Mineralocorticoide DOC und Aldosteron zumindest äußerlich als Antagonisten des hypophysären Pigmenthormonkomplexes in Erscheinung treten: sie beseitigen Hyperpigmentationen nach pathologischer ACTH-Pigmenthormonüberproduktion (*37*,*42*,*43*,*50*). Darüber hinaus entspricht z. B. nach eigenen Untersuchungen die Blutspiegelkurve eines Pigmenthormonhemmstoffes beim Rind während der Gravidität weitgehend der DOC-Ausscheidungskurve während des gleichen Zeitraumes (*27*).

M. W. sind bei Säugern nicht nur aus Hypophysen, Placenta, Blut und Harn unter den genannten Bedingungen, Leber, Galle- und Darminhalt darzustellen, sondern darüber hinaus auch noch stets in Milzextrakten [handelsüblichen als auch Extrakten eigener Herstellung (*67*)] sowie in solchen Extrakten nachweisbar, die aus Ovarien zum Relaxinnachweis dargestellt werden. Die heute dem Relaxin zuerkannte cervixerweiternde Wirkung zur Geburt ist vor 20 Jahren von CLAUBERG (*10*) dem choriogenen Pigmenthormon zugeschrieben worden.

Zusammenfassend sei festgestellt, daß die aufgezählten und diskutierten Wirkungen von m. W. im Säugetierorganismus auf Pigmentation, Geschlechtssphäre, vegetativen Tonus, Resorptionsvorgänge, intra-extracelluläres Ionengleichgewicht und die damit möglicherweise zusammenhängende Zellmembranbeeinflussung dazu anregen sollte, den Wirkungen dieser eigentlich zu Unrecht vernachlässigten Wirkstoffgruppe stärker als bisher nachzugehen.

Literatur

1. ANGELAKOS, E. T., S. DEUTSCH and E. R. LOEW: Amer. J. Physiol. **179**, 615 (1954).
2. BARBAROSSA, C. : Clin. nuova **11**, 441 (1950).
3. — N. FERRANTE: Arch. E. Maragliano Pat. Clin. **5**, 887 (1950).
4. BARGMANN, W.: Das Hypophysen-Zwischenhirnsystem. Springer 1954.
5. BENFEY, B. G., M. SAFRAN and A. V. SCHALLY: Nature (Lond.) **174**, 1106 (1954).
6. BOERNSTEIN: Amer. J. Physiol. **126** (1939).
7. BOLGERT, M., et G. HABIG: Bull. Soc. méd. Hôp. Paris **67**, 1043 (1951).
8. BORS, O., and W. C. RALSTON: Proc. Soc. exp. Biol. (N. Y.) **77**, 807 (1951).
9. BROMBERG, Y. M., F. G. SULMAN and A. SADOWSKY: Harefuah **45**, 146 (1953).
10. CLAUBERG, HOFER, MEYER u. STANIENDA: Z. Geburtsh. **116**, 430 (1938).
11. COLLIN, R., et M. VERAIN: C. R. Acad. Sci. (Paris) **237**, 1113 (1953).
12. DEUTSCH, S., E. T. ANGELAKOS and E. R. LOEW: Amer. J. Physiol. **179**, 630 (1954).
13. DURLACH, J., et M. CACHIN: C. R. Soc. Biol. (Paris) **148**, 1995 (1954).
14. EDGREN, R. A.: Proc. Soc. exp. Biol. (N. Y.) **85**, 229 (1954).
15. ESER, S., et P. TÜZÜNKEN: Ann. endocr. (Paris) **13**, 905—909 (1952).
— — Tip. Fak. mecmuasi Istanbul **16**, 555—566 (1953).
17. GESCHWIND, I. I., W. O. REINHARDT and LI CHOH HAO: Nature (Lond.) **169**, 1061 (1952).
18. GIERSBERG, H., u. W. USINGER: Naturwissenschaften **39**, 17, 405 (1952).
19. GYÖKÖSSY, J., P. KERTAI et G. LUDÁNY: Arch. int. Pharmacodyn. **101**/2, 228—236 (1955).
20. HALL, T. C., B. H. MCCRACKEN and G. W. THORN: J. clin. Endocr. **13**, 243 (1953).
21. HANAOKA, T.: Jap. J. Physiol. **2**, 9 (1951).
22. — Jap. J. Physiol. **3**, 219 (1953).
23. HERLANT, M.: Ann. endocr. (Paris) **15**, 1042 (1954).
24. HOCHMANN, A., E. RATZKOWSKI u. F. G. SULMAN: Acta endocr. (Kbh.) **15**, 389 (1954).
25. HADSON, BR., and G. A. BENTLEY: Lancet **1955**, 386.
26. HUSSLEIN, H., u. H. TULZER: Geburtsh. u. Frauenheilk. **10**, 843 (1950).
27. JÖCHLE, W.: Zbl. Vet. Med. **1**, 275—283 (1953/54).
28. — Endokrinologie **33**, 63—69 (1955).
29. — Endokrinologie **33**, 190 (1956).
30. — Klin. Wschr. **1954**, 979.
31. — Unveröffentlicht.
32. JOHNSON, S., and B. HOEGBERG: Nature (Lond.) **169**, 286 (1952).
33. JORES, A.: Z. ges. exp. Med. **87**, 266 (1933).
34. — Klin. Wschr. **1935**, 1713.
35. KARKUN, J. N., and B. MAKERJI: Ind. J. med. Res. **41**, 467 (1953).
36. — A. B. KAR u. S. N. DATTA: Acta endocr. (Kbh.) **16**, 187 (1954).
37. KEKWICK, A., and G. L. S. PAWAN: Lancet **1954**, 162.
38. KLIPPEL, R., u. J. KÖNIG: Arzneimittelforsch. **6**, 489—495 (1955).
39. KONSULOFF, W.: Klin. Wschr. **1934**, 490.
40. KRACHT, J.: Dtsch. med. Wschr. **1956**, 537.
41. LANDGREBE, F. W., B. KETTERER and H. WARING: Hormones of the Posterior Pituitary III. Intermediate Lobe. The Hormones (by Pincus and Thiman, Vol. III. New York: Acad. Press Inc. 1955).
42. LERNER, A. B., K. SHIZUME and I. BUNDING: J. clin. Endocr. **16**, 1463—1490 (1954).
43. MACH, R. S., and J. FABRE: Ciba Found. Coll. Endocr. 8, 361 (1955).
44. MIAHLE-VOLOSS, C.: J. Physiol. (Paris) **45**, 189—192 (1953).
45. — et J. BENOIT: C. R. Soc. Biol. (Paris) **148**, 56 (1954).
46. RIGLER, R., u. M. HOLZBAUER: Naunyn-Schmiedebergs Arch. exp. Path. Pharmak. **219**, 456 (1953).

47. SALASSA, R. M., A. ALBRECHT, H. L. MASON, M. H. POWER and R. G. SPRAGUC: Proc. Staff Meet. Mayo Clin. **29**, 619 (1954).
48. SCHARRER, E.: Klin. Wschr. **1937 II**, 1521.
49. SHIZUME, K., A. B. LERNER and TH. B. FITZPATRICK: Endocrinology **54**, 553 (1954).
50. — — J. clin. Endocr. **14**, 1491 (1954).
51. STEBBINS, R. B., and G. B. THOMAS: Proc. Soc. exp. Biol. (N. Y.) **84**, 44 (1953).
52. STOLTE, L. A. M., J. H. J. BAKKER u. E. VERBOOM: Acta endocr. (Kbh.) **20**, 93 (1955).
53. SULMAN, F. G.: Lancet **1952**, 247.
54. — Acta endocr. (Kbh.) **10**, 320 (1952).
55. — Acta endocr. (Kbh.) **14**, 108 (1953).
56. — Acta endocr. (Kbh.) **11**, 1 (1952).
57. — J. clin. Endocr. **56**, 755 (1956).
58. — u. A. EVIATAR: Acta endocr. (Kbh.) **23**, 120 (1956).
59. — u. F. BERGMAN: J. Obstet. Gynec. Brit. Emp. **60**, 123 (1953).
60. THING, E.: Acta endocr. (Kbh.) **10**, 295 (1952).
61. — Acta endocr. (Kbh.) **13**, 29 (1952).
62. — Acta endocr. (Kbh.) **11**, 74 (1952).
63. — Acta endocr. **11**, 363 (1952).
64. — A. BIRCH ANDERSEN u. H. RAUN: Acta endocr. **14**, 113 (1953).
65. — Acta endocr. **16**, 160 (1954).
66. — Acta endocr. **16**, 179 (1954).
67. TILLING, W., u. H. THOMANN: Z. inn. Med. (Leipzig) **10**, 157 (1955).
68. WERLE, E., u. ST. SCHÄFER-GOILAR: Z. Vitamin-, Hormon-, Fermentforsch. **3**, 55 (1950).
69. WIED, D. DE, en A. GROEN: Ned. T. Geneesk. **1954**, 2286.
70. WINTER, CH. A.: Proc. Soc. exp. Biol. (N. Y.) **82**, 365 (1953).
71. YEATES, N. T.: Daylicht Changes Capt. 8. Progress in Physiol. of Farm Animals by J. Hammond, London 1954.
72. ZONDEK, B., u. H. KRON: Klin. Wschr. **1932**, 405.

Diskussion

H. G. GOSLAR (Köln):

Die von dem Herrn Vortragenden nach Organextraktapplikation, insbesondere nach Thymusextrakt, an den Kaltblütlern beobachtete Melanophorenreaktion kann ich an Poikilothermen ebenfalls bestätigen. Im Rahmen der an Natrix natrix laufenden Versuche über die hormonelle Beeinflussung des Häutungscyclus wurde auch ein wäßriger, eiweiß- und pyrogenfreier, standardisierter Thymusextrakt verabreicht. Nach 5—8 Tagen dunkelten die Versuchstiere stark nach. Der Effekt hielt jedoch nach den bisherigen Beobachtungen nur 3 Wochen an, danach erfolgte wieder langsame Aufhellung. (Eine Mitteilung erfolgt in der „Arzneimittelforschung“.)